全国中医药行业高等教育"十四五"规划教材
全国高等中医药院校规划教材（第十一版）
全国中医药研究生核心课程规划教材

《伤寒论》理论与实践

（供中医学类相关专业长学制本科生和研究生用）

主　编　李赛美　李宇航

U0364257

中国中医药出版社
·北 京·

图书在版编目（CIP）数据

《伤寒论》理论与实践 / 李赛美 , 李宇航主编 .
北京 : 中国中医药出版社 , 2024. 12. -- (全国中医药
行业高等教育 "十四五" 规划教材)
ISBN 978-7-5132-9088-3

Ⅰ . R222.2

中国国家版本馆 CIP 数据核字第 2024KR6785 号

融合出版数字化资源服务说明

全国中医药行业高等教育 "十四五" 规划教材为融合教材，各教材相关数字化资源（电子教材、PPT 课件、视频、复习思考题等）在全国中医药行业教育云平台 "医开讲" 发布。

资源访问说明

扫描右方二维码下载 "医开讲 APP" 或到 "医开讲网站"（网址：www.e-lesson.cn）注册登录，输入封底 "序列号" 进行账号绑定后即可访问相关数字化资源（注意：序列号只可绑定一个账号，为避免不必要的损失，请您刮开序列号立即进行账号绑定激活）。

资源下载说明

本书有配套 PPT 课件，供教师下载使用，请到 "医开讲网站"（网址：www.e-lesson.cn）认证教师身份后，搜索书名进入具体图书页面实现下载。

中国中医药出版社出版

北京经济技术开发区科创十三街 31 号院二区 8 号楼
邮政编码　100176
传真　010-64405721
三河市同力彩印有限公司印刷
各地新华书店经销

开本 889 × 1194　1/16　印张 16.5　字数 455 千字
2024 年 12 月第 1 版　2024 年 12 月第 1 次印刷
书号　ISBN 978-7-5132-9088-3

定价　66.00 元
网址　www.cptcm.com

服 务 热 线　010-64405510　　微信服务号　zgzyycbs
购 书 热 线　010-89535836　　微商城网址　https://kdt.im/LIdUGr
维 权 打 假　010-64405753　　天猫旗舰店网址　https://zgzyycbs.tmall.com

如有印装质量问题请与本社出版部联系（010-64405510）

全国中医药行业高等教育"十四五"规划教材
全国高等中医药院校规划教材（第十一版）
全国中医药研究生核心课程规划教材

《〈伤寒论〉理论与实践》
编 委 会

全国中医药行业高等教育"十四五"规划教材
全国高等中医药院校规划教材（第十一版）
全国中医药研究生核心课程规划教材

专家指导委员会

名誉主任委员

余艳红（国家卫生健康委员会党组成员，国家中医药管理局党组书记、局长）

王永炎（中国中医科学院名誉院长、中国工程院院士）

陈可冀（中国中医科学院研究员、中国科学院院士、国医大师）

主任委员

张伯礼（天津中医药大学教授、中国工程院院士、国医大师）

秦怀金（国家中医药管理局副局长、党组成员）

副主任委员

王　琦（北京中医药大学教授、中国工程院院士、国医大师）

黄璐琦（中国中医科学院院长、中国工程院院士）

严世芸（上海中医药大学教授、国医大师）

高　斌（教育部高等教育司副司长）

陆建伟（国家中医药管理局人事教育司司长）

委　员（以姓氏笔画为序）

丁中涛（云南中医药大学校长）

王　伟（广州中医药大学校长）

王东生（中南大学中西医结合研究所所长）

王维民（北京大学医学部副主任、教育部临床医学专业认证工作委员会主任委员）

王耀献（河南中医药大学校长）

牛　阳（宁夏医科大学党委副书记）

方祝元（江苏省中医院党委书记）

石学敏（天津中医药大学教授、中国工程院院士）

田金洲（北京中医药大学教授、中国工程院院士）

仝小林（中国中医科学院研究员、中国科学院院士）

宁　光（上海交通大学医学院附属瑞金医院院长、中国工程院院士）

匡海学（黑龙江中医药大学教授、教育部高等学校中药学类专业教学指导委员会主任委员）

吕志平（南方医科大学教授、全国名中医）

吕晓东（辽宁中医药大学党委书记）

朱卫丰（江西中医药大学校长）

朱兆云（云南中医药大学教授、中国工程院院士）

刘　良（广州中医药大学教授、中国工程院院士）

刘松林（湖北中医药大学校长）

刘叔文（南方医科大学副校长）

刘清泉（首都医科大学附属北京中医医院院长）

李可建（山东中医药大学校长）

李灿东（福建中医药大学校长）

杨　柱（贵州中医药大学党委书记）

杨晓航（陕西中医药大学校长）

肖　伟（南京中医药大学教授、中国工程院院士）

吴以岭（河北中医药大学名誉校长、中国工程院院士）

余曙光（成都中医药大学校长）

谷晓红（北京中医药大学教授、教育部高等学校中医学类专业教学指导委员会主任委员）

冷向阳（长春中医药大学校长）

张忠德（广东省中医院院长）

陆付耳（华中科技大学同济医学院教授）

阿吉艾克拜尔·艾萨（新疆医科大学校长）

陈　忠（浙江中医药大学校长）

陈凯先（中国科学院上海药物研究所研究员、中国科学院院士）

陈香美（解放军总医院教授、中国工程院院士）

易刚强（湖南中医药大学校长）

季　光（上海中医药大学校长）

周建军（重庆中医药学院院长）

赵继荣（甘肃中医药大学校长）

郝慧琴（山西中医药大学党委书记）

胡　刚（江苏省政协副主席、南京中医药大学教授）

侯卫伟（中国中医药出版社有限公司董事长）

姚　春（广西中医药大学校长）

徐安龙（北京中医药大学校长、教育部高等学校中西医结合类专业教学指导委员会主任委员）

高秀梅（天津中医药大学校长）

高维娟（河北中医药大学校长）

郭宏伟（黑龙江中医药大学校长）

唐志书（中国中医科学院副院长、研究生院院长）

彭代银（安徽中医药大学校长）

董竞成（复旦大学中西医结合研究院院长）

韩晶岩（北京大学医学部基础医学院中西医结合教研室主任）

程海波（南京中医药大学校长）

鲁海文（内蒙古医科大学副校长）

翟理祥（广东药科大学校长）

秘书长（兼）

陆建伟（国家中医药管理局人事教育司司长）

侯卫伟（中国中医药出版社有限公司董事长）

办公室主任

周景玉（国家中医药管理局人事教育司副司长）

李秀明（中国中医药出版社有限公司总编辑）

办公室成员

陈令轩（国家中医药管理局人事教育司综合协调处处长）

李占永（中国中医药出版社有限公司副总编辑）

张岜宇（中国中医药出版社有限公司副总经理）

芮立新（中国中医药出版社有限公司副总编辑）

沈承玲（中国中医药出版社有限公司教材中心主任）

编审专家组

全国中医药行业高等教育"十四五"规划教材
全国高等中医药院校规划教材（第十一版）
全国中医药研究生核心课程规划教材

组　长

余艳红（国家卫生健康委员会党组成员，国家中医药管理局党组书记、局长）

副组长

张伯礼（天津中医药大学教授、中国工程院院士、国医大师）

秦怀金（国家中医药管理局副局长、党组成员）

组　员

陆建伟（国家中医药管理局人事教育司司长）

严世芸（上海中医药大学教授、国医大师）

吴勉华（南京中医药大学教授）

匡海学（黑龙江中医药大学教授）

刘红宁（江西中医药大学教授）

翟双庆（北京中医药大学教授）

胡鸿毅（上海中医药大学教授）

余曙光（成都中医药大学教授）

周桂桐（天津中医药大学教授）

石　岩（辽宁中医药大学教授）

黄必胜（湖北中医药大学教授）

前　言

　　为全面贯彻《中共中央国务院关于促进中医药传承创新发展的意见》和全国中医药大会精神，落实《国务院办公厅关于加快医学教育创新发展的指导意见》《教育部 国家发展改革委 财政部关于加快新时代研究生教育改革发展的意见》《教育部国家卫生健康委国家中医药管理局关于深化医教协同进一步推动中医药教育改革与高质量发展的实施意见》，紧密对接新医科建设对中医药教育改革的新要求和中医药传承创新发展对人才培养的新需求，国家中医药管理局教材办公室（以下简称"教材办"）、中国中医药出版社在国家中医药管理局领导下，在教育部高等学校中医学类、中药学类、中西医结合类专业教学指导委员会，全国中医、中药、针灸专业学位研究生教育指导委员会及全国中医药行业高等教育规划教材专家指导委员会指导下，对全国中医药行业高等教育"十三五"规划教材进行综合评价，研究制定《全国中医药行业高等教育"十四五"规划教材建设方案》，并全面组织实施。鉴于全国中医药行业主管部门主持编写的全国高等中医药院校规划教材目前已出版十版，为体现其系统性和传承性，本套教材称为第十一版。

　　本套教材建设，坚持问题导向、目标导向、需求导向，结合"十三五"规划教材综合评价中发现的问题和收集的意见建议，对教材建设知识体系、结构安排等进行系统整体优化，进一步加强顶层设计和组织管理，坚持立德树人根本任务，力求构建适应中医药教育教学改革需求的教材体系，更好地服务院校人才培养和学科专业建设，促进中医药教育创新发展。

　　本套教材建设过程中，教材办聘请中医学、中药学、针灸推拿学三个专业的权威专家组成编审专家组，参与主编确定，提出指导意见，审查编写质量。特别是对核心示范教材建设加强了组织管理，成立了专门评价专家组，全程指导教材建设，确保教材质量。

　　本套教材具有以下特点：

1. 坚持立德树人，融入课程思政内容

　　将党的二十大精神进教材，把立德树人贯穿教材建设全过程、各方面，体现课程思政建设新要求，发挥中医药文化育人优势，促进中医药人文教育与专业教育有机融合，指导学生树立正确世界观、人生观、价值观，帮助学生立大志、明大德、成大才、担大任，坚定信念信心，努力成为堪当民族复兴重任的时代新人。

2. 优化知识结构，强化中医思维培养

　　在"十三五"规划教材知识架构基础上，进一步整合优化学科知识结构体系，减少不同学科教材间相同知识内容交叉重复，增强教材知识结构的系统性、完整性。强化中医思维培养，突出中医思维在教材编写中的主导作用，注重中医经典内容编写，在《内经》《伤寒论》等经典课程中更加突出重点，同时更加强化经典与临床的融合，增强中医经典的临床运用，

帮助学生筑牢中医经典基础，逐步形成中医思维。

3. 突出"三基五性"，注重内容严谨准确

突出教材的"三基五性"，即基本知识、基本理论、基本技能，思想性、科学性、先进性、启发性、适用性。注重名词术语统一，概念准确，表述科学严谨，知识点结合完备，内容精炼完整。教材编写综合考虑学科的分化、交叉，既充分体现不同学科自身特点，又注意各学科之间的有机衔接；注重理论与临床实践结合，与医师规范化培训、医师资格考试接轨。

4. 强化精品意识，建设行业示范教材

遴选行业权威专家，吸纳一线优秀教师，组建经验丰富、专业精湛、治学严谨、作风扎实的高水平编写团队，将精品意识和质量意识贯穿教材建设始终，严格编审把关，确保教材编写质量。特别是对 32 门核心示范教材建设，更加强调知识体系架构建设，紧密结合国家精品课程、一流学科、一流专业建设，提高编写标准和要求，着力推出一批高质量的核心示范教材。

5. 加强数字化建设，丰富拓展教材内容

为适应新型出版业态，充分借助现代信息技术，在纸质教材基础上，强化数字化教材开发建设，对全国中医药行业教育云平台"医开讲"进行了升级改造，融入了更多更实用的数字化教学素材，如精品视频、复习思考题、AR/VR 等，对纸质教材内容进行拓展和延伸，更好地服务教师线上教学和学生线下自主学习，满足中医药教育教学需要。

本套教材的建设，凝聚了全国中医药行业高等教育工作者的集体智慧，体现了中医药行业齐心协力、求真务实、精益求精的工作作风，谨此向有关单位和个人致以衷心的感谢！

尽管所有组织者与编写者竭尽心智，精益求精，本套教材仍有进一步提升空间，敬请广大师生提出宝贵意见和建议，以便不断修订完善。

国家中医药管理局教材办公室

中国中医药出版社有限公司

2023 年 6 月

编写说明

　　《〈伤寒论〉理论与实践》是全国中医药研究生核心课程规划教材，由全国中医、中药、针灸专业学位研究生教育指导委员会及中国中医药出版社组织，全国高等中医药院校联合编写，供高等中医药院校研究生使用，也可作为中医教育、临床、科研工作者继续教育使用。

　　《伤寒论》是中医"四大经典"之一，创建了中医"理、法、方、药"的临证体系，历来都是中医教育的核心。自1978年我国创办中医药研究生教育以来，伤寒论一直是中医临床基础专业研究生教育的专业课程，也是许多中医学类相关专业研究生教育的专业基础课程。其对完善研究生中医理论和临床的知识结构，培养中医辨证论治的思维方法，提高临床辨证论治的能力，具有重要作用。

　　党的二十大报告明确指出"促进中医药传承创新发展"。研究生教育是培养优秀中医临床人才、教育人才及研究人才的关键阶段，是中医药由传承到创新的关键环节，而研究生教材是这个环节的核心之一。研究生教材应该以立德树人为根本，强化研究生中医思维和科学思维提升，注重创新能力和实践能力培养，注重新医科背景下的学科前沿和学科间的交叉整合、课程整合，并与学科建设、学科发展紧密结合，突出系统性、整体性、前沿性、实践性、融合性、传承性、创新性、开放性，融入课程思政，以提高研究生培养质量为宗旨。

　　本教材编写特色在于示范性，强调授人以渔，重在提出问题，展示探求过程，启迪思路。本教材的编写特点如下。

　　1.《伤寒论》原文，以刘渡舟教授等点校的《伤寒论校注》为蓝本，收录了该书所载宋本《伤寒论》中十篇398条原文。

　　2. 为体现《伤寒论》的原汁原味，培养学生自学古典医籍的能力，《伤寒论》原文保留繁体字、异体字。本书为横排，故将原文中之"右×味"改为"上×味"。

　　3. 本教材包括《伤寒论》研究、研究《伤寒论》及《伤寒论》传承三部分内容。《伤寒论》研究部分以《伤寒论》著作本身为研究对象，即以《伤寒论》本体为核心；研究《伤寒论》是以后世医家研究《伤寒论》的成果为研究对象，即以后世研究群体为核心；《伤寒论》传承部分则以历代研究《伤寒论》的医家学术特点为研究对象，即以人物为核心。

　　4. 本教材共分上、中、下三篇。上篇为《伤寒论》研究内容提要，主要从《伤寒论》原著内容研究角度进行总结，共两章，包括《伤寒论》中十篇398条原文精解及《伤寒论》理法方药贯通。第一章原文精解部分每篇设总括性解读，按原文顺序进行解读；第二章理法方药贯通部分《伤寒论》包括辨证、诊法、治则、治法、方剂、药用、剂量及调护。中篇为研究《伤寒论》方法例析，主要从研究《伤寒论》方法角度进行总结，共四章，包括理论探索、思维方法、临床发挥及实验佐证。第三章理论探索包括《伤寒论》六经实质研究、《伤寒论》六经气化学说、六经开阖枢研究、《伤寒论》三百九十七法研究、《伤寒论》运气学说、经方拆方研究、《伤寒论》度量衡研究，以及关于寒温统一的研究；第四章思维方法包括思维观念、思维特征、思维运用；第五章临床发挥包括临床运用及案例展示两部分，临床运用分别从热病及内、外、妇、儿各科进行示范，案例展示部分列举了十个有代表性研究成果的经方研究案例启发经方研究的思维；第六章实验佐证列举了桂枝汤、麻黄汤、承气汤、吴茱萸汤、苓桂术甘汤、小柴胡汤、真武汤、猪苓汤、乌梅丸及当归四逆汤的实验研究案例对《伤寒论》经方实验研究进行示范。下篇《伤寒论》传承研究概览，主要从研究《伤寒论》的医家及团队角度进行总结，共两章，包括历代医家与著作概览及主要院校《伤寒论》研究述要。第七章历代医家与著作概览，介绍了古代及近现代共 41 位研究《伤寒论》的医家学术思想及著作；第八章主要院校《伤寒论》研究述要展示各研究团队研究方向与成果，为学生提供《伤寒论》研究思路，为编写方便，按编委会页编委院校顺次排列，与院校排序无关。

本教材导读由李赛美编写。上篇第一章由李宇航、郑丰杰、凌云、付玉娟、张晓琳、张涛编写；第二章由谢雪姣、王安军、林树元、郑丰杰、韩云鹏、陶春晖编写。中篇第三章由何庆勇、王树鹏编写；第四章由王振亮、张瓅方编写；第五章由张喜奎、周茂福、何丽清编写；第六章由吴中平、谭颖颖编写。下篇第七章由刘树林、鲁法庭、陈光顺、乔羽、徐笋晶、张沁园、郑丰杰、凌云、谢雪姣、陶春晖、周茂福、吴中平编写；第八章由所有编委共同完成。秘书徐笋晶协助主编完成统校稿及审定稿工作。

本教材还配有数字资源，内含教学大纲及各章节 PPT、微课等。

在本教材的编写过程中，中国中医药出版社和参编院校在人力、物力上给予了大力支持，在此一并表示衷心的感谢！

全体编写人员本着对中医药教育事业无限热爱和高度负责的精神，精心构思，认真编撰，通力合作，数易其稿，终于成书。尽管如此，书中难免有疏漏或谬误之处，恳请同道专家及使用本教材的师生提出宝贵意见，以期修订提高。

《〈伤寒论〉理论与实践》编委会
2024 年 12 月

目　录

下篇 《伤寒论》传承研究概览

第七章 历代医家与著作概览 ………… 183

中医药学源远流长，是华夏文明的瑰宝和智慧结晶，为护佑人类健康作出了重要贡献。由汉代张仲景撰写的《伤寒杂病论》，集汉代及以前的医学成就，是首部理法方药俱备的临床医学典籍。至宋代经官方整理刊行为《伤寒论》《金匮要略》两部医典。从古至今，传承不断，长盛不衰，成为历代医家的必修课程。从唐代开始，《伤寒论》作为国家选拔医官考试的必考科目，这一制度一直沿用到宋、元、明、清。在现代中医药高等教育中《伤寒论》被列入中医学专业本科教育主干课程。自1978年我国创办中医研究生教育以来，《伤寒论》作为中医临床基础专业的专业课程，也是多个相关学科的专业基础课程，当代中医执业医师资格考试和临床医师职称晋升考试，或毕业后继续教育乃至终身教育，都需要反复研修《伤寒论》。

中医临床经典，创建了中医临床诊疗的理论基础和辨治体系，是中医学之根本和灵魂所在。以临床疗效为导向，"学经典，重临床，拜名师，勤思考，求创新"是中医传承和人才培养的必经之路，为国家培养了大批优秀中医临床人才，取得了卓越成绩。而今，科学技术突飞猛进，尤其生物技术、大数据、人工智能开发与应用，对整个人类社会发展带来了颠覆性变化，也带来了机遇和挑战！在医学领域，人类面临着心脑血管、肿瘤、糖尿病及内分泌代谢病等慢性病，以及传染性疾病、退化性疾病、自身免疫性疾病、情志病等的困扰。人类健康与医疗的供与需永远不能完全匹配，将不断面临新问题、新挑战。而中医的整体观、动态观，以人为本，强调精、气、神等人体自身生命品质和境界，天人合一，心神一体，人与自然、社会的协调统一，重视人体自愈力，更符合人类健康本质，必将获得更大的社会需求与青睐。

人工智能技术，让人类摆脱重复、单调、危险、繁重的操作性体力劳作，同时随着海量数据的记忆和网络智能构建与提升，将为人类医疗诊治带来新的曙光。甚至有人直言，未来医学部分专业可能被AI取代！伴随着中医诊疗机器人的问世，对中医未来人才培养及诊疗模式提出了新的命题：未来中医经典教育的重点和方向在哪里，是沿袭传统的原文背诵与理解，临床临摹及方案不断完善，或是需要更高的站位？肯定是后者！

经典传承，生生不息。但书还是那本书，字还是那些字，方还是那些方。经典原著本身是不变的。然而，随着时空的变化，环境、人体、疾病也在发生变化，尤其随着西医学的发展，临床诊断及治疗方式的不断普及，为中医学说增添了新的解读，治疗方案因此不断改进和变通，进而形成新的治疗方案或医学理论。中医理论和技术总是与时俱进，向前发展的。

纵观中医学术发展历程：从先秦至汉代的《黄帝内经》（简称《内经》）时代，到东汉张仲景《伤寒杂病论》时代，再到金元四大家崛起，乃至明清温病学派的形成发展，无不体现了时代为海，经典为舟，实践为楫，疗效为渡。变是绝对的，不变是相对的，以不变应万变之理，就是先贤留下的宝贵经验和智慧，历代医家又在临床实践中不断运用、发展、完善，不断补充，赋予了经典新的内涵和活力。

经典的灵魂在于释道示法，思考思维，甄别试错，正反并论，宜忌并提，以及合方运用、寒温并用、表里同治、阴阳对举、攻补兼施、标本先后诸多圆机活法思维。尤其根据仲景原著条文排序解读仲景思维，"善读无字之处"，即从条文与条文间联系研读，可收获新的视角和解悟。

仲景论治，高屋建瓴讲原则，如"观其脉证，知犯何逆，随证治之"；同时以具体案例引入讲方圆，如桂枝汤证，典型的脉症用"桂枝汤主之"，非典型的脉症，或"宜桂枝汤""可与桂枝汤"；还有基于桂枝汤证之兼症的灵活加减，如兼喘者用桂枝加厚朴杏子汤，兼项背强几几者用桂枝加葛根汤，兼阳虚漏汗者用桂枝加附子汤，兼气阴不足，身疼痛者用桂枝新加汤，若脉促胸闷者用桂枝去芍药汤，若脉微恶寒甚者用桂枝去芍药加附子汤。

同时详释桂枝汤煎服法、调护法，进而讨论桂枝汤的禁忌证。如伤寒表实证，风热外感，阳热内甚，脓毒内伏者皆忌之。

对于表郁轻证，仲景采用合方减量方法，如用桂枝麻黄各半汤小汗，桂枝二麻黄一汤微汗，桂枝二越婢一汤微汗兼清内热。桂枝汤不仅治外感，而且治内伤杂病之自汗。

仲景诸方沿用至今，获得广泛临床疗效，在内、外、妇、儿各科，呼吸、消化、心血管、泌尿、神经、内分泌、免疫等多系统，为后人提供了临床应用的核心指征要素及广阔的思维范式。其核心指征"脉症"的提炼，既有前人经验，更得益于仲景长期临床实践的"大数据"归纳模式。如太阳病诊断标准，原文第1条"太阳之为病，脉浮，头项强痛而恶寒"；太阳病分类，第2条"太阳病，发热，汗出，恶风，脉缓者，名为中风"，第3条"太阳病，或已发热，或未发热，必恶寒体痛，呕逆，脉阴阳俱紧者，名为伤寒"，第6条"太阳病，发热而渴，不恶寒者为温病"。

《伤寒论》强调辨病分阴阳：三阳病，如太阳病、阳明病、少阳病；三阴病，如太阴病、少阴病、厥阴病。何为阳病？何为阴病？其核心内容是辨寒热，如原文第7条"病有发热恶寒者，发于阳也；无热恶寒者，发于阴也"，而寒热又有真假之别，如第11条"病人身大热，反欲得衣者，热在皮肤，寒在骨髓也。身大寒，反不欲近衣者，寒在皮肤，热在骨髓也"，其虚实辨证亦以寒热为重点，如第70条"发汗后恶寒者，虚故也。不恶寒，但热者，实也"，故中医"十问歌"之首，"一问寒热二问汗"，其所言寒热，并非是西医学体温高低之意，更多的是强调患者的自觉症状。

中医诊断强调望、闻、问、切，其问诊十分重要。就诊时患者所描述的最痛苦的症状和体征称为"主诉"，而不适症状的减轻或消除，既是患者就诊的目的，又是疗效标准。所以，从古至今，中医诊病多以脉症为诊断标准。如六经病（又称六病）多以症状或体征作为诊断标准，"少阳之为病，口苦，咽干，目眩也""太阴病，腹满而吐，食不下，自利益甚，时腹自痛""厥阴病，消渴，气上撞心，胸中疼热，饥而不欲食"。《金匮要略》诊病则以五脏为系统，突出症状特点，如肺病"肺痿肺痈咳嗽上气病"，脾病"腹满寒疝宿食病"，心病"胸痹心痛短气病"，肾病"消渴小便利淋病""水气病"等。

此等内容，在临床辨治案例中，展示了不同环境、不同个体有其特殊性。个性化治疗是中医的优势，既有原则，也有灵活性，更有底线（禁忌证），体现了病症、方证、药证、证候、病机等诸多辨证模式和方法及一人一方的中医诊治特点，尤其方药的加减、变通灵活性也包含在案例记录中。如此丰富多彩，变化演绎，因人、因地、因时制宜，还有流派区域的特征与绝招，以及中医诊治非线性思维方法，恰恰说明中医诊疗模式不容易被人工智能取代。因此，当今中医临床人才培养，背诵理解原文是基本功，临床实践是技能培养与成果的体现。作为传承创新，更重要的是培养临床思维，可借鉴其他领域的优势，跨学科、跨领域交叉融合，创新发展是当下经典乃至中医研究生教育亟待加强之关键点。

在学习过程中多思考，如"仲景原文原意""历代医家见解、特点""形成的背景条件、研究意义""当代临床如何借力经典开展专科病建设模式探讨""如何更好地发挥《伤寒论》的优势，治疗疑难病、复杂病、老年退化病，以及应对传染病，如流行性感冒、新型冠状病毒感染及未来不断变异的病毒所致疾病""如何以人为本，注重整体，减少重复给药，节约资源，减少药物给患者带来新的次生伤害""针对老年退化疾病，如何扶正固本，延年益寿""处方如何体现一人一策，因人施治"。

许多疾病的诊疗离不开中医智慧。经典中有据的病种和经验，我们要研究、发掘、掌握；经典里没有记载的内容，中医又该如何诊治？如通过四大经典融合，中西医汇通，向先贤医家学习，善于提出思路，不断实践探索。学习、传承、创新，一切围绕以解除百姓的疾苦为目的，以临床疗效为导向，这是吾辈中医人应有的态度和担当！

因此，本教材设计为三篇。

上篇，《伤寒论》研究内容提要，以仲景原著本体为核心，回归原著解读和研究，关注疑点、难点、热点，为研究选题提供帮助，包括中十篇398条原文精解和理法方药贯通两部分。

第一章以刘渡舟教授等点校的《伤寒论校注》为蓝本，依原文顺序进行解析，保持原汁原味，体现原貌原意及仲景思维，尤其从条文顺序间善读经书无字之处。原文解读，如第28条桂枝去桂加茯苓白术汤证条论水邪壅遏太阳经腑的证治。注家对本条有争议，焦点在于有无表邪和"去桂"抑或"去芍"。据原文分析，"服桂枝汤，或下之"而病仍不解，提示既无表邪，亦非里实。方后注云"小便利则愈"，一语道破其根蒂在于水饮内停，治使小便通利，水邪得去，阳气得通，则诸症可解。与桂枝加葛根汤证对比论述经输不利，在表属腑有别，故有发汗和利小便的两种治法。其提出问题，论述有据，对比清晰，可见一斑。

第二章从辨证、诊法、治则、治法、方剂、药用、剂量、调护等方面展开，立足于原著原文，探索归纳提炼《伤寒论》作为"医门之圭臬""众法之宗，群方之祖"的核心内容。尤其善于发现问题，引导思考，耐人寻味，也是研究生阶段重温经典基本要求的重中之重，即善于找到研究问题的切入点。如对应原文第12条阐述理法方药、调护禁忌之完备，对某些理法方药、调护禁忌不全的条文，应如何予以补全？如桂枝汤服药期间的禁忌是如何提出来的？解肌与解表有何区别？为何大青龙汤中麻黄要加倍使用？桂枝加厚朴杏子汤能否根治宿疾之喘？仲景所列举坏病是否包含太阳病失治误治后的所有情况？第102条为什么一开始感受外邪不出现"心中悸而烦"？第159条运用赤石脂禹余粮方后又该以何方善后？如此问题不胜枚举，也唯有带着问题学习才能够不断加深对《伤寒论》的领悟。

中篇，研究《伤寒论》，以研究团队为核心，分为理论探索、思维方法、临床发挥、实验佐证四个方面，展示研究仲景学术的见解、成果、条件、背景、过程方法及意义所在，为研究方法与领域提供思路模式。

理论探索，如六经实质研究、六经气化学说、六经开阖枢研究、三百九十七法研究、运气学说、经方拆方研究、度量衡研究、寒温统一的研究等专题，从代表人物及著作、核心内容与临床价值等方面进行探讨归纳。

思维方法，包括思维观念、思维特征及思维运用。思维观念含辩证观、整体观、恒动观、常变观、中和观。思维特征包括模糊性、灵活性、简便性、集约性。思维运用包括脉症合参、紧抓主症、详析病机、类证鉴别、病证结合、方证一体。

临床发挥，包括临床运用与案例展示。从热病，到内伤内、外、妇、儿各科疾病，呈现经典经方对临床代表性和成熟共识的病种、疗效与运用要点、方法。案例展示撷取 10 项临床应用与研究中的经典案例，系统规范，有一定影响力，体现代表性、示范性、学术性及创新性。通过剖析，探讨临床研究思路方法和指导价值。

实验佐证，选取 10 首代表性经方，包括桂枝汤、麻黄汤、承气汤、吴茱萸汤、苓桂术甘汤、小柴胡汤、真武汤、猪苓汤、乌梅丸、当归四逆汤。涵盖汗、下、和、温、利诸法，探索相关疾病的临床运用与作用机制。传统与现代结合，宏观与微观结合，展现当今方药一体的研究前沿和重要证据。

下篇，《伤寒论》传承研究概览。作为中医经典独具特色与魅力的研究部分，传承研究一直备受关注。本篇以历代医家人物为核心，从古代、近代到现代，选取 41 位在研究《伤寒论》方面具有重要学术贡献与影响的代表医家及其代表著作，撷取其学术造诣、贡献、影响及成才环境，为中医人才培养提供借鉴。

最后对 24 所单位研究《伤寒论》的成果、研究方向、重点与特色进行分享介绍。知己知彼，拓宽视野，搭建平台，共享资源，以利于校际学科、科研相互促进和共同发展。

教材中的亮点随处可见。这里仅随机选取点滴，可谓挂一漏万，以提示本教材的编写思路和学术特点。

随着时代发展，科学进步，学术争鸣，未来将有更新、更多的学术见解和观点呈现。由于一切都在探索之中，加之时间仓促，疏漏和错误不可避免，衷心希望读者和使用本教材的师生多加斧正，以期进一步修订提高。

上 篇
《伤寒论》研究内容提要

第一章
中十篇 398 条原文精解

第一节　辨太阳病脉证并治上

辨太阳病脉证并治上篇原文共 30 条，前 11 条主要论述了太阳病辨证提纲、太阳病分类、辨太阳病传经与否，以及病发阴阳与真假寒热辨证，既是太阳病篇的总论，又是全书纲领，尤其是第 7 条与第 11 条可视为辨阴阳、寒热的纲要，在全书具有指导地位。后 19 条依次论述太阳中风桂枝汤证、桂枝汤加减证及其禁忌证，并举若干误治救逆之方法，以强调辨证论治思维。现依宋本《伤寒论》原文顺序逐条解析如下。

001 太陽之為病，脉浮，頭項強痛而惡寒。

本条脉浮、头项强痛、恶寒三症，从病位、病因、病性、病势概括太阳病表证之特征，故被视为太阳病辨证纲要。"头项"蕴含太阳表证与太阳经脉的走行有密切关系，将主脉置诸症之前，并以"而"字强调"恶寒"，足见其在诊断表证中的重要性。

002 太陽病，發熱，汗出，惡風，脉緩者，名為中風。

003 太陽病，或已發熱，或未發熱，必惡寒，體痛，嘔逆，脉陰陽俱緊者，名為傷寒。

此两条论太阳病中风证与太阳病伤寒证。因感邪不同，体质有异，太阳表病可概括为中风与伤寒两类。风寒外袭，卫外失司，营阴外泄，以发热、汗出、恶风、脉浮缓为主症，为太阳中风；风寒外袭，卫闭营郁而见恶寒、发热、无汗、体痛、呕逆或喘、脉浮紧等症，属太阳伤寒；脉浮缓或紧、汗出与否、发热与恶寒轻重，是其鉴别要点。二者并举，意在对比鉴别，加强辨证论治的分析。

004 傷寒一日，太陽受之，脉若靜者，為不傳；頗欲吐，若躁煩，脉數急者，為傳也。

005 傷寒二三日，陽明、少陽證不見者，為不傳也。

此两条论辨六经病传变当以脉症为凭。《素问·热论》云"伤寒一日，巨阳受之……二日阳明受之"，然《伤寒论》中有伤寒一日而传经者，有八九日仍在表者，说明判断六经病的传变，不必拘泥于发病日数之多寡，而在脉症之变化。

006 太陽病，發熱而渴，不惡寒者為溫病。若發汗已，身灼熱者，名風溫。風溫為病，脉陰陽俱浮，自汗出，身重，多眠睡，鼻息必鼾，語言難出。若被下者，小便不利，直視失溲。若被火者，微發黃色，劇則如驚癇，時瘛瘲，若火熏之。一逆尚引日，再逆促命期。

本条论温病、风温的脉症特点与治禁。伤寒、中风、温病、风温皆有发热，唯汗出而恶寒者为中风、无汗而恶寒者为伤寒、不恶寒而渴者为温病、汗出与口渴并见而一身灼热者为风温。伤寒与中风易伤阳气，温病与风温易耗阴津，故而治法大异，故此条实有与前述中风、伤寒相鉴别之意。

007 病有發熱惡寒者，發于陽也；無熱惡寒者，發于陰也。發于陽，七日愈。發于陰，六日愈。以陽數七、陰數六故也。

本条运用对比手法，辨病发阴阳。阴阳统六经而验之于寒热，与"辨脉法"篇首条论脉分阴阳，皆承《素问·阴阳应象大论》"善诊者，察色按脉，先别阴阳"之旨，从阴阳入手并作为辨证论治的总纲，乃提纲挈领之法。《金匮玉函经》将本条置于六经病之首，其意可鉴。"发于阳七日愈""发于阴六日愈"提示疾病预后与胃气存亡尤关，与"阴病见阳脉者生""阳病见阴脉死"合参，则彰显了《伤寒论》中保胃气、扶阳气的学术思想。

008 太陽病，頭痛至七日以上自愈者，以行其經盡故也。若欲作再經者，針足陽明，使經不傳則愈。

本条论太阳病可自愈及防止传经之法。"行其经"即邪在太阳本经，"欲作再经"谓欲传他经，"针足阳明"系扶正而迎头先泻其邪之法，以上明确指出伤寒病，有经可居，亦有经可传，正可谓"经者，界也"，据经则知病有范围，彼此不相混淆；"经者，径也"，据经则知邪气来去之路。

009 太陽病欲解時，從巳至未上。

010 風家，表解而不了了者，十二日愈。

此两条论太阳病欲解时和太阳中风表解自愈的预期。"从巳至未上"为太阳经气自旺之时，此时抗邪之力最为充盛，故为预解之时。"表解而不了了者，十二日愈"与第8条"七日以上自愈"相呼应，意在强调诊治疾病不可误治、亦不可过度治疗。对此，清代医家吴人驹有云："经中凡'勿药，而俟其自愈'之条甚多，今人凡有诊视，无不与药，致自愈之证反多不愈矣。"

011 病人身大熱，反欲得衣者，熱在皮膚，寒在骨髓也；身大寒，反不欲近衣者，寒在皮膚，熱在骨髓也。

本条论辨寒热真假之法。患者的"欲"与"不欲"，常常是疾病本质之反应，辨证时必须重视。《金匮要略·脏腑经络先后病》云："五脏病各有得者愈，五脏病各有所恶，各随其所不喜者为。病者素不应食，而反暴思之，必发热也。"可见，"欲"与"不欲"只是患者主观愿望，临证还应综合全面情况，四诊合参，切实做到去伪存真，方不致误。

012 太陽中風，陽浮而陰弱，陽浮者，熱自發，陰弱者，汗自出，嗇嗇惡寒，淅淅惡風，翕翕發熱，鼻鳴乾嘔者，桂枝湯主之。

桂枝三兩，去皮　芍藥三兩　甘草二兩，炙　生薑三兩，切　大棗十二枚，擘

上五味，㕮咀三味，以水七升，微火煮取三升，去滓，適寒溫，服一升。服已須臾，歠熱稀粥一升餘，以助藥力。溫覆令一時許，遍身漐漐微似有汗者益佳，不可令如水流漓，病必不除。若一服汗出病差，停後服，不必盡劑。若不汗，更服依前法。又不汗，後服小促其間。半日許，令三服盡。若病重者，一日一夜服，周時觀之。服一劑盡，病證猶在者，更作服。若汗不出，乃服至二三劑。禁生冷、黏滑、肉麵、五辛、酒酪、臭惡等物。

本条论太阳病中风证的脉症、病机、治法、方药和调护。柯韵伯谓桂枝汤为"仲景群方之魁，乃滋阴和阳，调和营卫，解肌发汗之总方也"，仲景首举桂枝汤意在表明治病的原则在于调和阴阳，可与第7条辨病发阴阳、第58条论"阴阳自和必自愈"互参。方后注中煮药、服药、药后调理及发汗要求、饮食禁忌等，乃为"药法"，论中诸方后注凡有"如前法""禁如药法"等语，皆指此而言。

013 太陽病，頭痛，發熱，汗出，惡風，桂枝湯主之。

本条论桂枝汤证辨证要点。本条所列诸症看似与上条重复，实则继上条强调桂枝汤证的辨

证要点，为临床抓主症、辨病机、用经方，汤证辨证之范例。与上条合看，本条未强调"太阳中风"而云"太阳病"，扩大了桂枝汤的应用范围，正如柯韵伯所云："此条是桂枝本证，辨证为主，合此证即用此汤，不必问其为伤寒、中风、杂病也。"

014 太阳病，项背强几几，反汗出恶风者，桂枝加葛根汤主之。

葛根四两　麻黄三两，去节　芍药二两　生姜三两，切　甘草二两，炙　大枣十二枚，擘　桂枝二两，去皮

上七味，以水一斗，先煮麻黄、葛根，减二升，去上沫，内诸药，煮取三升，去滓。温服一升，覆取微似汗，不须歠粥，余如桂枝法将息及禁忌。臣億等謹按，仲景本論，太陽中風自汗用桂枝，傷寒無汗用麻黃，今證云汗出惡風，而方中有麻黃，恐非本意也。第三卷有葛根湯證，云無汗、惡風，正與此同，是合用麻黃也。此云桂枝加葛根湯，恐是桂枝中但加葛根耳。

本条论太阳中风兼经输不利的证治。原文以"反"字强调桂枝加葛根汤证不仅有局部的经输不利，更有全身性营弱卫强的病理特点。体现在治法与遣方用药上，故用桂枝汤从整体上解肌祛风、调和营卫，加葛根针对项背部拘紧，发挥解肌开腠理、发表通经脉、起阴气升津液之功。

015 太陽病，下之後，其氣上衝者，可與桂枝湯，方用前法。若不上衝者，不得與之。

本条论误下之后，太阳之气上冲和不上冲，不上冲的则禁用桂枝汤。后世注家对"气上冲"的认识不一，若与第134条的"阳气内陷"互相对看，则知"其气上冲"，也就是未致邪气内陷的互义，反映出正气趋表抗邪之势，进而提示治法方药。"可与"，寓斟酌之意，提示用桂枝汤时，亦可随证加减，如桂枝加桂汤。

016 太陽病三日，已發汗，若吐、若下、若溫針，仍不解者，此為壞病，桂枝不中與之也。觀其脉證，知犯何逆，隨證治之。桂枝本為解肌，若其人脉浮緊，發熱汗不出者，不可與之也。常須識此，勿令誤也。

017 若酒客病，不可與桂枝湯，得之則嘔，以酒客不喜甘故也。

以上两条论坏病的治则治法与桂枝汤禁例。本条例举表证误治可成坏病，凸显出《伤寒论》重视误治的思想，进而提出"观其脉证，知犯何逆，随证治之"的动态诊治法则，不唯"坏病"如此，三阴三阳的各种病证皆同此理，是《伤寒论》及中医临床贯彻始终的原则。桂枝汤本为解肌，故太阳伤寒证不可误用；桂枝汤为甘温之剂，酒客及湿热内蕴者不可与桂枝汤。

018 喘家作桂枝湯，加厚朴杏子佳。

本条论喘家见桂枝汤证可加厚朴、杏仁。《金匮要略·脏腑经络先后病脉证》云："夫病痼疾加以卒病，当先治其卒病，后乃治其痼疾也。"本条以桂枝汤解肌祛风、调和营卫，以治新感；加厚朴、杏仁利肺降气平喘，以兼顾痼疾，较之单用桂枝汤更为适宜，故曰"佳"。

019 凡服桂枝湯吐者，其後必吐膿血也。

本条再论桂枝汤禁忌。《金匮要略·肺痿肺痈咳嗽上气病脉证治》载风热外袭肺卫，初起可见恶寒、发热、汗出、咳嗽、脉浮数等症，与桂枝汤证相类；若误用桂枝汤，更益其热，肉腐成脓，灼伤血络，故有吐脓血之变，故柯韵伯有"桂枝下咽，阳盛则毙"之戒。与第6条所论太阳温病证治与禁忌条合参，其意更明。本条在桂枝汤加减证后，穿插桂枝汤禁忌证，从正反两方面立论，有利于桂枝汤的正确使用。

020 太陽病，發汗，遂漏不止，其人惡風，小便難，四肢微急，難以屈伸者，桂枝加附子湯主之。

桂枝三兩，去皮　芍藥三兩　甘草三兩，炙　生薑三兩，切　大棗十二枚，擘　附子一枚，炮，去皮，破八片

上六味，以水七升，煮取三升，去滓，温服一升。本云，桂枝湯今加附子。將息如前法。

　　本条论太阳病过汗致阳虚液脱的证治。本条以"汗漏不止""小便难"对比发明，形象地反映出太阳表证误汗后，非独阳虚，阴亦耗矣，于桂枝汤中加炮附子属扶阳摄阴之法，体现了《伤寒论》重阳气、保津液的学术思想，同时亦与第12条桂枝汤方后注所言汗法之法度相呼应。

　　021 太陽病，下之後，脉促胸滿者，桂枝去芍藥湯主之。

　　桂枝三兩，去皮　甘草二兩，炙　生薑三兩，切　大棗十二枚，擘

　　上四味，以水七升，煮取三升，去滓，温服一升。本云，桂枝湯今去芍藥。將息如前法。

　　022 若微寒者，桂枝去芍藥加附子湯主之。

　　桂枝三兩，去皮　甘草二兩，炙　生薑三兩，切　大棗十二枚，擘　附子一枚，炮，去皮，破八片

　　上五味，以水七升，煮取三升，去滓，温服一升。本云，桂枝湯今去芍藥加附子。將息如前法。

　　以上两条论太阳病误下伤阳的证治。太阳表证误下后，心胸阳气受损，郁而求伸，故脉促而胸闷。又兼见微恶风寒，提示卫阳更虚。仲景补心阳用桂枝、补肾阳用附子，心肾阳虚则并用之。与上条合看，表证误施汗下，皆可耗伤阳气，加附子或去芍药，皆可为扶阳消阴，增损进退，皆依病机。

　　023 太陽病，得之八九日，如瘧狀，發熱惡寒，熱多寒少，其人不嘔，清便欲自可，一日二三度發。脉微緩者，為欲愈也；脉微而惡寒者，此陰陽俱虛，不可更發汗、更下、更吐也；面色反有熱色者，未欲解也，以其不能得小汗出，身必癢，宜桂枝麻黃各半湯。

　　桂枝一兩十六銖，去皮　芍藥　生薑切　甘草炙　麻黃各一兩，去節　大棗四枚，擘　杏仁二十四枚，湯浸，去皮尖及兩仁者

　　上七味，以水五升，先煮麻黃一二沸，去上沫，內諸藥，煮取一升八合，去滓，温服六合。本云，桂枝湯三合，麻黃湯三合，并為六合，頓服。將息如上法。臣億等謹按，桂枝湯方，桂枝、芍藥、生薑各三兩，甘草二兩，大棗十二枚。麻黃湯方，麻黃三兩，桂枝三兩，甘草一兩，杏仁七十箇。今以算法約之，二湯各取三分之一，即得桂枝一兩十六銖，芍藥、生薑、甘草各一兩，大棗四枚，杏仁二十三箇零三分枚之一，收之得二十四箇，合方。詳此方乃三分之一，非各半也。宜云合半湯。

　　本条论太阳病不解的三种转归、治疗与禁忌。本条采用分层并举的手法，对太阳病日久可能的发展趋势逐次列出，强调临证应据脉症，正向思维与否定思维相结合，判断是否传经。提出表证未解但邪微兼正气不足者，可桂枝汤与麻黄汤合方而小其制，微发其汗，透邪外出而病解，为应用小汗法治疗虚人外感、风疹等皮肤瘙痒症提供了思路与启发。

　　024 太陽病，初服桂枝湯，反煩不解者，先刺風池、風府，卻與桂枝湯則愈。

　　本条论太阳病不解，可针药并用。上条论麻黄汤与桂枝汤合用，加强祛邪之力；本条针对邪盛于经，用针刺法辅助桂枝汤的解肌祛风功能；两条合看，启迪医者当度量病邪之微甚，采取综合治疗手段，而不应拘于一格。

　　025 服桂枝湯，大汗出，脉洪大者，與桂枝湯如前法。若形似瘧，一日再發者，汗出必解，宜桂枝二麻黃一湯。

　　桂枝一兩十七銖，去皮　芍藥一兩六銖　麻黃十六銖，去節　生薑一兩六銖，切　杏仁十六箇，去皮尖　甘草一兩二銖，炙　大棗五枚，擘

　　上七味，以水五升，先煮麻黃一二沸，去上沫，內諸藥，煮取二升，去滓，温服一升，日再服。本云，桂枝湯二分，麻黃湯一分，合為二升，分再服。今合為一方，將息如前法。臣億等謹按，桂枝湯方，桂枝、芍藥、生薑各三兩，甘草二兩，大棗十二枚。麻黃湯方，麻黃三兩，桂枝二兩，甘草一兩，杏仁七十箇。今以算法約之，桂枝湯取十二分之五，即得桂枝、芍藥、生薑各一兩六銖，甘草二十銖，大棗五枚。麻黃湯取九分之二，

即得麻黄十六銖，桂枝十銖三分銖之二，收之得十一銖，甘草五銖三分銖之一，收之得六銖，杏仁十五箇九分枚之四，收之得十六箇。二湯所取相合，即共得桂枝一兩十七銖，麻黄十六銖，生薑、芍藥各一兩六銖，甘草一兩二銖，大棗五枚，杏仁十六箇，合方。

026 服桂枝湯，大汗出後，大煩渴不解，脉洪大者，白虎加人參湯主之。

知母六兩　石膏一斤，碎，綿裹　甘草炙，二兩　粳米六合　人參三兩

上五味，以水一斗，煮米熟湯成，去滓，溫服一升，日三服。

上两条论服桂枝汤后的转归与救治。两条合看，太阳表证服桂枝汤大汗出后，若表证仍在，可根据邪正盛衰，择用桂枝汤或桂枝二麻黄一汤解表；若转属阳明，津气两亏，治用白虎加人参汤，辛寒清热，益气生津。其主旨仍在强调脉症合参，辨证施治。

027 太陽病，發熱惡寒，熱多寒少，脉微弱者，此無陽也，不可發汗。宜桂枝二越婢一湯。

桂枝去皮　芍藥　麻黄　甘草各十八銖，炙　大棗四枚，擘　生薑一兩二銖，切　石膏二十四銖，碎，綿裹

上七味，以水五升，煮麻黄一二沸，去上沫，內諸藥，煮取二升，去滓，溫服一升。本云，當裁為越婢湯、桂枝湯合之，飲一升。今合為一方，桂枝湯二分，越婢湯一分。臣億等謹按，桂枝湯方，桂枝、芍藥、生薑各三兩，甘草二兩，大棗十二枚。越婢湯方，麻黄二兩，生薑三兩，甘草二兩，石膏半斤，大棗十五枚。今以算法約之，桂枝湯取四分之一，即得桂枝、芍藥、生薑各十八銖，甘草十二銖，大棗三枚。越婢湯取八分之一，即得麻黄十八銖，生薑九銖，甘草六銖，石膏二十四銖，大棗一枚八分之七，棄之。二湯所取相合，即共得桂枝、芍藥、甘草、麻黄各十八銖，生薑一兩三銖，石膏二十四銖，大棗四枚，合方。舊云，桂枝三，今取四分之一，即當云桂枝二也。越婢湯方，見仲景雜方中，《外臺秘要》一云起脾湯。

本条论太阳病表证未解，郁而化热的证治。在白虎加人参汤证后，仲景设桂枝二越婢一汤证，反映了太阳表证向阳明里热证转化的动态变化进程，其与桂枝麻黄各半汤、桂枝二麻黄一汤，均属小汗法代表方剂，可补麻黄汤、桂枝汤治疗所不逮。凡邪气有减但正气亦弱或郁而化热者，宜于此三方中求之。三方均以桂枝汤贯方名之首，又蕴含扶正祛邪之义。

028 服桂枝湯，或下之，仍頭項強痛，翕翕發熱，無汗，心下滿微痛，小便不利者，桂枝去桂加茯苓白术湯主之。

芍藥三兩　甘草二兩，炙　生薑切　白术　茯苓各三兩　大棗十二枚，擘

上六味，以水八升，煮取三升，去滓，溫服一升，小便利則愈。本云，桂枝湯今去桂枝，加茯苓、白术。

本条论水邪壅遏太阳经腑的证治。注家对本条有争议，焦点在于有无表邪和"去桂"抑或"去芍"。据原文分析，"服桂枝汤，或下之"而病仍不解，提示既无表邪，亦非里实。方后注云"小便利则愈"，一语道破其根蒂在于水饮内停，治使小便通利，水邪得去，阳气得通，则诸症可解。与桂枝加葛根汤证对比论述经输不利有在表属腑之别，故有发汗和利小便的两种治法。

029 傷寒脉浮，自汗出，小便數，心煩，微惡寒，腳攣急，反與桂枝欲攻其表，此誤也。得之便厥，咽中乾，煩躁，吐逆者，作甘草乾薑湯與之，以復其陽；若厥愈足溫者，更作芍藥甘草湯與之，其腳即伸；若胃氣不和，讝語者，少與調胃承氣湯；若重發汗，復加燒針者，四逆湯主之。

甘草乾薑湯方

甘草四兩，炙　乾薑二兩

上二味，以水三升，煮取一升五合，去滓，分溫再服。

芍藥甘草湯方

白芍藥　甘草各四兩，炙

上二味，以水三升，煮取一升五合，去滓，分温再服。

調胃承氣湯方

大黃四兩，去皮，清酒洗　甘草二兩，炙　芒硝半升

上三味，以水三升，煮取一升，去滓，内芒硝，更上火微煮令沸，少少温服之。

四逆湯方

甘草二兩，炙　乾薑一兩半　附子一枚，生用，去皮，破八片

上三味，以水三升，煮取一升二合，去滓，分温再服。强人可大附子一枚、乾薑三兩。

030　問曰：證象陽旦，按法治之而增劇，厥逆，咽中乾，兩脛拘急而讝語。師曰：言夜半手足當温，兩脚當伸，後如師言，何以知此？答曰：寸口脉浮而大，浮為風，大為虚，風則生微熱，虚則兩脛攣，病形象桂枝，因加附子參其間，增桂令汗出，附子温經，亡陽故也。厥逆咽中乾，煩躁，陽明内結，讝語煩亂，更飲甘草乾薑湯，夜半陽氣還，兩足當熱，脛尚微拘急，重與芍藥甘草湯，爾乃脛伸，以承氣湯微溏，則止其讝語，故知病可愈。

上两条论伤寒里虚误汗的变证与救治。伤寒误治，虚实寒热互呈，阴阳转化无常，其治或温中散寒、或养阴舒筋、或调和胃气、或急救回阳，皆属辨证识机，审机论治，充分体现了"观其脉证，知犯何逆，随证治之"的原则。第 30 条则是第 29 条的注文，意在解释前文，补充所略之病机。

第二节　辨太阳病脉证并治中

辨太阳病脉证并治中篇共 97 条。主要论述了太阳伤寒表实无汗之麻黄汤证及其加减证和禁忌证，兼述了太阳阳明合病之葛根汤证，补述了桂枝汤治疗杂病之荣卫不和的自汗出证。在论太阳经邪之后，又简述了蓄水于下的五苓散证、火郁于上之栀子豉汤证、少阳气郁兼三焦不畅之小柴胡汤证、热与血结之桃核承气汤证和抵当汤及抵当丸证。更以太阳病误治后之变证，以五脏病为例论述了心阳虚心悸之桂枝甘草汤证、脾虚水气上冲之苓桂术甘汤证、邪热壅肺作喘之麻杏甘石汤证、肾阳虚水泛之真武汤证等。统观全篇，所赅甚广，外则论荣卫之不和，内则论气血之失畅，上则论火郁胸膈，下则论水蓄膀胱，兼及五脏杂病证治。现依宋本《伤寒论》原文顺序逐条解析如下。

031　太陽病，項背强几几，無汗惡風，葛根湯主之。

葛根四兩　麻黃三兩，去節　桂枝二兩，去皮　生薑三兩，切　甘草二兩，炙　芍藥二兩　大棗十二枚，擘

上七味，以水一斗，先煮麻黃、葛根，減二升，去上沫，内諸藥，煮取三升，去滓，温服一升。覆取微似汗，餘如桂枝法將息及禁忌。諸湯皆傚此。

032　太陽與陽明合病者，必自下利，葛根湯主之。

033　太陽與陽明合病，不下利但嘔者，葛根加半夏湯主之。

葛根四兩　麻黃三兩，去節　甘草二兩，炙　芍藥二兩　桂枝二兩，去皮　生薑二兩，切　半夏半升，洗　大棗十二枚，擘

上八味，以水一斗，先煮葛根、麻黃，減二升，去上沫，内諸藥，煮取三升，去滓，温服一升。覆取微似汗。

上三条论葛根汤及葛根加半夏汤的证治。葛根汤系桂枝汤加葛根、麻黄而成，太阳上篇主论桂枝汤证，在论麻黄汤证之前，论述桂麻合方及葛根汤，有承上启下，循序渐进之意。第 31 条与第 14 条对比，则可知项背强几几有汗和无汗之异。太阳与阳明合病，因尚未入里，故应见二

阳经表之证；至于呕吐和下利，是因经邪不解而影响胃肠不和，下迫于肠而下利，复上冲于胃故呕。葛根汤外解太阳之邪，内调阳明气机，起阴气、升津液以止利；若呕者，加半夏降逆下气以止呕。清代医家喻嘉言据此，用败毒散疏风除湿，治表邪内陷痢疾初起，使表解而里滞得除，即所谓从表陷者仍当由里出表，如逆水挽船上行之意，谓之"逆流挽舟"，拓展用治脾虚湿盛便溏下利病证，于健脾运脾中佐以风药，有祛风胜湿，升阳止泻之功。

034 太陽病，桂枝證，醫反下之，利遂不止，脉促者，表未解也；喘而汗出者，葛根黄芩黄連湯主之。

葛根半斤　甘草二兩，炙　黄芩三兩　黄連三兩

上四味，以水八升，先煮葛根，減二升，内諸藥，煮取二升，去滓，分溫再服。

本条论太阳病误下，热迫大肠证治。本条以"利遂不止"强调病位重点在肠道，以"脉促"重申表邪仍在，以"喘而汗出"提示肠热迫肺，辨明病位、病势、病因、病性等，进而提出以葛根芩连汤表里双解、给邪气以出路；与第 32 条二阳合病"必自下利"互相对比，以别下利有表里寒热之异。

035 太陽病，頭痛發熱，身疼腰痛，骨節疼痛，惡風無汗而喘者，麻黄湯主之。

麻黄三兩，去節　桂枝二兩，去皮　甘草一兩，炙　杏仁七十箇，去皮尖

上四味，以水九升，先煮麻黄，減二升，去上沫，内諸藥，煮取二升半，去滓，溫服八合。覆取微似汗，不須歠粥，餘如桂枝法將息。

036 太陽與陽明合病，喘而胸滿者，不可下，宜麻黄湯。

037 太陽病，十日以去，脈浮細而嗜臥者，外已解也。設胸滿脅痛者，與小柴胡湯。脈但浮者，與麻黄湯。

上三条主论麻黄汤的证治。第 35 条在第 3 条基础上补充太阳伤寒证候及论治方药，应与第 12 条太阳中风桂枝汤证互参，以区分中风与伤寒在脉症、病机、治法和方药上的不同。第 36 条论太阳阳明合病，但证情以喘而胸满为主，其腹不满，与第 32、第 33 条合参，故知太阳阳明合病，有偏太阳、偏阳明之分，分别见喘、下利或呕，而有麻黄汤、葛根汤与葛根加半夏汤之治。第 37 条论太阳病日久有自愈者，有转入少阳者，有表证仍在者，从而示人判断疾病传变与否，当以脉症为据。

038 太陽中風，脉浮緊，發熱惡寒，身疼痛，不汗出而煩躁者，大青龍湯主之。若脉微弱，汗出惡風者，不可服之。服之則厥逆，筋惕肉瞤，此為逆也。

麻黄六兩，去節　桂枝二兩，去皮　甘草二兩，炙　杏仁四十枚，去皮尖　生薑三兩，切　大棗十二枚，擘　石膏如雞子大，碎，綿裹

上七味，以水九升，先煮麻黄，減二升，去上沫，内諸藥，煮取三升，去滓，溫服一升，取微似汗。汗出多者，溫粉粉之。一服汗者，停後服。若複服，汗多亡陽遂一作逆虛，惡風煩躁，不得眠也。

039 傷寒脉浮緩，身不疼但重，乍有輕時，無少陰證者，大青龍湯發之。

上两条论大青龙的证治。大青龙汤证属外有表寒，内有郁热，外寒不解则郁热不得透发，乃得烦躁，故云"不汗出而烦躁"，故重用麻黄至六两以发表散寒，"石膏如鸡子大"（约合 90g）辛寒清热。本方为表里双解之峻剂，故以"汗多亡阳遂虚"，强调正虚者禁用。两条合参，所谓"太阳中风，脉浮紧""伤寒，脉浮缓"，乃属互文，既言其常（脉浮紧，身痛，不汗出），又述其变（脉浮缓，身不痛但重，乍有轻时），示人动态辨证之思维。

040 傷寒表不解，心下有水氣，乾嘔發熱而欬，或渴，或利，或噎，或小便不利，少腹滿，

或喘者，小青龍湯主之。

麻黃_{去節} 芍藥 細辛 乾薑 甘草_炙 桂枝_{各三兩，去皮} 五味子_{半升} 半夏_{半升，洗}

上八味，以水一斗，先煮麻黃，減二升，去上沫，内諸藥，煮取三升，去滓，温服一升。若渴，去半夏，加栝樓根三兩；若微利，去麻黃，加蕘花，如一雞子，熬令赤色；若噎者，去麻黃，加附子一枚，炮；若小便不利，少腹滿者，去麻黃，加茯苓四兩；若喘，去麻黃，加杏仁半升，去皮尖。且蕘花不治利，麻黃主喘，今此語反之，疑非仲景意。臣億等謹按，小青龍湯，大要治水，又按《本草》，蕘花下十二水，若水去，利則止也。又按《千金》，形腫者應内麻黃，乃内杏仁者，以麻黃發其陽故也。以此證之，豈非仲景意也。

041 傷寒心下有水氣，欬而微喘，發熱不渴。服湯已渴者，此寒去欲解也。小青龍湯主之。

上两条论小青龙汤的证治。"伤寒表不解，心下有水气"，简明扼要，申明病机，属表里同病，即《灵枢·邪气脏腑病形》所载"形寒寒饮则伤肺，以其两寒相感，中外皆伤，故气逆而上行"之谓。水邪从心下逆而上行犯肺，故喘者去麻黄之宣发、加杏仁利肺降气。至于"或渴""不渴""服汤已渴"则在于辨水邪之轻重或消亡与否。大青龙汤证表寒兼内热，小青龙汤证表寒兼内饮，四条合看，寒热对比、常变结合，强调了辨证论治思维。

042 太陽病，外證未解，脉浮弱者，當以汗解，宜桂枝湯。

043 太陽病，下之微喘者，表未解故也，桂枝加厚朴杏子湯主之。

桂枝_{三兩，去皮} 甘草_{二兩，炙} 生薑_{三兩，切} 芍藥_{三兩} 大棗_{十二枚，擘} 厚朴_{二兩，炙，去皮} 杏仁_{五十筒，去皮尖}

上七味，以水七升，微火煮取三升，去滓，温服一升，覆取微似汗。

044 太陽病，外證未解，不可下也，下之為逆，欲解外者，宜桂枝湯。

045 太陽病，先發汗不解，而復下之，脉浮者不愈。浮為在外，而反下之，故令不愈。今脉浮，故知在外，當須解外則愈，宜桂枝湯。

上四条拓展了桂枝汤的治疗范围。在论述麻黄汤诸证后，再论桂枝汤证，意在示人太阳表证虚实之对比；强调凡太阳病，脉浮弱者，无论有汗与否，均宜桂枝汤解肌，禁用麻黄汤发表。其中夹论桂枝加厚朴杏子汤证，旨在与小青龙汤证对比鉴别，以揭示表证咳喘有无汗与有汗之别。

046 太陽病，脉浮緊，無汗，發熱，身疼痛，八九日不解，表證仍在，此當發其汗。服藥已微除，其人發煩目瞑，劇者必衄，衄乃解。所以然者，陽氣重故也。麻黃湯主之。

047 太陽病，脉浮緊，發熱，身無汗，自衄者，愈。

上两条论表邪不从汗解而从衄解。衄以代汗，汗血同源，故衄解又有"红汗"之谓。发汗后衄解，责之太阳病八九日不解的"阳气重"；不发汗而衄解，责之风寒在表，不得随汗而出。两条合看，详明衄以代汗之机。

048 二陽併病，太陽初得病時，發其汗，汗先出不徹，因轉屬陽明，續自微汗出，不惡寒。若太陽病證不罷者，不可下，下之為逆，如此可小發汗。設面色緣緣正赤者，陽氣怫鬱在表，當解之熏之。若發汗不徹不足言，陽氣怫鬱不得越，當汗不汗，其人躁煩，不知痛處，乍在腹中，乍在四肢，按之不可得，其人短氣，但坐以汗出不徹故也，更發汗則愈。何以知汗出不徹？以脉濇故知也。

本条论二阳并病的成因、证候及治法，提示太阳病治不得法，有转归阳明之机，但有在经在腑之异。并于经者，其人面色缘缘正赤，可见发热和额头痛；并于腑者，其人续自汗出，不恶寒。此外，本条与第 32 条葛根汤证、第 36 条麻黄汤证合参，可明并病与合病证候有别。

049 脉浮數者，法當汗出而愈。若下之，身重心悸者，不可發汗，當自汗出乃解。所以然者，尺中脉微，此裏虛，須表裏實，津液自和，便自汗出愈。

050 脉浮緊者，法當身疼痛，宜以汗解之。假令尺中遲者，不可發汗。何以知之然？以榮氣不足，血少故也。

051 脉浮者，病在表，可發汗，宜麻黃湯。

052 脉浮而數者，可發汗，宜麻黃湯。

上四条，通过脉象，对比发明，辨麻黄汤发汗之可与不可。第49、第50条论脉浮数或浮紧，本可用麻黄汤发汗，但若见尺中脉微或尺中迟者则禁用，许叔微治伤寒夹虚者，用小建中汤加当归、黄芪之法，可资参考。第51、第52条是接上二条论脉不迟不微，但见浮或浮数者则可用麻黄汤发汗。虽只言脉，但其证候亦应包括在内。

053 病常自汗出者，此為榮氣和，榮氣和者，外不諧，以衛氣不共榮氣諧和故爾。以榮行脉中，衛行脉外。復發其汗，榮衛和則愈。宜桂枝湯。

054 病人藏無他病，時發熱自汗出而不愈者，此衛氣不和也，先其時發汗則愈，宜桂枝湯。

此两条论桂枝汤治营卫不和证。两条原文均未言太阳病、中风、伤寒，而以"病"称，说明此与外邪无关，而为杂病，说明桂枝汤具有调和营卫之功，故不但可治太阳中风之荣卫不和，亦可疗杂病之荣卫不和的自汗出证，进一步扩大了桂枝汤的应用范围。

055 傷寒脉浮緊，不發汗，因致衄者，麻黃湯主之。

056 傷寒不大便六七日，頭痛有熱者，與承氣湯。其小便清者，知不在裏，仍在表也，當須發汗。若頭痛者，必衄。宜桂枝湯。

057 傷寒發汗已解，半日許復煩，脉浮數者，可更發汗，宜桂枝湯。

上三条论伤寒或从表解，或内传阳明，其辨证要点在于小便颜色。第55、等56条皆见衄血，恐为内热炽盛，迫血上行，故以"小便清者"以别之，同时亦补麻黄汤发表治衄之辨证要点。第57条见"烦""脉浮数"，同样有入里化热之虞，若治用桂枝汤，自然亦应见"小便清"。

058 凡病若發汗、若吐、若下、若亡血、亡津液，陰陽自和者，必自愈。

059 大下之後，復發汗，小便不利者，亡津液故也，勿治之，得小便利，必自愈。

上两条列于误治变证之前，是继第7条辨病发阴阳之后，又示人治病能使"阴阳自和"方为愈病之宗旨。这对以下的第61～70条等均有指导意义，为坏证指明了救治原则。

060 下之後，復發汗，必振寒，脉微細。所以然者，以內外俱虛故也。

061 下之後，復發汗，畫日煩躁不得眠，夜而安靜，不嘔，不渴，無表證，脉沉微，身無大熱者，乾薑附子湯主之。

乾薑一兩　附子一枚，生用，去皮，破八片

上二味，以水三升，煮取一升，去滓，頓服。

062 發汗後，身疼痛，脉沉遲者，桂枝加芍藥生薑各一兩人參三兩新加湯主之。

桂枝三兩，去皮　芍藥四兩　甘草二兩，炙　人參三兩　大棗十二枚，擘　生薑四兩

上六味，以水一斗二升，煮取三升，去滓，溫服一升。本云，桂枝湯，今加芍藥、生薑、人參。

上三条论汗下之后，阴阳两虚的变证与救逆。脉微为阳虚失于温煦和脉动无力，脉细为阴血亏少、脉道失充，从证论治，自当以阴阳双补为法，然又当据病证而灵活变通。如第61条"下之后，复发汗"致阴阳两虚，自不待言，然"昼日烦躁不得眠，夜而安静"为虚阳得昼日阳旺之气与盛阴相争而不胜，"身无大热"提示尚未至阳气外亡，故急用干姜附子汤"顿服"以破阴回阳。第62条与上条"无表证"不同，以"身疼痛，脉沉迟"提示不单是表证未解，更兼营气亏

虚，筋脉失养，故仍用桂枝汤和解营卫，加芍药酸敛和营、养血缓急，生姜宣通阳气，人参扶助元真，故名新加汤。

063 發汗後，不可更行桂枝湯，汗出而喘，無大熱者，可與麻黃杏仁甘草石膏湯。

麻黃四兩，去節　杏仁五十箇，去皮尖　甘草二兩，炙　石膏半斤，碎，綿裹

上四味，以水七升，煮麻黃，減二升，去上沫，內諸藥，煮取二升，去滓，溫服一升。本云，黃耳杯。

本条论汗后肺热壅盛的证治。第61条论"无大热"未至阳亡，本条以"汗出而喘""无大热"提示热壅迫肺，故石膏用量多于麻黄一倍，借以监制麻黄辛温之性而转为辛凉清热之用。麻黄汤治无汗而喘，功在散寒；麻杏甘石汤疗汗出而喘，功在清热。寒热皆用麻黄，以其善宣肺而为治喘之圣药。

064 發汗過多，其人叉手自冒心，心下悸，欲得按者，桂枝甘草湯主之。

桂枝四兩，去皮　甘草二兩，炙

上二味，以水三升，煮取一升，去滓，頓服。

065 發汗後，其人臍下悸者，欲作奔豚，茯苓桂枝甘草大棗湯主之。

茯苓半斤　桂枝四兩，去皮　甘草二兩，炙　大棗十五枚，擘

上四味，以甘爛水一斗，先煮茯苓，減二升，內諸藥，煮取三升，去滓，溫服一升，日三服。

作甘爛水法：取水二斗，置大盆內，以杓揚之，水上有珠子五六千顆相逐，取用之。

上两条论发汗后心阳虚动悸的证治。心在上位主火，以其阳气震慑水寒而不致泛滥。发汗过多，内伤心阳，故悸动而喜按。"心下悸"者，水停胃脘而上冲。"脐下悸"者，水在下焦；"欲作奔豚"，为水气初动，与阳气相搏。桂枝甘草汤"顿服"重在温复心阳；苓桂枣甘汤重用茯苓至半斤，利水宁心。两条合看，扶正与祛邪，先后缓急，示人以法。

066 發汗後，腹脹滿者，厚朴生薑半夏甘草人參湯主之。

厚朴半斤，炙，去皮　生薑半斤，切　半夏半升，洗　甘草二兩　人參一兩

上五味，以水一斗，煮取三升，去滓，溫服一升，日三服。

067 傷寒若吐、若下後，心下逆滿，氣上衝胸，起則頭眩，脉沉緊，發汗則動經，身為振振搖者，茯苓桂枝白术甘草湯主之。

茯苓四兩　桂枝三兩，去皮　白术　甘草各二兩，炙

上四味，以水六升，煮取三升，去滓，分溫三服。

上二条论汗下后脾虚的证治。脾司运化转输而主腹。汗下之后，若脾虚运化失司，或生痰湿，气机壅滞。厚姜半甘参汤重用厚朴、半夏、生姜以除湿宽中、降逆涤痰开结，稍佐以人参、甘草益脾而助运化，而为消补兼施之剂，其治重在苦温下气。苓桂术甘汤证重在脾虚兼水饮上冲，其治重在淡渗温化。两条合看，可明湿水饮痰虽均属阴邪一类，但治法有别。

068 發汗，病不解，反惡寒者，虛故也，芍藥甘草附子湯主之。

芍藥　甘草各三兩，炙　附子一枚，炮，去皮，破八片

上三味，以水五升，煮取一升五合，去滓，分溫三服。疑非仲景方。

069 發汗若下之，病仍不解，煩躁者，茯苓四逆湯主之。

茯苓四兩　人參一兩　附子一枚，生用，去皮，破八片　甘草二兩，炙　乾薑一兩半

上五味，以水五升，煮取三升，去滓，溫服七合，日二服。

上二条论汗下后阴阳两虚的证治。芍药甘草附子汤以附子温经扶阳，芍药甘草酸甘化阴，三药共奏阴阳双补之功。茯苓四逆汤则以四逆汤回阳救逆，加人参益气生津，安精神、定魂魄，茯

苓健脾宁心安神。两方虽均主阴阳两虚证，但茯苓四逆汤阳虚津亏更为危重，以致躁烦不安。

070 發汗後惡寒者，虛故也。不惡寒，但熱者，實也，當和胃氣，與調胃承氣湯。

本条论汗后转归，有虚实两端。胃家实者，以调胃承气汤"顿服"，与干姜附子汤、桂枝甘草汤相呼应，强调急下存阴与急救回阳同等重要。第60～70共11条连续论误治后的变证，写热而及寒，言实又论虚，对比求辨，明晰随证施治之理，同时也反映了伤寒与杂病相互共论的特点。

071 太陽病，發汗後，大汗出，胃中乾，煩躁不得眠，欲得飲水者，少少與飲之，令胃氣和則愈。若脉浮，小便不利，微熱消渴者，五苓散主之。

猪苓十八銖，去皮　澤瀉一兩六銖　白术十八銖　茯苓十八銖　桂枝半兩，去皮

上五味，擣為散，以白飲和服方寸匕，日三服。多飲暖水，汗出愈。如法將息。

072 發汗已，脉浮數，煩渴者，五苓散主之。

073 傷寒汗出而渴者，五苓散主之；不渴者，茯苓甘草湯主之。

茯苓二兩　桂枝二兩，去皮　甘草一兩，炙　生薑三兩，切

上四味，以水四升，煮取二升，去滓，分溫三服。

074 中風發熱，六七日不解而煩，有表裏證，渴欲飲水，水入則吐者，名曰水逆，五苓散主之。

上四条论五苓散的证治并与茯苓甘草汤证相鉴别。第71条以假宾定主笔法，先论发汗伤津，欲得饮水之乏津证，继而引出阳虚水停的蓄水证，虽口渴、小便不利等症状相类，但一为乏津，一为水停，病机不同，故作对比分析。第72条未言"小便不利"，验之临床，膀胱气化不利，其症既可小便不利，亦有小便频数。第73条以口渴与否，鉴别五苓散证与茯苓甘草汤证，提示病证偏于里之气化不行则口渴，偏于表之营卫不和则发热汗出；第74条则论蓄水重证，以致水逆。与第156条"本以下之，故心下痞，与泻心汤，痞不解，其人渴而口燥烦，小便不利者，五苓散主之"、《金匮要略·痰饮咳嗽病脉证并治》"假令瘦人脐下有悸，吐涎沫而癫眩，此水也，五苓散主之"，可证五苓散证轻则水蓄膀胱，病重者可致水停三焦，故有小便不利、心下痞、水吐、吐涎沫、癫眩等见症。

075 未持脉時，病人手叉自冒心，師因教試令欬，而不欬者，此必兩耳聾無聞也。所以然者，以重發汗，虛故如此。發汗後，飲水多必喘，以水灌之亦喘。

本条论重发汗而心肾阳气两伤，导致心悸欲按及耳聋证，兼论发汗后饮水多，以水灌之作喘之证，本条与第64条桂枝甘草汤证病机相近，但证有轻重而治有区别。盖胃中停饮循经上迫于肺，肺失宣降故喘，此即"饮水多必喘"之机。汗后以水洗浴，肤表受寒，从皮毛内舍于肺，肺失宣降，亦可致喘；二者合看，即"形寒饮冷则伤肺"之意。

076 發汗後，水藥不得入口為逆，若更發汗，必吐下不止。發汗吐下後，虛煩不得眠，若劇者，必反覆顛倒，心中懊憹，梔子豉湯主之；若少氣者，梔子甘草豉湯主之；若嘔者，梔子生薑豉湯主之。

梔子豉湯方

梔子十四箇，擘　香豉四合，綿裹

上二味，以水四升，先煮梔子，得二升半，內豉，煮取一升半，去滓，分為二服，溫進一服，得吐者，止後服。

梔子甘草豉湯方

梔子十四箇，擘　甘草二兩，炙　香豉四合，綿裹

　　上三味，以水四升，先煮栀子、甘草，取二升半，内豉，煮取一升半，去滓，分二服，温进一服，得吐者，止后服。

　　栀子生薑豉湯方

　　栀子十四箇，擘　生薑五兩　香豉四合，綿裹

　　上三味，以水四升，先煮栀子、生薑，取二升半，内豉，煮取一升半，去滓，分二服，温进一服，得吐者，止後服。

　　077 發汗若下之，而煩熱胸中窒者，栀子豉湯主之。

　　078 傷寒五六日，大下之後，身熱不去，心中結痛者，未欲解也，栀子豉湯主之。

　　079 傷寒下後，心煩腹滿，臥起不安者，栀子厚朴湯主之。

　　栀子十四箇，擘　厚朴四兩，炙，去皮　枳實四枚，水浸，炙令黄

　　上三味，以水三升半，煮取一升半，去滓，分二服，温进一服，得吐者，止後服。

　　080 傷寒，醫以丸藥大下之，身熱不去，微煩者，栀子乾薑湯主之。

　　栀子十四箇，擘　乾薑二兩

　　上二味，以水三升半，煮取一升半，去滓，分二服，温进一服，得吐者，止後服。

　　081 凡用栀子湯，病人舊微溏者，不可與服之。

　　上六条论火郁胸膈的栀子豉汤证及其加减法、禁忌证。此接蓄水证之下，与火郁相对比。从病理角度分析，水蓄于下，火炎于上，二者对举，反证互明。同时，提示太阳病由经传腑，以蓄水为主；若由表传里，邪必先胸，故有胸中火郁之虚烦证。栀子豉汤重用豆豉既清太阳浮游之热，又轻宣上行，载栀子以清心胸烦郁，胸膈火郁得宣，吐而作解，故云"得吐者，止后服"。兼水饮上逆作呕者，加生姜五两散水饮而降逆和胃；若兼气虚者，加甘草益气扶正；兼心烦腹满，卧起不安者，去豆豉加厚朴、枳实理气宽中、行气除满，成两解心腹之剂；若火郁于上，寒居于中，又有栀子干姜汤，行温清并用之法。综合分析栀子豉汤及其类方，可见其病位有胸、脘、腹之分，病势有热郁、水郁、气滞、血瘀、气虚、阳虚之别，体现了随证灵活加减的辨证处方原则。

　　082 太陽病發汗，汗出不解，其人仍發熱，心下悸，頭眩，身瞤動，振振欲擗地者，真武湯主之。

　　茯苓　芍藥　生薑各三兩，切　白术二兩　附子一枚，炮，去皮，破八片

　　上五味，以水八升，煮取三升，去滓，温服七合，日三服。

　　本条论之真武汤证，也含水火上下的辨证意义。肾主水，在于阳气之温化，汗出亡阳，肾失温化，则水寒之邪内生，治用真武汤，扶阳消阴以制水。与五苓散证合看，提示水邪为患，有太阳蓄水与少阴阳虚水泛之不同。

　　083 咽喉乾燥者，不可發汗。

　　084 淋家不可發汗，發汗必便血。

　　085 瘡家，雖身疼痛，不可發汗，發汗則痙。

　　086 衄家，不可發汗，汗出必額上陷，脈急緊，直視不能眴，不得眠。

　　087 亡血家，不可發汗，發汗則寒慄而振。

　　088 汗家，重發汗，必恍惚心亂，小便已陰疼，與禹餘糧丸。

　　089 病人有寒，復發汗，胃中冷，必吐蚘。

　　上七条论麻黄汤的七禁，与第 49 条尺脉微、第 50 条尺脉迟不可发汗合参，全面认识麻黄汤禁例。不可发汗，指其人虽病伤寒，但夹有阴阳、气血、营卫、津液等正气不足之证，故有"强

人伤寒发其汗，虚人伤寒建其中"之说。若以麻黄汤强发虚人之汗，则致便血、发痉、直视不能眴、不得眠、寒栗而振、小便已阴痛、胃寒吐蛔等变证丛生。今世有益气解表、养阴解表、扶阳解表等法，即为虚人伤寒所设，可补麻黄汤禁忌之不逮。

090 本發汗，而復下之，此為逆也；若先發汗，治不為逆。本先下之，而反汗之，為逆；若先下之，治不為逆。

091 傷寒，醫下之，續得下利，清穀不止，身疼痛者，急當救裏；後身疼痛，清便自調者，急當救表。救裏宜四逆湯，救表宜桂枝湯。

092 病發熱頭痛，脉反沉，若不差，身體疼痛，當救其裏。

上三条论表里、汗下先后的治则。表里同病，当以先表后里为治法之常，但里虚急重之人又有先里后表治法之变。上三条在论述可汗证、禁汗证、误汗变证之后，提出表里先后缓急之治则，具有总结前文、指导后文的意义。

093 太陽病，先下而不愈，因復發汗，以此表裏俱虛，其人因致冒，冒家汗出自愈。所以然者，汗出表和故也。裏未和，然後復下之。

094 太陽病未解，脉陰陽俱停，必先振慄汗出而解。但陽脉微者，先汗出而解，但陰脉微，下之而解。若欲下之，宜調胃承氣湯。

095 太陽病，發熱汗出者，此為榮弱衛强，故使汗出，欲救邪風者，宜桂枝湯。

第 93 ～ 95 三条并列，分析了三种不假药力而出汗的不同机制。第 93 条的"冒汗"是汗下后表里俱虚而邪微表解之征。第 94 条的"战汗"乃正邪相争而正胜邪却之象。第 95 条的"自汗"为卫强营弱而邪风不去之兆，同时亦重申"荣弱卫强"为太阳中风证病机总括。三种汗出互相比较，以加强读者的辨证思维。

第 1 ～ 95 条，已基本将太阳病的经腑证治叙述完毕，发汗与禁汗亦无复可议，乃由太阳病而转到少阳病的证治。联系以前的二阳合病与二阳并病，从中可以见到太阳之邪内传，并非阳明一途。

096 傷寒五六日中風，往來寒熱，胸脇苦滿，嘿嘿不欲飲食，心煩喜嘔，或胸中煩而不嘔，或渴，或腹中痛，或脇下痞鞕，或心下悸，小便不利，或不渴，身有微熱，或欬者，小柴胡湯主之。

柴胡半斤　黃芩三兩　人參三兩　半夏半升，洗　甘草炙　生薑各三兩，切　大棗十二枚，擘

上七味，以水一斗二升，煮取六升，去滓，再煎取三升，溫服一升，日三服。若胸中煩而不嘔，去半夏、人參，加栝樓實一枚；若渴，去半夏，加人參合前成四兩半、栝樓根四兩；若腹中痛者，去黃芩，加芍藥三兩；若脇下痞鞕，去大棗，加牡蠣四兩；若心下悸，小便不利者，去黃芩，加茯苓四兩；若不渴，外有微熱者，去人參，加桂三兩，溫覆微汗愈；若欬者，去人參、大棗、生薑，加五味子半升，乾薑二兩。

097 血弱氣盡，腠理開，邪氣因入，與正氣相搏，結於脇下。正邪分爭，往來寒熱，休作有時，嘿嘿不欲飲食。藏府相連，其痛必下，邪高痛下，故使嘔也。小柴胡湯主之。服柴胡湯已，渴者，屬陽明，以法治之。

098 得病六七日，脉遲浮弱，惡風寒，手足溫。醫二三下之，不能食，而脇下滿痛，面目及身黃，頸項强，小便難者，與柴胡湯，後必下重。本渴飲水而嘔者，柴胡湯不中與也，食穀者噦。

099 傷寒四五日，身熱惡風，頸項强，脇下滿，手足溫而渴者，小柴胡湯主之。

100 傷寒，陽脉濇，陰脉弦，法當腹中急痛，先與小建中湯，不差者，小柴胡湯主之。

小建中汤方

桂枝三兩，去皮　甘草二兩，炙　大棗十二枚，擘　芍藥六兩　生薑三兩，切　膠飴一升

上六味，以水七升，煮取三升，去滓，内飴，更上微火消解，温服一升，日三服。嘔家不可用建中汤，以甜故也。

101 傷寒中風，有柴胡證，但見一證便是，不必悉具。凡柴胡湯病證而下之，若柴胡證不罷者，復與柴胡湯，必蒸蒸而振，却復發熱汗出而解。

上六条，论太阳转入少阳证治。第 96 条论太阳病邪传少阳的证候与治法，强调少阳气郁，疏泄失司，可病及肝胆，乘于脾胃，内连三焦，故病兼肝脾不和、三焦不畅等诸多证情，然其病机却在于枢机不利，故以小柴胡汤疏气解郁而和解枢机。第 97 条论血气虚衰，少阳之邪结于胁下之证，对小柴胡汤证在病因病机证候特点上作了更进一步的说明。第 98 条论小柴胡汤的禁忌证，湿、饮所聚均非所宜；与上二条合参，既知其治广，又晓其治禁，方可正确使用而无害。第 99 条论三阳证见，治从少阳之法，其症状表现与第 98 条相似，一为禁忌证，一为适用证，二条可反证互明。第 100 条论少阳病兼土虚木旺之证，先与小建中汤者，乃"见肝之病，知肝传脾，当先实脾"之义也。若不瘥者，仍腹中痛，再与小柴胡汤，宜遵仲景之减黄芩加芍药法为宜。第 101 条论小柴胡临床应用之原则，要在抓主症、辨病机，方证相对，对经方现代临床应用具有普遍指导意义。

102 傷寒二三日，心中悸而煩者，小建中湯主之。

本条论伤寒夹虚的小建中汤证。本条与第 100 条对比合参，意在说少阳夹虚者先用小建中汤后用小柴胡汤，太阳兼虚者则可以小建中汤主治；同时也应与第 49、第 50 两条对看，例举虚人伤寒的治法。

103 太陽病，過經十餘日，反二三下之，後四五日，柴胡證仍在者，先與小柴胡湯。嘔不止，心下急，鬱鬱微煩者，為未解也，與大柴胡湯，下之則愈。

柴胡半斤　黄芩三兩　芍藥三兩　半夏半升，洗　生薑五兩，切　枳實四枚，炙　大棗十二枚，擘

上七味，以水一斗二升，煮取六升，去滓，再煎，温服一升，日三服。

一方加大黄二兩。若不加，恐不為大柴胡湯。

104 傷寒十三日不解，胸脅滿而嘔，日晡所發潮熱，已而微利，此本柴胡證，下之以不得利，今反利者，知醫以丸藥下之，非其治也。潮熱者，實也，先宜服小柴胡湯以解外，後以柴胡加芒消湯主之。

柴胡二兩十六銖　黄芩一兩　人參一兩　甘草一兩，炙　生薑一兩，切　半夏二十銖，本云五枚，洗　大棗四枚，擘　芒消二兩

上八味，以水四升，煮取二升，去滓，内芒消，更煮微沸，分温再服，不解更作。臣億等謹按：《金匱玉函》方中無芒消。別一方云，以水七升，下芒消二合，大黄四兩，桑螵蛸五枚，煮取一升半，服五合，微下即愈。本云，柴胡再服，以解其外，餘二升加芒消、大黄、桑螵蛸也。

上两条论少阳内系阳明的证治。第 103 条论少阳兼阳明的大柴胡汤证，"呕不止，心下急，郁郁微烦"为大柴胡汤三证，临证尚可见大便秘结或黏滞臭秽、小便黄赤、脘胁苦痛、脉弦滑、舌红苔黄腻等症，《金匮要略》云"按之心下满痛者，此为实也，当下之，宜大柴胡汤"，可与本条互参。柴胡加芒硝汤证虽亦属少阳兼阳明，但与大柴胡汤证相比病情较轻。

105 傷寒十三日，過經讝語者，以有熱也，當以湯下之。若小便利者，大便當硬，而反下利，脈調和者，知醫以丸藥下之，非其治也。若自下利者，脈當微厥，今反和者，此為内實也，調胃承氣湯主之。

106 太陽病不解，熱結膀胱，其人如狂，血自下，下者愈。其外不解者，尚未可攻，當先解其外；外解已，但少腹急結者，乃可攻之，宜桃核承氣湯。

桃核承气汤方

桃仁五十箇，去皮尖　大黃四兩　桂枝二兩，去皮　甘草二兩，炙　芒消二兩

上五味，以水七升，煮取二升半，去滓，内芒消，更上火，微沸下火，先食溫服五合，日三服，當微利。

上两条论热结于里的证治。第 105 条论阳明谵语内实的调胃承气汤证。第 106 条论太阳病不解，热结膀胱，病及血分，其人如狂的桃核承气汤证。与前两条合参，作者用意是少阳病、胸胁满治用小柴胡汤，少阳兼阳明病、心下急治用大柴胡汤，阳明病气分热盛、燥热初结治用调胃承气汤，阳明病病及血分、少腹急结者治用桃核承气汤，以示上焦气郁，中焦热结，下焦蓄血之辨，少阳与阳明并举、气郁与血瘀同论，启迪后学。

107 傷寒八九日，下之，胸滿煩驚，小便不利，譫語，一身盡重，不可轉側者，柴胡加龍骨牡蠣湯主之。

柴胡四兩　龍骨　黃芩　生薑切　鉛丹　人參　桂枝去皮　茯苓各一兩半　半夏二合半，洗　大黃二兩　牡蠣一兩半，熬　大棗六枚，擘

上十二味，以水八升，煮取四升，内大黃，切如棊子，更煮一兩沸，去滓，溫服一升。本云，柴胡湯今加龍骨等。

本条论柴胡加龙骨牡蛎汤证，见胸满烦惊、谵语等精神证候，列于桃核承气汤之后，以与蓄血如狂、少腹急结的桃核承气汤证对比。由此可见，第 96 ～ 107 条，主论少阳病小柴胡汤证及其加减证、禁忌证。其间，穿插有小建中汤证、调胃承气汤证、桃核承气汤证，作为类似证，以资鉴别。

108 傷寒，腹滿譫語，寸口脉浮而緊，此肝乘脾也，名曰縱，刺期門。

109 傷寒發熱，嗇嗇惡寒，大渴欲飲水，其腹必滿，自汗出，小便利，其病欲解，此肝乘肺也，名曰橫，刺期門。

此两条，以五行乘侮之理说明五脏病变的相互影响。第 108 条论肝乘脾证。第 109 条论肝乘肺证。肝气有余，木乘土为纵；反侮肺为横，刺肝经之募期门以泻肝。因其均属肝邪乘侮他脏之变，故列于柴胡诸汤加减证之后。

110 太陽病，二日反躁，反熨其背，而大汗出，大熱入胃，胃中水竭，躁煩，必發譫語。十余日振慄自下利者，此為欲解也。故其汗從腰以下不得汗，欲小便不得，反嘔，欲失溲，足下惡風，大便鞕，小便當數，而反不數，及不多，大便已，頭卓然而痛，其人足心必熱，穀氣下流故也。

111 太陽病中風，以火劫發汗，邪風被火熱，血氣流溢，失其常度。兩陽相熏灼，其身發黃。陽盛則欲衄，陰虛小便難。陰陽俱虛竭，身體則枯燥，但頭汗出，劑頸而還，腹滿微喘，口乾咽爛，或不大便，久則譫語，甚者至噦，手足躁擾，捻衣摸床。小便利者，其人可治。

112 傷寒脉浮，醫以火迫劫之，亡陽必驚狂，臥起不安者，桂枝去芍藥加蜀漆牡蠣龍骨救逆湯主之。

桂枝三兩，去皮　甘草二兩，炙　生薑三兩，切　大棗十二枚，擘　牡蠣五兩，熬　蜀漆三兩，洗去腥　龍骨四兩

上七味，以水一斗二升，先煮蜀漆，減二升，内諸藥，煮取三升，去滓，溫服一升。本云，桂枝湯今去芍藥加蜀漆、牡蠣、龍骨。

113 形作傷寒，其脉不弦緊而弱。弱者必渴，被火者必讝語。弱者發熱脉浮，解之當汗出愈。

114 太陽病，以火熏之，不得汗，其人必躁，到經不解，必清血，名為火邪。

115 脉浮熱甚，而反灸之，此為實，實以虛治，因火而動，必咽燥吐血。

116 微數之脉，慎不可灸，因火為邪，則為煩逆，追虛逐實，血散脉中，火氣雖微，内攻有力，焦骨傷筋，血難復也。脉浮，宜以汗解，用火灸之，邪無從出，因火而盛，病從腰以下必重而痹，名火逆也。欲自解者，必當先煩，煩乃有汗而解。何以知之？脉浮故知汗出解。

117 燒針令其汗，針處被寒，核起而赤者，必發奔豚。氣從少腹上衝心者，灸其核上各一壯，與桂枝加桂湯更加桂二兩也。

桂枝五兩，去皮　芍藥三兩　生薑三兩，切　甘草二兩，炙　大棗十二枚，擘

上五味，以水七升，煮取三升，去滓，温服一升。本云，桂枝湯今加桂滿五兩。所以加桂者，以能泄奔豚氣也。

118 火逆下之，因燒針煩躁者，桂枝甘草龍骨牡蠣湯主之。

桂枝一兩，去皮　甘草二兩，炙　牡蠣二兩，熬　龍骨二兩

上四味，以水五升，煮取二升半，去滓，温服八合，日三服。

119 太陽傷寒者，加温針必驚也。

上十条论误用火疗之法所致的种种坏证与救逆。第110条论火劫迫汗所导致的各种变证，如阳气被邪热郁遏不得下达，阳气骤然下达又导致上虚等变证，临床屡见不鲜，具有指导意义。第111条论太阳中风误用火劫发汗，造成伤阴内热证及阴津枯竭之危证。推而论之，如温病反投辛温之品、阴虚误用温阳之剂，皆有助热劫阴之弊，与火劫何异？医贵变通，当从本条中窥其大义，举一反三。第112条论太阳伤寒误用火劫之心阳亡失证，与上条火劫亡阴形成对比。桂枝去芍药加蜀漆牡蛎龙骨救逆汤具有补心阳、涤痰饮、敛心神之功，但蜀漆难求，可以胆南星、石菖蒲等代之。第113条论温病被火后津伤热炽证。第114、第115条论火热动血证，虽有咽燥衄血和清血不同见症，但火邪耗血动血的病机则一。第116条论阴虚有热误灸致焦骨伤筋证，强调切不可"追虚逐实"。第117条论烧针迫汗，心阳虚致发奔豚的证治。桂枝加桂汤，重用桂枝与甘草辛甘合化，助心阳而降冲逆。至于本方用桂枝抑或肉桂，历来有争议。若从"更加桂二两""今加桂满五两"文意来看，当属桂枝为宜，但临床用肉桂亦可取得满意疗效。第118条论火逆误下心阳虚烦躁的证治。清代医家戈颂平《伤寒指归》云"桂枝少，甘草多，取味胜于气，易于下行"，指出本方甘草配桂枝，是味重于气，重在益气养阴。更用龙骨、牡蛎各三两，取其味涩，以收敛浮越之气。第119条则论伤寒误用温针易致惊惕证。

综上，火疗是汉时颇为流行的一种物理疗法，用之得当，确有较好疗效。倘若误施于其禁忌病证，必然导致变证丛生，即"火逆"诸证，所列救治之方如桂枝去芍药加蜀漆牡蛎龙骨救逆汤、桂枝加桂汤、桂枝甘草龙骨牡蛎汤，为后世医家习用至今。如今火疗法虽不多见，但火逆的变证却屡见不鲜。由此引申，凡阴虚或温热病，切不可误用辛温燥烈之药，否则伤阴动血在所难免。据此例推，则为辛凉甘寒治温热病之法开启了先河。

120 太陽病，當惡寒發熱，今自汗出，反不惡寒發熱，關上脉細數者，以醫吐之過也。一二日吐之者，腹中飢，口不能食；三四日吐之者，不喜糜粥，欲食冷食，朝食暮吐。以醫吐之所致也，此為小逆。

121 太陽病吐之，但太陽病當惡寒，今反不惡寒，不欲近衣，此為吐之内煩也。

122 病人脉數，數為熱，當消穀引食，而反吐者，此以發汗，令陽氣微，膈氣虛，脉乃數

也。數為客熱，不能消穀，以胃中虛冷，故吐也。

123 太陽病，過經十餘日，心下溫溫欲吐，而胸中痛，大便反溏，腹微滿，鬱鬱微煩。先此時自極吐下者，與調胃承氣湯。若不爾者，不可與。但欲嘔，胸中痛，微溏者，此非柴胡湯證，以嘔故知極吐下也。

上四条论吐后四证，有寒有热，互相对照鉴别。第 120 条论太阳病由于误吐造成胃气受伤的种种变证。其中"欲食冷食"证与第 122 条的"数为客热，不能消谷，以胃中虚寒，故吐也"合参，可辨虚热为假、胃气虚寒为真。第 121 条论误吐致邪热伤胃证，第 123 条则论太阳病极吐下、胃中不和而郁郁微烦，补述调胃承气汤泄胃热治之。四条合参，误治虽同，而病机转变寒热虚实不一，究其原因，素体有别，因从类化之故。

124 太陽病六七日，表證仍在，脉微而沉，反不結胸，其人發狂者，以熱在下焦，少腹當鞕滿，小便自利者，下血乃愈。所以然者，以太陽隨經，瘀熱在裏故也，抵當湯主之。

水蛭熬　蝱蟲各三十箇，去翅足，熬　桃仁二十箇，去皮尖　大黃三兩，酒洗

上四味，以水五升，煮取三升，去滓，溫服一升。不下更服。

125 太陽病身黃，脉沉結，少腹硬，小便不利者，為無血也。小便自利，其人如狂者，血證諦也，抵當湯主之。

126 傷寒有熱，少腹滿，應小便不利，今反利者，為有血也，當下之，不可餘藥，宜抵當丸。

水蛭二十箇，熬　蝱蟲二十箇，去翅足　桃仁二十五箇，去皮尖　大黃三兩

上四味，擣分四丸，以水一升，煮一丸，取七合服之，晬時當下血，若不下者更服。

上三条论太阳之邪随经入里的热与血结证。

第 124 条论太阳病不解，邪气化热入里与血互结之蓄血重证，故与桃核承气汤证相比，而见发狂、少腹硬满；"脉微而沉"非指主虚证之微弱脉，而是血蓄于里，气血受阻，脉道沉滞之象。抵当汤以水蛭、虻虫直入血络，破血逐瘀，桃仁活血化瘀，大黄泻热导瘀，共为攻瘀泻热之峻剂。第 125 条补述蓄血发黄证，并对蓄血发黄与湿热发黄作了鉴别。本条指出小便不利，湿无出路，而成湿热发黄；小便自利，神志异常者，为蓄血发黄；提示小便通利与否，是辨别有无蓄血的要点之一。第 126 条则论蓄血缓证的治法，再次指出从小便通利与否分别有无蓄血。抵当丸药物组成与抵当汤完全相同，但水蛭、虻虫用量减少 1/3，桃仁减少 1/5，且改汤为丸，取峻药缓攻之义。

127 太陽病，小便利者，以飲水多，必心下悸；小便少者，必苦裏急也。

本条论水停中焦与水蓄下焦的辨证要点，应着重对比小便通利与否、病证所在部位。但小便不利亦可致水停心下，故见"必苦里急"，从而补述了五苓散证亦当由此见症。饮水过多，亦可致水停心下，故"渴欲饮水者，当少少与饮之""与之常令不足，勿极意也"，令胃气和则愈。

第三节　辨太阳病脉证并治下

辨太阳病脉证并治下篇原文共 51 条，主要论述结胸证、痞证的证治。首先讨论结胸证证治，包括热实结胸的大小陷胸汤证、大陷胸丸证，寒实结胸的三物白散证。同时列举阴寒内结于脏的脏结证，病及少阳的柴胡桂枝汤证和柴胡桂枝干姜汤证、热入血室证，以及水邪为患的文蛤散证、五苓散证。这些证候或病因、或症状与结胸证有相似，故汇于一处对比鉴别。心下痞证治主要包括无形邪热痞塞于中的大黄黄连泻心汤证，热痞兼阳虚的附子泻心汤证，寒热错杂而夹痰的

半夏泻心汤证、夹饮的生姜泻心汤证、中虚客气上逆的甘草泻心汤证。而五苓散、旋覆代赭汤、大柴胡汤等证中亦可出现心下痞硬，因此同五泻心汤证一起讨论，注重鉴别。此外，本篇还探讨了阳明里热的白虎汤证、白虎加人参汤证，上热中寒的黄连汤证，风湿侵袭三方汤证，心之阴阳两虚的炙甘草汤证等，以说明感邪后传变部位不同、虚实有别、变证各异。现以宋本《伤寒论》原文顺序逐条解析如下。

128 問曰：病有結胸，有藏結，其狀何如？答曰：按之痛，寸脈浮，關脈沉，名曰結胸也。

129 何謂藏結？答曰：如結胸狀，飲食如故，時時下利，寸脈浮，關脈小細沉緊，名曰藏結。舌上白胎滑者，難治。

130 藏結無陽證，不往來寒熱—云寒而不熱，其人反靜，舌上胎滑者，不可攻也。

以上三条结胸与脏结并举，结胸多热实，脏结病机虚寒，示人辨证与鉴别的重要性。结胸与脏结虽然在症状上有相似之处，以胸胁脘腹部疼痛拒按为主症，但二者病机、兼夹证、脉象均不同。结胸多为无形热邪与有形痰水相结于胸膈，其证多实；而脏结是脏气虚衰，阴寒凝结，其证属虚。症状上，结胸多见心下硬满拒按，不能食；脏结虽心下亦硬满疼痛但饮食如常。脉象上，结胸寸脉浮、关脉沉，寸候上焦、关候中焦，提示病邪由表内陷、与痰水结于中焦。脏结关脉沉紧是邪气凝结，而小细提示脏气衰败；舌苔白滑，提示阳气衰惫，阴寒更盛，是谓难治。"其人反静"是患者处于衰竭嗜卧状态，因此预后不良，须与结胸相鉴别。

131 病發于陽，而反下之，熱入因作結胸；病發于陰，而反下之—作汗出，因作痞也。所以成結胸者，以下之太早故也。結胸者，項亦強，如柔痓狀，下之則和，宜大陷胸丸。

大黃半斤　葶藶子半升，熬　芒消半升　杏仁半升，去皮尖，熬黑

上四味，擣篩二味，内杏仁、芒消，合研如脂，和散，取如彈丸一枚，別擣甘遂末一錢匕，白蜜二合，水二升，煮取一升，溫頓服之，一宿乃下，如不下，更服，取下為效。禁如藥法。

132 結胸證，其脈浮大者，不可下，下之則死。

133 結胸證悉具，煩躁者亦死。

以上三条论水热互结之大陷胸丸证及结胸证禁忌、预后。第131条与痞证鉴别，论述结胸证成因。第131条后半段讨论结胸证病位偏上的证治。结胸证为何出现"如柔痓状"项强，究其病机，为结胸的病势向上扩展，使颈项部经气运行受阻，筋脉肌肉失养。同时，邪热壅滞于胸，肺气不利，还应有胸满、短气、倚息不得卧等症。治疗当峻下逐水，然而病在上，恐大陷胸汤药力直达下焦而不能治上，故改汤为丸，峻药缓图。第132条论结胸证见脉浮大，提示正气虚，若妄行攻下致使正气不支而预后不良。第133条论结胸证临床证候均具备，然邪气鸱张已甚，复见烦躁不宁，乃正不胜邪，故补泻两难，下之则正虚不支，不下则邪实不去，故谓预后不良。

134 太陽病，脈浮而動數，浮則為風，數則為熱，動則為痛，數則為虛，頭痛發熱，微盜汗出，而反惡寒者，表未解也。醫反下之，動數變遲，膈内拒痛。—云頭痛即眩。胃中空虛。客氣動膈，短氣躁煩，心中懊憹，陽氣內陷，心下因鞕，則為結胸，大陷胸湯主之。若不結胸，但頭汗出，餘處無汗，劑頸而還，小便不利，身必發黃。

大黃六兩，去皮　芒消一升　甘遂一錢匕

上三味，以水六升，先煮大黃取二升，去滓，内芒消，煮一兩沸，内甘遂末，溫服一升，得快利，止後服。

135 傷寒六七日，結胸熱實，脈沉而緊，心下痛，按之石鞕者，大陷胸湯主之。

136 傷寒十餘日，熱結在裏，復往來寒熱者，與大柴胡湯；但結胸，無大熱者，此為水結在胸脅也，但頭微汗出者，大陷胸湯主之。

137 太陽病，重發汗而復下之，不大便五六日，舌上燥而渴，日晡所小有潮熱一云日晡所發，心胸大煩，從心下至少腹鞕滿而痛，不可近者，大陷胸湯主之。

以上四条集中论述大结胸证及其辨证要点。第 134 条主要讨论表里辨证与表证误下而致结胸与发黄的两种病理转归，以及结胸证的治法。误下导致结胸，这只是变证的一种可能，并非绝对。故而提出另一种变证，"若不结胸，但头汗出"，这是热不得外越，湿不得下泄，湿热熏蒸，身必发黄。第 135 条论不经误治也可产生大结胸证，所谓"热实"是指结胸证性质，并概括"脉沉而紧，心下痛，按之石硬"三证。第 136、第 137 条则论大陷胸汤证与大柴胡汤证、阳明燥实证的鉴别。

138 小結胸病，正在心下，按之則痛，脉浮滑者，小陷胸湯主之。

黃連一兩　半夏半升，洗　栝樓實大者一枚

上三味，以水六升，先煮栝樓，取三升，去滓，内諸藥，煮取二升，去滓，分溫三服。

本条论述小结胸证，其行文方式与第 135 条对应。"正在心下"形容病位局限，"按之则痛"体现病势较缓，脉浮滑为痰热所致，故予小陷胸汤，以小剂量黄连合半夏、栝楼实泄热涤痰开结。

139 太陽病二三日，不能臥，但欲起，心下必結，脉微弱者，此本有寒分也。反下之，若利止，必作結胸；未止者，四日復下之，此作協熱利也。

本条论太阳病外有表邪内有里寒，误下后表邪内陷的两种变证，一是结胸证，一为协热利。其中，协热利的论述可与第 163 条桂枝人参汤证互参。

140 太陽病，下之，其脉促一作縱，不結胸者，此為欲解也。脉浮者，必結胸。脉緊者，必咽痛。脉弦者，必兩脇拘急。脉細數者，頭痛未止。脉沉緊者，必欲嘔。脉沉滑者，協熱利。脉浮滑者，必下血。

本条论太阳病下后的种种变证，举脉辨证，所言"必"字，并非强调病证必然出现，示人辨证当具体分析，以及病证变化的多样性。如太阳病下后"脉促"，若不作结胸，此为欲解之机；"脉浮者，必结胸"与前述结胸证脉证"寸脉浮，关脉沉，名曰结胸"对应；"脉紧"，为邪陷少阴，邪客于足少阴；"脉弦"，为邪入少阳之象，故出现两胁拘急；"脉细数者"，恐下后阴血亏虚，失于荣养则头痛；"脉沉紧"，沉主里，紧为寒，寒邪入里，胃阳拒之，故"必欲呕""脉沉滑"，邪热入里见"协热下利""脉浮滑"，邪气随经内陷，致"下血"。

141 病在陽，應以汗解之，反以冷水潠之，若灌之，其熱被劫不得去，彌更益煩，肉上粟起，意欲飲水，反不渴者，服文蛤散。若不差者，與五苓散。寒實結胸，無熱證者，與三物小陷胸湯。

白散亦可服。一云與三物小白散。

文蛤散方

文蛤五兩

上一味為散，以沸湯和一方寸匕服，湯用五合。

白散方

桔梗三分　巴豆一分，去皮心，熬黑研如脂　貝母三分

上三味為散，内巴豆，更於臼中杵之，以白飲和服，強人半錢匕，羸者減之。病在膈上必吐，在膈下必利，不利進熱粥一杯，利過不止，進冷粥一杯。身熱皮粟不解，欲引衣自覆，若水以潠之、洗之，益令熱卻不得出，當汗而不汗則煩，假令汗出已，腹中痛，與芍藥三兩如上法。

本条论述太阳表证当汗不汗，以冷水潠灌后出现的三种转归。文蛤散所主为水寒郁遏表阳，以文蛤味咸质燥渗散水气，水散则被遏之阳得伸。继论蓄水口渴之五苓散证，五苓散通阳化气利

水而和表。最后论述寒与痰水相结的寒实结胸证，因三药颜色皆白，故名三物白散。三证虽同为水邪为患，但病机不同，治法各异。

142 太陽與少陽併病，頭項强痛，或眩冒，時如結胸，心下痞鞕者，當刺大椎第一間、肺俞、肝俞，慎不可發汗，發汗則讝語，脉弦。五日讝語不止，當刺期門。

143 婦人中風，發熱惡寒，經水適來，得之七八日，熱除而脉遲身涼。胸脇下滿，如結胸狀，讝語者，此為熱入血室也，當刺期門，隨其實而取之。

144 婦人中風，七八日續得寒熱，發作有時，經水適斷者，此為熱入血室，其血必結，故使如瘧狀，發作有時，小柴胡湯主之。

145 婦人傷寒，發熱，經水適來，晝日明了，暮則讝語，如見鬼狀者，此為熱入血室，無犯胃氣，及上二焦，必自愈。

146 傷寒六七日，發熱微惡寒，支節煩疼，微嘔，心下支結，外證未去者，柴胡桂枝湯主之。

桂枝去皮，一兩半　黃芩一兩半　人參一兩半　甘草一兩，炙　半夏二合半，洗　芍藥一兩半　大棗六枚，擘　生薑一兩半，切　柴胡四兩

上九味，以水七升，煮取三升，去滓，溫服一升。本云人參湯，作如桂枝法，加半夏、柴胡、黃芩，復如柴胡法。今用人參作半劑。

147 傷寒五六日，已發汗而復下之，胸脇滿微結，小便不利，渴而不嘔，但頭汗出，往來寒熱，心煩者，此為未解也，柴胡桂枝乾薑湯主之。

柴胡半斤　桂枝三兩，去皮　乾薑二兩　栝樓根四兩　黃芩三兩　牡蠣二兩，熬　甘草二兩，炙

上七味，以水一斗二升，煮取六升，去滓，再煎取三升，溫服一升，日三服，初服微煩，復服汗出便愈。

148 傷寒五六日，頭汗出，微惡寒，手足冷，心下滿，口不欲食，大便鞕，脉細者，此為陽微結，必有表，復有裏也。脉沉，亦在裏也，汗出為陽微，假令純陰結，不得復有外證，悉入在裏，此為半在裏半在外也。脉雖沉緊，不得為少陰病，所以然者，陰不得有汗，今頭汗出，故知非少陰也，可與小柴胡湯。設不了了者，得屎而解。

第 142 ～ 148 七条，论述结胸类似证的辨治。第 142、第 143 条均指出证"如结胸"，明确鉴别之意。论中多次将结胸证与他证鉴别，可见胸膈脘腹硬、满、胀、痛见于多种病证，提示临证须谨慎鉴别。第 143 ～ 145 三条论妇人热入血室的证治。关于血室，各家见解不一，有人认为是冲脉，有人认为是肝脏，有人认为是子宫。究其病机，与肝、冲任血海、胞宫都有关。邪与血搏结分争，正气尚向外抗邪，因而以小柴胡汤助正气枢转，以利祛邪外出。第 146 条论太少并病，伤寒六七日后出现"心下支结"然外证仍未去，证势均不太重，故以剂量轻的小柴胡汤与桂枝汤合方而成柴胡桂枝汤以两解太少。第 147 条论邪入少阳，饮结阳郁证。唐容川谓："已发汗则阳气外泄，又复下之，则阳气下陷，水饮内动，逆于胸胁，故胸胁满微结，小便不利。水结则津液不升，故渴。阳遏于外，不能四散，但能上冒，为头汗出。"本方为小柴胡汤变法，和解散结、宣化停饮。柴胡、黄芩清解少阳之热，栝楼、牡蛎开微饮之结，桂枝、干姜温通阳气化饮邪。第 148 条论阳微结证的证治，证虽属少阳，但"心下满，口不欲食，大便硬"均与结胸证有相似之处，故列于此以加强辨证思维。

149 傷寒五六日，嘔而發熱者，柴胡湯證具，而以他藥下之，柴胡證仍在者，復與柴胡湯。此雖已下之，不為逆，必蒸蒸而振，却發熱汗出而解。若心下滿而鞕痛者，此為結胸也，大陷胸湯主之。但滿而不痛者，此為痞，柴胡不中與之，宜半夏瀉心湯。

半夏半升，洗　黄芩　乾薑　人參　甘草炙，各三兩　黄連一兩　大棗十二枚，擘

上七味，以水一斗，煮取六升，去滓，再煮取三升，溫服一升，日三服。

本条论柴胡证误下后的三种转归，也有鉴别结胸证与痞证之意。一是柴胡证仍在，虽误下证候未变化，但毕竟误下致正气轻微损伤，服用小柴胡汤后，正气得药力自助而奋起，出现蒸蒸而振，此战汗作解。二是误下后，邪陷胸中化热，如果素有痰水，热与水结，发生心下满而硬痛的结胸证。三是邪陷中焦，素体无痰水，则出现胃气壅滞的痞，与以疼痛为主证的结胸证不同，治以半夏泻心汤。尤在泾谓："痞者，满而不实之谓，夫客邪内陷，即不可从汗泄，而满而不实，又不可从下夺，故惟半夏、干姜之辛能散其结，黄连、黄芩之苦能泄其满，而其所以泄与散者，虽药之能，而实胃气之使也。用参、草、枣者，以下后中虚，故以之益气而助其药之能也。"

150 太陽少陽併病，而反下之，成結胸，心下鞕，下利不止，水漿不下，其人心煩。

本条论太少并病误下致结胸之变。太阳与少阳并病，邪虽已入里，但未成实，误用下法，遂致内陷而成结胸证。

151 脈浮而緊，而復下之，緊反入裏，則作痞，按之自濡，但氣痞耳。

152 太陽中風，下利嘔逆，表解者，乃可攻之。其人漐漐汗出，發作有時，頭痛，心下痞鞕滿，引脇下痛，乾嘔短氣，汗出不惡寒者，此表解裏未和也，十棗湯主之。

芫花熬　甘遂　大戟

上三味等分，各別擣為散，以水一升半，先煮大棗肥者十枚，取八合，去滓，內藥末，強人服一錢匕，羸人服半錢，溫服之，平旦服。若下少，病不除者，明日更服，加半錢。得快下利後，糜粥自養。

153 太陽病，醫發汗，遂發熱惡寒，因復下之，心下痞，表裏俱虛，陰陽氣并竭，無陽則陰獨，復加燒針，因胸煩，面色青黃，膚瞤者，難治；今色微黃，手足溫者，易愈。

以上三条论痞证的特点及其类似证。第151条论述痞证的成因、脉证与病机。"按之自濡"与前述结胸证心下硬满而痛，手不可近明确鉴别。第152条论外感表证兼胸胁悬饮的证治，因"心下痞硬满"故而附于痞证条后鉴别。第153条论太阳病汗下烧针后成"心下痞"及其预后判断。第152、第153两条虚实结合，虽皆见心下痞，但又均不是主症，故可视为痞证类证加以鉴别。

154 心下痞，按之濡，其脈關上浮者，大黃黃連瀉心湯主之。

大黃二兩　黃連一兩

上二味，以麻沸湯二升，漬之須臾，絞去滓，分溫再服。臣億等看詳大黃黃連瀉心湯，諸本皆二味，又後附子瀉心湯，用大黃、黃連、黃芩、附子，恐是前方中亦有黃芩，後但加附子也，故後云附子瀉心湯。本云加附子也。

155 心下痞，而復惡寒汗出者，附子瀉心湯主之。

大黃二兩　黃連一兩　黃芩一兩　附子一枚，炮，去皮，破，別煮取汁

上四味，切三味，以麻沸湯二升漬之，須臾，絞去滓，內附子汁，分溫再服。

以上两条论热痞的证治。第154条论热痞证的脉证特点和主治方法。邪热壅聚于心下，则关上脉浮。大黄黄连泻心汤以麻沸汤浸渍，徐灵胎认为"取其气，薄其味"，薄其苦味，而非去其苦味，因此这里仍用苦寒之大黄、黄连，而不用甘寒之品。第155条论热邪壅滞同时，兼有阳气不足，痞的同时伴有恶寒汗出，治以附子泻心汤。两条联系起来，说明了痞证的成因及发展，与中焦痞塞、不能交通上下有关。

156 本以下之，故心下痞，與瀉心湯。痞不解，其人渴而口燥煩，小便不利者，五苓散主之。

157 傷寒汗出解之後，胃中不和，心下痞鞕，乾噫食臭，脇下有水氣，腹中雷鳴，下利者，

生薑瀉心湯主之。

生薑四兩，切　甘草三兩，炙　人參三兩　乾薑一兩　黃芩三兩　半夏半升，洗　黃連一兩　大棗十二枚，擘

上八味，以水一斗，煮取六升，去滓，再煎取三升，温服一升，日三服。附子瀉心湯，本云加附子。半夏瀉心湯，甘草瀉心湯，同體別名耳。生薑瀉心湯，本云理中人參黃芩湯，去桂枝、术，加黃連并瀉肝法。

158 傷寒中風，醫反下之，其人下利日數十行，穀不化，腹中雷鳴，心下痞鞕而滿，乾嘔心煩不得安，醫見心下痞，謂病不盡，復下之，其痞益甚，此非結熱，但以胃中虛，客氣上逆，故使鞕也，甘草瀉心湯主之。

甘草四兩，炙　黃芩三兩　乾薑三兩　半夏半升，洗　大棗十二枚，擘　黃連一兩

上六味，以水一斗，煮取六升，去滓，再煎取三升，温服一升，日三服。臣億等謹按，上生薑瀉心湯法，本云理中人參黃芩湯，今詳瀉心以療痞，痞氣因發陰而生，是半夏、生薑、甘草瀉心三方，皆本於理中也，其方必各有人參。今甘草瀉心中無者，脫落之也。又按《千金》并《外臺秘要》，治傷寒䘌食用此方，皆有人參，知脫落無疑。

以上三条论水痞、兼水食不化之痞、中虚气逆更甚痞。第 156 条论水气停蓄致痞的辨治。本条所论之痞，是水邪停蓄失于气化而气滞的影响，不一定是水邪直接停于心下。理解本条，一方面要和邪热内陷的痞证鉴别，另一方面也要和真正的水停心下鉴别。第 157 条论痞证兼水食不化，以生姜泻心汤苦泄辛开兼和胃散水。第 158 条论中虚客气上逆痞。所谓"客气"，是指因虚而滞的病气，气愈虚则上逆愈甚，不可误认为单纯的结热。吴又可总结临床经验，"下后痞即减者为实，下后痞反甚者为虚"。既然中虚气逆更甚，故以甘草泻心汤益气补虚。第 157、第 158 两条遥接第 149 条半夏泻心汤证，论寒热错杂痞的不同兼夹证候。

159 傷寒服湯藥，下利不止，心下痞鞕。服瀉心湯已，復以他藥下之，利不止，醫以理中與之，利益甚。理中者，理中焦，此利在下焦，赤石脂禹餘糧湯主之。復不止者，當利其小便。

赤石脂一斤，碎　太一禹餘粮一斤，碎

上二味，以水六升，煮取二升，去滓，分温三服。

本条讨论痞利的不同治法，是辨证论治思想的高度体现。本条接在泻心汤证之后，意在说明并非所有误下后出现的痞证皆为泻心汤证所主，而应根据病情综合分析。从行文来看，似乎屡更方药是不断试药，然而，本条的意义在于阐明治法的确定必须以辨证为前提，只有法与证相合，才能收到预期疗效。

160 傷寒吐下後，發汗，虛煩，脉甚微，八九日心下痞鞕，脇下痛，氣上衝咽喉，眩冒，經脉動惕者，久而成痿。

本条论阳虚阴逆，虚烦脘痞的转归与预后。栀子豉汤证的虚烦与本条的虚烦有别，前者因热郁胸膈，本证是因中阳虚损，因此"脉甚微"。而"气上冲咽喉，眩冒"与苓桂术甘汤证近似，脉象可做鉴别。本证既有阴液虚，又有阳气虚，还有水饮结聚的一面。喻嘉言谓"夫人身之筋脉，全赖元气与津液充养，元气以动而渐消，津液以结而不布，上盛下虚，两足必先痿废"，此论反映本证病机的关键所在。

161 傷寒發汗，若吐若下，解後心下痞鞕，噫氣不除者，旋覆代赭湯主之。

旋覆花三兩　人參二兩　生薑五兩　代赭一兩　甘草三兩，炙　半夏半升，洗　大棗十二枚，擘

上七味，以水一斗，煮取六升，去滓，再煎取三升。温服一升，日三服。

本条论伤寒解后，胃虚饮逆的证治。本证以气逆为重点，"噫气不除"为主症。旋覆代赭汤即生姜泻心汤去黄芩、黄连、干姜，加旋覆花、代赭石组成。因里无蕴热，故不用黄芩、黄连；

中阳虽虚不甚，不用干姜；气逆较甚，"噫气不除"，因此加旋覆花、代赭石加强降逆。

162 下後不可更行桂枝湯，若汗出而喘，無大熱者，可與麻黄杏子甘草石膏湯。

本条论下后邪热壅肺作喘证，须与第63条"发汗后，不可更行桂枝汤"合参。其示人误治仅为诱因，但与热邪迫肺而肺气闭郁的病机一致。尤在泾曰："此与汗后不可更行桂枝汤条大同，虽汗下不同，其为邪入肺中则一，故其治亦同。"

163 太陽病，外證未除，而數下之，遂協熱而利，利下不止，心下痞鞕，表裏不解者，桂枝人參湯主之。

桂枝四兩，別切 甘草四兩，炙 白术三兩 人參三兩 乾薑三兩

上五味，以水九升，先煮四味，取五升，内桂，更煮取三升，去滓，温服一升，日再夜一服。

164 傷寒大下後，復發汗，心下痞，惡寒者，表未解也。不可攻痞，當先解表，表解乃可攻痞。解表宜桂枝湯，攻痞宜大黄黄連瀉心湯。

165 傷寒發熱，汗出不解，心中痞鞕，嘔吐而下利者，大柴胡湯主之。

166 病如桂枝證，頭不痛，項不強，寸脉微浮，胸中痞鞕，氣上衝咽喉，不得息者，此為胸有寒也。當吐之，宜瓜蒂散。

瓜蒂一分，熬黄 赤小豆一分

上二味，各別擣篩，為散已，合治之，取一錢匕，以香豉一合，用熱湯七合，煮作稀糜，去滓，取汁和散，温頓服之。不吐者，少少加，得快吐乃止。諸亡血虚家，不可與瓜蒂散。

167 病脇下素有痞，連在臍傍，痛引少腹，入陰筋者，此名藏結，死。

第163～167五条，论痞证或痞证类似证。第163条论表里皆寒的协热利。关于本证出现心下痞的原因，黄元御有云："太阴之胸下结硬，即痞证也，自利益甚，即下利不止也，中气伤败，痞与下利兼见。人参汤即理中汤，助中气之推运，降阳中之阴浊，则痞消，升阴中之清阳，则利止，是痞证之正法，诸泻心，则因其下寒而上热，从此而变通也。"第164条论痞证兼表。心下痞而表未解，应先以桂枝汤解表，后以大黄黄连泻心汤治其痞。本条与第91、第163条同为表里同病，体现仲景示人表里同病的不同治法。第165条论痞证的类似证，少阳兼阳明里实。本证的心中痞硬伴发热、呕利与第163条十分类似，然而本证是热邪阻结，胆胃气滞，未经误下，即出现呕吐；本证的下利，多利下不畅，色黄赤而臭秽，这些都可作为虚实痞证的鉴别。探讨大柴胡汤证时可结合第103条。第166条论胸脘痰食停滞而出现"胸中痞硬"，法当吐之，治以涌吐法代表方瓜蒂散。《黄帝内经》曰"酸苦涌泄为阴"，因而以瓜蒂苦寒为君，赤小豆酸为臣佐，从而涌吐胸中痰热。第167条论纯阴无阳的脏结死证，症见"胁下素有痞"，亦列于诸痞证类似证下以鉴别。

《伤寒论》中有关痞证的讨论条文众多，从第149～167条，其所论有关于痞证分类证治的，如热痞、寒热错杂痞、痰气痞、水痞、热痞兼阳虚、痞证兼表不解；有探讨痞的部位不同的，或在心下、或在胁下、或在胸中；痞的病机或虚或实，或无形或有形；病因病机、证候治法详备，颇具临床价值。其间夹杂气上冲逆证、邪热壅肺证，特别是痞证类证，如大柴胡汤证、瓜蒂散证等，以鉴别论治。

168 傷寒若吐若下後，七八日不解，熱結在裏，表裏俱熱，時時惡風，大渴，舌上乾燥而煩，欲飲水數升者，白虎加人參湯主之。

知母六兩 石膏一斤，碎 甘草二兩，炙 人參二兩 粳米六合

上五味，以水一斗，煮米熟湯成，去滓，温服一升，日三服。此方立夏後，立秋前乃可服。

立秋後不可服。正月、二月、三月尚凜冷，亦不可與服之，與之則嘔利而腹痛。諸亡血虛家亦不可與，得之則腹痛利者，但可温之，當愈。

169 傷寒無大熱，口燥渴，心煩，背微惡寒者，白虎加人參湯主之。

170 傷寒脉浮，發熱無汗，其表不解，不可與白虎湯。渴欲飲水，無表證者，白虎加人參湯主之。

第 168 ～ 170 三条，论白虎加人参汤证，均突出"渴"这一显著特征。第 168、第 169 条论热邪炽盛、津气两伤的白虎加人参汤证。两条中的"时时恶风""背微恶寒"历代医家讨论较多，《医宗金鉴》提出此非阳虚恶寒，乃是阳明内热熏蒸、汗出肌疏，故时时恶风、背微恶寒。第 170 条前半条还讨论了白虎汤禁忌证。因白虎汤是清热重剂，故太阳表邪未解而不可用之。

171 太陽少陽併病，心下鞕，頸項强而眩者，當刺大椎、肺俞、肝俞，慎勿下之。

172 太陽與少陽合病，自下利者，與黃芩湯；若嘔者，黃芩加半夏生薑湯主之。

黃芩湯方

黃芩三兩　芍藥二兩　甘草二兩，炙　大棗十二枚，擘

上四味，以水一斗，煮取三升，去滓，温服一升，日再夜一服。

黃芩加半夏生薑湯方

黃芩三兩　芍藥二兩　甘草二兩，炙　大棗十二枚，擘　半夏半升，洗　生薑一兩半，一方三兩，切

上六味，以水一斗，煮取三升，去滓，温服一升，日再夜一服。

第 171、第 172 条论太阳少阳并病及太阳少阳合病。继太阳病传阳明出现白虎汤证后又论病及少阳，以示表邪内传因人而异，并不拘泥一途。第 171 条论太阳少阳并病，应与第 142、第 150 条互参，三条皆论太少并病，但各有侧重。尤其本条所举的证候与第 142 条大致相同，所以都采用针刺大椎、肺俞、肝俞的方法。本条指出慎下，彼条指出禁汗。第 172 条论太阳少阳合病，可与第 32、第 33 条相对比。

173 傷寒胸中有熱，胃中有邪氣，腹中痛，欲嘔吐者，黃連湯主之。

黃連三兩　甘草三兩，炙　乾薑三兩　桂枝三兩，去皮　人參二兩　半夏半升，洗　大棗十二枚，擘

上七味，以水一斗，煮取六升，去滓，温服，晝三夜二。

本条论上热下寒"腹痛欲呕"的证治，与三泻心汤证都是寒热夹杂，但病机却有不同。三泻心汤证为中虚热结致痞，其寒因中阳不足，故肠鸣自利；本证是胃热气逆于上，肠寒凝滞于下，所以欲呕腹痛。本方与泻心汤类方、小柴胡汤组成相似，喻嘉言谓："至于丹田胸中之邪，则在于上下而不表里，即变柴胡汤为黄连汤和其上下，以桂枝易柴胡，以黄连易黄芩，以干姜代生姜。夫表里之邪，则用柴胡、黄芩；上下之邪，则用桂枝、黄连。表里之邪，则用生姜之辛以散之；上下之邪，则用干姜之辣以开之。"

174 傷寒八九日，風濕相搏，身體疼煩，不能自轉側，不嘔，不渴，脉浮虛而濇者，桂枝附子湯主之。若其人大便鞕，小便自利者，去桂加白术湯主之。

桂枝附子湯方

桂枝四兩，去皮　附子三枚，炮，去皮，破　生薑三兩，切　大棗十二枚，擘　甘草二兩，炙

上五味，以水六升，煮取二升，去滓，分温三服。

去桂加白术湯方

附子三枚，炮，去皮，破　白术四兩　生薑三兩，切　甘草二兩，炙　大棗十二枚，擘

上五味，以水六升，煮取二升，去滓，分温三服。初一服，其人身如痹，半日許復服之，三服都盡。其人如冒狀，勿怪，此以附子、术，併走皮內，逐水氣未得除，故使之耳。法當加桂四

兩，此本一方二法，以大便鞕，小便自利，去桂也；以大便不鞕，小便不利，當加桂。附子三枚恐多也，虛弱家及產婦，宜減服之。

175 風濕相搏，骨節疼煩，掣痛不得屈伸，近之則痛劇，汗出短氣，小便不利，惡風不欲去衣，或身微腫者，甘草附子湯主之。

甘草二兩，炙　附子二枚，炮，去皮，破　白术二兩　桂枝四兩，去皮

上四味，以水六升，煮取三升，去滓，溫服一升，日三服。初服得微汗則解，能食，汗止復煩者，將服五合，恐一升多者，宜服六七合為始。

第174、第175条论风湿留着于肌表、关节的证治。这两条论风寒湿痹，属太阳伤寒之类证，也是伤寒与杂病共论之文，同时见于《金匮要略》条文中，其中证治三方被后世称为"风湿三方"。

第174条论风湿体痛，因感寒而起，所以冠以伤寒。风湿相搏为本病主要病机，所以身体疼烦，难以转侧。本证可从病机、治法、方药上与同为痛证的麻黄汤证、附子汤证做鉴别。

桂枝附子汤与桂枝去芍药加附子汤药味全同，仅桂枝增加一两，附子增加为三枚。彼方主温通胸阳，治心阳虚所致胸满、恶寒；本方温阳且镇痛，治风寒湿杂至的痹证。如果是大便硬，小便自利，这并非燥热伤津，而是脾转输津液功能失常，津液偏渗而肠中液少，故不用化气利水而去桂枝，加入既能健脾化湿又能运脾布津的白术，即去桂加白术汤，《金匮要略》名白术附子汤。

第175条由于风湿合邪，内流关节，外薄肌肤，成无己谓风胜则卫气不固，湿胜则水气不行。本条内外俱病而病势偏于里，所以治宜甘草附子汤缓祛风湿。

176 傷寒脉浮滑，此以表有熱，裏有寒，白虎湯主之。

知母六兩　石膏一斤，碎　甘草二兩，炙　粳米六合

上四味，以水一斗，煮米熟湯成，去滓，溫服一升，日三服。臣億等謹按：前篇云，熱結在裏，表裏俱熱者，白虎湯主之。又云其表不解，不可與白虎湯。此云脉浮滑，表有熱，裏有寒者，必表裏字差矣。又陽明一證云，脉浮遲，表熱裏寒，四逆湯主之。又少陰一證云，裏寒外熱，通脉四逆湯主之，以此表裏自差明矣。《千金翼》云白通湯，非也。

本条论伤寒表不解，内传阳明，由表寒证演变为阳明里热之白虎汤证。列于太阳篇之末，示人太阳传阳明之机转。关于本条"里有寒"，历代医家均认为不是真属寒邪，不必强解。

177 傷寒脉結代，心動悸，炙甘草湯主之。

甘草四兩，炙　生薑三兩，切　人參二兩　生地黄一斤　桂枝三兩，去皮　阿膠二兩　麥門冬半升，去心　麻仁半升　大棗三十枚，擘

上九味，以清酒七升，水八升，先煮八味取三升，去滓，內膠烊消盡，溫服一升，日三服。一名復脉湯。

178 脉按之來緩，時一止復來者，名曰結。又脉來動而中止，更來小數，中有還者反動，名曰結，陰也。脉來動而中止，不能自還，因而復動者，名曰代，陰也。得此脉者必難治。

第177、第178两条论伤寒证出现脉结代时的证治。第178条论述了结代脉的脉形特点与异同，用以对177条脉象进一步补充。结代脉的出现，均提示心血虚心气不足，故而心动悸。此时虽见伤寒证，然不可发汗解表，先救其里为要。救里以炙甘草汤。第177条论伤寒兼心阴阳两虚之证，治以炙甘草汤。方中以炙甘草为君，益脾胃之气，资血脉之源。同时，方中生地黄用量颇多，大枣用量亦不小，临床应用值得重视。此二条置太阳篇末，提示病虽始于太阳，而终可累及他经。这强调了太阳与少阴表里经传的密切关系，具有警示医者和提倡未病先防的思想内涵。

第四节　辨阳明病脉证并治

　　辨阳明病脉证并治篇原文共 84 条。首先以"太阳阳明""正阳阳明""少阳阳明"叙述了阳明病邪之来路和阳明病的成因，继之以"胃家实"三字高度概括了阳明病证的里、热、实三大特点。阳明里实证，轻重不一，故其治疗有调胃承气汤、小承气汤、大承气汤之异。阳明热证，包括热郁于上的栀子豉汤证、热盛于中的白虎加人参汤证、热与水结于下的猪苓汤证。仲景以假宾定主手法，论阳明虚寒病证于阳明里热实证之前，意在对比求辨。同时本篇论述了湿热发黄的茵陈蒿汤证、栀子柏皮汤证、麻黄连轺赤小豆汤证，为阳明邪热与脾湿相合为患，不专为阳明所主，故置于篇末。现依宋本《伤寒论》原文顺序逐条解析如下。

　　179 問曰：病有太陽陽明，有正陽陽明，有少陽陽明，何謂也？答曰：太陽陽明者，脾約是也；正陽陽明者，胃家實是也；少陽陽明者，發汗利小便已，胃中燥煩實，大便難是也。

　　本条论阳明病的三种不同的成因及证候特点。"太阳阳明"为太阳病汗不得法，或误吐、下、利小便，损伤津液，邪入阳明，化燥成实，约束脾阴，使其不能为胃行其津液，导致大便秘结；"正阳阳明"为外邪直犯阳明，亦可由宿食化燥成实而形成，一般以燥屎内结为病变特点；"少阳阳明"指少阳病误用发汗或利小便，耗伤津液，致肠胃干燥，腑气不通，大便艰涩难解。阳明病邪来路不同，其大便难亦有程度的不同，但其病机实质均在于伤津、化燥、成实。

　　180 陽明之為病，胃家實是也。

　　本条论阳明病的提纲证。"胃家"，包括足阳明胃和手阳明大肠，即《灵枢·本输》所云"大肠小肠皆属于胃"，此言阳明病的病位。"实"为阳明病的病性，指邪入阳明，因阳明多气多血，多从燥化，其病变以热实为特征。即如《素问·通评虚实论》所说"邪气盛则实"。分而言之，有热证和实证之别。"胃家实"，概括了阳明病的病位和病性，揭示了阳明病以"里、热、实"为病机核心。故《金匮玉函经》将此条冠于阳明病篇首，是为阳明病的提纲。

　　181 問曰：何緣得陽明病？答曰：太陽病，若發汗，若下，若利小便，此亡津液，胃中乾燥，因轉屬陽明。不更衣，內實，大便難者，此名陽明也。

　　本条论太阳病误治伤津化燥而转属阳明。太阳病误治，损伤津液，致使津液亏虚，燥热内盛形成阳明病。本条与阳明篇第 179 条合看，意在说明太阳汗下形成的阳明病，不必拘泥于脾约，亦可见于胃肠燥实，阻滞不通的不更衣、内实、大便难等证候。

　　182 問曰：陽明病外證云何？答曰：身熱，汗自出，不惡寒，反惡熱也。

　　本条论阳明病外证。阳明病以里、热、实为主要病证特点，然有诸内必形诸外，观其外在证候即可诊治其内。所见"身热，汗自出，不恶寒，反恶热"是诊断阳明里实反映于外的证候，当须详辨。

　　183 問曰：病有得之一日，不發熱而惡寒者，何也？答曰：雖得之一日，惡寒將自罷，即自汗出而惡熱也。

　　本条论阳明初感外邪的病证特点与转归。阳明受邪之初，邪在经表，可见为时甚短而程度轻微的恶寒现象，但迅即变为不恶寒反恶热，此与太阳表证之恶寒迥异。

　　184 問曰：惡寒何故自罷？答曰：陽明居中，主土也，萬物所歸，無所復傳，始雖惡寒，二日自止，此為陽明病也。

　　本条论阳明病本经受病，无所复传。阳明胃居于中焦，为五脏六腑之大会、水谷之海，五行属土，既能长养万物，也是万物之归宿，故曰"万物所归"。邪传阳明，多从燥化热，非清非下不得解除，故"无所复传"。然而，疾病发展及演变十分复杂，并非一律不再他传，故对此说必须明其所主，察其所变。

185 本太陽初得病時，發其汗，汗先出不徹，因轉屬陽明也。傷寒發熱無汗，嘔不能食，而反汗出濈濈然者，是轉屬陽明也。

本条论太阳病汗先出不彻，外邪化燥入里而转属阳明。太阳病发汗，若汗出不彻，表邪不能及时外泄，则表闭不开，阳郁不宣而化热，伤津化燥，则可内传阳明。里热蒸腾，迫津外泄则汗出连绵不断。相较于前之"无汗"，故曰"反"，既有加强辨证的作用，亦突出了"汗出濈濈然"是太阳转属阳明的标志，应当作为辨证的关键。

186 傷寒三日，陽明脉大。

本条论阳明病主脉。病入阳明，正盛邪实，正邪斗争有力，阳热亢盛，气血鼓动于外，故脉应之而大。大为阳盛内实之征，即《素问·脉要精微论》谓"大则病进"。其与《金匮要略·血痹虚劳病脉证并治》所载"脉大为劳"的外似有余，内实不足的虚劳病脉不同。

187 傷寒脉浮而緩，手足自溫者，是為系在太陰。太陰者，身當發黃，若小便自利者，不能發黃。至七八日大便鞕者，為陽明病也。

188 傷寒轉系陽明者，其人濈然微汗出也。

此两条论伤寒转属阳明。太阴病可外出阳明，为互为表里的两经病之间的由里出表的传变形式，在三阴病具有普遍意义。若伤寒之邪转系阳明，其人可见"濈然微汗出"。此两条言阳明病的诊断要点除大便硬外，尚有濈濈然微汗出，应见微知著，提早防治。

189 陽明中風，口苦咽乾，腹滿微喘，發熱惡寒，脉浮而緊，若下之，則腹滿小便難也。

本条论阳明病表邪未解，里实未成，禁用攻下。本条腹满而喘，须与潮热、不大便、腹硬痛等并见，方为腑中结实，可以攻下。若不当下而妄下之，必正虚邪陷，津液损伤，而使腹满加重，小便难。本条可与阳明篇第221条对勘。

190 陽明病，若能食，名中風；不能食，名中寒。

191 陽明病，若中寒者，不能食，小便不利，手足濈然汗出，此欲作固瘕，必大便初鞕後溏。所以然者，以胃中冷，水穀不別故也。

此两条论阳明中风与阳明中寒。风为阳，寒为阴，风寒不同气，故其发病亦有阴阳之别。中风和中寒，阳明以能食不能食辨识。阳明主四肢，中阳不足，阳不摄阴，则可见手足冷汗出不断。中焦阳虚，水谷不别，则见小便不利而大便初头硬后溏泄，与阳明里热实证有本质的不同。对此，清代医家钱天来有云："自中寒之后，胃寒无火化之功，三焦无气化之用，水谷不分，胃气不得坚实而溏也。"

192 陽明病，初欲食，小便反不利，大便自調，其人骨節疼，翕翕然如有熱狀，奄然發狂，濈然汗出而解者，此水不勝穀氣，與汗共并，脉緊則愈。

本条论阳明病中寒，胃气得复，病愈作解的见证。本条继第191条论阳明中寒，胃阳虚衰，不能食而成固瘕后论述阳明欲食，说明寒去而胃阳得复。"此水不胜谷气"，属自注句，概述了本病自愈的机理，即胃阳来复，逐水湿外出。寒湿在表，骨节疼痛，其脉必紧。今正胜邪却，汗出寒解，故云脉紧则愈。阳明病欲解时，列于"谷气胜"之后，有正复邪退之义。

193 陽明病欲解時，從申至戌上。

本条论阳明病欲解时。阳明之气旺于申酉戌，此时正气得助，正能胜邪，故其病欲解，多在此时。然若邪气盛而正不虚，阳明主时之际，正邪交争更甚，亦可反见病情增重之症，如日晡所发潮热即是，不可不知。

194 陽明病，不能食，攻其熱必噦，所以然者，胃中虛冷故也。以其人本虛，攻其熱必噦。

195 陽明病，脈遲，食難用飽，飽則微煩頭眩，必小便難，此欲作穀癉，雖下之，腹滿如故，所以然者，脈遲故也。

此两条论阳明虚寒证。不能食的病机为"胃中虚冷"。阳明中寒，腐熟无权，进食过饱则水谷不化，湿郁食滞，久则将成谷疸之证，治当温运中阳、散寒除湿，即所谓"于寒湿中求之"。若因微烦、腹满等症而妄用攻下，不仅不能祛邪，反致中阳更伤，寒湿郁滞更重。"腹满如故"，一则说明燥实腹满与中寒腹满的区别，再则暗含禁下之意。

196 陽明病，法多汗，反無汗，其身如蟲行皮中狀者，此以久虛故也。

本条论阳明病津伤气虚，无汗身痒病证。此为素体津液不足，汗出无缘，热欲外越而不得作汗，邪热郁于肌表则无汗身痒。太阳病表证以有汗为虚，无汗为实；阳明病里实证，以汗多为实，无汗为虚。

197 陽明病，反無汗，而小便利，二三日嘔而欬，手足厥者，必苦頭痛。若不欬不嘔，手足不厥者，頭不痛。

本条承上条论阳明中寒上逆之证。本证病机在于阳明胃寒气逆，逆则呕、咳、头痛而手足厥。仲景未出方治，据证论方，吴茱萸汤、茯苓甘草汤等可斟酌使用。在阳明病三承气等汤证之前，论述了胃气虚寒的各种脉证，意在提醒后人，阳明病虽以里、热、实为主要特点，但阳明虚寒之证亦不可不明。

198 陽明病，但頭眩，不惡寒，故能食而欬，其人咽必痛。若不欬者，咽不痛。

本条论阳明中风，热邪上扰之证。本条和第197条虽均见头眩、咳等症，然一为阳明胃寒气逆，一为胃热上蒸，寒热虚实有别，对比发明，以加强辨证论治思维。

199 陽明病，無汗，小便不利，心中懊憹者，身必發黃。

本条论阳明湿热发黄的成因及主证。阳明病燥热亢盛，迫津外泄则汗出，津液偏渗于前则小便多。若无汗而小便不利，是里热不得外越，内湿不得下泄。临证观察，阳明湿热发黄初起多见此证候。

200 陽明病，被火，額上微汗出，而小便不利者，必發黃。

本条论阳明热证被火，动血发黄证。阳明热实证，若辨证不明，误用火法，两阳熏灼，则邪热愈炽。此时若能全身汗出，则邪热可随汗发越；若小便尚利，则湿可下走。反之，若湿邪郁遏热邪，不能外越为汗，则周身无汗，仅额上微汗出；且小便不利，湿不得泄。热郁湿蒸，故身必发黄。

201 陽明病，脈浮而緊者，必潮熱，發作有時。但浮者，必盜汗出。

本条论阳明热证与热结成实的脉证特点。阳明病里热盛，故脉浮，然必浮而滑数有力；热灼津伤，化燥成实则邪结，故脉紧。脉症合参，证属阳明经、腑同病，并偏于阳明腑实。由此测知当见有日晡所发潮热的阳明腑实证。若脉但浮而不紧，提示邪热只在经。寐则阳气入阴，里热更甚，迫津外泄故见汗出，曰"盗汗出"。

202 陽明病，口燥，但欲漱水，不欲嚥者，此必衄。

本条论阳明热盛迫血妄行致衄证。阳明里热灼津，多口渴引饮，为热在气分。若虽口中干燥，却不大渴喜饮，仅以水漱口，而不欲下咽，乃是热入营血，而不在气分所致。阳明邪热不解，迫血妄行，灼伤阳络，可见衄血之证。

203 陽明病，本自汗出，醫更重發汗，病已差，尚微煩不了了者，此必大便鞕故也。以亡津液，胃中乾燥，故令大便鞕。當問其小便日幾行，若本小便日三四行，今日再行，故知大便不久出。今為小便數少，以津液當還入胃中，故知不久必大便也。

本条论阳明病以小便多少判断大便是否成硬的方法。阳明病不大便，有热结与津竭两种形式。若燥热内结者，非攻下则不能解；津液竭乏者，必俟津回肠中大便方下。本证因汗后伤津，肠燥变硬而尚有微烦不解，属津虽竭而燥热不甚，可待津液自和，则大便必自下。此条应与阳明篇第251条互参，有助于对津液自还的理解。

204 傷寒嘔多，雖有陽明證，不可攻之。

205 陽明病，心下鞕滿者，不可攻之。攻之利遂不止者死，利止者愈。

206 陽明病，面合色赤，不可攻之，必發熱。色黄者，小便不利也。

上三条论病势向上、邪结偏高、无形热郁者，禁用下法。第204条呕多而不可下的原因有二，其一邪有上越趋势；其二为病位偏上。故治疗当因势利导，不可逆其病势而用攻下之法。第205条"心下硬满"，指胃脘痞气不舒，多为寒热凝滞之病，不可攻下。若误用攻下，脾胃之气虚损，脾气不升则下利；病及少阴，肾关不固，则利不止；此为脾肾衰败之危候，故曰"死"。攻下后若利能自止，提示中气尚未衰败，仍有自复之机，故曰"利止则愈"。第206条，成无己曰"阳明病面色通赤者，热在经也"，故不可攻下。误用攻下，热不除而脾胃伤，脾虚水湿不运，则小便不利。湿热熏蒸，则身热发黄。

207 陽明病，不吐不下，心煩者，可與調胃承氣湯。

本条论阳明热盛，里实初成的证治。调胃承气汤证，重在不吐不下而心烦，燥热初结，属阳明病可下之轻证。阳明病心烦，未经吐下治疗，说明本证非栀子豉汤证的虚烦，为阳明燥热上扰心神所致，属于胃家热实的实烦。因不见腹痛、拒按、日晡所发潮热、濈然汗出等胃肠燥实证，知其病机属阳明燥热内盛，腑实初成，治当泻热和胃、润燥软坚，方用调胃承气汤。调胃承气汤服法有二，一是太阳篇第29条的"少少温服之"，取其微和胃气；二是本条的"顿服之"。临床可视证情轻重缓急而选用恰当的服用方法，以避免太过或不及。

208 陽明病，脉遲，雖汗出不惡寒者，其身必重，短氣腹滿而喘，有潮熱者，此外欲解，可攻裏也。手足濈然汗出者，此大便已鞕也，大承氣湯主之；若汗多，微發熱惡寒者，外未解也。其熱不潮，未可與承氣湯；若腹大滿不通者，可與小承氣湯，微和胃氣，勿令至大泄下。

大承氣湯方

大黄四兩，酒洗　厚朴半斤，炙，去皮　枳實五枚，炙　芒消三合

上四味，以水一斗，先煮二物，取五升，去滓，内大黄，更煮取二升，去滓，内芒消，更上微火一兩沸，分溫再服，得下餘勿服。

小承氣湯方

大黄四兩　厚朴二兩，炙，去皮　枳實三枚，大者，炙

上三味，以水四升，煮取一升二合，去滓，分溫二服。初服湯當更衣，不爾者盡飲之，若更衣者，勿服之。

本条论阳明病可攻与否，及大小承气汤的运用。本条大意有四：一言阳明腑实兼有表证者，不可攻下，当先表后里；二是补述大承气汤证的又一见证——手足濈然汗出；三言应用承气类的重要辨证之一是有潮热；四言"腹大满不通者，可与小承气"，提示了小承气汤证症状重在痞满。

209 陽明病，潮熱，大便微鞕者，可與大承氣湯，不鞕者不可與之。若不大便六七日，恐有燥屎，欲知之法，少與小承氣湯，湯入腹中，轉失氣者，此有燥屎也，乃可攻之。若不轉失氣者，此但初頭鞕，後必溏，不可攻之，攻之必脹滿不能食也。欲飲水者，與水則噦。其後發熱者，必大便復鞕而少也，以小承氣湯和之。不轉失氣者，慎不可攻也。

　　本条继论阳明病有潮热，如大便硬时方可攻下。本条补208条未了之义，测验大便是否成燥可使用小剂量小承气汤试探，并反复强调服后转矢气是燥屎已成的依据。通过对比分析，示人阳明腑实证，证有轻重，法用攻下，方有大小，临证当随证施治，方能收其功而免其弊。此外，阳明病辨证论治之法，从可下、不可下中体现：有恶寒不能下，其热不潮不能下，此为慎下之法；有潮热者可下，手足濈然汗出者可下，此为可下之法；若介于可下而又不能大泻下之间的，则为小承气汤之所兼。

　　210　夫實則讝語，虛則鄭聲。鄭聲者，重語也。直視讝語，喘滿者死，下利者亦死。

　　211　發汗多，若重發汗者，亡其陽，讝語。脉短者死，脉自和者不死。

　　上两条论谵语病机及其预后。谵语多因邪热亢盛扰乱神明所致，表现为声高气粗，语无伦次，其证多见于实证，然也有因虚所致。此外，汗多亡阳谵语者，有死有生。脉短主死，责之亡阳而阴亦将竭；脉自和主生，是胃气犹存。对此，清代医家陈修园有云："脉乃血脉，脉短者，心液亡，心气绝，故死。若脉不短而自和者，病虽剧，亦不死。"

　　212　傷寒若吐若下後不解，不大便五六日，上至十餘日，日晡所發潮熱，不惡寒，獨語如見鬼狀。若劇者，發則不識人，循衣摸牀，惕而不安。微喘直視，脉弦者生，濇者死。微者，但發熱讝語者，大承氣湯主之。若一服利，則止後服。

　　本条论阳明腑实证的证治及预后。大承气汤证见发热谵语，循衣摸床，惕而不安等，反映了燥热极盛、阴气极伤的重证。测其预后，验之于脉。若脉弦，主阴气犹未尽亡，治之可求其生；若脉来以涩，则主阴亡血枯，故预后多危。暗示了在热病过程中，存得一分津液，便有一分生机之理。由此看来，大承气汤证有轻重之分，泻下务须及时，以防阴涸。正如清代医家徐灵胎所说，急下方能存阴，而必图于先。若服药大便得泻，则可以不必尽服，以免下之太甚，损伤胃气与津液。

　　213　陽明病，其人多汗，以津液外出，胃中燥，大便必鞕，鞕則讝語，小承氣湯主之。若一服讝語止者，更莫復服。

　　本条论阳明病多汗津伤，致便硬谵语的证治。汗多胃燥，便硬谵语，故用小承气汤为宜。阳明病里热炽盛，蒸津外泄而汗出多，因而津液更伤，胃肠干燥，大便硬结。硬便阻滞，腑气不通，秽浊之气上攻扰神则谵语。然不见腹满疼痛，则知大便虽硬但尚未成燥屎，故用小承气汤泻热通便，行气除满。下后若谵语止，则可测知便结已下，故不可再服承气汤，以免过下伤正。

　　214　陽明病，讝語發熱潮，脉滑而疾者，小承氣湯主之。因與承氣湯一升，腹中轉氣者，更服一升，若不轉氣者，勿更與之。明日又不大便，脉反微濇者，裏虛也，為難治，不可更與承氣湯也。

　　本条论小承气汤的权变用法及禁忌。谵语潮热而脉不沉实反见滑疾者，主热结不深，燥屎未成者，均宜以小承气汤治疗。然毕竟谵语、潮热并见，邪结较一般程度重，故将服药量由常规的每次六合增至一升，以观其效，再做进退。药后若腹中转矢气，为肠中燥屎已动，只因药力所限而未能泻下，可再服药一升，以泻下燥屎；若不转矢气，说明燥屎未成，不可再服。若服小承气汤后第二天又不大便，脉象由滑疾变为微涩，微主气虚，涩为血少，其里虚可知。便硬当下，里虚禁攻，施治颇为棘手，故曰"难治"。可考虑用后世的黄龙汤，切不可更与承气汤泻下。

　　215　陽明病，讝語有潮熱，反不能食者，胃中必有燥屎五六枚也；若能食者，但鞕耳，宜大承氣湯下之。

　　本条论燥屎的辨证施治。本条承上条继论谵语、潮热，为胃家实证已成。胃中有热当消谷，今却不能食，是逆其常也，故曰"反"。反映了肠中结滞，肠实胃满，腑气不通，则用大承气汤峻下。若能食，提示胃气尚能下降，未至肠实胃满的程度，反映燥屎未成，此时宜参照本论第251条论治。此条以"能食""不能食"辨邪结轻重，本论第190条以"能食""不能食"辨寒热虚实。

216 陽明病，下血讝語者，此為熱入血室，但頭汗出者，刺期門，隨其實而寫之，濈然汗出則愈。

本条论阳明病热入血室证治。阳明在经之热不解，而有热入血室谵语之变，宜与胃肠腑实谵语鉴别。妇人正值经期，阳明经热入于血分，迫血妄行则下血，血热上扰于心神则谵语。血热不能透发于外而熏蒸于上，故只见头汗而余处无汗。治宜刺期门以疏泄血分之邪热，合清热凉血之法，以去其实邪，则周身濈然汗出而病愈。辨太阳病脉证并治下篇的热入血室证，其热来自太阳，本条热入血室证，其热来自阳明。仲景于此论之，意在言阳明邪热有下迫血室之机。

217 汗出讝語者，以有燥屎在胃中，此為風也。須下者，過經乃可下之。下之若早，語言必亂，以表虛裏實故也。下之愈，宜大承氣湯。

阳明里实兼表，表解乃可攻里。前论阳明腑实证，当下即下，不可延误，以防燥热内伐真阴；今论阳明攻下之法，必待表解过经后方可用之，不可过早。可见下法之运用要适时，后世有"伤寒下不厌迟"的说法，当与本条有关。

218 傷寒四五日，脉沉而喘滿，沉為在裏，而反發其汗，津液越出，大便為難，表虛裏實，久則讝語。

本条论里实误汗成里实谵语证。喘满一证有表里之分。若脉浮，喘而胸满者，为太阳表不解之喘，可发汗，宜麻黄汤；若脉沉，喘而腹满者，为阳明里实之喘，则当下，宜承气汤。今邪已入里，不当汗而汗，故谓之"反"。若发其汗，虚其表，津液外越，则肠胃津液不足，大便为难，此即"表虚里实"。病程愈长，津液愈耗，里热炽盛，上扰心神，故而谵语。上条论阳明病兼经邪不解，过经者方可下；本条论阳明病脉沉而喘满，为病在里，不可发其汗。两条合参，以明汗、下之法。

219 三陽合病，腹滿身重，難以轉側，口不仁面垢。讝語遺尿。發汗則讝語。下之則額上生汗，手足逆冷。若自汗出者，白虎湯主之。

本条论三阳合病阳明热邪偏重的治法与禁例。三阳合病，此条以阳明热盛为重，治以清法为宜，方用白虎汤。若误用辛温发汗，津更伤则热愈炽，谵语加重。此阳明邪热虽炽，然里未成实，攻下必伤伐无辜。若误用苦寒泻下，则导致阴液竭于下，阳气无所依附而脱于上，故见额上汗出如油珠。阴阳气不相顺接，阳气不达四末，则见手足厥冷。由此可见，内热炽盛，切不可妄施汗、下，其理自明。

220 二陽併病，太陽證罷，但發潮熱，手足漐漐汗出，大便難而讝語者，下之則愈，宜大承氣湯。

本条论二阳并病，转属阳明腑实的证治。此太阳表证已解，阳明里证独见。症见潮热、手足濈然汗出、谵语等，属阳明深伏，燥屎已成，故用下法。本条与辨太阳病脉证并治中篇第48条皆论二阳并病，治当遵循先表后里之法。

221 陽明病，脉浮而緊，咽燥口苦，腹滿而喘，發熱汗出，不惡寒反惡熱，身重。若發汗則躁，心憒憒反讝語。若加溫針，必怵惕煩躁不得眠。若下之，則胃中空虛，客氣動膈，心中懊憹，舌上胎者，梔子豉湯主之。

222 若渴欲飲水，口乾舌燥者，白虎加人參湯主之。

223 若脉浮發熱，渴欲飲水，小便不利者，豬苓湯主之。

猪苓湯方

猪苓去皮　茯苓　澤瀉　阿膠　滑石碎，各一兩

上五味，以水四升，先煮四味，取二升，去滓，内阿膠烊消，温服七合，日三服。

以上三条论阳明病热证的治疗禁忌和误下后变证的辨治。阳明病以大脉为常，今脉浮紧，似兼太阳风寒表证之脉，然不恶寒反恶热，故非表证，此乃阳明热证脉象之变。此证未出治法，后世医家认为，以辛凉清解为宜。而禁用汗、下、温针等法。如误用攻下，下后胃中空虚，无形邪热犹存，乘虚扰于胸膈，则心烦懊恼，其舌苔或黄或黄白相间，治宜栀子豉汤清宣胸膈郁热；误用攻下后，如邪热未除，而且又耗伤气阴，则出现渴欲饮水，口干舌燥的见证，治用白虎加人参汤辛寒清热，益气生津；误下之后，邪热深入下焦，阴津不足而水热互结于下，小便不利，治用猪苓汤清热养阴，通利小便。

此三条论阳明热证的三种治法，后世医家称是"清热开手三法"，还有医家认为此为后世"三焦辨证"之雏形。阳明属胃，位居于中，下赅于肠，其经之大络上贯膈，故其邪热可及于上、中、下三部。热郁膈上者，治以栀子豉汤，热盛于中者，治以白虎加人参汤，热迫于下而与水结者，治以猪苓汤。

224 陽明病，汗出多而渴者，不可與猪苓湯，以汗多胃中燥，猪苓湯復利其小便故也。

本条论猪苓汤的禁例。阳明汗多胃燥，无水下行，故小便少。猪苓汤以利小便为主，用之则更竭津液。本条承第223条补述了猪苓汤治禁。

225 脉浮而遲，表熱裏寒，下利清穀者，四逆湯主之。

226 若胃中虛冷，不能食者，飲水則噦。

上两条论表热里寒证与胃中虚冷证，以与阳明实热证相对比。脉浮而迟，表热里寒之证，提示疾病的本质是寒而非热，治当急温少阴，引阳归根则愈。本条中表热里寒是阴盛格阳的假热之象，述于阳明热证之后，有与表里俱热的阳明经证相鉴别之意。第226本条继脉浮而迟，论阳明胃中虚冷饮水致哕证。"胃中虚冷"，即胃阳虚衰，腐熟无权，水谷不能运化，故不能食。饮水则稽留胃中，寒水相搏，引发胃气上逆而见呃逆。

此两条承前文"阳明病开手三法"（即栀子豉汤、白虎加人参汤、猪苓汤三清之法），提出阳明寒证，意在鉴别寒热，以明辨证。

227 脉浮發熱，口乾鼻燥，能食者則衄。

本条论阳明经气分热盛致迫血妄行有致鼻衄之变。食入于阴，长气于阳，能食则助阳，迫血妄行则为鼻衄。上条言不能食，寒在腑而饮水作哕；本条论能食，热在经而致衄。寒热对比，以明辨证。

228 陽明病，下之，其外有熱，手足温，不結胸，心中懊憹，飢不能食，但頭汗出者，栀子豉湯主之。

本条论阳明热病下后，热扰胸膈的证治。此时若不用药宣透邪热，而反逆其势以下之，则引邪入里，恐有结胸之变。若不结胸，则热虽陷而不深，故只留于胸膈。胃气被抑，故虽饥而不能食。热上熏于头，但头汗出而余处无汗，治用栀子豉汤。本条当与阳明篇第221条合参。

229 陽明病，發潮熱，大便溏，小便自可，胸脇滿不去者，與小柴胡湯。

本条论少阳阳明并病，治取少阳之法。阳明病见潮热者，若里实已成，必见大便硬、小便数；今者大便溏，小便自调，反映了阳明里热尚未成实。若其人胸胁满持续存在，则为少阳之邪未尽入于阳明之腑，用小柴胡汤解少阳之邪，且能内和阳明则愈。

230 陽明病，脇下鞕滿，不大便而嘔，舌上白胎者，可與小柴胡湯，上焦得通，津液得下，

胃氣因和，身濈然汗出而解。

本条论少阳阳明合病，治取少阳机理。阳明病虽不大便，然舌苔不黄亦不可攻，见胁下硬满且呕，为邪在少阳，枢机不利，津液不布，胃失和降。《难经·三十一难》云："三焦者，水谷之道路，气之所终始也。"上条论阳明病大便溏，虽有潮热亦不可攻；本条论阳明病虽不大便亦不可攻。这两条皆有胁下满，反映了邪在少阳未尽入里，提出了小柴胡汤不仅和解枢机，畅通三焦，对少阳兼太阳病或阳明病者皆适用，开阔了小柴胡汤临证应用视野。

231 陽明中風，脉弦浮大而短氣，腹都滿，脇下及心痛，久按之氣不通，鼻乾不得汗，嗜臥，一身及目悉黃，小便難，有潮熱，時時噦，耳前後腫，刺之小差，外不解，病過十日，脉續浮者，與小柴胡湯。

本条论阳明少阳同病，湿热发黄的证治。虽言阳明中风，然其邪壅滞少阳，致使三焦不畅，水湿搏结，气机受阻，故用小柴胡汤调畅三焦，《金匮要略·黄疸病脉证并治》也有："诸黄，腹痛而呕者，宜柴胡汤。"正如《中藏经》所云："三焦通，则内外、左右、上下皆通矣。"

232 脉但浮，無餘證者，與麻黃湯。若不尿，腹滿加噦者，不治。

本条论里证已罢而表证仍在者，可用麻黄汤。脉但浮，为阳明经表被寒邪所伤，发汗解表用麻黄汤，参见第235条。若其证由"小便难"而变成"无尿"，同时腹又胀满不消，谓之"关"，关者出入废矣。或由时时哕而变重的，谓之"格"，格者，主升降已息。两证并见，谓之关格。《难经·三十七难》云"关格者，不得尽其命而死矣"，故谓不治。

此条承接上条，阳明中风，风热两郁，阳气不宣，怫郁不得越，欲出不得出，欲入不得入，因证有表里，故应治以和解清透之法而用小柴胡汤。若脉浮而无余证时，用麻黄汤开发阳郁而一汗成功。考三焦之用，与气机升降出入关系极为密切，若三焦之气已竭，升降出入之机随之而灭，此时纵用小柴胡汤救治，恐已不能挽回，故曰"不治"。

233 陽明病，自汗出，若發汗，小便自利者，此為津液內竭，雖鞕不可攻之，當須自欲大便，宜蜜煎導而通之。若土瓜根及大豬膽汁，皆可為導。

蜜煎導方

食蜜七合

上一味，於銅器內，微火煎，當須凝如飴狀，攪之勿令焦著，欲可丸，併手捻作挺，令頭銳，大如指，長二寸許。當熱時急作，冷則鞕。以內穀道中，以手急抱，欲大便時乃去之。疑非仲景意，已試甚良。

又大豬膽一枚，瀉汁，和少許法醋，以灌穀道內，如一食頃，當大便出宿食惡物，甚效。

本条论阳明病津液内竭，大便虽硬，不可攻之，宜采用外导之法。本有胃热结实，误治后津液匮乏，便意频频而难以排出，但无满痛之苦，故非大承气汤所宜，当因势利导予以外导通便法。润肠通便者，用蜜煎导方；利气通便者，用土瓜根方；清热导便者，用猪胆汁方。设外导三法，润燥清热且滑利通导，这是对承气汤下法的一项重要补充，开创了中药外用导便的先河，也是世界医学史上直肠给药与灌肠疗法的先驱。

234 陽明病，脉遲，汗出多，微惡寒者，表未解也，可發汗，宜桂枝湯。

235 陽明病，脉浮，無汗而喘者，發汗則愈，宜麻黃湯。

上两条论阳明病经表之邪不解的证治。此证为风寒之邪伤于阳明经表。恶寒轻而汗出多见脉迟，此为邪在肌表将欲传里而表又未罢之象，有汗以桂枝汤解肌发汗；无汗用麻黄汤以散表寒。《素问·热论》言"三阳经络皆受其病，而未入其脏者，故可汗而已"，此之谓也。

236 陽明病，發熱汗出者，此為熱越，不能發黃也。但頭汗出，身無汗，劑頸而還，小便不

利，渴引水漿者，此為瘀熱在裏，身必發黃，茵蔯蒿湯主之。

　　茵蔯蒿六兩　　梔子十四枚，擘　　大黃二兩，去皮

　　上三味，以水一斗二升，先煮茵蔯減六升，内二味，煮取三升，去滓，分三服。小便當利，尿如皂莢汁狀，色正赤，一宿腹減，黃從小便去也。

　　本条论湿热发黄的证治。湿邪留热不能外散，热邪留湿不能下解，湿热交蒸，影响胆液正常排泄，身体必然出现黄疸。然此条虽湿热为病，但从渴引水浆一证看，可知热大于湿。阳明病法多汗，汗多则燥，大便必结。若阳明病但头汗出，余处无汗，则主湿热内蕴，小便必少。由此可以看出，阳明有燥化、湿化之别，可从二便辨识。

　　237 陽明證，其人喜忘者，必有畜血。所以然者，本有久瘀血，故令喜忘。屎雖鞕，大便反易，其色必黑者，宜抵當湯下之。

　　本条论阳明病蓄血证治。《素问·调经论》说："血并于下，气并于上，乱而喜忘。"血瘀生浊，可以上蒙心神，神机不颖而为善忘。邪热灼伤津液，大便必硬，瘀血离经，其性濡润，与硬便相合，化坚为润，故大便虽硬而排便反易。本条与上条对比论述阳明湿热互结与血热互结之证治，提示阳明邪热除与胃肠糟粕互结外，还有与水湿、瘀血相结等不同变化，临证当须明辨。

　　238 陽明病，下之，心中懊憹而煩，胃中有燥屎者，可攻。腹微滿，初頭硬，後必溏，不可攻之。若有燥屎者，宜大承氣湯。

　　本条论阳明病下后，燥屎仍在者可攻。若下后腹微满，大便初硬后溏，此邪热虽在，但燥结不甚，腑实未成，不可攻下。此外，若属脾虚不运，水谷不别之"固瘕"证，也不可攻之。本条可与第191条互参。

　　239 病人不大便五六日，繞臍痛，煩躁，發作有時者，此有燥屎，故使不大便也。

　　本条论燥屎内结的辨证。燥屎滞塞在肠道故使腑气不通，症见绕脐作痛；烦躁时发时止，此是辨识燥屎已成的一个重要证候，具有临床指导意义。

　　240 病人煩熱，汗出則解，又如瘧狀，日晡所發熱者，屬陽明也。脉實者，宜下之；脉浮虛者，宜發汗。下之與大承氣湯，發汗宜桂枝湯。

　　本条论发热之治法有汗下不同，当脉证合参，辨证施治。本证为太阳阳明并病。病有偏表偏里之异，其治亦有汗、下之分。脉实者，病位偏里，必有里实，故宜大承气汤下之；若脉浮虚者，表证未罢，当先发汗，故用桂枝汤和营解表。本条可与阳明篇第217条互参。

　　241 大下後，六七日不大便，煩不解，腹滿痛者，此有燥屎也。所以然者，本有宿食故也，宜大承氣湯。

　　本条论下后燥屎复结的证治。下后复见不大便，是因宿食停聚，糟粕滞留肠中与余热相和。此时不可因已用大下之法而改用其他法治疗，仍用大承气汤攻下。下后不解可以再下，与汗后不解可以再汗同属一理，提示临床不必拘泥于已下之情而当下不下。

　　242 病人小便不利，大便乍難乍易，時有微熱，喘冒。不能臥者，有燥屎也，宜大承氣湯。

　　本条论燥屎内结喘冒不能卧的证治。此大便时通而时不通，说明既有热邪内结，又有津液旁流，结者难下，旁流者时下，宜用大承气汤攻下里实。本条补述燥屎内结还可见"微热、大便乍难乍易、喘冒"等不同表现。

　　243 食谷欲嘔，屬陽明也，吳茱萸湯主之。得湯反劇者，屬上焦也。

　　吳茱萸一升，洗　　人參三兩　　生薑六兩，切　　大棗十二枚，擘

　　上四味，以水七升，煮取二升，去滓，溫服七合，日三服。

　　本条论阳明中寒，食谷欲呕的辨治。本条继论胃家热实证之后，特例举胃寒气逆证，虚实对

比，以全面认识阳明病。此外，本条应与第191条欲作固瘕、第194条胃中虚冷、第195条欲作谷疸、第197条手足厥等阳明虚寒证互参，以明辨阳明虚寒证治。此外，呕逆一证，寒热之别迥异，如上焦有热，胃气上逆导致欲呕，若用吴茱萸汤之辛温，以热助热，必拒而不纳，反使呕逆加剧。

244 太陽病，寸緩關浮尺弱，其人發熱汗出，復惡寒，不嘔，但心下痞者，此以醫下之也。如其不下者，病人不惡寒而渴者，此轉屬陽明也。小便數者，大便必鞕，不更衣十日，無所苦也。渴欲飲水，少少與之，但以法救之。渴者，宜五苓散。

本条论太阳病中风的几种转归与辨证。太阳病误下成痞、未经误下转属阳明及膀胱蓄水，此三种不同转归体现了"观其脉证，知犯何逆，随证治之"的辨证论治精神。其中转属阳明既有口渴为主的阳明热证，也有十余日不更衣无所苦的脾约证。

245 脉陽微而汗出少者，為自和也，汗出多者，為太過。陽脉實，因發其汗，出多者，亦為太過。太過者，為陽絕於裏，亡津液，大便因鞕也。

本条论汗多津伤、阳绝于里的机转。若脉微汗少，为邪微表邪不甚，邪去正安，阴阳自和则病愈。汗出太过可导致津伤化燥，从而阳热盛极于内，更伤其阴。如此则耗伤津液，大便硬结，而成阳明燥实证。

246 脉浮而芤，浮為陽，芤為陰，浮芤相搏，胃氣生熱，其陽則絕。

本条承上条论阴虚阳盛的脉候与机转。此条以脉示机，浮为阳盛，芤为阴虚。此为阴虚阳盛之候。阳邪盛则胃气生热，阴血虚则津液内竭，故其阳无阴以济，而自绝于里。若见此脉，当养其津液，不可妄攻。

247 趺陽脉浮而澀，浮則胃氣强，澀則小便數，浮澀相搏，大便則鞕，其脾為約，麻子仁丸主之。

麻子仁二升　芍藥半斤　枳實半斤，炙　大黄一斤，去皮　厚朴一尺，炙，去皮　杏仁一升，去皮尖，熬，別作脂

上六味，蜜和丸如梧桐子大，飲服十丸，日三服，漸加，以知為度。

本条论阳明脾约证治。脾约证本于胃燥，津液伤、脾阴亏，致使小便多、大便难，如此胃愈燥而脾阴愈亏，脾阴亏亦可反增胃之燥热，形成恶性循环。治以润下法，用麻子仁丸滋阴泻热、润肠通便。

248 太陽病三日，發汗不解，蒸蒸發熱者，屬胃也，調胃承氣湯主之。

249 傷寒吐後，腹脹滿者，與調胃承氣湯。

上两条论调胃承气汤证治。太阳病误治，伤津化燥，转属阳明，里热蒸腾，说明病位侧重在胃，与日晡所潮热病位在肠不同。气机壅滞不通，故腹胀满，其满而不痛，可见其腑实甚轻，仅为阳明燥热壅滞，其病情尚未达到痞、满、燥、实俱备的程度，故不用大承气汤。可知调胃承气汤所治之证，属于"胃家实"的轻证。

250 太陽病，若吐若下若發汗後，微煩，小便數，大便因鞕者，與小承氣湯和之愈。

本条论太阳病误治伤津成实便硬的证治。太阳病误治津伤，外邪入里化热，化燥成实，津液偏渗膀胱，不能还于胃中，则小便频数、大便干结而硬。邪热扰神见微烦，说明其燥结程度尚未太甚，故治法不取硝、黄并用，而以小承气汤泻热通便，消滞除满。

第248、第249条调胃承气汤证，不言便硬，以示燥热在胃；小承气汤证明言大便硬，乃阳明燥热已下结于肠。仲景先论调胃承气汤，后论小承气汤者，以示阳明腑实证有先胃后肠，从上而下次第传变的特点。

251 得病二三日，脉弱，無太陽、柴胡證，煩躁，心下鞕。至四五日，雖能食，以小承氣湯，少少與，微和之，令小安，至六日，與承氣湯一升。若不大便六七日，小便少者，雖不受食，但初頭鞕，後必溏，未定成鞕，攻之必溏；須小便利，屎定鞕，乃可攻之，宜大承氣湯。

　　本条论小承气汤与大承气汤的使用方法与辨证要点。脉弱是相对脉紧而言，由紧转缓。用小承气汤而不用大承气汤，是因为其能食而心下硬，知邪热燥结未至于深之故。若服后仍不大便者，继与小承气汤一升。倘若不大便六七日，小便少，反映津液尚能返入胃肠，大便必硬结不甚，攻之必伤中阳而便溏不止，不能食乃是胃中虚寒。须小便利言津液为燥热所迫偏渗于膀胱，肠中津液亏乏，屎定硬，方可用大承气汤攻下。前以转矢气而测屎定硬，此以小便数而知燥屎内结。这种通过察二便而推测燥屎之法确为临床实践所得。阳明里实证，先与小承气汤，逐渐加量，试探服用，其用意在于启发医者临证既要胆大，又要心细，尤其是应用下法时，何时峻下，何时和下，要细心观察鉴别，斟酌辨证，既不可孟浪行事，亦不能当下失下，坐失良机，延误病情。

252 傷寒六七日，目中不了了，睛不和，無表裏證，大便難，身微熱者，此為實也，急下之，宜大承氣湯。

253 陽明病，發熱汗多者，急下之，宜大承氣湯。

254 發汗不解，腹滿痛者，急下之，宜大承氣湯。

　　此三条，论阳明三急下证。三条叙证不同，但均体现了攻下宜"急"。急下目的是泻下阳明燥热，保存欲竭之阴液，故称"急下存阴法"。三急下证，虽曰急下，然毕竟津气已伤，当须慎重。仲景所谓"宜大承气汤"，"宜"字即示人可根据病情之变化，于大承气汤中斟酌取舍。可见大承气汤之用，脉证拟似时，当审以慎，急下存阴时，宜当机立断。如无燥热而投本方，只能伤阴竭液，而无救阴之功。

255 腹滿不減，減不足言，當下之，宜大承氣湯。

　　本条论腹满不减治以大承气汤。此腹满持续，属大实大热之胀满，是阳明腑实证的辨证眼目，治可攻下。腹满一证有虚实寒热之别，不可不辨。如《金匮要略·腹满寒疝宿食病脉证治》所载"腹满时减，复如故，此为寒，当与温药"，此证之腹满即属虚寒，其胀满虽盛，而时有所减，喜温喜按。

256 陽明少陽合病，必下利，其脈不負者，為順也。負者，失也，互相剋賊，名為負也。脈滑而數者，有宿食也，當下之，宜大承氣湯。

　　本条论少阳与阳明合病的证治。本条论阳明少阳合病以脉之顺负判断预后。阳明之脉本应实大，少阳之脉本应见弦，若脉滑数，是胃气不衰，提示土未受木克伐太过，此为顺证。反之，脉来弦直，胃气衰败，木旺乘土，病情为逆，故为"负"。本条之下利，为宿食结滞，热迫津液下泄，当通因通用，用大承气汤泻热导滞。

257 病人無表裏證，發熱七八日，雖脉浮數者，可下之。假令已下，脉數不解，合熱則消穀喜飢，至六七日不大便者，有瘀血，宜抵當湯。

　　本条论阳明血分瘀热的证治。阳明腑实与阳明蓄血均可见消谷善饥，但血热互结之见症，其屎虽硬，却大便反易，其色必黑，尚可见发狂、喜忘、脉沉结等，本条应与第202条"必衄"、第216条"热入血室"、第227条"能食者则衄"、第237条"必有蓄血"等阳明血分证互参。

258 若脉數不解，而下不止，必協熱便膿血也。

　　本条承上条论下后便脓血的证治。下后浮脉已去，脉数不解，可知邪热已不在气分，而血分之热未解。阳明邪热下迫于肠，血热相蒸，肉腐成脓，则"便脓血也"。本条承上条所述，为阳明邪热，病及血分，或为蓄血，或便脓血，为同一原因的两种病变。

259 傷寒發汗已，身目為黃，所以然者，以寒濕—作溫在裏不解故也。以為不可下也，於寒濕中求之。

本条论寒湿发黄成因、治禁与治则。寒湿发黄，治宜温中散寒，利湿退黄，故云"于寒湿中求之"。论中未提及具体方药，可考虑选用茵陈五苓散，若阳虚较甚者，可酌用理中汤加茵陈，甚或四逆汤加茵陈。

260 傷寒七八日，身黃如橘子色，小便不利，腹微滿者，茵陳蒿湯主之。

261 傷寒身黃發熱，梔子蘗皮湯主之。

肥梔子十五箇，擘　甘草一兩，炙　黃蘗二兩

上三味，以水四升，煮取一升半，去滓，分溫再服。

262 傷寒瘀熱在裏，身必黃，麻黃連軺赤小豆湯主之。

麻黃二兩，去節　連軺二兩，連翹根是　杏仁四十箇，去皮尖　赤小豆一升　大棗十二枚，擘　生梓白皮切，一升　生薑二兩，切　甘草二兩，炙

上八味，以潦水一斗，先煮麻黃再沸，去上沫，內諸藥，煮取三升，去滓，分溫三服，半日服盡。

以上三条论湿热发黄证治。湿热发黄证治，均以身黄、目黄、小便黄，而且黄色鲜明如橘子色为共同特征。茵陈蒿汤证治湿热并重，兼腑气壅滞，为湿热发黄偏结于里；麻黄连轺赤小豆汤证则是湿热发黄兼证情偏表；栀子柏皮汤治湿热发黄，证界于两者之间。三证同中有异，治法亦不尽相同。正如清代医家尤在泾所云"茵陈蒿汤，是下热之剂；栀子柏皮汤，是清热之剂；麻黄连轺赤小豆汤，是散热之剂也"。

第五节　辨少阳病脉证并治

辨少阳病脉证并治篇原文共10条。少阳胆木，内寄相火，性喜条达，最忌抑郁不伸。本篇开宗明义以口苦、咽干、目眩之少阳腑证作为病证提纲，更以往来寒热、胸胁苦满等少阳经证反映少阳病多以气机抑郁为其病机特点。太阳病表证宜汗，阳明病里热实证宜下，然少阳病汗下皆在禁用之列。总观全篇仅见小柴胡汤1方，说明少阳病之正治，唯此"和"之一法而已。少阳与太阳、阳明关系密切，少阳兼变之证已详于太阳病、阳明病篇中，当对照合参，以求少阳证治之全貌。

263 少陽之為病，口苦，咽乾，目眩也。

本条论少阳病辨证提纲。少阳病提纲以"口苦，咽干，目眩"三症，高度概括少阳胆腑为病，胆火上炎，灼伤津液的病理特点；口苦列于诸症之首，足见其对少阳病辨证具有重要意义。

264 少陽中風，兩耳無所聞，目赤，胸中滿而煩者，不可吐下，吐下則悸而驚。

265 傷寒，脉弦細，頭痛發熱者，屬少陽。少陽不可發汗，發汗則讝語，此屬胃。胃和則愈，胃不和，煩而悸。

上二条论少阳病证候表现及治禁。两条合看，提出少阳病禁用汗、吐、下三法，后世称为"少阳三禁"，言外之意，少阳病唯有"和"之一法可行。第265条提出"脉弦细"补充了少阳病主脉，反映胆热内郁，气血不足的病机，有重要临床价值。

266 本太陽病不解，轉入少陽者，脇下鞕滿，乾嘔不能食，往來寒熱，尚未吐下，脉沉緊者，與小柴胡湯。

本条论太阳病不解而转入少阳，治用小柴胡汤。少阳病的发生，既可由本经受邪而致，也可

由太阳病传变而来。胁下硬满与胸胁苦满相类似，说明少阳经气郁滞更重；干呕、不能食与喜呕、不欲饮食同义，《灵枢·四时气》云"邪在胆，逆在胃"，揭示了胆邪犯胃，胃气上逆的基本规律。脉症合参，病属少阳，治以小柴胡汤和解少阳。

267 若已吐下發汗溫針，讝語，柴胡湯證罷，此為壞病，知犯何逆，以法治之。

本条论少阳病误用吐、下、发汗、温针等治法，则使正气受损，邪气内陷，柴胡汤证罢，成为"坏病"，难以按六经分证辨治。除谵语之外，还应根据患者的其他脉症，审证求因，抓住病机，准确治疗，即"知犯何逆，以法治之"。

268 三陽合病，脉浮大，上關上，但欲眠睡，目合則汗。

本条论"但欲眠睡，目合则汗"的盗汗证。脉浮大，关脉弦直，为三阳受邪，三阳合病，其病以阳明里热为重。目合则汗，是入寐后阳入于里，热迫液泄，故见盗汗。魏念庭认为"是阳胜争于阴中之汗出"，治当以白虎汤直清里热而保津。

269 傷寒六七日，無大熱，其人躁煩者，此為陽去入陰故也。

本条论阳病转阴的脉症。伤寒六七日，若正气不足，抗邪无力，则有内陷三阴之机转。躁烦，以躁为主，躁为阴，无大热，如并见吐利，四肢厥逆，脉微等症，病机为邪入阴经，阳衰阴盛，虚阳浮越，故曰"阳去入阴"。

270 傷寒三日，三陽為盡，三陰當受邪，其人反能食而不嘔，此為三陰不受邪也。

本条再论三阳转属三阴病脉症治。本条文意，旨在说明少阳为三阴之屏障，如果少阳之气不衰，即能抵御邪气传入阴经。由此可受启发而引申，若三阳及太阴之正气不虚，则邪气难以传入三阴。

271 傷寒三日，少陽脉小者，欲已也。

272 少陽病欲解時，從寅至辰上。

以上两条论少阳病转归。脉象由弦变为小脉，提示少阳之邪已渐退，其病向愈。《素问·离合真邪论》云"大则邪至小则平"。少阳属木，配四时而旺于春，配一日则旺于寅卯辰之时，得其时则抗邪有力而病欲解。

第六节　辨太阴病脉证并治

辨太阴病脉证并治篇原文共8条。太阴属土主湿，在脏为脾。邪入太阴则使脾阳不振，寒湿中阻。太阴病篇主要论述了太阴阳虚，中寒湿阻，升降失调之呕吐下利、腹满时痛的四逆辈证，兼述了太阴中风致四肢烦痛的桂枝汤证，以及脾家气血不和引起的腹满时痛的桂枝加芍药汤证和大实痛的桂枝加大黄汤证。篇末"太阴为病，脉弱……设当行大黄芍药者，宜减之"，反映了太阴病证多属虚寒证，故其治法当以温补为要，酸苦涌泄之品皆非太阴之所宜，并寓有治太阴病，尤当保胃气之意。

273 太陰之為病，腹滿而吐，食不下，自利益甚，時腹自痛。若下之，必胸下結鞕。

本条论太阴病辨证提纲。本条揭示太阴为病脾阳虚衰寒湿中阻病机所在，以虚、寒、湿为病性特点，"自利益甚"则反映了太阴虚寒之本质及日渐加重的动态趋势。《素问·异法方宜论》曰"脏寒生满病"，治宜温运中阳，健脾燥湿。若误用攻下，必使中焦阳虚更甚，寒湿壅滞，甚至凝结成癥瘕积聚，则见胸下结硬。

274 太陰中風，四肢煩疼，陽微陰濇而長者，為欲愈。

275 太陰病欲解時，從亥至丑上。

以上两条论太阴病欲愈候、欲解时。太阴经表证，"风淫末疾"，则见四肢烦疼。脉"阳微阴涩而长"，揭示邪微正复，病情向愈。足太阴脾气旺于亥子丑时，此时脾气来复，阳气渐旺，正胜邪却，故有欲解之机。

276 太陰病，脉浮者，可發汗，宜桂枝湯。

277 自利不渴者，屬太陰，以其藏有寒故也，當溫之，宜服四逆輩。

278 傷寒脉浮而緩，手足自溫者，系在太陰；太陰當發身黃，若小便自利者，不能發黃；至七八日，雖暴煩下利日十餘行，必自止，以脾家實，腐穢當去故也。

上三条，示人邪入太阴亦有经证、脏证，以及不同转归。第276、第277两条论太阴病证治，先论太阴病表证，次论太阴病里证，以示由表及里的顺序。

第276条之病证为素有脾阳不足，复感风寒之邪而病，以表证为主，太阴里虚不甚，此证除脉浮，可见发热恶寒、四肢疼痛及食少纳差等症，桂枝汤外可以解肌，内能调脾胃，一方之中两法备焉。

第277条补充太阴虚寒证自利的辨证要点、病机、治法和方例，与第273条合看则完整呈现出太阴脾脏虚寒证之主证、病机与治疗大法。以"自利不渴"提示病在太阴，属"脏有寒"。临证治疗可根据病情之轻重，或用理中汤温中散寒，健脾燥湿，或用四逆汤补火生土，温助脾肾之阳。

第278条承第277条谈太阴脏虚寒证的两种转归。若小便不利，湿无出路，寒湿相合，土壅木郁，肝胆疏泄失常，胆汁外溢而发身黄，黄色晦暗，并见下利，舌淡苔白腻，脉缓，即为太阴寒湿发黄证，属于阴黄，仲景在第259条已提出了治疗太阴寒湿发黄应"于寒湿中求之"的指导原则。若小便自利，湿有去路，脾阳恢复，则有"脾家实，腐秽当去"之机转。

279 本太陽病，醫反下之，因而腹滿時痛者，屬太陰也，桂枝加芍藥湯主之；大實痛者，桂枝加大黃湯主之。

　　桂枝加芍藥湯方

桂枝三兩，去皮　芍藥六兩　甘草二兩，炙　大棗十二枚，擘　生薑三兩，切

上五味，以水七升，煮取三升，去滓，溫分三服。本云桂枝湯，今加芍藥。

　　桂枝加大黃湯方

桂枝三兩，去皮　大黃二兩　芍藥六兩　生薑三兩，切　甘草二兩，炙　大棗十二枚，擘

上六味，以水七升，煮取三升，去滓，溫服一升，日三服。

280 太陰為病，脉弱，其人續自便利，設當行大黃芍藥者，宜減之，以其人胃氣弱，易動故也。下利者，先煎芍藥二沸。

以上两条论太阴脾伤气滞络瘀之腹满痛证及其治疗与注意事项。太阳病，误用攻下，脾胃受损，脾络不和，气血壅滞程度较轻，故见腹满时痛，证情虽属太阴，但与典型的太阴病本证不同，病机为太阴气滞络瘀，治疗以桂枝加芍药汤通阳益脾，活络止痛。大实痛是指腹痛剧烈，疼痛拒按，可伴便秘，为脾络瘀滞较甚，腐秽积留，治疗以桂枝加大黄汤通阳益脾，活络止痛，化瘀导滞。因大黄、芍药皆属寒凉药物，不适合用于脾胃虚寒者。本条强调应根据患者的体质及脉症调节药物或药量，使方药与病情更加贴合，体现了慎用寒凉药物的思想，将顾护脾胃的思想贯穿治病之始终。

第七节　辨少阴病脉证并治

辨少阴病脉证并治篇原文共 45 条。少阴病证主要可分为少阴阳虚寒化证和在此基础上的阳虚阴竭证，以及少阴阴虚热化证三种。阳虚寒化证，是以"脉微细，但欲寐"为基本脉症，包括四逆汤证、附子汤证、真武汤证、桃花汤证、白通汤证、吴茱萸汤证等；阳虚阴竭证则有白通加猪胆汁汤证；阴虚热化证，包括心肾不交，水亏于下而火炎于上的黄连阿胶汤证，水热互结于下的猪苓汤证，少阴阴虚而阳明燥结的急下证。少阴与太阳为表里，因而有"太少两感"之麻黄细辛附子汤证和麻黄附子甘草汤证。少阴之经上循咽喉，故又有少阴咽痛的猪肤汤、甘草汤、桔梗汤、苦酒汤、半夏散等证。纵观本篇，体现了少阴病证亦有阴阳表里寒热虚实辨证之法。

281 少陰之為病，脈微細，但欲寐也。

282 少陰病，欲吐不吐，心煩，但欲寐。五六日自利而渴者，屬少陰也，虛故引水自救，若小便色白者，少陰病形悉具，小便白者，以下焦虛有寒，不能制水，故令色白也。

283 病人脉陰陽俱緊，反汗出者，亡陽也，此屬少陰，法當咽痛而復吐利。

上三条，论少阴病提纲证及少阴寒化证辨证要点。

第 281 条作为少阴病提纲，揭示了少阴病心肾阴阳俱虚而以肾阳虚衰为主的病变特点。《灵枢·本神》云"心藏神，脉舍神"，本条将心主血脉与心主神明相统一，脉微细反映内在阳气与阴血亏虚，以阳虚为主；但欲寐体现外在形神不足，内外相呼应。本条一脉一症，一内一外，切中少阴病阳气亏虚、阴寒内盛之关键，可谓执简驭繁。

第 282 条论少阴寒化证的病机及辨证要点。《素问·至真要大论》云："诸病水液，澄澈清冷，皆属于寒。"本条以小便色白为判定"少阴病形悉具"之依据，反映"下焦虚有寒，不能制水"之病机。

第 283 条论少阴寒化证，阳虚阴盛，有亡阳之变。本证咽痛为假热之象，脉沉紧与吐利之症当属脾肾阳虚，阴寒内盛所致。阳虚不固而汗出，有亡阳之势，此刻当急以四逆汤一类方剂回阳固脱为宜，使火归本位，咽痛自消。

284 少陰病，欬而下利讝語者，被火氣劫故也，小便必難，以强責少陰汗也。

285 少陰病，脉細沉數，病為在裏，不可發汗。

以上两条论少阴阴虚证。第 284 条论少阴病被火气劫汗伤阴。尤在泾云："少阴不当发汗，而强以火劫之，不特竭其肾阴，亦并耗其胃液，胃干则谵语，肾燥则小便难也。"第 285 条论少阴病阴虚禁汗，本条着眼点是"病为在里"，非汗法所宜，故不可发汗。尤在泾言："病在里而汗之，是竭其阴而动其血也。"程郊倩认为此证"法当固密肾根为主"。第 284 条从火疗发汗后导致的危重表现论禁汗，第 285 条则从肾虚的脉象论禁汗，寓有互参之义。

286 少陰病，脉微，不可發汗，亡陽故也；陽已虛，尺脈弱濇者，復不可下之。

本条论少阴病阳微禁用汗、下。本条强调少阴病，无论阳虚或是阴虚，汗、下均属禁忌，勿犯虚虚之戒。

287 少陰病，脉緊，至七八日，自下利，脉暴微，手足反溫，脉緊反去者，為欲解也，雖煩下利，必自愈。

本条论脉症合参，判断少阴病预后。少阴病脉紧，是少阴阳虚，阴寒内盛，寒邪凝滞的反映。至七八日出现自下利，脉紧转化为脉暴微，"脉紧反去"且手足由厥冷而转温，反映少阴病阳气复，寒邪退，病证欲解也。

288 少陰病，下利，若利自止，惡寒而踡臥，手足溫者，可治。

289 少陰病，惡寒而踡，時自煩，欲去衣被者，可治。

上二条论少阴病阳气来复者可治。少阴病下利自止，虽仍见恶寒而踡卧等症，但手足由厥冷转温暖，或时时自烦、欲去衣被，均为阳气来复可治之征，故为可治。

290 少陰中風，脉陽微陰浮者，為欲愈。

本条论凭脉判断少阴病预后。本条从脉寸微尺浮推断阳气回复，病邪向外，正复而邪退，体现"阴病见阳脉者生"的转机，病情向愈。

291 少陰病欲解時，從子至寅上。

本条论少阴病预解时。在子丑寅时段，自然界有阴消阳长的特点，人体阳气亦得天阳之助，在消除阴寒邪气上可发挥积极作用。喻嘉言云："各经皆解于其所旺之时，而少阴独解于阳生者，阳进则阴退，阳长则阴消，正所谓阴得阳则解也。即是推之，而少阴所重在真阳，不可识乎。"少阴病阳虚阴寒证，治疗贵在扶助肾中真阳，阴寒自散。

292 少陰病，吐利，手足不逆冷，反發熱者，不死。脉不至者，灸少陰七壯。

293 少陰病，八九日，一身手足盡熱者，以熱在膀胱，必便血也。

以上两条，再论阳气来复。少阴病见手足不逆冷，反发热，乃是阳气犹存之佳兆。少阴虚寒证，存得一分阳气，便有一分生机，故谓不死。若阳复太过，阳热移于太阳膀胱，兼小便出血、淋沥涩痛，则又当凉血清热为治。

294 少陰病，但厥無汗，而強發之，必動其血，未知從何道出，或從口鼻，或從目出，是名下厥上竭，為難治。

295 少陰病，惡寒身踡而利，手足逆冷者，不治。

296 少陰病，吐利躁煩，四逆者死。

297 少陰病，下利止而頭眩，時時自冒者死。

298 少陰病，四逆惡寒而身踡，脉不至，不煩而躁者死。

299 少陰病，六七日，息高者死。

300 少陰病，脉微細沉，但欲臥，汗出不煩，自欲吐，至五六日自利，復煩躁不得臥寐者死。

上七条，论少阴难治证及少阴六死证。诸条从"恶寒身踡而利，手足逆冷""躁烦四逆""时时自冒""脉不至""息高""烦躁不得卧寐"等症，反映阳气、精神、血脉虚衰，均揭示肾阳虚衰，阴寒内盛之本质，体现少阴病预后不良之"死证"。当以阳气的存亡作为判断预后良否的标准，阳存则生，阳亡则死。针对上述6种少阴寒化危重症，"急温之"是治疗的根本大法，不可迁延失治，以防病情恶化，难以救治。

归纳起来，第281～300条属于少阴病的总论部分，阐述了少阴阴阳水火升降出入的病理变化和证候特点，以及阴阳盛衰、正邪进退和有关预后的问题。这部分内容可作为少阴病的辨证纲领，故而列于篇首，予以强调。

301 少陰病，始得之，反發熱，脉沉者，麻黃細辛附子湯主之。

麻黃二兩，去節　　細辛二兩　　附子一枚，炮，去皮，破八片

上三味，以水一斗，先煮麻黃，減二升，去上沫，内諸藥，煮取三升，去滓，溫服一升，日三服。

302 少陰病，得之二三日，麻黃附子甘草湯微發汗。以二三日無裏證，故微發汗也。

麻黃二兩，去節　　甘草二兩，炙　　附子一枚，炮，去皮，破八片

上三味，以水七升，先煮麻黄一两沸，去上沫，内諸藥，煮取三升，去滓，温服一升，日三服。

以上两条论太少两感证治。少阴体虚阳弱者感受寒邪，易表里皆受寒，症状的着眼点在于脉沉与反发热，属于表里合病，又称为太阳少阴两感证，或称为少阴阳虚兼太阳表证。其治疗以麻黄细辛附子汤扶阳解表；病程稍长，延至二三日，若无少阴下利清谷、手足厥逆等严重的阳虚里寒证表现，提示阳虚不甚，证情轻缓，治疗以麻黄附子甘草汤温里阳而微汗解表，较之麻黄细辛附子汤，温散之力减而和中护正之性增。

303 少陰病，得之二三日以上，心中煩，不得臥，黃連阿膠湯主之。

黃連四兩　黃芩二兩　芍藥二兩　雞子黃二枚　阿膠三兩。一云三挺

上五味，以水六升，先煮三物，取二升，去滓，内膠烊盡，小冷，内雞子黃，攪令相得，温服七合，日三服。

本条论肾阴不足、心火亢盛的少阴热化证。心中烦，不得卧，是由于肾阴亏虚，不能上济心阴，致心火亢旺，心肾不交，水火不济而引起，临证还可伴见口燥咽干、舌红少苔、脉沉细数等症，病机可概括为肾阴亏虚，心火亢旺，治以黄连阿胶汤清心火，滋肾阴，泻实火与补真阴兼顾，使水火相济，心肾相交。

304 少陰病，得之一二日，口中和，其背惡寒者，當灸之，附子湯主之。

附子二枚，炮，去皮，破八片　茯苓三兩　人參二兩　白术四兩　芍藥三兩

上五味，以水八升，煮取三升，去滓，温服一升，日三服。

305 少陰病，身體痛，手足寒，骨節痛，脉沉者，附子湯主之。

上两条论附子汤证。《素问·痹论》云："痛者寒气多也，有寒故痛也。"第304条以口中和与背恶寒反映肾阳虚；第305条以手足寒、脉沉为少阴阳虚辨证之要点。此二条诸症揭示其肾阳虚衰、寒湿内盛的病机特点。其治以灸药并用之法，内服附子汤温阳散寒，除湿止痛。外用艾灸以温通经脉，灸药并用，内外结合，以增强疗效。

306 少陰病，下利便膿血者，桃花湯主之。

赤石脂一斤，一半全用，一半篩末　乾薑一兩　粳米一升

上三味，以水七升，煮米令熟，去滓，温服七合，内赤石脂末方寸匕，日三服。若一服愈，餘勿服。

307 少陰病，二三日至四五日，腹痛，小便不利，下利不止，便膿血者，桃花湯主之。

308 少陰病，下利便膿血者，可刺。

上三条，论少阴下利便脓血证及其治疗。第306、第307两条论少阴脾肾阳虚，统摄无权，大肠滑脱之下利证。症见下利脓血，颜色晦暗，腹痛绵绵，喜温喜按，小便不利，并见口淡不渴，舌淡苔白，脉弱等虚寒证表现。本证无里急后重与肛门灼热感，治用桃花汤温涩固脱。本方仅适用于虚寒证，禁用于热实证。第308条承前两条论"下利便脓血"亦可采取针刺之法。一般而言，刺法多用以泻实热，灸法多用以温虚寒。针刺当分辨寒、热、虚、实，据证选穴，进而确定用补法或泻法，针药并用，相得益彰。

309 少陰病，吐利，手足逆冷，煩躁欲死者，吳茱萸湯主之。

本条论少阴肾阳虚弱，浊阴上逆犯胃之证。本证与第296条"少阴病，吐利躁烦，四逆者死"行文相近似，但证情轻重不同，第296条为阳衰阴盛，有残阳欲脱之势，躁扰不宁，神志不清，故为死证。本证因剧吐而烦躁，以烦为主，神志清醒，故为可治，以吴茱萸汤温胃散寒，暖肾降浊。吴佩衡主张本方加附子，或以四逆加人参汤再加吴茱萸、丁香，以增强温阳散寒作用。

310 少陰病，下利咽痛，胸滿心煩，豬膚湯主之。

豬膚一斤

上一味，以水一斗，煮取五升，去滓，加白蜜一升，白粉五合，熬香，和令相得，溫分六服。

311 少陰病，二三日，咽痛者，可與甘草湯，不差，與桔梗湯。

甘草湯方

甘草二兩

上一味，以水三升，煮取一升半，去滓，溫服七合，日二服。

桔梗湯方

桔梗一兩　甘草二兩

上二味，以水三升，煮取一升，去滓，溫分再服。

312 少陰病，咽中傷，生瘡，不能語言，聲不出者，苦酒湯主之。

半夏洗，破如棗核十四枚　雞子一枚，去黃，內上苦酒，著雞子殼中

上二味，內半夏，著苦酒中，以雞子殼置刀環中，安火上，令三沸，去滓，少少含嚥之，不差，更作三劑。

313 少陰病，咽中痛，半夏散及湯主之。

半夏洗　桂枝去皮　甘草炙

上三味，等分。各別擣篩已，合治之，白飲和服方寸匕，日三服。若不能散服者，以水一升，煎七沸，內散兩方寸匕，更煮三沸，下火令小冷，少少嚥之。半夏有毒，不當散服。

上四條，論少陰病咽痛五方證治。少陰之經脈"其直者，從腎上貫肝膈，入肺中循喉嚨"，故少陰為病而又有咽痛的特點。第310條為少陰下利傷陰，虛火上炎之咽痛證，並見胸滿、心煩，此咽痛為陰虛火炎，非實熱所致，治以豬膚湯滋腎潤肺，和中止利。第311條論邪熱傷及少陰經，循經上犯而致咽痛證，證情輕淺者，治以甘草湯清熱解毒利咽；證情稍重者，則與桔梗湯清熱解毒，開肺利咽。第312條為咽中傷生瘡之咽痛證，症狀有咽痛、咽部潰爛，聲音嘶啞，甚或不能語言；病機為痰熱壅阻，咽喉不利；治以清熱滌痰，斂瘡消腫；以苦酒湯少少含咽，既可內服，又可使藥物持續直接作用於咽部，此方開含咽劑之先河。第313條為少陰寒滯咽痛證，症見咽痛無紅腫、惡寒、痰多、舌淡苔潤等；治以半夏散及湯通陽散寒，滌痰開結。

314 少陰病，下利，白通湯主之。

蔥白四莖　乾薑一兩　附子一枚，生用，去皮，破八片

上三味，以水三升，煮取一升，去滓，分溫再服。

315 少陰病，下利脈微者，與白通湯。利不止，厥逆無脈，乾嘔煩者，白通加豬膽汁湯主之。服湯脈暴出者死，微續者生。

蔥白四莖　乾薑一兩　附子一枚，生，去皮，破八片　人尿五合　豬膽汁一合

上五味，以水三升，煮取一升，去滓，內膽汁、人尿，和令相得，分溫再服。若無膽，亦可用。

316 少陰病，二三日不已，至四五日，腹痛，小便不利，四肢沉重疼痛，自下利者，此為有水氣。其人或欬，或小便利，或下利，或嘔者，真武湯主之。

茯苓三兩　芍藥三兩　白术二兩　生薑三兩，切　附子一枚，炮，去皮，破八片

上五味，以水八升，煮取三升，去滓，溫服七合，日三服。若欬者，加五味子半升、細辛一兩、乾薑一兩；若小便利者，去茯苓；若下利者，去芍藥，加乾薑二兩；若嘔者，去附子，加生

薑，足前為半斤。

317 少陰病，下利清穀，裏寒外熱，手足厥逆，脉微欲絕，身反不惡寒，其人面色赤，或腹痛，或乾嘔，或咽痛，或利止脉不出者，通脉四逆湯主之。

甘草二兩，炙　附子大者一枚，生用，去皮，破八片　乾薑三兩，強人可四兩

上三味，以水三升，煮取一升二合，去滓，分溫再服，其脉即出者愈。面色赤者，加葱九莖；腹中痛者，去葱，加芍藥二兩；嘔者，加生薑二兩；咽痛者，去芍藥，加桔梗一兩；利止脉不出者，去桔梗，加人參二兩。病皆與方相應者，乃服之。

上四条论少阴寒化证四种证治。第314、第315条论少阴阴盛戴阳证，除见下利、脉微、神倦乏力等阳气虚衰，阴寒内盛症状外，参考通脉四逆汤加减中的"面色赤加葱九茎"，省略了面赤或咽痛；病机为虚阳被阴寒格拒于上；治以白通汤破阴回阳、宣通上下。方有执云："治之以干姜、附子者，胜其阴则寒自散也；用葱白而曰'白通'者，通其阳则阴自消也。"阴盛戴阳证治以白通汤，不仅下利不止，反见四肢厥逆、无脉、干呕、心烦等阳脱阴竭之戴阳重证，治以白通加猪胆汁汤破阴回阳、宣通上下，兼咸寒反佐，阴阳双补。猪胆汁、人尿咸寒苦降养阴为反佐药，体现"治寒以热，凉而行之"思路，能引阳药入阴，滋阴和阳，消除阴阳格拒，起到破阴回阳之作用。

第316条论少阴肾阳虚衰，水邪泛滥的真武汤证，仲景以"此为有水气"加以概括。除见腹痛，自下利，小便不利，四肢沉重疼痛等主症外，还可见咳嗽、小便频数、呕吐等或见症。由于水饮变动不居，可泛滥于全身，内而脏腑，外而四肢，上中下三焦，无处不到，因此症状有多样性的特点，总以少阴阳虚为本兼水饮为患，治以真武汤温补肾阳，化气行水。

第317条论少阴肾阳虚衰、阴盛格阳于外的通脉四逆汤证，症见下利清谷、手足厥逆、脉微欲绝、身反不恶寒，或见有其人面色赤、腹痛、干呕、咽痛、利止脉不出等症。本证病机为"里寒外热"，实指内真寒外假热。身反不恶寒，或发热，是其辨证要点。此证较四逆汤证更加危重，面临阴阳离决之势，需急以大力回阳，消除阴寒，故治以通脉四逆汤破阴回阳，通达内外。

318 少陰病，四逆，其人或欬，或悸，或小便不利，或腹中痛，或泄利下重者，四逆散主之。

甘草炙　枳實破，水漬，炙乾　柴胡　芍藥

上四味，各十分，擣篩，白飲和服方寸匕，日三服。欬者，加五味子、乾薑各五分，并主下痢；悸者，加桂枝五分；小便不利者，加茯苓五分；腹中痛者，加附子一枚，炮令坼；泄利下重者，先以水五升，煮薤白三升，煮取三升，去滓，以散三方寸匕內湯中，煮取一升半，分溫再服。

本条论少阴枢机不利，阳气郁遏不达四末之证。刘渡舟指出："少阴枢机不利，而致阳气郁遏，不能达于四末，而见四肢逆冷。……诸多或见证，皆因少阴枢机不利，阳气被抑而变生。"若兼肺寒气逆则咳，或兼心阳不足则悸，或兼膀胱气化失职则小便不利，或兼阳虚中寒气滞则腹中痛，或兼气机壅滞则见泄利下重，治以四逆散疏畅气机，透达郁阳。张令韶指出："枳实形圆臭香，胃家之宣品也，所以宣通胃络；芍药疏泄经络之血脉，甘草调中，柴胡启达阳气外行，阳气通而四肢温矣。"阐释了少阴阳郁四逆证，以四逆散疏畅气机而起到通阳的作用，体现了"治其阳，必调其阴，理其气者，必调其血"之义。本证应与少阴肾阳虚衰，阴寒内盛之四逆汤证相鉴别，两者均以少阴"四逆"为主症，但临证当须明辨，不得混淆。

319 少陰病，下利六七日，欬而嘔渴，心煩不得眠者，豬苓湯主之。

本条论少阴阴虚，水热互结之热化证的辨证论治。本条所述"心烦不得眠"证属少阴阴虚，

阴虚生热，水热互结。本条主症应参考阳明病篇第 223 条之猪苓汤证的小便不利，为肾阴虚水热互结所致；水饮变动不居，可入肠、可犯肺、可犯胃，即见下利、咳、呕；水饮内停，气不化津上承，阴虚及邪热皆可致渴；阴虚有热，上扰神明则心烦不得眠，故治以猪苓汤利水清热育阴。

320 少陰病，得之二三日，口燥咽乾者，急下之，宜大承氣湯。

321 少陰病，自利清水，色純青，心下必痛，口乾燥者，可下之，宜大承氣湯。

322 少陰病，六七日，腹脹不大便者，急下之，宜大承氣湯。

以上三条论少阴三急下证。此三证皆为少阴阴虚，邪从燥化，致胃燥津枯。病证特点为由少阴波及阳明，水亏土燥，而阳明燥热又再反灼真阴。病机为燥热炽盛，灼伤津液，真阴将竭，病重而势急。治疗当急下阳明燥实，以救少阴阴津，以大承气汤峻下燥实，以救真阴。少阴三急下证与阳明病篇第 252、第 253、第 254 条三急下证有所不同，刘渡舟指出"阳明三急下证，是从邪气角度而言，阳明腑实于前而少阴受伤于后；少阴三急下证，乃从正气角度而论，少阴伤于前而阳明腑实成于后"，从邪正角度区分二者，可谓简明扼要。

323 少陰病，脉沉者，急溫之，宜四逆湯。

324 少陰病，飲食入口則吐，心中溫溫欲吐，復不能吐。始得之，手足寒，脉弦遲者，此胸中實，不可下也，當吐之。若膈上有寒飲，乾嘔者，不可吐也，當溫之，宜四逆湯。

325 少陰病，下利，脉微濇，嘔而汗出，必數更衣，反少者，當溫其上，灸之。

以上三条对少阴虚寒证作补充性论述，并强调"急温""当温"之治则。第 323 条以"急温之"，提示少阴阳虚阴寒证宜早诊、早治，否则，有可能导致病情积重难返，格阳、亡阳则接踵而至，难以挽救，故当"急温之，宜四逆汤"。第 324 条论胸中痰实与少阴阳虚膈上寒饮的证治。少阴阳虚膈上寒饮与胸中痰实两证均可见饮食入口则吐、心中温温欲吐、复不能吐、手足寒冷等症。若病程短，痰食郁阻胸膈，邪结阳郁，胃失和降，痰食郁遏胸中阳气，不达四末，症见饮食入口即吐，或心中欲吐复不能吐、手足寒、脉弦迟而有力。本证属于正盛而邪实，病位偏上，治当因势利导，以吐法涌吐胸中痰食，可用瓜蒂散。若为少阴阳虚膈上寒饮证，强调肾阳虚衰，寒饮不化，症见脉沉微、干呕、手足寒冷等，治疗应温阳化饮，阳复饮消则病愈，故仲景提出"当温之，宜四逆汤"。第 325 条论少阴阳虚下利伤阴"脉微涩者"，病机以少阴脾肾阳虚气陷为主，也有阴盛气逆，还有阳虚不固，症则见下利，脉微涩，呕吐，汗出，数更衣，量少。亦以"当温"之法，温灸其上，阳升利止，则阴液可复。温灸以温阳消阴，方便快捷，易于实施，体现"有形之阴液不能速生，无形之阳气所当急固"的治疗思想，可选头顶之百会、囟门等穴施以艾灸，再用四逆汤以回阳救逆，固阳摄阴，灸药合用，以提高疗效。

综上，本篇首论少阴病提纲"脉微细"，揭示少阴病病机是以阴阳两虚为基础，随列寒化、热化诸证于篇中，至篇尾提出"急温之"之治疗大法，画龙点睛，强调少阴为病，心肾阴阳俱虚，而以肾阳虚衰为主。因此，其治疗当以"急救回阳"为要。四逆汤作为基本方，可根据具体病证加减变通，灵活运用。

第八节　辨厥阴病脉证并治

辨厥阴病脉证并治篇原文共 56 条。两阴交尽，谓之厥阴。厥阴为一阴，"一阴至厥作朔晦"，阴尽为"晦"，阳尽为"朔"，中见少阳，故厥阴为病，以寒热错杂为主要病理特点，篇中乌梅丸证、厥热胜复证均反映这一特点。由于阴阳有盛衰，厥阴病又有厥阴寒证之吴茱萸汤证、当归四逆汤证，厥阴热证之白头翁汤证。厥阴主肝，病则疏泄不利，影响胃肠气机失和，又可发生呕吐、哕、下利诸证。现以宋本《伤寒论》原文顺序逐条解析如下。

326 厥陰之為病，消渴，氣上撞心，心中疼熱，飢而不欲食，食則吐蚘，下之利不止。

论厥阴病的辨证纲要。反映了厥阴病寒热杂糅、上热下寒的病理特点。

327 厥陰中風，脉微浮為欲愈，不浮為未愈。

328 厥陰病欲解時，從丑至卯上。

329 厥陰病，渴欲飲水者，少少與之愈。

此三条从脉、时、证角度论述厥阴病欲愈。邪入阴经乃属里证，其脉当见沉迟细弱之象，脉见微浮，为"阴病见阳脉"，主正胜邪却。厥阴病欲解时是丑、寅、卯，应阳气向旺之时，厥阴得阳气相助，病解于阴尽阳生之时。厥阴病在邪退阳复，见"渴欲饮水"，提示阳气来复而能消水，"少少与之"旨在令阴阳自和而病愈。

330 諸四逆厥者，不可下之，虛家亦然。

本条论阳虚寒厥禁下。厥分寒热虚实，若为虚寒类厥证，自不可下；"虚家亦然"则引申说明凡气血阴阳亏虚，均禁用攻伐。

331 傷寒先厥，後發熱而利者，必自止，見厥復利。

本条论厥热与寒利的关系。病入厥阴，症见四肢厥冷、下利，为寒证。若阳气来复，则厥冷自消；脾运得健，则下利可止，为阳复佳兆。

332 傷寒始發熱六日，厥反九日而利。凡厥利者，當不能食，今反能食者，恐為除中。食以索餅，不發熱者，知胃氣尚在，必愈，恐暴熱來出而復去也。後日脉之，其熱續在者，期之旦日夜半愈。所以然者，本發熱六日，厥反九日，復發熱三日，并前六日，亦為九日，與厥相應，故期之旦日夜半愈。後三日脉之，而脉數，其熱不罷者，此為熱氣有餘，必發癰膿也。

本条论除中疑似证及阳复太过"必发痈脓"。本条通过厥热胜复中的厥与热往来时间的长短，以测邪正进退之势。辨别"除中"证的暴热来而复去与厥阴病的厥热胜复之别。

333 傷寒脉遲六七日，而反與黃芩湯徹其熱。脉遲為寒，今與黃芩湯，復除其熱，腹中應冷，當不能食，今反能食，此名除中，必死。

本条论除中的成因、特征及预后。上条疑似除中，食以索饼法试探来鉴别，本条为黄芩汤误治，中阳受损，反能食者，为胃气垂绝，故断为死证。

334 傷寒，先厥後發熱，下利必自止，而反汗出，咽中痛者，其喉為痹。發熱無汗，而利必自止，若不止，必便膿血，便膿血者，其喉不痹。

本条论先厥后发热，阳复自愈及阳复太过。先厥后发热，是阳复阴退的表现，虚寒下利，阳气来复，利当自止。若阳复太过，则转为热证，可致喉痹、便脓血等。

335 傷寒一二日至四五日，厥者必發熱，前熱者後必厥，厥深者熱亦深，厥微者熱亦微。厥應下之，而反發汗者，必口傷爛赤。

本条论热厥特点、治则与治禁。热邪郁伏于内，阳不外达，而发四肢厥冷，此为热厥。"厥应下之"，系针对热厥而言，所谓"下之"亦赅清法于内。

336 傷寒病，厥五日，熱亦五日，設六日當復厥，不厥者自愈。厥終不過五日，以熱五日，故知自愈。

本条论厥热相等的自愈证。厥热日数相等，乃阴阳平衡之兆，故主病愈。

337 凡厥者，陰陽氣不相順接，便為厥。厥者，手足逆冷者是也。

本条论厥逆的病机与证候特征。《伤寒论》中厥证专指四肢逆冷，其病机是"阴阳气不相顺接"，概括了厥证的共同病机，可谓"要言不繁"。

338 傷寒脉微而厥，至七八日膚冷，其人躁無暫安時者，此為藏厥，非蚘厥也。蚘厥者，其人當吐蚘。今病者靜，而復時煩者，此為藏寒，蚘上入其膈，故煩，須臾復止，得食而嘔，又煩者，蚘聞食臭出，其人常自吐蚘。蚘厥者，烏梅丸主之。又主久利。

烏梅三百枚　細辛六兩　乾薑十兩　黃連十六兩　當歸四兩　附子六兩，炮，去皮　蜀椒四兩，出汗　桂枝去皮，六兩　人參六兩　黃蘗六兩

上十味，異擣篩，合治之，以苦酒漬烏梅一宿，去核，蒸之五斗米下，飯熟擣成泥，和藥令相得，內臼中，與蜜杵二千下，丸如梧桐子大。先食飲服十丸，日三服，稍加至二十丸。禁生冷、滑物、臭食等。

本条论辨脏厥与蛔厥，以及蛔厥的证治。脏厥与蛔厥均可见脉微和四肢厥冷，但脏厥属真阳衰败，脏气垂绝，故不仅四肢厥逆，还周身肌肤皆冷，弱阳与盛阴相争而不胜，故患者躁扰无片刻安宁。蛔厥因蛔虫内扰所致，多素有肠寒，蛔虫避寒就温，上窜于胃，气机逆乱，阴阳气不相顺接，可见四肢厥冷，治用乌梅丸清上温下，安蛔止痛。乌梅丸不仅能驱蛔治厥，又可治疗寒热错杂、虚实互见的久利不止之证。该证本在厥阴肝木而标在脾胃，乌梅丸为厥阴病寒热错杂证治疗代表方，与"夫肝之病补用酸，助用焦苦，益用甘味之药调之"相合。

339 傷寒熱少微厥，指頭寒，嘿嘿不欲食，煩躁，數日小便利，色白者，此熱除也，欲得食，其病為愈。若厥而嘔，胸脇煩滿者，其後必便血。

本条论热厥轻证及转归。阳热内郁较轻，仅表现为指头寒；若经过数日，小便畅利，尿色由黄转清，则里热已除；若数日后，厥冷加重，反增呕吐、胸胁烦满，甚或热灼血络、迫血妄行，此即厥深热深之证。

340 病者手足厥冷，言我不結胸，小腹滿，按之痛者，此冷結在膀胱關元也。

本条论"冷结在膀胱关元"之寒厥。厥阴经脉"过阴器，抵小腹"，关元为三阴经脉与任脉相会之处，冷结在此，是寒在厥阴经脉，属下焦阳虚，阴寒凝结膀胱关元之证。可据病情灸关元，内服当归四逆加吴茱萸生姜汤等养血温阳散寒。

341 傷寒發熱四日，厥反三日，復熱四日，厥少熱多者，其病當愈。四日至七日，熱不除者，必便膿血。

342 傷寒厥四日，熱反三日，復厥五日，其病為進。寒多熱少，陽氣退，故為進也。

此两条论厥热胜复。阴阳胜复之理，热多于厥，为阳复阴退，阳能胜阴，其病当愈，太过则衄，内伤血络，则有便血。发热日数长于厥冷日数，其病可愈，但若阳复太过，热久不退可伤及阴络而便血。以上所言之日数，只为说明时间长短而设，不可拘泥。

343 傷寒六七日，脉微，手足厥冷，煩躁，灸厥陰，厥不還者，死。

344 傷寒發熱，下利厥逆，躁不得臥者，死。

345 傷寒發熱，下利至甚，厥不止者，死。

346 傷寒六七日不利，便發熱而利，其人汗出不止者，死。有陰無陽故也。

此四条论阴盛阳绝的死证。伤寒阳气虚衰，阴寒内盛，当此病情危急之时，若用汤药扶阳抑阴，唯恐缓不济急，故直用灸法灸其厥阴，以散寒复阳。厥阴寒证见发热，有阳复和阳亡两种可能，如属阳复，发热之时，往往会利止厥回，今虽见到发热，但下利仍然不止，肢冷仍然存在，可知是阴寒内盛、格阳于外的假象。《金匮要略·呕吐哕下利病脉证治》曰："夫六腑气绝于外者，手足寒，上气脚缩；五脏气绝于内者，利不禁，下甚者，手足不仁。"虽未言死，临证可以参考。厥阴病发热，前面均言阳气来复，虽热不死，此处后三条，则强调躁不得卧、下利不止、汗出不停，断为危重。

347 傷寒五六日，不結胸，腹濡，脉虛復厥者，不可下，此亡血，下之死。

本条论血虚之厥的脉证与治禁。表邪内陷，既可形成结胸热实证，亦可变为血虚寒厥证。"脉虚""亡血"自不可攻下。本条可与第330条"诸四逆厥者，不可下之，虚家亦然"合参。

348 發熱而厥，七日下利者，為難治。

本条论阳衰阴盛的难治证。本条与第344、第345条同为虚阳外浮，阴寒内盛而见的内有真寒、外有假热的发热厥利证。虽曰"难治"，仍可以四逆辈回阳救逆以图救治。张隐庵曰："上文言死证之已见，此言未死之先机"。

349 傷寒脉促，手足厥逆，可灸之。

本条论阳虚厥证可用灸法。"辨脉法"篇云："脉来缓，时一止复来者，名曰结；脉来数，时一止复来者，名曰促。脉阳盛则促，阴盛则结，此皆病脉。"本证脉促与手足厥冷同时并见，当是阳虚阴盛，治宜温灸，以通阳散寒回厥，亦可灸药并用，据脉症可选用回阳救逆之剂。

350 傷寒脉滑而厥者，裏有熱，白虎湯主之。

本条论热厥治用白虎汤。虽四肢厥冷，但脉象动数流利而呈滑象，滑脉属阳主热，故当为热厥，因未见腹满、不大便等里实症，故治以白虎汤辛寒清热。

351 手足厥寒，脉細欲絕者，當歸四逆湯主之。

當歸三兩　桂枝三兩，去皮　芍藥三兩　細辛三兩　甘草二兩，炙　通草二兩　大棗二十五枚，擘。一法十二枚

上七味，以水八升，煮取三升，去滓，溫服一升，日三服。

352 若其人內有久寒者，宜當歸四逆加吳茱萸生薑湯。

當歸三兩　芍藥三兩　甘草二兩，炙　通草二兩　桂枝三兩，去皮　細辛三兩　生薑半斤，切　吳茱萸二升　大棗二十五枚，擘

上九味，以水六升，清酒六升和，煮取五升，去滓，溫分五服。一方，水酒各四升。

此两条论血虚寒厥及其兼内有久寒证治。《素问·脉要精微论》云："夫脉者，血之府也。"脉细欲绝与脉微欲绝有别，细主血虚，微主阳虚，本证是血虚感寒，寒凝经脉，故用当归四逆汤养血通脉，温经散寒。若"内有久寒"，指素有沉寒痼疾，故加吴茱萸、生姜，温阳散寒通阳。

353 大汗出，熱不去，內拘急，四肢疼，又下利厥逆而惡寒者，四逆湯主之。

354 大汗，若大下利，而厥冷者，四逆湯主之。

此两条论寒厥用四逆汤。表里同病，以里证为重且急者，自当先里后表，故用四逆汤回阳救逆。关于"热不去"，不论是表证未解还是阴寒极盛，虚阳被格于外，其治均应回阳救急，以除厥利。

355 病人手足厥冷，脉乍緊者，邪結在胸中。心下滿而煩，飢不能食者，病在胸中，當須吐之，宜瓜蒂散。

本条论痰厥证治。《金匮要略·腹满寒疝宿食病脉证治》云："脉紧如转索无常者，有宿食也。"又云"脉紧，头痛风寒，腹中有宿食不化也""宿食在上脘，当吐之，宜瓜蒂散"。若手足厥冷，脉象忽然变紧，提示痰食内阻，气机不畅；病在胸中，病位偏高，病势向上，故治用瓜蒂散因势利导，涌吐胸中之实邪，即《素问·阴阳应象大论》所谓"其高者，因而越之"。

356 傷寒厥而心下悸，宜先治水，當服茯苓甘草湯，卻治其厥。不爾，水漬入胃，必作利也。

本条论水厥证治。第127条云"太阳病，小便利者，以饮水多，必心下悸"，提示心下悸是水饮内停的主症。厥与悸皆因水饮为患，宜先治水，当以茯苓甘草汤温阳化饮，若水饮去而厥仍

不回，再议治厥。若先后倒置，不仅悸与厥难愈，水饮浸入肠中，传导失职，续发下利。

357 傷寒六七日，大下後，寸脈沉而遲，手足厥逆，下部脉不至，喉咽不利，唾膿血，泄利不止者，為難治，麻黃升麻湯主之。

麻黃二兩半，去節　升麻一兩一分　當歸一兩一分　知母十八銖　黃芩十八銖　葳蕤十八銖，一作菖蒲　芍藥六銖　天門冬六銖，去心　桂枝六銖，去皮　茯苓六銖　甘草六銖，炙　石膏六銖，碎，綿裹　白术六銖　乾薑六銖

上十四味，以水一斗，先煮麻黃一兩沸，去上沫，内諸藥，煮取三升，去滓。分温三服。相去如炊三斗米頃令盡，汗出愈。

本条论上热下寒，正虚阳郁的证治。本证属阳郁不伸，寒热错杂，虚实互见。若单治其寒则助其热，单治其热又增其寒，欲补其虚必实其实，欲泻其实则虚其虚，证情复杂，其关键在于阳郁不伸，上热是肺热，下寒是脾寒，治以麻黄升麻汤发越郁阳，兼清上温下，滋阴和阳。

358 傷寒四五日，腹中痛，若轉氣下趣少腹者，此欲自利也。

本条论下利先兆。本条论寒利转气下趋少腹为欲利的前驱证候，由此开启厥阴病篇关于下利的论治。尤在泾云："下利有阴阳之分，先发热而后下利者，传经之热邪内陷，此为热利，必有内烦脉数等证；不发热而下利者，直中之阴邪下注，此为寒利，必有厥冷脉微等证，要在审问明白也。"

359 傷寒本自寒下，醫復吐下之，寒格更逆吐下，若食入口即吐，乾薑黃芩黃連人參湯主之。

乾薑　黃芩　黃連　人參各三兩

上四味，以水六升，煮取二升，去滓。分温再服。

本条论上热下寒相格拒的证治。"平脉法"载"关则不得小便，格则吐逆"，上热则胃气上逆而呕吐或食入口即吐，下寒则脾气下陷而下利。治用干姜黄芩黄连人参汤，清上温下，辛开苦降。柯韵伯《伤寒来苏集》曰："不名泻心者，以泻心汤专为痞硬之法耳。要知寒热相结于心下，而成痞硬，寒热相阻于心下，而成格逆，源同而流异也。"

360 下利，有微熱而渴，脉弱者，今自愈。

361 下利，脉數，有微熱汗出，今自愈；設復緊為未解。

上两论虚寒下利的预后及转归。虚寒下利，见微热而口渴不甚，是阳复之征，脉弱是邪退之象，故可自愈。

362 下利，手足厥冷，無脉者，灸之不温，若脉不還，反微喘者，死。少陰負趺陽者，為順也。

本条论厥阴危证之预后。"少阴负趺阳"即太溪脉小于趺阳脉，提示其病虽危，但胃气尚存，病尚能治，所以为顺。阳气虚衰，阴寒内盛的厥阴病危证，此时使用汤药唯恐缓不救急，故直用灸法急救。有注家谓"当灸关元、气海二穴"，可资参考。

363 下利，寸脉反浮數，尺中自濇者，必清膿血。

本条论虚寒下利的预后及转归。虚寒下利，脉当见沉迟无力，若寸脉反浮数，是阳复热盛。尺脉涩是热伤下焦血络，血脉瘀滞不畅的反映，热伤肠道血络，蒸腐为脓，故见大便脓血。

364 下利清穀，不可攻表，汗出必脹滿。

本条论虚寒下利兼表证治禁。下利清谷应予四逆汤温阳祛寒，若阳虚里寒兼有表证，应遵循先里而后表的治疗原则；若误用解表发汗，则阳气随汗外泄，使阳气更伤，阴寒凝滞，不仅下利不止，更增腹部胀满。《素问·异法方宜论》云"脏寒生满病，其治宜灸焫"。

365 下利，脉沉弦者，下重也；脉大者，為未止；脉微弱數者，為欲自止，雖發熱，不死。

本条论脉证合参，判断下利预后。《素问·脉要精微论》云"大则病进"，《素问·离合真邪论》云"大则邪至，小则平"，脉沉弦，沉主里，弦主肝气郁滞、主痛。脉大应是沉弦而大，下利而脉大，属邪气盛，表明病势仍在发展，故为未止。脉微弱数是相对脉弦大而言，是热势衰减之征兆，故推断其为欲自止。

366 下利，脉沉而遲，其人面少赤，身有微熱，下利清穀者，必鬱冒汗出而解，病人必微厥。所以然者，其面戴陽，下虛故也。

本条论下利戴阳轻证，兼微邪郁表，可郁冒汗解。以"面少赤，身有微热""必微厥"来看，此证属于戴阳轻证。若阳气能与阴邪相争，正胜驱邪，则有郁冒汗出而解之转机。

367 下利，脉數而渴者，今自愈。設不差，必清膿血，以有熱故也。

本条论阳复太过之便脓血证。虚寒下利，见脉数、口渴，正是阳气来复，阴寒消退之佳兆；若阳复太过则化热，热邪损伤肠道血络，蒸腐为脓，而致便脓血。

368 下利後脉絕，手足厥冷，晬時脉還，手足溫者生，脉不還者死。

本条论下利后脉绝肢冷，决死生于晬时之后。下利后脉绝，当是指急剧性的暴泻，晬时即24小时之后，手足渐温为阳气来复；手足厥冷，脉仍不还者，为死证，预后不良。

369 傷寒下利，日十餘行，脉反實者死。

本条论证虚脉反实者，预后不良。"脉反实"为里虚证反见脉实之象，提示正气衰败而邪气盛实。从上述条文可以看出，仲景十分重视脉诊，重视阳气来复在疾病转归中的重要意义。

370 下利清穀，裏寒外熱，汗出而厥者，通脉四逆湯主之。

本条论阴盛格阳下利证治。本条可与第317条合参，其症可见脉微欲绝、身反不恶寒、其人面色赤等阴寒内盛、格拒虚阳于外的假热征象。钱潢《伤寒溯源集》曰："真阳大虚，卫气不密，故汗出而厥，非前郁冒之汗也，当于四逆汤内倍加干姜，名通脉四逆汤主之。"

371 熱利下重者，白頭翁湯主之。

白頭翁二兩　黃蘗三兩　黃連三兩　秦皮三兩

上四味，以水七升，煮取二升，去滓。溫服一升。不愈，更服一升。

本条论厥阴热利的证治。厥阴热利，因肝热下迫大肠，而下焦血分受伤，秽气郁滞于魄门，故见下利而里急后重；厥阴肝主藏血，热迫血分，灼伤阴络腐化为脓，故下重而便脓血，治宜白头翁汤清热燥湿，凉肝解毒。

372 下利，腹脹滿，身體疼痛者，先溫其裏，乃攻其表。溫裏宜四逆湯，攻表宜桂枝湯。

本条论虚寒下利兼表证治法。本条与第91条内容相似，第91条是伤寒误下所致，本证是未经误治而成。

373 下利，欲飲水者，以有熱故也，白頭翁湯主之。

本条补述白头翁汤证治。本条承接前第371条白头翁汤证，补充出热利的又一辨证要点是渴欲饮水。如果患者既有下重，又有渴欲饮水，因热必伤津，津伤而口渴，欲饮水故为热利的常见症状。

374 下利譫語者，有燥屎也，宜小承氣湯。

本条论燥屎内结下利的证治。下利、谵语并见，应属阳明实热燥结，热结旁流之证。因肠中有燥屎阻结，邪热逼迫津液从结粪旁下流，治用小承气汤通便泄热，所谓通因通用，使里热实邪去则下利、谵语皆自止。

375 下利後更煩，按之心下濡者，為虛煩也，宜梔子豉湯。

本条论下利愈后，热扰胸膈的证治。虚烦是因无形邪热而致的心烦。临床上，本证还可见心中懊恼、口渴、舌红、脉数，甚或胸中窒、心中结痛等症，宜栀子豉汤清宣胸膈郁热。

376 嘔家有癰膿者，不可治嘔，膿盡自愈。

本条论痈脓致呕的治禁。呕家有痈脓者，提示呕因痈脓而发，不可见呕则止呕，应因势利导，以排脓为主，令脓排尽，其呕则有自愈之转机。

377 嘔而脉弱，小便復利，身有微热，見厥者難治，四逆湯主之。

本条论阳虚阴盛呕逆的证治。本证属脾肾虚寒，火不生土之候。虚寒之证，出现"身有微热"，若属阳气回复之兆，当无肢厥表现，现仍见四肢厥冷，则非阳复，而是阴盛格阳，虚阳外越之象，应急用四逆汤回阳破阴，挽救浮越之虚阳。

378 乾嘔吐涎沫，頭痛者，吳茱萸湯主之。

本条论肝寒犯胃，浊阴上逆的证治。吴茱萸汤在《伤寒论》中凡三见，阳明虚寒"食谷欲呕"（243条），以其"得汤反剧者属上焦"，辨阳明呕吐有虚寒、实热之不同。"少阴病，吐利，手足逆冷，烦躁欲死"（309条），乃少阴阳虚阴盛，寒浊犯胃，但未至阳衰，阳气尚能与阴邪抗争，而与296条阳气将绝"吐利躁烦，四逆"的死证相鉴别。本条为肝寒犯胃，浊阴上逆，厥阴肝经与督脉会于颠顶，阴寒之邪循经上攻，故见头痛以颠顶为甚，痛连目系，遇寒加重。三条叙证存在区别，但阴寒内盛，浊阴上逆的病机是一致的，故可异病同治，均用吴茱萸汤温阳散寒降浊，充分体现《伤寒论》辨证论治的总则。

379 嘔而發热者，小柴胡湯主之。

本条论病邪由厥阴转出少阳的证治。厥阴与少阳相表里，少阳病进，可入厥阴；厥阴病退，也可转出少阳，故有"实则少阳，虚则厥阴"之说。

380 傷寒，大吐大下之，極虚，復極汗者，其人外氣怫鬱，復與之水，以發其汗，因得噦。所以然者，胃中寒冷故也。

381 傷寒，噦而腹滿，視其前後，知何部不利，利之即愈。

此两条论哕之证治。伤寒经过大吐、大下误治后，本不应再行汗法，但医者不察病情，几经误治，而使中阳极虚，胃中虚寒，气逆不降，故生呃逆。《素问·玉机真脏论》言："脉盛，皮热，腹胀，前后不通，闷瞀，是谓五实。"哕逆证的"视其前后，知何部不利，利之即愈"充分体现了"观其脉证，知犯何逆，随证治之"的辨证论治思想。

第九节　辨霍乱病脉证并治

辨霍乱病脉证并治篇原文共10条，论述了以吐利并作为主证的霍乱病证治。包括中焦阳虚，寒湿内扰的理中丸证；外有表邪，内兼停饮的五苓散证。同时简述霍乱病吐利日久所引起的亡阳之四逆汤证，以及阳亡兼阴竭的通脉四逆加猪胆汁汤证。现以宋本《伤寒论》原文顺序逐条解析如下。

382 問曰：病有霍亂者何？答曰：嘔吐而利，此名霍亂。

本条论霍乱病的主要临床表现。霍乱病的证候特点是起病急骤，吐利交作。本证与太阴脾虚之吐利有相似之处，但太阴病证势轻缓，以腹满而吐、食不下、自利益甚、时腹自痛等为主；此则发病突然，顷刻之间，吐泻交作，挥霍缭乱。《灵枢·五乱》："清气在阴，浊气在阳……清浊相干……乱于肠胃，则为霍乱。"

383 問曰：病發热，頭痛，身疼，惡寒，吐利者，此屬何病？答曰：此名霍亂，霍亂自吐

下，又利止復更發熱也。

本条论霍乱兼表证及其与伤寒的鉴别。霍乱病在脾胃，但亦不乏因感受外邪而发者，故除见吐利交作外，每每兼见表证。霍乱虽兼表证，但其症状以吐利为主，从临床表现来看，霍乱有三种情况：一是单纯上吐下泻；二是吐泻的同时兼有恶寒、发热、头痛、身疼的表证；三是先发生吐泻，吐泻止后又出现发热。其中以表里证同见，最容易与伤寒相混，所以尤其应该有明确认识，庶可免误诊误治。

384 傷寒，其脉微濇者，本是霍亂，今是傷寒，卻四五日，至陰經上，轉入陰必利，本嘔下利者，不可治也。欲似大便，而反失氣，仍不利者，此屬陽明也，便必鞕，十三日愈。所以然者，經盡故也。下利後，當便鞕，鞕則能食者愈。今反不能食，到後經中，頗能食，復過一經能食，過之一日當愈。不愈者，不屬陽明也。

本条论霍乱与伤寒脉症的异同及转归。伤寒脉象微涩，是因为曾病霍乱，正虚之故。脉证合参，提示不同于单纯的伤寒，必须密切注意病程中的变化，以利于掌握病变转归。

385 惡寒脉微而復利，利止亡血也，四逆加人參湯主之。

甘草二兩，炙　附子一枚，生，去皮，破八片　乾薑一兩半　人參一兩

上四味，以水三升，煮取一升二合，去滓。分溫再服。

本条论霍乱亡阳脱液的证治。本证属亡阳脱液，且亦有无物可下而下利自止，以四逆汤温经回阳，加人参以生津益血，最为合适。

386 霍亂，頭痛發熱，身疼痛，熱多欲飲水者，五苓散主之。寒多不用水者，理中丸主之。

理中丸方下有作湯加減法

人參　乾薑　甘草炙　白术各三兩

上四味，擣篩，蜜和為丸，如雞子黃許大。以沸湯數合，和一丸，研碎溫服之，日三四，夜二服，腹中未熱，益至三四丸，然不及湯。湯法：以四物依兩數切，用水八升，煮取三升，去滓。溫服一升，日三服。若臍上築者，腎氣動也，去术，加桂四兩；吐多者，去术，加生薑三兩；下多者，還用术；悸者，加茯苓二兩；渴欲得水者，加术，足前成四兩半；腹中痛者，加人參，足前成四兩半；寒者，加乾薑，足前成四兩半；腹滿者，去术，加附子一枚。服湯後，如食頃，飲熱粥一升許，微自溫，勿發揭衣被。

本条论霍乱病表里寒热不同的证治。霍乱病伴随兼症不同，其治法各异。所谓"热多""寒多"，乃相比较而言，热多即寒象较轻。若伴见头痛、发热、身疼痛、脉浮、小便不利、渴欲饮水等，属霍乱偏表偏热，宜用五苓散外疏内利。后世称此法为急开支河；若伴见腹中冷痛、喜温喜按、舌淡苔白、脉缓弱等，属偏里偏寒，以理中汤（丸）温中散寒，健脾燥湿。

387 吐利止而身痛不休者，當消息和解其外，宜桂枝湯小和之。

本条论霍乱里和而表未解的证治。吐利止而身痛不休，是表邪未罢，亦须解表，宜少与桂枝汤微发汗解肌表之邪。所谓消息，即斟酌病情之轻重，灵活变通而用药。小和之意即不宜用药过量使汗出过多，此正如方有执《伤寒论条辨》所言："小和，言少少与之，不令过度之意也。"

388 吐利汗出，發熱惡寒，四肢拘急，手足厥冷者，四逆湯主之。

389 既吐且利，小便復利，而大汗出，下利清穀，內寒外熱，脉微欲絕者，四逆湯主之。

上两条论霍乱致阴盛亡阳的证治。吐利交作致阴液耗损，阴阳两虚，虽为亡阳脱液之证，但以亡阳为主，治当急温回阳，宜四逆汤，虚阳回而吐利、汗出止，阴液自复。霍乱吐利交作，还可因津液耗伤，真阳虚极，阴寒格拒虚阳于外则"内寒外热"，证属真寒假热之阴盛格阳证。病重且急，先与四逆汤回阳救逆，不效可再投通脉四逆汤破阴回阳。

390 吐已下斷，汗出而厥，四肢拘急不解，脉微欲絕者，通脉四逆加豬膽湯主之。

甘草二兩，炙　乾薑三兩，強人可四兩　附子大者一枚，生，去皮，破八片　豬膽汁半合

上四味，以水三升，煮取一升二合，去滓，内豬膽汁。分溫再服。其脉即來，無豬膽，以羊膽代之。

本条论霍乱阳亡阴竭的证治。本条与第385条四逆加人参汤证皆属阳亡液竭之证，但二者病情轻重有别。此证不仅阳亡，更有液竭，故以通脉四逆回阳救逆，加猪胆汁益阴和阳。

391 吐利，發汗，脉平，小煩者，以新虚不勝穀氣故也。

本条论霍乱病治疗后的调理。霍乱病经过治疗之后，脉见平和，说明大邪已去，病情向愈。若尚有微烦不适，多为吐泻之后、大病新瘥，脾胃之气尚弱，不能消化食物所致，此时节制饮食，注意调养即可，切不可因小烦而误认为邪气未解，滥用攻邪之药。

第十节　辨阴阳易差后劳复病脉证并治

"辨阴阳易差后劳复病脉证并治篇" 共7条原文，继六经病脉证并治之后，论述了病后诸证：阴阳易之烧裈散证，大病瘥后劳复之枳实栀子豉汤证，伤寒瘥后发热的小柴胡汤证，大病瘥后病腰以下有水气的牡蛎泽泻散证，大病瘥后喜睡的理中丸证，以及伤寒解后形气内耗、气阴两伤兼有邪热的竹叶石膏汤证，并简述病后要节饮食，以保胃气之法。现以宋本《伤寒论》原文顺序逐条解析如下。

392 傷寒陰易之為病，其人身體重，少氣，少腹裏急，或引陰中拘攣，熱上衝胸，頭重不欲舉，眼中生花，膝脛拘急者，燒裈散主之。

婦人中裈，近隱處，取燒作灰。

上一味，水服方寸匕，日三服。小便即利，陰頭微腫，此為愈矣。婦人病，取男子裈燒服。

本条论阴阳易的证治。男女裤裆，附浊败之物，烧灰取其火净而通散以导邪外出。服后小便利则愈，并有阴头微肿，乃毒邪从阴窍排出之故。后世医家将本证分热、寒两型：热者治用竹茹、花粉、白薇送服烧裈散；寒者则用四逆汤送服烧裈散。先贤有验案，近有病例报道，然本病究属何种病证，此药究竟是否有效，尚待研讨。

393 大病差後勞復者，枳實栀子湯主之。

枳實三枚，炙　栀子十四個，擘　豉一升，綿裹

上三味，以清漿水七升，空煮取四升，内枳實、栀子，煮取二升，下豉更煮五六沸，去滓。溫分再服。覆令微似汗。若有宿食者，内大黄，如博碁子五六枚，服之愈。

本条论大病新差劳复的证治。大病初愈，正气虚损，余邪未尽，当慎起居，节饮食，防止疾病复发。若妄动作劳见心中懊憹、胸脘痞满等症，治宜清热除烦，宽中行气，方用枳实栀子汤。清浆水为酸浆水，现代临床多用蔬菜所制浆水菜之酸汤，有生津止渴、解暑化滞之用。

394 傷寒差以後，更發熱，小柴胡湯主之。脉浮者，以汗解之；脉沉實，以下解之。

本条论伤寒瘥后更发热的辨治。本条论伤寒瘥后发热的三种证治：复感外邪者治以发汗；阳明里热成实者治之以下；既非表邪又无里实，属少阳枢机不利者，则治之以和解。

395 大病差後，從腰以下有水氣者，牡蠣澤瀉散主之。

牡蠣熬　澤瀉　蜀漆暖水洗，去腥　葶藶子熬　商陸根熬　海藻洗去鹹　栝樓根各等分

上七味異擣，下篩為散，更於臼中治之。白飲和服方寸匕，日三服。小便利，止後服。

本条论大病瘥后腰以下有水气的证治。水气为病，多以小便不利、肿满为特征。病后余邪未

尽，湿热壅滞，膀胱气化失常。《金匮要略·水气病脉证并治》云："诸有水者，腰以下肿，当利小便。"故用牡蛎泽泻散攻逐水气而兼清余热，使小便利而愈。

396 大病差後，喜唾，久不了了，胸上有寒，當以丸藥溫之，宜理中丸。

本条论病后虚寒喜唾的证治。大病瘥后，病虽已除，但时时泛吐涎沫，久不能愈。涎乃脾之液，《素问·宣明五气》言"脾为涎"。喜唾乃脾阳虚致涎液不收所致，且久不得愈，故用理中丸温中化饮。《金匮要略》曰："肺中冷，必眩，多涎唾，甘草干姜汤以温之。"因病已久，故以丸剂缓图。

397 傷寒解後，虛羸少氣，氣逆欲吐，竹葉石膏湯主之。

竹葉二把　**石膏**一斤　**半夏**半升，洗　**麥門冬**一升，去心　**人參**二兩　**甘草**二兩，炙　**粳米**半升

上七味，以水一斗，煮取六升，去滓，内粳米，煮米熟，湯成去米。溫服一升，日三服。

本条论病后余热未清，津气两伤的证治。伤寒，经汗、下解后，大热已去，形气两伤，津气亏少，再加之余热未清，治用竹叶石膏汤以清热和胃，益气生津。不用白虎加人参汤，而用竹叶石膏汤，在于清热兼益气阴之中，尚有养胃降逆之义。

398 病人脉已解，而日暮微煩，以病新差，人強與穀，脾胃氣尚弱，不能消穀，故令微煩。損穀則愈。

本条论瘥后微烦的机理及调治法。脾胃为后天之本，脾胃之气在疾病发生、发展、转归和预后中发挥极其重要的作用，《素问·热论》言"病热少愈，食肉则复，多食则遗"，病后饮食调护失当，轻者可减少饮食，待胃气自旺；重者可予健脾消食法，如健脾丸、保和丸等。

扫一扫，查阅本章数字资源，含PPT、音视频、图片等

《伤寒论》是中医"四大经典"之一，是中医学史上现存最早、理法方药完备、理论联系实际的临床医学专著，其不仅为外感热病立法，同时兼论内伤杂病，它以理法方药相结合的方式阐述了辨证论治的思维方法，创立了六经辨证论治体系，为后世临床各科辨证论治奠定了坚实基础。我们既要通过学习回顾和掌握《伤寒论》基本知识，又要通过学习认识和领会《伤寒论》辨证、辨病、处方、用药、调护、禁忌之理与法，认识《伤寒论》辨证论治统一、理法方药贯通的重要意义，领悟《伤寒论》蕴含的中医思维和智慧。

第一节　辨　证

《伤寒论》的精华在于其丰富而灵活的辨证论治思维方法，我们应当通过学习，进一步提高发现问题、分析问题、解决问题的能力，提升辨证论治的灵活性、准确性，提升临床疗效和实践研究能力。

一、六经辨证

六经是指太阳、阳明、少阳、太阴、少阴、厥阴。《伤寒论》无"六经"之说，后世明确对《伤寒论》按六经分证者，首推北宋庞安时，其撰《伤寒总病论》以六经分证立论。《伤寒论》六经辨证是在《素问·热论》六经分证的基础上发展起来的，但《热论》仅论述部分热证、实证，未涉及虚证、寒证，变化只有两感，治疗仅限于汗、下两法；《伤寒论》则全面讨论了六淫为患、脏腑经络、营卫气血、邪正消长、虚实转化、表里出入、阴阳盛衰等多种病证变化，其治疗实质上包含汗、吐、下、和、温、清、消、补，而且针药并用。因此，《伤寒论》的六经，既是辨证的纲领，又是论治的准则。

六经病证是以中医基础理论为依据，对六经所属脏腑经络的病理变化反映于临床的各种症状进行分析、归纳与概括的结果。它不仅是外感病发展过程中的不同阶段，也可看作既相互联系又相对独立的证候群。六经辨证是以六经所系的脏腑经络、气血阴阳、津液精神的生理功能与病理变化为基础，结合人体抗病能力的强弱、病因的属性、病势的进退缓急等各方面因素，对外感疾病发生、发展、变化过程中所表现的各种病证进行分析、综合、归纳，借以判断病变部位、证候性质与特点、邪正消长趋势，并以此为立法处方、煎服调护等提供依据。《伤寒论》以六经作为辨证论治的纲领，其通过具体的病、脉、证、治，揭示了既有原则性又有灵活性的辨证思维方法，把中医学朴素而丰富的辨证法思想，融入六经病的论治之中，给后世医家学习中医提供了具体路径和无穷启迪。现就六经病证依次略述于下。

1. 太阳病证

太阳亦称"巨阳"，为六经之首，阳气旺盛，主一身之表，为诸经藩篱；又统摄营卫，职司卫外。凡外邪袭表，则太阳首当其冲，从而出现表证，属外感病初期，故以"脉浮，头项强痛而恶寒"为提纲。太阳虽主表，但若病邪循经入里，亦可出现里证，故太阳病证有表里之分。

太阳表证依患者体质、感邪性质、邪正盛衰等差异，有中风、伤寒、表郁轻证三种类型，兼及温病，其治应据《内经》"其在皮者，汗而发之"之旨，以解表祛邪为原则。其中，太阳中风表虚证的病机为风寒袭表、腠理疏松、营卫失和，治用桂枝汤解肌祛风、调和营卫；太阳伤寒表实证的病机为风寒束表、腠理致密、卫闭营郁，治用麻黄汤辛温发汗、宣肺平喘；表郁轻证的病机主要为微邪郁表，或兼里有郁热，治用桂枝麻黄各半汤、桂枝二麻黄一汤、桂枝二越婢一汤等小发其汗或兼清里热。太阳温病的病机为温邪犯表、化热伤津、营卫不和，论中未明确提出治法，理应辛凉解表。

太阳里证，有蓄水、蓄血之分。若表证不罢，外邪循经入里，形成膀胱气化失职，水气留而不下之蓄水证，其病机为水饮内停、气化不利或兼表证未除，治用五苓散化气利水、外散风寒。若外邪乘虚深入下焦，化热而与瘀血相结，形成瘀热互结之蓄血证，其轻者，治用桃核承气汤活血化瘀、通下瘀热；其重者，治用抵当汤破瘀泻热；其缓者，治用抵当丸攻逐瘀热，峻药缓攻。

此外，太阳病病程中，随感邪轻重、脏腑偏盛偏衰或宿疾等因素，其证候常有兼夹，治应在本证处方上加减药物以应对兼证，如桂枝加葛根汤证、桂枝加厚朴杏子汤证、桂枝加附子汤证、桂枝去芍药汤证、桂枝去芍药加附子汤证、桂枝加芍药生姜各一两人参三两新加汤证、葛根汤证、葛根加半夏汤证、大青龙汤证和小青龙汤证等；其证候亦常有传变，若传至某经则按某经依法治之。若因失治、误治或病情自身发展而引起变化，形成了不具备六经病性质和特点的新证候，则称为"坏病"或太阳变证，应采取"观其脉证，知犯何逆，随证治之"的原则，重新辨证，依证定法，依法选方用药，如阳虚、下利、结胸、痞证、火逆等。

《伤寒论》太阳病篇中并非全为太阳病内容，实乃仲景示人以规范严谨、灵活权变、知常达变的重要篇章。我们学习本篇内容，不可仅停留在知识的学习和掌握层面，还应反复咀嚼其字里行间的深厚意蕴，"于无字处读经典"。应反复思考，提出问题并分析问题、解决问题。如对应原文第 12 条阐述理法方药、调护禁忌之完备，对某些理法方药、调护禁忌不全的条文，应如何予以补全？桂枝汤服药期间的禁忌是如何提出来的？解肌与解表有何区别？为何大青龙汤中麻黄要加倍使用？桂枝加厚朴杏子汤能否根治宿疾之喘？仲景所列举坏病是否包含太阳病失治误治后的所有情况？第 102 条为什么一开始感受外邪不出现"心中悸而烦"？第 159 条运用赤石脂禹余粮方后又该以何方善后？如此问题不胜枚举，也唯有带着问题学习才能够不断加深对《伤寒论》的领悟。

2. 阳明病证

阳明病是外感疾病过程中邪入阳明，正邪相争剧烈，邪热盛极的阶段，其性质多属里、热、实证。阳明病以"胃家实"为提纲，挈领全篇，"胃家"泛指胃与大肠，"实"指邪气盛实而言，胃肠燥热亢盛为核心病机，"身热，汗自出，不恶寒，反恶热""脉大"，均现阳热亢盛之象。其主要表现为两大证型：无形燥热之邪弥漫于全身之阳明热证；阳明燥热与肠中糟粕相结之阳明实证。

因此，阳明病以热证、实证为主，治则总以祛邪为要，立清、下二法。阳明热证治用清法。其中，无形邪热炽盛，充斥表里，症见壮热、汗出、心烦、口渴、脉滑数等，甚者可见谵语、遗尿、肢厥，宜取白虎汤辛寒清热。若表证未解，误用后有寒凉冰伏其邪，徒损中阳之弊，应以为禁。《温病条辨》提出白虎四禁"白虎本为达热出表，若其人脉浮弦而细者不可与也；脉沉者不可与也；不渴者不可与也；汗不出者不可与也"，拓展了仲景对白虎汤禁例的说明。若阳明里热炽盛，伤津耗气，则当用白虎加人参汤辛寒清热，益气生津。须知此方证之背恶寒，乃因热盛汗出，气耗肌疏，与太阳病、少阴病之背恶寒有异，应予鉴别。此方证为白虎汤证虚性化的发展，再进一步发展，则诚如徐灵胎所言"若更虚羸，则为竹叶石膏汤证矣"。

若阳明病误治，致使邪热乘虚入里，郁于胸膈，见手足温、心中懊憹、饥不能食、但头汗出等，则宜清宣郁热，如栀子豉汤之类。若阳明病误治，因邪热伤阴、水热互结者，见脉浮发热、渴欲饮水、小便不利，则宜育阴清热利水，用猪苓汤。其"汗出多而渴"时应当禁用猪苓汤，体现了《伤寒论》"存津液"的学术思想。

可知上述阳明清法三证，热在上焦者，清宣邪热；热在中焦者，辛寒清气；热在下焦者，育阴清热，被称为"阳明起手三法"，对后世温病学说的形成与发展也起到十分重要的作用。

病邪入里化热化燥转属阳明，阳明病实证以下法为正治。腑实盛者，治以三承气汤类。其中，调胃承气汤泻热去实、通便和胃。喻嘉言云："吐后而腹胀满，则邪不在胸，其为里实可知。然但胀满而不痛，自不宜用急下之法，少与调胃承气可耳。"里热炽盛、津伤胃燥，燥坚不甚、痞满偏重，主用小承气汤，使腑气得通，燥热得泻。阳明燥热炽盛和腑实阻滞俱重，治以大承气汤以通下腑实，荡涤燥结，中病即止。而阳明三急下证，是大承气汤证中之特殊证情，治宜急下，扬汤止沸，不如釜底抽薪，是为"急下存阴"。仲景还设立润导之法，邪热不甚，胃强脾弱，宜用麻子仁丸；若津液内竭而燥屎内结者，则须于自欲大便之时用蜜煎或大猪胆汁等因势导之。

阳明病变证，包括发黄、动血、蓄血等，亦有寒证、虚证之变例，如胃阳虚弱、胃寒气逆之阳明病寒证，切不可当作阳明腑实证而攻下；否则徒伤中阳，势必导致胃阳衰败、浊阴上逆，宜温中和胃、降逆止呕，如吴茱萸汤。

关于阳明病的传变与预后，《伤寒论》中明言"阳明居中，主土也，万物所归，无所复传"。阳明病经正确治疗，大多能痊愈，不再传他经。但阳明燥热亦可上迫肺脏，下劫肝肾，轻则伤津耗液，重则阴损及阳，尤其过用清下损伤脾阳脾气，病可转为太阴，故后世有"实则阳明，虚则太阴"之说。

3. 少阳病证

少阳病是邪气侵犯少阳，枢机不利，胆火内郁所致的疾病，是外感热病发展过程中病邪由表入里的中间阶段，其病性属热，病位既不在太阳之表，又不在阳明之里，故为半表半里之热证。少阳又称"稚阳""嫩阳""幼阳"，虽生机勃发，应春生发之气，但阳气始生，气血尚微，抗邪能力较弱。少阳本证可见口苦、咽干、目眩、往来寒热、胸胁苦满、嘿嘿不欲饮食、心烦喜呕等症。其主要病机为胆火内郁，枢机不利。

邪入少阳，枢机不利，气郁化火，胆火上炎，灼伤津液，火气为病，治以和解少阳，畅达气机，方用小柴胡汤，运中枢而启开阖，使枢机运转，上下宣通，内外畅达。方后或然症之治法，体现少阳病需随证加减，灵活运用。若病机符合，"但见一证便是，不必悉具"；反之，若病机不符，不可妄投。

少阳病禁用汗、吐、下三法，故《医宗金鉴·伤寒心法要诀》言："少阳三禁要详明，汗谵吐下悸而惊。"然此为常法，知常而达变，若少阳病有他经病证，也可变通，如大柴胡汤中大黄通下，柴胡桂枝汤中桂枝发汗，柴胡加龙骨牡蛎汤中茯苓利水等。

若外兼太阳之表，以小柴胡汤和解少阳枢机，扶正祛邪，用桂枝汤解肌祛风，调和营卫，合而为太阳少阳表里双解之轻剂。后世临床应用该方非常广泛，常用其治疗少阳枢机不利兼营卫不和的多种病证。若内兼阳明里实，病邪兼入阳明，化燥成实，宜用大柴胡汤或柴胡加芒硝汤两解少阳阳明之邪。若兼三焦气化不利，决渎失职，水饮内停，宜和解兼化气行水，方用柴胡桂枝干姜汤。若失治误治，虚其里而导致少阳病邪内陷弥漫全身，予柴胡加龙骨牡蛎汤，此方有枢转少阳、通利三焦之功，历代医家常用此治疗精神或神经方面的疾患。若少阳郁热，内迫阳明，法宜黄芩汤清泻郁热，调气止利；若兼呕者，可再加半夏、生姜以和胃降逆止呕。《医方集解》称本方为"万世治痢之祖"。

少阳病若失治误治，每多传变，或伤津化燥邪入阳明，或误下伤阳传入太阴，或表里相传而入厥阴。若妇人经期感受外邪，邪热乘虚内陷，与血相结所致热入血室，其证候有三个特点：一是多由外感引起，二是与经水适来适断有关，三是多见神志症状，可用小柴胡汤等药物治疗或针刺治疗。

4. 太阴病证

太阴主湿，为后天之本，主运化精微，而赖阳气之温煦。病入太阴，则以脾阳虚弱、运化失司、寒湿阻滞为主，故以"腹满而吐，食不下，自利益甚，时腹自痛"为提纲。太阴病可由三阳病失治、误治传变而成，也可由本经受邪而发病。太阴病主要治法为温法、补法，仲景提示"当温之，宜服四逆辈"，即温中散寒，健脾燥湿，轻者用理中汤，重者用四逆汤。

太阴病，脾虚气滞明显者，治用厚朴生姜半夏甘草人参汤行气宽中、健脾温运。中焦虚寒、气血亏虚、心失所养"心中悸而烦"者，治用小建中汤温中健脾、调养气血。脾阳素虚又兼表证者，治用桂枝汤解表散邪、调和营卫、温阳和里；若里证较重者，应以四逆辈先温其里，后解其表，或用桂枝人参汤温里为主，兼以解表。若太阴脾络不和，致腹满时痛，其轻者为脾虚气滞络瘀，治用桂枝加芍药汤通阳益脾、缓急止痛；腹满而大实痛者，为脾虚气滞络瘀较重兼腐秽实邪，治用桂枝加大黄汤通阳和络止痛、导滞泻实。

太阴病进一步发展，可致脾肾两虚，而使病情向少阴转化。因太阴本虚寒，脉弱，下利，即使当用大黄、芍药者，药量宜减轻，以防苦寒损伤脾胃。太阴发黄属阴黄，乃寒湿中阻，影响肝胆疏泄功能所致，除身目发黄，黄色晦暗外，当见脾阳虚衰、寒湿内盛之证，治疗当于寒湿中求之。太阴病经过七八日，虽出现暴烦下利，但手足温暖，精神慧爽，食欲转佳，是脾阳恢复之象，腐秽尽则利必自止。但亦有阳复太过，化热化燥，转为阳明病者，宜按阳明病辨证论治。我们在学习本篇时不妨思考，太阴病"自利"的后果是什么？"四逆辈"具体该如何运用？为何不见土虚木贼之证？太阴发黄证当如何"于寒湿中求之"？

5. 少阴病证

少阴藏神藏精，为先天之本，含水火二脏，故有寒化、热化两途。病入少阴，则以心肾失调、阴阳俱虚、水火不济为主，故以"脉微细、但欲寐"为提纲。少阴病可由素体心肾阳虚或阴虚，复感外邪，邪气直中少阴，内外合邪而成；也可因他经失治、误治，损伤心肾阴阳而发病。少阴病的主要治法为补法。

少阴寒化证治宜温经回阳，代表方为四逆汤，其中阴寒内盛、格阳于外者，治用通脉四逆汤；阴寒内盛、虚阳下陷者，治用白通汤及白通加猪胆汁汤；肾阳虚衰，水气泛溢者，治用真武汤；肾阳虚衰、寒湿痹阻肢体关节者，治用附子汤；寒邪犯胃、浊阴上逆者，治用吴茱萸汤；脾肾阳虚、寒湿凝滞、滑脱不禁者，治用桃花汤；阳虚气陷下利者，可温灸百会等穴。少阴热化证治宜育阴清热，其中阴虚火旺、心肾不交者，治用黄连阿胶汤；阴虚水热互结者，治用猪苓汤。少阴阳郁证，治用四逆散疏畅气机、透达郁阳。少阴阳虚兼表证，治宜温经解表，急者用麻黄细辛附子汤，缓者用麻黄附子甘草汤。少阴急下证，阴虚火旺、水涸土燥、燥热成实者，治用大承气汤。少阴咽痛证根据虚实寒热不同，分别选用猪肤汤、甘草汤、桔梗汤、苦酒汤、半夏散及汤等。

少阴涉及人体根本，病多危重，复杂多变，治疗及时可转危为安。但与他经相比，预后多不良，尤其是少阴寒化证，阳气存亡常是决定预后的关键，故阳回则生、阳亡则死，当据临证表现而仔细辨识；论中对少阴热化证预后，未作阐述，但必取决于阴液的存亡。我们在学习本篇时不妨思考，通脉四逆汤方后加减法有何特点？临床如何运用"病皆与方相应者，乃服之"？仲景为何不明示服桃花汤后的善后之法？黄连阿胶汤中为何黄连用至四两？四逆散是否专为少阴病而设？服用大承气汤急下救阴后当如何善后？

6. 厥阴病证

厥阴为六经中最后一经，具有阳尽阴生、极而复返的特性，其下连少阴寒水，上承心包相火，同时厥阴与脾胃，有木土相克关系，故厥阴病较为复杂，有些证候也相当危重。厥阴为病，在阴寒盛极之时，每有阳气来复之机，其病往往阴中有阳，其性质常以上热下寒、寒热错杂为主，故以"消渴，气上撞心，心中疼热，饥而不欲食，食则吐蛔，下之利不止"为提纲。厥阴病可由三阳病失治、误治，邪气内陷而成，其中以少阳之邪最易陷入厥阴；也可由太阴、少阴病循经内传厥阴而成；或本经自病，先天禀赋不足、脏气虚弱，以致邪气直犯厥阴而发病。厥阴病可归纳为上热下寒、厥热胜复，以及厥、利、呕、哕四大类证。厥阴受邪，阴阳失调，若邪从寒化，则为厥阴寒证；邪从热化，则为厥阴热证。病至厥阴，正邪相争，阴阳消长，阴盛可厥，阳盛易热，阴阳互有争胜，则表现为手足厥热交替出现。

厥阴寒热错杂证，上热下寒、蛔虫内扰者，治用乌梅丸清上温下、安蛔止痛；胃热脾寒、寒热格拒者，治用干姜黄芩黄连人参汤清胃温脾；阳气内郁、肺热脾寒者，治用麻黄升麻汤发越郁阳、清肺温脾。厥阴寒证，血虚寒凝，经脉不畅者，治用当归四逆汤养血散寒、温经通脉；血虚寒凝兼肝胃久寒者，治用当归四逆加吴茱萸生姜汤养血通脉、暖肝温胃；肝寒犯胃、浊阴上逆者，治用茱萸汤暖肝温胃降浊。厥阴热证，肝经湿热、下迫大肠者，治用白头翁汤凉肝解毒止痢。

厥证病机为"阴阳气不相顺接"，轻者仅见四末清冷，重者冷过肘膝。引起阴阳气不相顺接者原因甚多，故厥逆亦有多种，如脏厥、蛔厥、寒厥、热厥、气郁致厥、血虚致厥、水饮致厥、痰实致厥等，当各随其证而治之。厥阴下利，有寒利、热利、寒热错杂之利。呕有下焦虚寒、阴寒上逆者；有肝气夹浊阴上逆者；有厥阴转出少阳之呕而发热者。哕证亦有虚寒与实热之异，宜详审辨。亦有学者认为，厥、利、呕、哕诸证，并非皆属厥阴病，集中论述，意在对比鉴别，似有轻视之心。然仲景如此，岂无对比鉴别以作示范之意？至若其余诸篇集中论述痞证、结胸证、虚证、蓄水证、蓄血证、咽痛证等，岂无便于临床察证、审因、明理、达用，异曲同工之妙乎？我们学习本篇时不妨多做思考，为何厥阴病篇"竟是千古疑案"？《伤寒论》所论各证可否按照症状再作分析鉴别？乌梅丸是否为厥阴寒热错杂证主方？蛔厥证若无蛔虫为患则为何证？当有何种症状表现？

横看成岭侧成峰，远近高低各不同，临床若能得其意趣，做到察其证，知其因，明其理，治有据，则疗效必宏。

二、其他辨证

1. 八纲辨证

八纲辨证是明清时期逐步总结和完善起来的一种辨证纲领。它源于《内经》《伤寒论》等古典医籍，尤其是《伤寒论》的六经辨证，为八纲辨证的形成奠定了基础。八纲辨证是对一切疾病的病位和证候性质的概括，六经辨证是八纲辨证的系统化与具体化。六经病证的发生、发展、变化，关系疾病性质、发展趋向和预后，故《伤寒论》中六经辨证的具体运用，无不贯穿阴阳、表里、寒热、虚实的内容，二者相辅相成，有互补之妙，又各有不同特点。

（1）辨阴阳　阴阳是八纲的总纲，是辨别疾病总体属性的两大纲领。《素问·阴阳应象大论》云"善诊者，察色按脉，先别阴阳"。仲景继承和发展了《内经》的学术思想，总结疾病共性规律，首先将病证分为阴证与阳证。阳证，即三阳病证，正气盛，抗病力强，邪气实，病情多呈亢奋状态，多属阳热实证。阴证，即三阴病证，正气虚，抗病力弱，病邪未除，病情多呈虚衰状态，多属阴寒虚证。由此，阴阳辨证的大纲确立。

（2）辨表里　表里是分析病位深浅的纲领。就六经而言，一般太阳属表，其余各经病变属里；位置较浅的六经病证相对偏表，较深的病证相对偏里。一经病证也有表里之分，如经证属表，腑证属里。表里用于辨证，一般结合病性与病邪盛衰、正气强弱而定；表里亦可说明治则，如表里同病时，先表后里、先里后表、表里同治等。由此，表里辨证的大纲确立。

（3）辨寒热　寒热是辨别证候性质的纲领。三阳病证多病势亢奋，阳邪偏盛，多属热证；三阴病证多病势沉静，阴邪偏盛，多属寒证。临床有寒、热证单独出现或同时出现的情况。寒热分属表里者，如大青龙汤证、附子泻心汤证等；寒热在里、分属上下者，如栀子干姜汤证、黄连汤证、干姜黄芩黄连人参汤证等；寒热在里、错杂于中者，如半夏泻心汤证等。又有寒热盛极之真寒假热、真热假寒证，临证亦须详细甄别。由此，寒热辨证的大纲确立。

（4）辨虚实　虚实是辨别邪正盛衰的纲领。辨别邪正虚实是治疗时选择扶正或攻邪的关键。三阳病证多属实证，较少出现虚证，因此治疗时多采用祛邪治法，或祛邪兼以扶正，多在失治、误治伤正后才以扶正为主。三阴病证多属虚证，较少出现实证，因此治疗时多采用扶正治法，或扶正兼以祛邪，多在阳复太过、化燥成实后才以祛邪为主。由此，虚实辨证之大纲确立。

2. 三焦辨证

温病学说之三焦辨证、卫气营血辨证与《伤寒论》之六经辨证类似，均须以脏腑、经络、气血的病理变化为基础，不能孤立存在，均是八纲辨证的系统化和具体化，三者可相互启发、互为补充，使中医外感病证治体系趋于完善。

三焦辨证，通常认为是清代吴鞠通在《温病条辨》中正式系统提出的辨证方法，是根据《内经》三焦理论，结合温病的发病及传变特点而创立的。《伤寒论》已有关于三焦的论述，如"辨脉法"篇云："寸口脉阴阳俱紧者，法当清邪中于上焦，浊邪中于下焦""上焦怫郁，脏气相熏，口烂食断也""中焦不治，胃气上冲，脾气不转""下焦不阖，清便下重，令便数难"，第124条"其人发狂者，以热在下焦"，第159条"理中者，理中焦，此利在下焦"，第230条"与小柴胡汤，上焦得通，津液得下，胃气因和"，第282条"小便白者，以下焦虚有寒"等。可见，《伤寒论》已初步具备了对三焦位置和功能的认识。

（1）辨上焦　上焦病证是指病变主要位于胸膈以上的病证。寒证如桂枝汤证、麻黄汤证、小青龙汤证、桂枝去芍药汤证等；热证如栀子豉汤证、小柴胡汤证、麻黄杏仁甘草石膏汤证等；虚证如桂枝甘草汤证、炙甘草汤证等；实证如十枣汤证、瓜蒂散证等。

（2）辨中焦　中焦病证是指病变位于膈下脐上的病证。寒证如吴茱萸汤证；热证如白虎加人参汤证、大黄黄连泻心汤证、白虎汤证、茵陈蒿汤证等；虚证如小建中汤证、理中汤证等；实证如小陷胸汤证、三承气汤证、麻子仁丸证等。

（3）辨下焦　下焦病证是指病变位于脐以下部位的病证。寒证如当归四逆汤证、当归四逆加吴茱萸生姜汤证等；热证如猪苓汤证、热移膀胱证等；虚证如茯苓四逆汤证、真武汤证、赤石脂禹余粮汤证、四逆汤证、桃花汤证、通脉四逆汤证等；实证如五苓散证、抵当汤证、白头翁汤证、牡蛎泽泻散证。又有三焦病证兼见者，如栀子厚朴汤证、栀子干姜汤证等。

3. 病因辨证

疾病产生，必有因由，或外感六淫，或内伤七情，或饮食劳倦，或跌打损伤，各种病因特性，对推断病情、防治疾病有十分重要的意义。因此，病因诊断也是辨证的重要一环。

（1）辨六淫　"外邪感人，受本难知，因发知受，发则可辨"（《伤寒溯源集》），由于体质差异和正气盛衰，往往存在感受邪气相同而症状不同，以及推测病因与真实病因不一致的情况。因此，推测病因性质实为综合多种因素的病因性质。如第 2 条"发热，汗出，恶风，脉缓"为太阳中风，治应解肌祛风，调和营卫；第 6 条"发热而渴，不恶寒"为太阳温病，治应辛凉解表。余如中暍之寒、热、暑、湿病因，湿痹之风、寒、湿病因等，皆同此理。

（2）辨疫疠　疫疠是对急性、烈性传染病的总称。它不同于六淫邪气，具有发病急骤、病情危笃、症状相似和传染性强的特点。虽不知其具体特性，但发则可辨可治，如新型冠状病毒感染，根据其临床表现可推测病因为寒湿毒疫，则可通过温化寒湿、清肺排毒进行有效治疗。

（3）辨内伤　《伤寒论》中内伤病因有宿食、虫积、劳复和食复。知内伤之因，方能避免反复患病之祸。对宿食要掌握成因，如第 241 条"大下后，六七日不大便"，提示大下后肠腑空虚，传化失司，宿食长期停留，易与燥热结成燥屎，仲景谓"宜大承气汤"，提示攻下可能伤正，还应养胃健脾助运以善后。蛔厥者，以乌梅丸治之，饮食应洁。瘥后劳复、食复者更应重视调护。

（4）辨误治　治病必须明确诊断，清晰病势，坚持治疗原则，否则易伤正气，导致变证。《伤寒论》中记载的误治有误汗、误下、误吐、误火、误清、误用冷水渍灌，仲景用了较大篇幅讨论了误治后多种变证及补救措施，可见良苦用心。至于错已铸成者，则应"观其脉证，知犯何逆，随证治之"，不可刻舟求剑，一误再误。

4. 卫气营血津液辨证

卫气营血辨证，通常认为是清代叶天士在《温热论》中正式系统提出的辨证方法，是根据《内经》《伤寒论》有关卫气营血理论，结合温病的发病及传变特点而创立。《伤寒论》中有较多关于卫气营血的论述和实践，其各经病证已包含卫气营血之不同层次。这与温病学单以卫气营血来归类疾病有纵横之别，各有优势，应相互借鉴。

（1）辨卫分　卫分病证，是外邪初袭人体肌表，引起卫外功能失调的证候类型。如桂枝汤证、麻黄汤证、太阳温病、表郁轻证等，均可归于卫分病证。外邪袭表、卫外功能失调者，《伤寒论》遵循《内经》"其在皮者，汗而发之"，采用辛温解表或辛凉解表之法治之。这与后世叶天士提出的"在卫汗之可也"相通。

（2）辨气分　气分病证，是外邪内传入里，涉及范围较广，临床表现多样，正邪斗争激烈的证候类型，如白虎汤证、栀子豉汤证、猪苓汤证、三承气汤证、小柴胡汤证、黄芩汤证、茵陈蒿汤证等。可见，外邪传入气分、正邪斗争激烈之时，《伤寒论》均遵《内经》"热者寒之"，并根据病性、病位不同给邪以出路。这与叶天士确立的"到气才可清气"相通。此外，葛根芩连汤证、麻杏甘石汤证、麻子仁丸证等热证，十枣汤证、瓜蒂散证、大陷胸汤证、五苓散证等痰证、饮证，通脉四逆汤证、理中汤证等气分虚寒证，厚朴生姜半夏甘草人参汤证、半夏泻心汤证、四逆散证等气滞、气郁证，也可归于气分病证。

（3）辨营分　营分病证，是外邪内陷，营阴受损，心神被扰所表现的一种证候类型。邪热入营，犹可转出气分而解。如表闭阳气无从发越，内迫营血，损伤阳络而鼻衄者；表闭阳郁重者需服麻黄汤解表，使邪随"红汗"出者；表邪化热内陷，邪热深入血室，需针刺以泄营分实热者；

或小柴胡汤扶正祛邪，和解枢机，使邪去血散者。再如阳明热盛，侵入血室，迫血妄行，见下血谵语者。可见，外邪内陷，营阴受损，心神被扰者，《伤寒论》采用透邪外出之法治之。这与叶天士确立的"入营犹可透热转气"相通。此外，如当归四逆汤证、黄连阿胶汤证、桂枝新加汤证、炙甘草汤证、小建中汤证等，亦可归于营分病证。

（4）辨血分　血分病证，是外感病发展到最危重阶段，病变已属极期或后期的一种证候类型。如血结于下焦，见少腹急结、如狂、发热、舌质有瘀斑、脉沉涩等症之桃核承气汤证；见少腹硬满、发狂、脉沉涩或结、舌质紫或有瘀斑等症之抵当汤证；见少腹满、发热、舌紫暗、脉沉涩或沉结等症之抵当丸证；阳明邪热与瘀血搏结，见大便硬但色黑易解、脉数之抵当汤证。再如第 202 条"口燥，但欲漱水，不欲咽"之热入血分证。可见，外邪陷入血分，血热互结之证，《伤寒论》均采用攻逐瘀血、散血宁络之法治之。这与叶天士确立的"入血就恐耗血动血，直须凉血散血"相通。

（5）辨津液　仲景十分重视津液，在病机上，他指出"大下之后，复发汗，小便不利者，亡津液故也"；津液亏损则机体失于濡润，如"以亡津液，胃中干燥，故令大便硬"。在治疗上，他提出"欲得饮水者，少少与饮之"；若阳明热盛，津气两伤，治宜白虎加人参汤；阳明三急下证和少阴三急下证，投大承气汤急下救阴，正所谓"存得一分津液，便有一分生机"。此外，仲景还通过大小便、汗出情况判断津液存亡，并据此判断生死吉凶。

5. 方证辨证

仲景在《伤寒论》某些条文中，使用过以方名证的文法，如第 166 条"病如桂枝证"，第 101 条"有柴胡证，但见一证便是"，第 149 条"呕而发热者，柴胡汤证具"等。孙思邈推崇"方证同条，比类相符"，将方剂移动到对应条文之下，形成了《伤寒论》方证同条原文框架。清代柯琴亦说"须知其因脉证而立方""见麻黄证，即用麻黄汤是仲景大法"，进而明确提出"方证"概念，尝试在六经大框架下以方汇证，归纳整理原著内容，并加以运用，逐渐形成了方证理论。

（1）明定义　《伤寒论》中有诸多脉证，对应不同脉证有相应的治则治法方剂，客观出现了若干有证有方的条文，形成了证与方连，方随证立的局面。这些有证有方的条文，即为"方证"，又称"汤证"。因此，方证辨证结构是对六经辨证的进一步充实与细化。

（2）明内涵　正如伤寒大家陈亦人所说，"六经病是对疾病共性的概括和分类，不是独立病种"，是故六经病之下分设"病证"，病证之下再分"方证"，每一经病又包括若干病证，再针对不同脉证各有相应治法，进而对应不同方剂，这就形成了不同方证。如太阳病大致包含中风证、伤寒证、表郁轻证等，中风证中又根据不同脉证细分出桂枝汤证、桂枝加葛根汤证、桂枝加厚朴杏子汤证、桂枝加附子汤证、桂枝新加汤证等。推而广之，阳明病可分为热证、实证、寒证等，热证又有栀子豉汤证、白虎汤证、白虎加人参汤证、猪苓汤证等；实证又可分为小承气汤证、大承气汤证、调胃承气汤证、麻子仁丸证等。

（3）明作用　如此纵向来看，就形成了病、证、方证条理井然的结构，以识病辨证为核心，以方药治疗为归宿，将识病辨证与论治选治用药有机结合，使辨证进一步深化、论治能切中要害，最终使治疗方案落到实处。

（4）明活法　柯琴在《伤寒来苏集》中说："仲景之方，因证而设，非因经而设，见此证便用此方，是仲景活法。"从方证的横向看，方证关系不完全受六经辨证框架约束，即便在六经框架中，也存在一方在多经的不同病证中使用的现象。也就是说，经病、病证、方证之间，证与方并非唯一对应关系，运用时不可太过机械刻板，如此方明方证辨证之精髓。

（5）明核心 方证辨证的核心是辨证论治，自古活用方证辨证而成大家者，其辨证论治功夫必然极强，方可信手拈来，游刃有余。若只顾记忆方证对应关系而忽视对辨证论治思维和能力的训练，则是舍本求末。中医诊病，对病无常法，对证有常方，学习和应用方证辨证，不可一成不变，仍然要学会辨证合理加减处方，方是遵循仲景"病皆与方相应者，乃服之"的教诲，也是中医精髓所要突出"观其脉证，知犯何逆，随证治之"的个性化诊疗原则，如此就能在应对不断变化着的疾病中，知常达变，使临床疗效大大提高。

第二节 诊 法

《伤寒论》将中医诊法系统性的方法，进行了实践性的发挥和具体的深化，使中医诊法上升到了一个更新的高度，从而为辨证论治提供了可靠的依据。

一、望诊

《伤寒论》中望诊内容丰富，涉及对神、色、形态、舌、分泌物及排泄物等进行观察。

1. 望神

望神情：但欲寐为阳气衰退，精神不支所致，多见于少阴病虚寒证；烦躁多为阳热内盛，心神被扰所致，多见于阳明燥热证，亦可见于阴气将绝或阳气将亡，以至神气浮越的危重证候；默默为阳气怫郁，精神不振所致，多见于少阳气滞火郁证。

望神识：谵语，为热邪内实，蒙扰神明所致；狂乱，为太阳传变证下焦蓄血，上攻心包；循衣摸床，为热伤阴分或热扰血分，多见于中焦阳明燥热逼入下焦肝肾，阴津将竭之危候。

望眼神：《伤寒论》特别观察到目珠转动是否灵活、视物是否清楚与神志关系较大。直视，为阳热亢极，阴津将竭，目失所养之危重证；目中不了了，为腑实燥热，暗伤肝肾阴血之兆；目瞑，多是病邪将退，病将欲解之先兆。

2. 望色

面赤或阳明热盛，或外寒郁闭，阳气怫郁在表，或虚阳上越之戴阳。面黄，黄而鲜明为阳明湿热发黄；黄而晦滞为太阴寒湿发黄；黄带紫暗为瘀血发黄，亦可为火毒发黄。面青黄为阳气大虚，肝木乘土之证。面垢多见于阳明邪热上熏于面。

3. 望体态

蜷卧多见于阳衰阴盛之证；喘皆为肺气失降的表现，具体原因则有不同；眴动为阳虚水泛，筋脉失用之征；息高为虚阳上浮之危候；身肿为阳虚之人风湿相搏于肌表者；耳周肿是阳明中风兼及少阳，引动湿热，上攻清窍者；阴头肿系阴阳易病，服用烧裈散后，湿热得从下出的效验反应。

四肢拘急多为阳虚失充，寒引筋脉所致，也可因于厥阴吐利伤津，阳虚不充，筋脉失柔之类。脚挛急为阴营失润之征。

4. 望舌

"舌上胎滑"为阳气大虚，寒湿凝聚之兆；"舌上干燥"为燥热伤阴，津消液耗之兆，如阳明白虎加人参汤证；"舌上胎"为热郁蒸腾水湿之象，如阳明郁热胸膈的栀子豉汤证；"舌上白胎"为阳明少阳兼病，寒郁水火于胸胁，小柴胡汤兼治。

5. 望分泌物及排泄物

望涎沫：吐涎沫为中焦寒饮上逆之征；唾涎沫为中焦湿饮上溢之征。

望大便：便硬为内有燥热之征；便血为热伤阴络之征；下利清水为热结旁流之征；大便黑泽为瘀热远血。

望小便：小便清为里热未盛；小便白为下元虚寒；小便黄为湿热蕴结；小便下血，多为火在下焦，伤膀胱血络使然。

二、闻诊

闻诊是通过听声音和嗅气味，来诊断疾病的一种方法。

闻声音：不能言语，声不出，声音嘶哑，不能发声为咽喉壅阻使然；谵语多见于实热之证，包括误治后之里热炽盛证、阳明腑实证、热结旁流证、热入血室证等；谵语偶可见于虚证，如发汗过多，阴液走泄，阳气外亡，神明无主证，又如误用火法，致阴津更伤，化燥生热，热扰神明证等。

闻呼吸：鼻鸣多见于风寒束表，肺气不利；鼻鼾见于热盛壅肺，呼吸不利；咳嗽多由邪气犯肺，肺气上逆引起。

闻其他：噫气多见于脾胃虚弱，痰饮内生，胃虚气逆证；或脾胃虚弱，寒热错杂，水食不消者。哕，呃逆，一为胃中虚冷，复因饮水；二为胃中本有寒邪，复因误治；三为误治伤及胃阳，复以水法发汗；四为脾胃素虚，寒湿内郁；五为胃绝之兆；六则见于邪实内结，气机阻滞，胃气上逆；七则见于火热内郁。腹中雷鸣多见于脾胃虚弱，寒热错杂，水谷不别，走于肠间。

三、问诊

问诊是收集病情资料的一种重要方法。《伤寒论》十分重视问诊，论述亦详。

问病史：问既往病史，主要有淋家、疮家、衄家、亡血家、汗家、喘家、风家、病胁下素有痞、病人旧微溏及酒客等；问发病过程，主要通过对起病情况的了解，以帮助判断病情。

问症状：问寒热，了解是否存在发热恶风寒、但寒不热、但热不寒、往来寒热等情况；问汗，了解是否存在全身无汗、局部无汗、全身汗出、局部汗出及汗量多少等情况；问疼痛，区别头痛、咽痛、胸痛、胁痛、胁下痛、心下痛、腹痛、腰痛、身疼痛、四肢痛、骨节疼痛及其部位掣痛、烦痛等性质；问头身，了解是否存在头重、耳聋、目眩、目中不了了、心悸、心下痞、身重等情况；问饮食口味，鉴别口渴、食欲、口味之不同表现与病机；问睡眠，了解是否存在失眠、喜卧、嗜卧等情况；问二便，了解大便、小便情况。

四、切诊

主要分脉诊和肢体切诊两部分。

1. 脉诊

《伤寒论》十分重视脉诊，专列"平脉法"及"辨脉法"两篇，今日所学的条文中脉证并举者达148条，占全部条文的1/3以上，斥责"按寸不及尺，握手不及足，人迎跌阳，三部不参，动数发息，不满五十"的现象。张仲景诊脉以寸口为主，兼及跌阳及少阴脉，主要包括浮脉、沉脉、迟脉、数脉、滑脉、涩脉、虚脉、实脉、长脉、短脉、洪脉、大脉、小脉、微脉、紧脉、缓脉、芤脉、弦脉、弱脉、细脉、动脉、促脉、结脉、代脉等。

2. 肢体切诊

按手足：《伤寒论》中按手足诊法颇详，如手足温、足心必热、身手足尽热、指头寒、手足厥寒、手足逆冷等。

按肌表：肤冷多见于真脏阳气虚衰证，预后较差，身体枯燥为气血亏虚不能充养肌肤所致，身微肿伴全身骨节疼烦，近之则痛剧，多是风湿所致。

腹诊：胸胁部，多与肝胆有关，以胸痛拒按为主；腹部，多辨腹痛部位、胀痛性质与兼证，如大承气汤与大陷胸汤均有不大便五六日、腹痛，但大承气汤腹痛部位局限于脐周，大陷胸汤部位广泛，从心下至少腹硬满而痛不可近者，故断后者为水热互结之结胸，前者为燥屎内结之腑实。又如白虎汤证腹满无腹痛拒按，大承气汤证有腹满，且腹痛拒按；鉴别小建中汤证"腹中急痛"与大承气汤证"腹满痛"等。

第三节　治　则

治则，是中医治疗疾病的根本原则，如扶正祛邪等。《伤寒论》则在此基础上，又有更为深刻的论述。

一、阴阳自和

《伤寒论》第58条谓"凡病若发汗，若吐，若下，若亡血、亡津液，阴阳自和者，必自愈"。阴阳自和，贯穿《伤寒论》始终，是张仲景治外感热病的基本治则。

1. 表证之阴阳自和

表证之阴阳自和，集中体现在营卫二端。营者水谷之精气也，卫者水谷之悍气也，二者虽然一行脉中、一行脉外，但阴阳相贯、如环无端，本同为水谷之精微化生敷布在表以发挥温煦和濡养的两个层面，故二者一体两面，不可完全割裂。故表证皆涉及营卫不和，治疗表证需要营卫同调，但可以针对具体问题而有所侧重，如《伤寒论》第53条谓"荣气和者外不谐，以卫气不共荣气谐和故尔"，第54条则单纯提出脏无他病、发热自汗出的原因为"卫气不和"，治疗均用桂枝汤。

如《伤寒论》第46条谓："其人发烦目瞑，剧者必衄，衄乃解，所以然者，阳气重故也，麻黄汤主之。"可见"阳"并非单纯指阳气，此条因为麻黄汤证的卫阳郁热，是寒邪困束、营阴充盛而凝滞在表所致，故"阳气重"同时指代了营卫两个层面的有余和亢盛，而以"衄血"为主要特点。

因此，在表证的层面，"阴阳自和"即为营卫之调和，不论中风还是伤寒，不论太阳还是少阴，凡有表证，皆涉及营卫之不调，皆需要详辨营卫之偏盛偏虚，使得营卫自和，方可使表邪外出。

2. 里证之阴阳自和

里证之阴阳自和，集中体现在胃气和胃津两个层面。二者中一者伤损，往往易累及另一者，导致温煦和濡养两个层面皆受到影响。

胃气虚为主者，一方面不制化水饮则吐泻，另一方面不能化生津血则生燥热，如《伤寒论》第29条甘草干姜汤之厥逆、吐逆伴"咽中干"，此时需要兼顾中焦胃气和津液，故方中甘草倍于干姜，是在温中散寒的同时温复津液，并待厥逆好转后以芍药甘草汤进一步加强"阴阳自和"之功。

胃津虚为主者，濡养功能不足，也可导致胃气的耗损而温煦失常。如《伤寒论》第246条谓"脉浮而芤，浮为阳，芤为阴，浮芤相搏，胃气生热，其阳则绝"，胃热以伤津为主，故在濡养胃津的同时，也需要考虑胃气的温煦功能。

此外，胃气胃津之损耗，可进一步导致真阳和精气之耗散。如下利不止可导致"吐已下断，四肢拘急不解"的通脉四逆汤证；津血耗竭，可导致阳无依附而进一步加速厥脱，故需要加猪胆汁咸苦益精、敛降真阳，是为下焦之"阴阳自和"。反之，津血之滑脱，可导致精气之耗损，累及真阳，如桃花汤证之下利便脓血，日久亦可伤及真阳。

3. 表里同病之阴阳自和

表里同病之阴阳自和，主要分为表里夹杂和半表半里两个层面。此时的阴阳自和，既可包括治疗时表里先后次第选择，也可包括胃气津液与营卫的顾护等多方面内涵。

表里夹杂者，需要针对胃气之虚实状态不同，选择先表后里、先里后表等不同的治疗次第。其中，胃气不虚者，如太阳阳明合病，则应先表后里，如第106条桃核承气汤证，第164条大黄黄连泻心汤证等；胃气虚者，如少阴里病兼表，应先里后表，如《伤寒论》第91条"救里宜四逆汤"。

半表半里者，特指少阳病。少阳病之阴阳自和，主要通过运转枢机，通利三焦，使"上焦得通，津液得下，胃气因和"，胃气调和，津液布达，郁火清降，里气通畅，表气亦顺。

二、保胃存津

清代陈修园总结《伤寒论》的治疗原则为"保胃气，存津液"，得到后世医家的普遍认同。一方面，胃气和津液可以影响六经病传变方向与速度；另一方面，其在某种程度上也能决定疾病是否能里邪出表、阴病转阳。

1. 三阳病之保胃存津

在三阳病中，胃气、津液的盛衰虚实，决定了发病的状态。

太阳病中，太阳中风之营弱卫强，使用桂枝汤时还需要啜热稀粥以养胃和津，使得发汗有源；太阳伤寒兼有郁热，使用大青龙汤由于麻黄重用至六两，发汗之力较盛，故配伍姜、枣护胃和中，以防过汗伤正。

阳明病中，由于胃热胃强，津液易被灼伤，故阳明腑实证有"大承气汤主之，脉弦者生，涩者死"之论，津液之存亡是决定阳明病预后的关键因素，故存津液是阳明病的重要原则。

少阳病有"血弱气尽，腠理开"的病理基础，其实质即为胃气和津液不足、抗邪无力，导致正邪在半表半里之间交争往复。因此，其在治疗上"胃和则愈"，胃气津液调和方能使得"上焦得通，津液得下"，正气抗邪出表，使得"身濈然汗出而解"，故保胃存津也是少阳病的重要治疗原则，这也是柴胡类方中常需配伍生姜、甘草、人参、大枣等药的原因。

2. 三阴病之保胃存津

在三阴病中，胃气、津液的存亡，是三阴病治疗的核心。太阴病中，太阴中风需要脉长方为欲愈，所谓"长则气治"；太阴本病，寒湿困束中焦，只有"脾家实"方能鼓动阳气、祛寒湿浊邪外出，使得"腐秽当去"而愈。

少阴病中，胃气之存亡关系着真阳能否回纳潜藏下焦，故《伤寒论》第288条谓："少阴病下利，若利自止，恶寒而踡卧，手足温者，可治。"厥阴病中，阴阳离决的一个重要标志是"除中"，故"保胃气"进一步成为生命最后时刻阳气来复的希望。而真阳依附于津血，如津血亡脱，则可导致阳无所附而厥脱。

三、以法治之

《伤寒论》第97条"服柴胡汤已，渴者属阳明，以法治之"，提出了"以法治之"的原则。这里的法，是针对阳明病而言的，也即六经对应着一个基本的"法"。而《伤寒论》以六经为纲，以六经之法为治疗的基本方法，是《伤寒论》的重要原则。如阳明病为火证之宗，故阳明法即为清热泻火之法。其可根据里热兼表、里热内盛、里热化燥等病机之别，分别采用辛寒解肌法、苦寒清泻法、咸寒软坚法等，但总不离开"热者寒之"的阳明治法。故六经的大方向一定，其基本治法就大体确定。

四、随证治之

《伤寒论》第 16 条的"观其脉证，知犯何逆，随证治之"，被认为是中医辨证论治的基础。这里的证，是针对患者当前的脉证所对应的"逆"，也即后世所谓的证候。而随证治之，也就成为《伤寒论》的一个基本原则。这里的"证"，至少有四个层次的内涵，根据其内涵逐层细化。

第一层内涵，六经病。虽然六经名为病，但其实质是疾病发生发展不同阶段的六大类证候系统，故"观其脉证"与《伤寒论》各篇的"辨某某病脉证"相应，知犯何逆的"逆"首先也指的是太阳病、阳明病、少阳病、太阴病、少阴病、厥阴病等六经病的概念。这一层内涵，与上述"以法治之"的原则相对应，六经病的本病各对应基本治法。

第二层内涵，六经病下各级证候。如太阳病有太阳中风、太阳伤寒、表郁轻证之别。如太阳病的提纲证为"脉浮，头项强痛而恶寒"，故风寒困束、营卫郁滞是太阳病的基本病机，但在具体情况中又有营弱卫强的中风和营卫俱实的伤寒等不同，在治疗上虽然都需要解表，但前者需解肌而兼顾营弱，后者需发汗而发越津血，在施治上不可混淆。

第三层内涵，方证。《伤寒论》原文中有"柴胡证仍在者，复与柴胡汤""证象阳旦"等表述，即以方剂主治病机来指代证候。《伤寒论》第 317 条方后注谓"病皆与方相应者，乃服之"，提出了方证相应的理念。《千金翼方·卷九》谓"方证同条"，提出了"方证"一词。《金匮要略方论·序》谓"尝以对方证对者，施之于人，其效若神"，明确了方证相应的提法。

第四层内涵，药证。《伤寒论》中的"桂枝证"等论述，即以药物主治病机来指代证候。一方面，如甘草汤、蜜煎方等单味药组成的方剂，其方证即是药证，故咽干咽痛既是甘草汤方证，也是甘草药证，大便燥结既是蜜煎方证，也是白蜜药证；另一方面，主证主方加用某药而形成的新方，加用的药及其所对应的兼夹或衍变病机，即为其药证。

第四节　治　法

一、单法

1. 祛邪法

《伤寒论》的祛邪法，主要是通过人体的窍道，因势利导、驱邪外出的方法，如发汗法、涌吐法、攻下法、利水法等。

（1）发汗法　指通过开发腠理，使得人体排汗、祛邪外出的方法。《伤寒论》在治疗次第上首重解表，故发汗法在《伤寒论》中广泛运用，或单独使用，或与其余治法先后使用、配伍使用等。

发汗解表法：指使用辛苦温散的药物，如麻黄、桂枝等，使得表寒和表饮从汗而解的方法，主要针对太阳伤寒，及其相关的一部分合并病。其病机特点为表邪困束、卫阳郁热、营阴凝滞，临床表现为发热恶寒、无汗身痛，伴咳喘胸闷、脉浮紧等，代表方为麻黄汤及其类方。由于常见发热，甚至可见烦躁、衄血等看似"热证"的表现，在使用的时候常易与阳明病的辛寒解外法混淆。发汗解表法治疗的热，是由于寒邪困束导致的卫阳郁热，而非实火实热，故不会灼伤津液，临床需要仔细辨析。同时，由于发汗解表法是以消耗津液为代价的祛邪之法，需要注意中病即止，或提前准备止汗之法，以免过汗伤津。

解肌祛风法：指使用解表药（如桂枝）与养营生津药配伍，使得营卫调和、表邪从汗而解的方法，主要针对中风证。在《伤寒论》中，六经皆有中风证，而中风证的特点即为营弱而卫气不和（三阳病多营弱卫强，三阴病多营卫俱弱），故解表祛风的同时需要兼顾营阴的不足。如《伤寒论》第16条"桂枝（汤）本为解肌，若其人脉浮紧，发热汗不出者，不可与之也"，其中桂枝为桂枝汤与麻黄汤共有的药物，从其后"脉浮紧、发热汗不出"不可用桂枝汤的禁忌反推，条文中所说的解肌并非桂枝，而是桂枝汤中所含的芍药甘草汤可以养营生津，配桂枝的辛温解表，可以起到解肌祛风的作用。故桂枝汤类方，特别是桂枝、芍药同用的方剂，皆不离这一治法。

解肌发汗法：指使用发汗解表与养营生津药配伍的方法，主要针对伤寒兼有津伤或表郁轻证等。此时伤寒表邪未解，但营阴已有不足，故单用发汗解表则对营阴不利，单用解肌祛风则表寒不解，故将发汗、解肌结合运用。如麻黄与芍药、葛根、石膏等配伍，代表方如葛根汤、桂枝麻黄各半汤、桂枝二麻黄一汤、桂枝二越婢一汤、麻杏甘石汤等。临床表现为发热恶寒、项背或四肢拘紧、身痒皮疹、脉浮细弱等。值得注意的是，大青龙汤虽然也有麻黄与石膏的配伍，但其主症为发热无汗、津血不虚，故麻黄剂量应重于石膏，石膏是为帮助麻黄宣发郁热而设，应属于发汗解表法，而不属于解肌发汗法。反观麻杏甘石汤，其主症为"汗出而喘"，石膏剂量倍于麻黄，故可制约麻黄发汗之性，起到存津解肌之功。

温阳发汗法：温阳散寒配伍发汗解表的治法，具体而言，又分为温卫阳发汗和温中阳发汗两类。前者指少阴表寒、卫阳不振者，症见恶寒肢冷、关节寒冷、发热无汗，此时单用发汗解表可导致卫阳耗散，甚则厥脱，故需要使用麻黄配附子以温卫解表，代表方如麻黄附子甘草汤、麻黄细辛附子汤等。后者指太阳表不解，中焦虚寒水饮内盛，此时单用发汗解表则中焦虚寒更甚，如《伤寒论》第89条谓"病人有寒，复发汗，胃中冷，必吐蛔"，需要使用麻黄配干姜、细辛等温中散寒之药，代表方如小青龙汤等。

养血发汗法：指使用发汗解表与养血补血药配伍的方法，主要针对血少、失血而伤寒表不解者。《伤寒论》有"衄家不可发汗"（86条）及"亡血家不可发汗"（87条）的发汗禁忌，一项禁忌的提出，背后往往代表着一些临床中容易犯此禁忌的场景，具体到上述两条，即临床中针对伤寒表邪不解与伤血失血并见者，往往需要使用养血发汗法。如《伤寒论》第357条"伤寒六七日，大下后，寸脉沉而迟，手足厥逆，下部脉不至，喉咽不利，唾脓血"，此时表邪未解而伤津亡血，导致咳唾脓血而脉道不畅，需要麻黄汤与当归、芍药、清酒等养血和营之药配伍应用，代表方为麻黄升麻汤，《金匮要略》之麻黄醇酒汤亦为参照。

退黄发汗法：指使用发汗解表与清利清热（退黄）配伍的方法，主要针对湿热内蕴而伤寒表不解者。《伤寒论》有"淋家不可发汗"（84条）的禁忌，由于发汗的内涵是调动人体津液外出以祛邪，故津液在体内的正常流通和敷布是发汗法能发挥作用的重要前提。"淋"广义上可以理解为湿热内蕴下焦，湿热内蕴除导致"淋"还可以导致发黄，均可见小便不利、黄赤灼热等，此时单用辛温发汗可导致湿热化燥伤阴，故应清利湿热与发汗解表法同用，使得湿热（发黄）从小便而出，仲景所谓之"黄从小便去"，津液方能正常敷布于表位。常用药为麻黄与赤小豆、薏苡仁，代表方如麻黄连轺赤小豆汤，《金匮要略》的麻杏苡甘汤亦为参照。

《伤寒论》针对"咽喉干燥""疮家""亡血家""衄家""淋家""胃中冷"等津亏血少、胃虚里寒者，强调"不可发汗"且发汗的程度是"遍身絷絷微似有汗者益佳""不可令如水流漓"及中病即止（"凡服汤发汗，中病便止，不必尽剂"）。一方面是践行保胃存津的治则，强调发汗法的使用指征、使用程度；另一方面也针对上述病证兼有表证而不发汗者，提出了一些权变的治法，以应对临床复杂多变的病机特点。

（2）涌吐法 主要指使用具有升散涌泄特性的药物，使患者呕吐的方法，使得邪气从上焦泄越的方法。《内经》有"其高者，因而越之"的论述，这里的高主要指上焦胸膈。由于胸膈病位偏于上焦，湿热痰浊停聚，发汗、攻下皆难以达于病所，故需要用涌吐之法，方能祛邪外出。

临床可见胸膈满闷、烦躁不舒、舌苔厚腻，由于上焦近表，故可导致阳气不能宣通而出现手足不温，甚则厥冷；由于胸膈近胃，故可影响胃腑之受纳功能，出现心下满闷、泛恶欲吐、饥不能食。

涌吐法的用药，需要符合《内经》"酸苦涌泄为阴"的基本特点，即酸药与苦药的配伍，可以起到涌泄致吐的作用。典型的代表如瓜蒂散，其中瓜蒂苦寒，赤小豆微酸，二药配伍可以涌吐升散。又如栀子豉汤，栀子配豆豉，也可略微起到类似酸苦涌泄的作用，故方后注有"得吐者，止后服"之说。

涌吐法的使用，需要注意固护胃气和中病即止。涌吐是以消耗胃气津液为代价以祛邪外出的治法，"吐下之余，定无完气"，故在使用的时候往往配伍和胃之药，如栀子豉汤与瓜蒂散皆配淡豆豉，《名医别录》谓其主"虚劳"，《证类本草》引陈藏器谓其主"虚劳、调中"，即是在涌散的同时，又有和胃健运之功。故栀子豉汤，可以治疗误下之后"胃中空虚，客气动膈"。

（3）攻下法 指通过荡涤肠腑，使得中焦有形之积滞（燥屎、瘀血、宿食、结水等）排出体外的方法，遵循《内经》所说的"中满者，泄之于内"的原则。其基本的用法为苦寒与咸寒法的配伍（如大黄、芒硝），并根据内结之邪气的性质不同，再使用相应的消导之药，以达到攻逐邪气外出的作用。

通腑导滞法：是使用苦寒泻下，配伍通腑导滞，使得里热和燥屎排出体外的方法，常用于阳明腑实、燥屎内结，表现为大便不通或干燥难解、腹部胀满压痛、潮热汗出、苔黄厚腻、脉滑实有力。根据里燥或气结的轻重，常需要在苦寒泻下的基础上，配伍破气除满或咸寒润燥之法，常用药为大黄（三两至四两），代表方为大承气汤、小承气汤、调胃承气汤。此外，若病在阳明腑实的基础上，兼有津亏肠燥，则需要配伍甘寒润降之药，以成缓下通腑之法，如麻子仁丸，但仍未离通腑导滞的范畴。

峻下逐水法：是使用苦寒攻下，配伍清泻逐水，使得内结的水热从肠腑而出的方法，常用于热实结胸、悬饮等水热内结成实的证候，表现为腹部硬满压痛、不可触近，伴短气烦躁、干呕胁痛、苔黄厚腻、脉沉而紧等。治疗上，需要在大黄、芒硝等攻下法的基础上，配葶苈子、甘遂等逐水之药，如大陷胸汤、大陷胸丸。若水重于热，则可直接使用甘遂、大戟、芫花等逐水之药，如十枣汤。

逐瘀泄热法：是使用苦寒攻下，配伍活血化瘀，使得内结的瘀血从肠腑而解的方法，常用于治疗瘀热内结之下焦蓄血证，表现为少腹急结或硬满压痛，伴狂躁、便血、舌紫暗、有瘀斑。治疗上，需要使用攻下里实与活血化瘀、破血逐瘀等法相配伍，形成逐瘀泄热之法，代表方如桃核承气汤、抵当汤（丸）等。

攻逐寒积法：是使用辛热攻下的药物，使得内结寒实从肠腑而解的方法，常用于治疗寒实内结之证，如寒实结胸，表现为脘腹痞硬如石、大便不畅、恶寒肢冷、苔白脉紧，代表方药如三物白散等。

（4）清热法 指使用寒凉药物治疗热邪内盛的方法，遵循《内经》"热者寒之"的基本原则。

辛寒解外法：是使用性味辛寒的药物，治疗里热兼表或阳明中风等表证的方法，临床表现为发热汗出、口渴喜饮、微恶风寒、脉浮滑或洪大。此时表邪未解，火热灼伤津液，既需要辛药解表散邪，又需要寒药清热泻火，故辛寒法为基本治法，代表方如白虎汤、白虎加人参汤等。

苦寒清里法：是使用性味苦寒的药物，治疗里热内盛的方法，临床表现为口渴饮凉、恶热不寒、小便黄赤、苔黄脉滑等。此时里热内盛，苦能泻，寒能清，苦寒相配，能直折火热，常用药有黄连、黄芩、黄柏、大黄，代表方如大黄黄连泻心汤、栀子柏皮汤、白头翁汤等。

咸寒软坚法：是使用性味咸寒的药物，治疗里燥内结的方法，其中根据燥结的性质分为燥屎内结、瘀热燥结。燥屎内结临床表现为大便燥结、腹满痞硬、潮热汗出、舌苔黄燥等，可见于阳明腑实；瘀热燥结表现为下腹硬满、狂躁、暮即发热、喜忘、舌紫暗、舌下络脉瘀紫扩张等，可见于阳明蓄血。咸能软坚、润燥、散结，常用药为芒硝、水蛭等，燥屎内结代表方如调胃承气汤，瘀热燥结代表方如抵当汤。

甘寒润燥法：是使用性味甘寒的药，治疗里热伤津的方法，临床表现为纳呆便燥、苔燥光剥、肌肤甲错等，可见于阳明里热伤津，常用药有麦冬、人参、地黄，代表方如竹叶石膏汤等。

（5）利水法   其基本原理是《素问·阴阳应象大论》的"味厚则泄，薄则通，气薄则发泄"，即使用气味俱薄的药物，通利水湿之邪，使其从小便而出的方法。水饮本属阴邪，多生于虚寒，但《素问·至真要大论》谓"淡味渗泄为阳"，即淡渗之法可利水而通阳，《金匮要略》有"病痰饮者，当以温药和之"，"短气有微饮，当从小便去之"等论，用药不可过度温燥，常用药如茯苓、猪苓、泽泻、白术等，具体根据其兼夹病机不同，又有不同的配伍用法。

通阳利水法：使用淡渗利水与通阳化气配伍的方法，治疗水饮兼表、阳气不通者，常见小便不利、胸胁或心下胀满、气上冲胸、头晕目眩，或伴手足厥冷、肠鸣呕逆、胸闷心悸、舌淡苔滑等，常用的药物为茯苓配桂枝，代表方如苓桂术甘汤、茯苓甘草汤、苓桂枣甘汤等。

温阳利水法：使用淡渗利水与温阳散寒配伍的方法，治疗阳虚水泛者，常见小便不利、下利肠鸣、脘腹冷痛、手足冰凉，或伴脉沉微、四肢沉重、身冷肢痛、烦躁、嗜睡等，常用的药物为茯苓配附子，代表方如真武汤、茯苓四逆汤等。

育阴利水法：使用淡渗利水与育阴养血配伍的方法，治疗水饮兼有阴伤者，常见小便不利、口渴心烦，或伴咳嗽痰少、尿血尿痛或小便灼热、沉细数等，此时单用利水则伤阴血，过度滋补则碍水饮，需要二者同治，常用药为茯苓、猪苓配芍药、阿胶，代表方如桂枝去桂加茯苓白术汤、猪苓汤。

咸润利水法：使用淡渗利水与咸软散结配伍的方法，治疗水热内结伤津者，常见小便不利、口渴喜饮，伴腹满痞硬、下肢浮肿、小便黄赤灼热等，常用药为泽泻配牡蛎，代表方如牡蛎泽泻散。

2. 扶正法

扶正法，主要是通过扶助人体的气血阴阳，以纠正人体正气不足的方法。

（1）温法

温中补虚法：使用温中散寒与补虚益气相配伍的方法，治疗中焦虚寒以气虚失运为主要病机者，常见纳呆腹痛、大便稀溏，或伴小便频数、口中多涎、舌淡苔白、脉沉弱，常用药为干姜配甘草、人参，代表方如甘草干姜汤、理中丸（汤）、桂枝人参汤等。

温阳散寒法：使用温中散寒与温阳破阴相配伍的方法，治疗中焦虚寒以阳虚失煦为主要病机者，常见脘腹冷痛、下利清谷、口淡不渴，或伴恶寒肢冷、脉沉紧，常用药为干姜配附子，代表方如四逆汤及其类方。

温阳除湿法：使用温阳散寒与苦燥除湿相配伍的方法，治疗寒湿困束为主要病机者，常见肢体或关节冷痛、沉重，或伴恶寒肢凉、小便不利、四肢微肿，常用药为桂枝、白术配附子。其中张仲景尤为重视白术与附子的配伍，认为"术、附并走皮中逐水气"，二者相合既能温中散寒，又能升散除湿。代表方如桂枝附子汤、白术附子汤、甘草附子汤、附子汤等。

温经通脉法：使用温经散寒与养血通脉相配伍的方法，治疗营虚血寒、血虚寒厥者，常见手足厥冷、脉细欲厥，或伴关节冷痛、女子经行腹痛等，常用药为桂枝、细辛配当归，代表方如当归四逆汤、当归四逆加吴茱萸生姜汤。

回阳救逆法：使用大辛大热、补火助阳的方法，治疗下焦阳虚、真阳浮虚或厥脱为主要病机者，常见神志昏昧、手足厥冷、冷汗淋漓、下利不止、脉微欲厥，常用药为生附子，代表方如四逆汤、通脉四逆汤、白通汤、白通加猪胆汁汤等。

温通心阳法：使用辛甘化阳之法以温通心阳、温振卫阳，治疗心阳不振、卫阳失煦为主要病机者，常见心悸喜按、胸闷气短，或伴手足不温、惊悸发狂、气上冲胸、脉促等，常用药为桂枝配甘草，代表方如桂枝甘草汤、桂甘龙牡汤、桂枝救逆汤、桂枝加桂汤、桂枝去芍药汤等。

（2）补法

甘温补中法：使用甘温滋养之药，补益人体中焦亏虚之气血津液，治疗中焦气血津液不足者，常见脘腹拘急作痛、纳呆，或伴心悸气短、脉象细涩等，常用药为饴糖，代表方如小建中汤。

酸甘养营法：使用酸药与甘药配伍，濡养营气，治疗营虚失养为主要病机者，常见肢体拘挛或麻木，或伴睡眠不佳、咽干口燥、舌暗脉细等，常用药为芍药、甘草，代表方为芍药甘草汤、芍药甘草附子汤等。

甘寒养液法：使用甘寒之药滋养人体津液，治疗津亏燥热为主要病机者，常见咽干、肤干、大便干燥，或伴纳呆、心烦失眠、舌苔光剥、脉细涩等，常用药为猪肤、白蜜，代表方为猪肤汤、蜜煎方等。

（3）涩法

酸药收涩法：使用酸敛收摄之药，治疗中焦亏虚、津血不能收涩为主要病机者，常见下利或下血日久，或伴黏液血便、纳呆腹痛等症，常用药如乌梅、诃子，代表方如乌梅丸。

石药收涩法：使用金石类药物收涩精气，治疗下焦亏虚、精气不能收涩者，常见下利不止、腹中隐痛，伴有腰腿酸乏、精神不振、脉沉细弱等症，常用药如赤石脂、禹余粮，代表方如桃花汤、赤石脂禹余粮汤等。

值得注意的是，上述二法并无截然界限，如赤石脂虽为金石类药，但其性味酸涩，《名医别录》谓其"甘酸"，故也同时具备酸药收涩的特性。

二、合法

1. 和解表里法

和解表里法主要针对半表半里、正邪交争的少阳病及其相关合并病而言，所谓半表半里，《伤寒论》有"半在里半在外""正邪分争"说，其发病的基础为"血弱气尽腠理开"，故治疗的时候虽有发热恶寒等表证，但不可发汗，虽有口苦咽干等里热，但不可攻下，虽有胸闷心烦但不可涌吐，需要解表与清里同治，解表而不发汗、清热而不败胃，即为和解表里之法。代表用药为柴胡，其气味芳香而能升阳解表且无辛温之弊，味苦微凉而能清热行气且无寒下伤中之祸，一药而表里兼治，是为和解表里的基本用药。

2. 调和寒热法

温阳散寒与清热泻火法并用，治疗以寒热错杂为主要病机的相关病证，如痞证、厥阴病之蛔厥等。里寒内生，可表现为纳呆脘痞、腹冷下利；里热内盛，可表现为口干口苦、苔黄尿黄。二者并见，可导致寒热错杂并见于中焦。在治疗上单用温阳则助火，单用清热则伤中，需要二者并用。代表用药为干姜、附子与黄连、黄芩等并用，如半夏泻心汤、甘草泻心汤、黄连汤、乌梅丸等。

3. 辛开苦降法

辛散开结与苦泄降逆并用，治疗气机郁滞、升降失常为主要病机的相关病证，临床表现为心下痞满或压痛、咳喘胸闷等。根据引起气机郁滞的病机不同，可以选用不同的辛散与苦泄法相配。如寒热错杂痞证，《伤寒论》常用半夏、干姜配黄连、黄芩，半夏燥湿化痰，干姜辛散化饮，黄连、黄芩苦泻降火，如半夏泻心汤等；又如表困而气滞者，《伤寒论》常用杏仁配厚朴，杏仁辛散宣表、厚朴苦降行气，如桂枝加厚朴杏子汤等。

4. 回阳敛阴法

回阳救逆与敛阴生津并用，治疗真阳衰微、阴阳离决者，临床表现为神昏欲寐、手足厥冷、冷汗淋漓、躁扰不宁、面红如妆、吐利不止、脉微欲绝等。此为真阳衰微，津液失于固敛而外泄不止，导致阳无所依、向外浮越而厥脱，出现真寒假热之证。此时但用辛热回阳，反有耗散之弊，需佐以血肉有情、咸苦敛降之法，急救津液，固敛真阳，用方如通脉四逆加猪胆汁汤、白通加猪胆汁汤。

第五节　方　剂

《伤寒论》载方 113 首，皆为仲景勤求古训、博采众方、验于实践之杰作。其组方应用充分体现了审证求因、谨守病机、辨证立法、据法定方的特点。其用药配伍严谨、制方药少而精，是临床广泛应用、疗效卓著的有效方剂，被历代医家尊为"群方之祖"，为中医方剂学的发展作出了重要贡献。

《伤寒论》方剂理论历经近两千年的反复检验，其组方思路既体现出据证立法、依法处方的方证对应原则，更包含因时、因地、因人制宜的灵活组方风格。这种既有原则性又有灵活性的组方特点，充分展现了方与法之间的无穷奥妙，也蕴含着创方、用方理论的科学内涵。因此，探寻《伤寒论》的组方思路与规律，有利于促进经方的应用，提高临床辨证论治水平，进一步推动仲景学术创新发展。

仲景之方，剂型丰富多样，远超前期医方成就，而且药物选择精当，用量斟酌严谨，"方后注"中还详述了方剂的制备、煎服、护理和禁忌。其根据病情演变对方药的加减变化，更示人以方剂配伍之圆机活法。通过分析仲景遣方用药，可以看出《伤寒论》组方、用方、过程是环环相扣的"系统工程"，从针对不同病证的药物选择，到临床所需的汤、散、丸、栓、灌肠剂等各类剂型及其制作工艺等，都蕴含着丰富的内涵。

研究仲景之方，不应仅着眼于方与病、证、症的契合，还应关注方后提及的制备、煎服、护理和禁忌，更应将其放入具体条文，联系上下文进行分析，如此方得仲景旨趣。我们通过学习《伤寒论》组方特点和类方运用规律，明晰类方的核心结构、组方思路和演化规律，为创立和运用新方提供思路和方法。

一、组方特点

凡是疗效卓著的方剂，一定有其组方原则和特点，仲景组方更将其展现得淋漓尽致。

1. 合理配伍

《伤寒论》的组方形式虽有"甘草汤"这样单行的例子，但更多的是以配伍方式呈现。如麻黄汤中，麻黄辛温发汗，桂枝助麻黄发汗解表，杏仁助麻黄宣肺平喘，炙甘草调药和中，诸药配伍共奏发汗解表、宣肺平喘之功。通过中药配伍应用不仅可较好地应对复杂病情，更可增强疗效、减轻毒副作用。其配伍主要包括功效配伍和性味配伍。

功效配伍：一是通过功效相似药物配伍以增强方剂整体效应，如白虎汤中石膏与知母，四逆汤中附子与干姜等；二是通过功效相异药物配伍以形成互补效应，扩大治疗范围，如麻黄杏仁甘草石膏汤中麻黄与石膏一散一清，麻黄汤中麻黄与杏仁一宣一肃等；三是通过合理配伍产生新的治疗效果，如桂枝汤中桂枝与芍药调和营卫，小柴胡汤中柴胡与黄芩和解少阳，其配伍效应是单味药所无法达到的；四是通过合理配伍以达到减毒增效的作用，如四逆汤中以炙甘草制约附子燥烈之性，大陷胸丸中以白蜜缓和甘遂之猛烈毒性，十枣汤中以大枣煎汤顾护胃气防止大戟、芫花、甘遂峻烈伤正等。

性味配伍：一是组方过程中借相关性味相互辅助、共同配伍，实现新的效应，如桂枝配甘草辛甘化阳，芍药配甘草酸甘化阴；二是将两种或几种性味迥然不同的药物配伍，使其相互制约、相互调节，从而达到特殊治疗效用，如半夏泻心汤中干姜与黄连寒热并用、去性存味、辛开苦降，小青龙汤中干姜、细辛、五味子辛散与酸收相配温肺化饮等。

2. 灵活加减

仲景通过严谨用药、合理配伍，针对特定病证创立疗效卓著的方剂。但邪有风寒暑湿之分，禀赋有寒热虚实之别，邪之中人，因人而异，所以病证有常有变。《伤寒论》常在核心方剂的基础上，根据病证的变化灵活加减，以使"病皆与方相应"，达到最佳疗效。一是在主证不变的情况下，随兼夹证的变化，对方剂进行适当加减，使其更具针对性。如栀子豉汤治虚烦、心中懊侬，少气者，加甘草为栀子甘草豉汤；呕者，加生姜为栀子生姜豉汤；大下后，身热不去，微烦者，去豆豉加干姜成栀子干姜汤。其他如桂枝汤加减、小青龙汤加减、小柴胡汤加减、通脉四逆汤加减、四逆散加减等，都具有这一特征。二是通过药量的加减变化，使加减后的方剂更能适合病情轻重、病势缓急的变化。如四逆汤有破阴回阳之功效，若出现"下利清谷，里寒外热，手足厥逆，脉微欲绝，身反不恶寒，其人面色赤"，此为少阴阴盛格阳，则在四逆汤的基础上加重附子、干姜用量，为通脉四逆汤。两方虽药味相同，但通过药量的变化，实现了方、证的最佳契合及方剂效应最大化。

3. 顾护脾胃

脾胃乃后天之本，仲景处方时刻不忘顾护脾胃。如发汗解表之桂枝汤、大青龙汤均用生姜、大枣、甘草等，以资化源；阳明病治应清、下，虽以祛邪为主要目的，然清、下之中实寓有保存胃阴、顾护胃气之意。三阴病证，多属虚寒，治应温阳为主，然其温阳之方皆蕴补益中焦脾胃之法，体现了《伤寒论》以脾胃为中心、执中州以灌四旁的组方理念。如四逆汤方中干姜、甘草即有复中阳以救肾阳之意；乌梅丸不仅以较多温脾胃药入方，且以蜜为丸，补益脾胃，就全方而言，更系土木两调。

仲景组方，总是在四诊基础上，明确病证属性，确定治则、治法，组成相应的方剂，即凭脉辨证，法随证立，方从法出。理法方药、调护禁忌是一以贯之的，理法是维系方、药与证之间关系的纽带，方药是贯彻理法意图的重要抓手。因此，临证之时，还应注重方、药之用，要辨识主证、谨守病机，必要时随证化裁、调整用量乃至合方运用或创立新方；待汤药入胃，又应重视调护、禁忌，以使组方、用药意图得以顺利呈现。我们通过对《伤寒论》方剂的研习，领悟仲景配伍组方之要旨，掌握经方加减变化之精妙。

二、十一大类方

（一）桂枝汤类方

桂枝汤类方是以桂枝汤为基础方化裁的一类方剂，如桂枝汤、桂枝加葛根汤、桂枝加厚朴杏子汤、桂枝加附子汤、桂枝去芍药汤、桂枝去芍药加附子汤、桂枝加芍药生姜各一两人参三两新加汤、小建中汤、桂枝加桂汤、桂枝加芍药汤、桂枝加大黄汤等。分析类方的组方规律，认识其"严"与"活"的辩证统一，有助于领会仲景临床辨证论治的思维过程。

1. 桂枝汤

桂枝汤主治太阳中风表虚证、杂病营卫不和证，以及太阳病发汗或误治后表证仍在者和有表证但不宜峻汗者。本方配伍严谨，功效卓著，方以辛温之桂枝解肌祛风，酸苦微寒之芍药敛阴和营，二者散收相配，而有调和营卫之功；生姜辛温发散风寒、温中止呕，助桂枝散寒祛风；大枣、炙甘草味甘，与桂枝相配则辛甘化阳且调助卫阳，与芍药相伍则酸甘化阴且敛阴和营。五药合用，发散而不伤正，敛阴而不留邪；在外有和营卫之功，在内则有调理气血阴阳之用，可广泛用于气血不和，营卫阴阳失调诸证。著名伤寒学家柯韵伯谓其"为仲景群方之冠，乃滋阴和阳，调和荣卫，解肌发汗之总方也"。其"方后注"从煎服、调护、禁忌三方面做了详细叙述，总以帮助桂枝汤药效发挥、不碍祛邪外出、祛邪而不伤正为要。此乃仲景组方用药范例，临证使用其他处方或创立新方，亦当有煎服、调护、禁忌。

2.《伤寒论》中相关类方

桂枝加葛根汤：由桂枝汤加葛根而成，方中桂枝汤解肌祛风、调和营卫，加葛根再增解肌祛风、升津舒筋通络之功效。桂枝虽可解肌，然本方若再加重桂枝则温燥太过，不若葛根之甘平偏凉不燥也。

桂枝加厚朴杏子汤：由桂枝汤加厚朴、杏仁降气平喘，止咳化痰。本方表里同治，有解肌祛风，调和营卫，降气化痰，定喘止咳之功。对于外感引发宿疾咳喘者，新感易瘥，痼疾难除，待药后邪解喘定，还需重新辨证，考虑理脾建中、温肺化痰等治法，缓图全功。

桂枝加附子汤：由桂枝汤调和营卫、解肌祛风，以解未尽之风寒，有利于止汗；汗漏不止，实因汗后卫阳之虚，因而加炮附子一枚，扶阳固表、敛汗存阴。待阳复汗止后，当重新辨证，若仍见"小便不利，四肢危急，难以屈伸"者，当再养阴。

桂枝去芍药汤和桂枝去芍药加附子汤：由桂枝汤去芍药之阴柔，以增强通阳之功，在宣通胸阳的同时又保留解肌祛风之功效。若胸阳不足者，更增炮附子一枚以温复阳气。

桂枝加芍药生姜各一两人参三两新加汤：由桂枝汤疏散在表余邪，加重芍药可增强和营养血之功，加重生姜可助桂枝外散表邪且和畅中焦促进气血生化，加人参益气养阴可补汗后之虚。本方扶正祛邪，补散皆施，有无表证均可用。

小建中汤：由桂枝汤倍芍药，将外和营卫之剂变为内调中焦之方。再加胶饴配桂枝、芍药，以辛温甘守酸敛之性，甘温补脾、缓急止痛，又助气血生化。本方有温中健脾，补虚缓中，平调阴阳，调和气血之功，使气血足而心悸止。正如尤在泾所云，"中气立则邪自解"也。

桂枝加桂汤：由桂枝汤加重桂枝用量而成，寓降于升之中。病本无汗，烧针强发其汗后，损伤心阳，心阳不能下济肾阳，致使下焦寒气上逆心胸，故发奔豚，治当温通心阳，使心阳下济肾阳，使肾水不寒，寒气不再上逆心胸。本方历来有用桂枝或肉桂之争，可酌情选用。

桂枝加芍药汤和桂枝加大黄汤：脾虚气滞络瘀者，桂枝汤倍芍药将外和营卫之剂变为通阳益脾、活血通络、缓急止痛之方。脾虚气滞络瘀较重兼腐秽实邪者，再加大黄增强活血化瘀、通络止痛之功，同时导滞泻实。脾胃虚弱者，需用大黄、芍药时应慎重，或适当减量。

此外，在《金匮要略》中还有桂枝加龙骨牡蛎汤调和阴阳、固摄阴精，桂枝加黄芪汤宣达阳气、祛湿固表，桂枝去芍药加麻黄细辛附子汤通阳散寒、温中化饮，黄芪桂枝五物汤通阳固表、补气蠲痹，瓜蒌桂枝汤调和营卫、滋养筋脉，乌头桂枝汤调和营卫、散寒止痛等，当一并作为桂枝汤类方而分析、学习其加减变化之理。

3. 后世拓展应用

综合分析桂枝汤类方，可知桂枝汤在外有和营卫之功，在内有调理气血阴阳之用，通过适当加减可广泛用于气血不和，营卫阴阳失调诸证。如孙思邈《备急千金要方》中的桂枝去芍药加皂荚汤，可通肺化痰，治肺痿、吐涎沫不止；张壁《伤寒保命集》中的桃仁桂枝汤，可通阳散寒、活血止痛，治经前腹痛；童养学《伤寒六书纂要辨疑》中的疏邪实表汤，可解肌发表、疏风散邪，治冬月正伤寒；吴鞠通《温病条辨》中的半夏桂枝汤，可调和营卫、降逆化浊，治温病邪退，营卫不和，饮食不进，舌滑者。以上均发展了桂枝汤及其类方的临床应用。

（二）麻黄汤类方

麻黄汤类方是以麻黄汤为基础衍化的一类方剂，包括麻黄汤、葛根汤、葛根加半夏汤、大青龙汤、小青龙汤、麻黄杏仁甘草石膏汤、麻黄连轺赤小豆汤、麻黄细辛附子汤、麻黄附子甘草汤共9方，其中以麻黄汤为代表。

1. 麻黄汤

麻黄汤主治风寒束表，卫遏营郁之伤寒表实证，能发汗而使窍开热退，气顺肺降而喘平，营卫流通而痛止。麻黄汤由麻黄、桂枝、炙甘草、杏仁组成，主证包括典型的麻黄八症，即发热、恶风（寒）、头痛、身疼、腰痛、骨节疼痛、无汗、喘及不典型的鼻衄等；脉象包括典型的脉浮紧，不典型的脉浮、脉浮数；主治病证包括伤寒表实证，太阳与阳明合病等。麻黄汤证的常与变，提示了麻黄汤的灵活运用。仲景还在论中总结了9条辛温发汗的禁例，后人称之为"麻黄九禁"。简言之，里虚之人，无论是气虚、血虚、阴虚、阳虚等，皆不可妄用麻黄汤发汗。里虚之人罹患表证，则应扶正以祛邪，此所谓"实人伤寒发其汗，虚人伤寒建其中"之意。

2.《伤寒论》中相关类方

葛根汤：由桂枝汤加葛根、麻黄而成，主治太阳伤寒兼经脉不利见项背强几几。其与桂枝加葛根汤证的区别主要在于无汗、脉浮紧，与有汗、脉浮缓。因葛根有升清止利之功，若太阳与阳明合病，内迫阳明，大肠传导失司见下利者，亦可用葛根汤。见呕吐者加半夏，成葛根加半夏汤，外发汗解表，内降逆止呕。

大青龙汤：由麻黄汤倍麻黄加石膏、生姜、大枣而成，主治太阳伤寒兼阳郁内热见发热恶寒，不汗出而烦躁者。《金匮要略》用本方治疗溢饮。因本方发汗力峻，仲景提示取微汗为佳，若汗出多可"温粉粉之"，并强调中病即止，否则过汗亡阳，变生坏病。

小青龙汤：由麻黄汤去杏仁，加芍药、细辛、干姜、五味子、半夏组成，主治太阳伤寒兼水饮内停见干呕发热而咳者。《金匮要略》用本方治疗溢饮。全方辛散与酸收结合，散中有收，温化与敛肺相伍，开中有合，既符合肺之宣发肃降特性，又甚合"病痰饮者，当以温药和之"之要旨。方后加减法不尽合理，存疑备考。

麻黄杏仁甘草石膏汤：主治邪热壅肺作喘者。由麻黄汤去桂枝重用石膏，变辛温发表为辛凉清热之剂，并寓"火郁发之"之意，全方共奏清热宣肺、降气平喘之功。

麻黄连轺赤小豆汤：由麻黄汤去桂枝，加连轺、赤小豆、大枣、生梓白皮、生姜组成，主治湿热发黄兼表见无汗、恶寒、头痛、身痒、身黄、心烦懊憹、小便不利等。用潦水煎药，取其气味俱薄，不助湿邪。本方开表疏里，外散内清，为表里双解之剂。

麻黄细辛附子汤：由麻黄汤去桂枝、杏仁、炙甘草，加细辛、炮附子组成，主治少阴阳虚兼表证，见发热恶寒、无汗、脉沉等。本方温阳发汗、表里双解，由麻黄汤纯为伤寒表实而设，变为太少同治之方，为虚人外感治疗又添一法。

麻黄附子甘草汤：由麻黄汤去桂枝、杏仁，加炮附子组成，主治少阳阳虚兼表证轻缓者，其病情较麻黄细辛附子汤证轻、病势为缓。

此外，《金匮要略》治疗湿病之麻黄加术汤、麻杏薏甘汤，治疗肺胀之小青龙加石膏汤，治疗"咳而上气，喉中水鸡声"之射干麻黄汤，治疗"咳而脉浮"之厚朴麻黄汤，与《伤寒论》中麻黄汤类方互参，则更为全面。

3. 后世拓展应用

综合分析麻黄汤及其类方，麻黄汤为辛温解表第一方，其开腠发汗力宏，正如《素问·阴阳应象大论》所言"故邪风之至，疾如风雨，故善治者治皮毛"，腠理一开，邪从汗解，邪去而正安。其病情有兼夹、合病之变，兼夹又有夹热、夹湿（水饮）、夹湿热、夹虚之不同。后世《太平惠民和剂局方》三拗汤治疗风寒咳嗽，《证治汇补》五虎汤治疗表寒里热之哮喘，《张氏医通》麻黄定喘汤治疗寒包火之哮喘，《类证治裁》加味麻黄汤治疗伤寒咳嗽等，拓展了麻黄汤及其类方的临床应用。

（三）苓桂类方

苓桂类方指以桂枝、茯苓为主要药物组成的方剂。在《伤寒论》中载茯苓甘草汤、茯苓桂枝甘草大枣汤、茯苓桂枝白术甘草汤、五苓散4方，其以茯苓桂枝白术甘草汤为代表。

1. 茯苓桂枝白术甘草汤

茯苓桂枝白术甘草汤主治脾失健运，水饮内停证。此方茯苓淡渗利水，与桂枝相配温阳化气，与白术相配健脾燥湿，佐以炙甘草共奏温阳健脾、利水化饮之功。从原文分析，本证因于伤寒误用吐下，伤及脾胃之气，脾阳损伤，失于运化，则水饮内停。胃不降浊，则心下逆满，水饮上冲。脾不升清，又兼水气上蒙，则见头晕目眩。《金匮要略》云"脉得诸沉，当责有水"，脉沉紧体现了脾阳不足，水饮内停之证，故当用茯苓桂枝白术甘草汤温阳健脾，利水降冲。若不识此证，反用汗法，则病从脾阳虚发展为肾阳虚，水饮泛滥，以致出现"身为振振摇"之症。

2.《伤寒论》中相关类方

茯苓甘草汤：由茯苓、桂枝加炙甘草、生姜组成，主治心下停饮症见心悸、汗出不渴、小便不利、咳而遗溺者。淡能渗水，甘能宁心助阳，故用茯苓；辛能散饮，温能发汗解肌，故用姜桂；益土可以制水，甘平能补气和中，故用炙甘草。

茯苓桂枝甘草大枣汤：由茯苓、桂枝加炙甘草、大枣组成，主治心阳虚，下焦水饮欲动见脐下悸，筑筑然跳动不安。柯韵伯言："若脐下悸欲作奔豚者，是肾水乘心而上克，故制此方以泻肾。豚为水畜，奔则昂首疾驰，酷肖水势上攻之象，此证因以为名。"此方重用茯苓，以主淡渗利水之效而消下焦水饮以伐肾邪，桂枝甘草汤辛甘发散为阳，助阳通脉以补其心阳而制下焦水邪欲上冲之势，甘草、大枣甘缓培土制水。

五苓散：由茯苓、桂枝加猪苓、泽泻、白术而成，主治蓄水证，症见消渴、小便不利并兼表证未解。因膀胱气化失司而致小便不利，体内津液不上承而渴欲饮水，严重者还表现出"渴欲饮水，水入则吐"之水逆证。本方重用泽泻甘淡，直达肾与膀胱，利水渗湿；茯苓、猪苓淡渗，增强其利水渗湿之力；白术健脾以运化水湿。诸药相伍，甘淡渗利为主，佐以温阳化气，使水湿之邪从小便而去。其方后注云"多饮暖水，汗出愈，如法将息"提示服五苓散当饮暖水，以助发汗，使表邪从汗而解。在《伤寒论》中，本方还用于治疗水痞证及霍乱病"热多不用水者"。

此外，在《金匮要略》中还有桂苓五味甘草汤，主治支饮体虚者服青龙汤后引发冲气上逆之证，方中茯苓、桂枝能抑冲气使之下行；然逆气非敛不降，故以五味子之酸敛其气；土浓则阴火自伏，故以甘草之甘补其中。茯苓泽泻汤，主治脾虚饮停于胃，胃气上逆而致胃反，茯苓之淡行其上，泽泻之咸行其下，白术、甘草之甘和其中，桂枝、生姜之辛通其气，用布水精于诸经，开阳存阴，而和荣卫也。

3. 后世拓展应用

综合苓桂剂各方，可见其病位包含上、中、下三焦，病势有水饮、湿毒、水湿、湿热、脾虚之别，后世常以苓桂术甘汤合五苓散临证加减。如刘完素在《黄帝素问宣明论方》中运用葶苈木香散治湿热内外甚，水肿腹胀，小便赤涩，大便滑泄。张元素在《医学启源》中运用桂苓甘露饮以治饮水不消，呕吐泻利，水肿腹胀，泄泻不能止者；兼治霍乱吐泻，下利赤白，烦渴。刘渡舟临床常化裁苓桂术甘汤方，治疗多种病证，如苓桂芥甘汤治水气夹肝气上逆，咳吐痰涎之证；苓桂茜红汤治"水心病"血瘀重证；苓桂杏苡汤治水气夹湿证。以上均拓展了苓桂剂类方的临床应用。

（四）泻心汤类方

泻心汤是治疗心下痞的主方，在《伤寒论》以"泻心"名方者有五，包括半夏泻心汤、生姜泻心汤、甘草泻心汤、大黄黄连泻心汤、附子泻心汤，其以半夏泻心汤为代表。

1. 半夏泻心汤

半夏泻心汤由半夏、黄芩、干姜、人参、炙甘草、黄连、大枣组成，主治寒热错杂，中焦痞塞，升降失常之痞证。半夏泻心汤实际为小柴胡汤去柴胡、生姜加黄连、干姜组成。从原文分析，此本病在少阳，误用下法，损伤中阳，又因少阳郁热乘虚内陷，以致寒热错杂，升降失常而成痞证。因此时病已不在少阳，故去柴胡，因误下伤脾，脾阳不足故易生姜为干姜，辛开以恢复脾之升清；因少阳郁热陷于胃中，故加黄连配黄芩苦寒清热降胃浊；半夏辛以开结消痞，降以和胃止呕；另以人参、甘草甘调以补太阴之虚。

2.《伤寒论》中相关类方

生姜泻心汤：由半夏泻心汤加生姜、减干姜组成，主治胃虚水停，气机痞塞之痞证，症见心下硬、干噫食臭、肠鸣下利者。生姜、半夏散胁下之水气，人参、大枣补中州之土虚，干姜、甘草以温里寒，黄芩、黄连以泻痞热。

甘草泻心汤：由半夏泻心汤加重甘草用量组成，主治脾胃气虚，痞利俱甚之痞证，症见心下痞硬而满，肠鸣下利俱甚，谷不化，干呕心烦者。甘草以补中缓急，使胃虚得补，急利得缓，余药仍和胃消痞。

大黄黄连泻心汤：由大黄、黄连、黄芩组成，主治热痞证，症见心下痞，按之濡，其脉关上浮者。此因无形邪热壅聚心下，痞满不通所致，故用大黄、黄连、黄芩之苦寒，以导泻心下之热。

附子泻心汤：由大黄、黄连、黄芩、炮附子组成，主治热痞兼表阳虚者，症见心下痞且恶寒汗出。此因无形邪热壅聚心下，痞满不通兼表阳不固而成。方用泻心汤泻热消痞，加附子扶阳固表，治恶寒汗出。

此外，还有旋覆代赭汤，虽无泻心之名，但可治疗痰浊壅滞之痞证，症见心下痞硬，噫气不除。由半夏泻心汤去黄芩、黄连，加旋覆花、代赭石组成，旋覆花与代赭石用量为3∶1，两者相合，下气消痰和胃降逆；更以半夏、生姜增降逆止噫之功；人参、炙甘草、大枣健脾益胃，以复中虚。

另有黄连汤、干姜黄芩黄连人参汤，分别治疗上热下寒证及寒格证，由于病位与中焦相关，其症均有呕吐，用药寒温并用，故同类互参。

黄连汤：由半夏泻心汤去黄芩、加桂枝组成，主治上热下寒证，症见胸中烦闷，腹痛，恶心，呕吐，或肠鸣泄利者。黄连苦寒以清胸中之热；干姜辛温以去胃中之寒，二药合奏清上温下，平调寒热之功。半夏和胃降逆，桂枝温阳升清，二药与共，使升降复司，胃肠安和。

干姜黄芩黄连人参汤：由半夏泻心汤去半夏、炙甘草、大枣组成，主治上下寒热格拒证，症见下利便溏，食入口即吐者。黄芩、黄连以泻上热，用干姜温脾以去寒，人参健脾以补虚。本方寒热并用，苦降辛开，干姜又可引导芩、连，使热邪不发生格拒。

《金匮要略》可见泻心汤，主治热盛吐衄。其组成与《伤寒论》的大黄黄连泻心汤相同，但本方需要煎煮，取降火止血之功；彼方则以麻沸汤渍之，取其轻清之气，泻胃热消痞满。另外《金匮要略》的甘草泻心汤还可用于治疗狐惑病。

3. 后世拓展应用

综合分析泻心汤及其类方，可见其病位有上、中、下三焦之分，病势有热郁、水饮、痰阻、食滞、血热、气虚、阳虚之别，后世常治以泻心汤随证加减。孙思邈《备急千金要方》记载有巴郡太守的三黄丸，将汤剂变为丸剂，用于治疗男子五劳七伤，消渴不生肌肉，妇人带下，手足寒热等证。后世常用半夏泻心汤治疗慢性胃炎等消化系统疾病。以上均拓展了泻心汤及其类方的临床应用。

（五）白虎汤类方

白虎汤概指以石膏、知母、甘草、粳米为主要组成药物的方剂，《伤寒论》中载白虎汤、白虎加人参汤、竹叶石膏汤3方，《金匮要略》中载白虎加桂枝汤1方。

1. 白虎汤

白虎汤在《伤寒论》中主治阳明热证，及热邪郁遏于里阳气不达四肢的热厥证，症见身热面赤，烦渴引饮，汗出恶热，脉浮滑，或见腹满，身重难以转侧，口不仁，面垢，谵语，遗尿，自汗出，四肢厥逆。白虎汤由知母、石膏、甘草、粳米组成。石膏功善清解，透热出表，以除阳明气分之热；知母助石膏清肺胃热，滋阴润燥；粳米、炙甘草益胃生津。

2.《伤寒论》中相关类方

白虎加人参汤：由白虎汤加人参组成，主治阳明热盛，气津两伤者，症见身热烦渴引饮，舌上干燥而烦，或大烦渴不解，喜冷饮，汗出，背微恶寒或时时恶风等。本方在白虎汤基础上加人参益气生津以补气津，柯韵伯谓此方为"清肃气分之剂"，临床应用以发热、汗出、烦渴、脉洪大为辨证要点。

竹叶石膏汤：由白虎汤去知母，加竹叶、半夏、麦冬、人参组成，主治伤寒热病后期，余热未清，气津两伤者，症见身体虚弱消瘦，身热多汗或低热不退，心烦，口渴，少气乏力，气逆欲呕，小便短赤，舌红苔少，脉虚细数等。因气分余热未清，故竹叶与石膏配伍清透气分余热，人参和麦冬补气养阴生津，半夏和胃降逆止呕，甘草、粳米和脾养胃。

此外，《金匮要略》有白虎加桂枝汤，主治温疟，症见身热无寒，头痛，汗出不畅，骨节烦疼，口渴，时呕，舌红，苔黄者，以及风湿热痹，症见发热，汗出恶风，口渴，心烦，关节疼痛，局部灼热红肿，苔黄脉滑数者。邪热入里、表邪未解、热多寒少故以白虎汤清里热生津，因身热无寒，头痛，骨节烦疼，加桂枝辛温透表通经。

3. 后世拓展应用

综合分析白虎汤及类方，可知白虎汤有辛寒清热之功。后世白虎汤的加减变化颇多，如《太平圣惠方》以白虎加葛根汤治疗伤寒头痛、骨节烦疼、口干烦躁；王好古《此事难知》用白虎加栀子汤治疗老幼、虚人伤寒五六日，昏冒谵语或烦不得眠；朱肱《类证活人书》在白虎汤中加苍术治疗湿温病；叶天士以白虎汤清气分之热；吴鞠通运用白虎汤、白虎加人参汤治疗太阴温病，白虎加桂枝汤治疗温疟、苍术白虎汤加草果治疗疟家温疟、化斑汤（白虎汤加犀角、玄参）治疗太阴温病症见汗出过多而神昏谵语发斑者；王孟英不拘泥于汗不出者不可用白虎汤的限制，见阳明里热渐甚者便急投白虎汤清气泻热，创清暑益气汤治疗暑热气津两伤，其在白虎加人参汤的基础上，以甘凉之西洋参代替人参加强清热养阴生津之用，并去石膏加西瓜翠衣、荷梗、石斛、麦冬、黄连、竹叶而成。以上均拓展了白虎汤及其类方的临床应用。

（六）承气汤类方

承气汤类方包括大承气汤、小承气汤、调胃承气汤和麻子仁丸四方。四方均具有通腑泻热之功，故称其为承气汤类方。其中大承气汤为阳明下法之代表方，其他三方都是由大承气汤加减演化而出的类方，四方均长于通下，如大承气汤之峻下法、小承气汤之和下法、调胃承气汤之缓下法、麻子仁丸之润下法。此外，还有蜜煎、大猪胆汁及土瓜根之导下。学习仲景对承气汤类方的灵活运用，有助于掌握中医八法中的下法。

1. 大承气汤

大承气汤主治阳明腑实证、阳明三急下证、少阴三急下证。本方由大黄、芒硝、枳实、厚朴四味药组成，其中大黄苦寒，荡涤肠胃，泻热去实，推陈致新；芒硝润燥软坚、通利大便，厚朴行气除满，枳实破气消痞。四药合用，相辅相成，具有峻下燥结、荡涤热实之功，用于实热结聚、痞满燥实坚俱甚之阳明腑实证最为适宜；因可迅速泻去邪热，又能"釜底抽薪"保存津液，故可取急下存阴之策，变通用于阳明三急下证和少阴热结伤阴之证。本方峻下力猛，一般须具有腹满便难，或舌苔黄厚，或脉沉实有力等特点方可使用，若已见胀满疼痛拒按，舌苔黄燥起芒刺，脉沉迟而有力，乃本方泻下之重症。药后如大便已下，还应复查脐周腹证；若大便虽下，但量不多，脐周仍硬满疼痛者，乃燥屎未尽，可再服大承气汤；若大便泻下较多，腹已不痛不硬，为燥屎已尽，则当停药。

2.《伤寒论》中相关类方

小承气汤：由大承气汤去芒硝而成，具有泻热导滞、下气通便之功。与大承气汤证比较，小承气汤证腑气壅滞虽成，但燥热尚未结实，是气结明显而热势较轻；其阻结程度也较轻，常见大便不通，也可因实热积滞内蓄而见下利黏秽不爽，或伴有腹痛拒按，与虚寒下利不同。

调胃承气汤：由大承气汤去枳实、厚朴，加炙甘草而成，具有泻热和胃、润燥通便之功，较大承气汤攻下之力缓，较之小承气汤则侧重咸寒泻热，苦寒下气之力不及。本方特以芒硝、大黄配炙甘草之甘温，能和中护胃，并缓硝黄峻下之力，共成泻下阳明燥热结实而不损胃气之剂。

麻子仁丸：由小承气汤方加麻子仁、芍药、杏仁、蜜组成。方中麻子仁润肠通便，杏仁宣降肺气、润肠通便，芍药养阴润肠通便，大黄、厚朴、枳实泻热去实，行气导滞，以蜜和丸，使峻药缓行润下。患者病情有轻重，禀赋有厚薄，服用时当"渐加，以知为度"。

此外，《伤寒论》中还有治疗蓄血证之桃核承气汤、抵当汤、抵当丸，因皆含大黄，功专攻下，归为此类。

桃核承气汤：由调胃承气汤减芒硝之量加桂枝、桃仁而成，是治疗蓄血轻症之代表方，意在借通下之法而逐瘀泻热。方中桃仁辛润以活血化瘀；桂枝辛温以宣阳行气，温通经脉，辛散血结，助桃仁活血之功；再得苦寒泻热逐瘀之大黄，咸寒润燥、清热散结之芒硝；再以甘草调和诸药，共成泻热逐瘀之轻剂。见桃核承气汤证兼有表证者，应遵循先表后里原则，待表证解除后，纯为瘀热内结者，才可用桃核承气汤泻热逐瘀。因本证病位在下焦，应当空腹服药而后进食，有利于药达病所。

抵当汤：由大黄、虻虫、水蛭、桃仁组成，是治疗蓄血重症的代表方剂，功能破血逐瘀、泻热祛实。可见少腹硬满、其人发狂或如狂、喜忘，周身肌肤发黄、小便自利、大便秘结或色黑易解、脉微而沉或脉沉结等。方中水蛭味咸苦，虻虫苦寒，二味虫类药相配，直入血分，破血逐瘀之力尤峻；大黄苦寒、泻热逐瘀通经，桃仁苦平，活血化瘀兼润肠通便。药仅四味，则集动植物破血逐瘀药之大成，力峻效猛，用之可直抵病所、攻而荡之，故名"抵当汤"。服药后可使内结之瘀热随下而祛，故服汤药后以大便通下为见效的标志；若药后"不下"则当更服之；反之，若便通瘀热得下，则不可再服，恐过剂伤正。本方变汤为丸可用于治疗瘀热互结、病势较缓者，究其单次服药用量，丸为汤之一半，即使均为水煮后服用，效亦减半。

在《金匮要略》中有厚朴大黄汤、厚朴三物汤，此二方药物组成与小承气汤一致，但药量不同，功效各有侧重。厚朴大黄汤重在开痞通便、除饮涤痰，厚朴三物汤则行气泄满、下积通便。另外，还可见大黄甘草汤泻热去实、降逆止呕，大黄牡丹汤泻热通壅、逐瘀排脓，下瘀血汤破血逐瘀，大黄硝石汤通腑泄热、利湿除黄等，当一并作为承气汤类方而分析、学习其攻下邪实之理论与实践。综合分析承气汤类方，可知其是仲景为下法而设，尤其针对实热结聚胃肠之证，仲景在《伤寒论》《金匮要略》中对承气汤类方的辨证使用出神入化、炉火纯青。

3. 后世拓展应用

经后世医家根据临证需要加减化裁后，承气汤类方也从原来单一的泻下热结攻下法，发展到泻热解毒、泻热逐瘀、清气攻下、活血攻下、补虚攻下及增液攻下等系列治法，主治范围也相应扩大，使承气汤类方更加完善。如刘完素《素问病机气宜保命集》中的三化汤，可泻实祛风，治中风在外六经形证已解、内有便溺之阻格者。又如吴鞠通《温病条辨》中的增液承气汤，可滋阴增液、泻热通便，治温病热结阴亏，燥屎不行，下之不通，口干舌绛苔黄者；新加黄龙汤，可益气养血、滋阴通便，治阳明温病，气血两虚，热邪耗伤津液过甚，大便燥结不通者；导赤承气汤，可泻热通便、利尿通淋，治阳明温病，大便不通，小便赤痛，时烦渴甚者。此外，还有解毒承气汤、白虎承气汤、复方大承气汤、黄龙汤、牛黄承气汤、宣白承气汤、护胃承气汤等。而以泻热逐瘀为代表的还有孙思邈《备急千金要方》中的桃仁煎、桃仁汤，朱肱《类证活人书》中的大黄汤，王肯堂《证治准绳》中的代抵当丸，薛己《校注妇人良方》中的桃仁承气汤，俞根初《通俗伤寒论》中的桃仁承气汤，吴鞠通《温病条辨》中的桃仁承气汤、加减桃仁承气汤，张璐《张氏医通》中的变通抵当丸，诸多方剂均以抵当汤、桃核承气汤为基础方加减化裁。诸方之设，或为拓展主治范围，或为扶正祛邪，或为祛邪不伤正，均拓展了承气汤类方的临床应用。

（七）柴胡汤类方

"柴胡汤"见于第 101 条"伤寒中风，有柴胡证，但见一证便是，不必悉具。凡柴胡汤病证而下之，若柴胡证不罢者，复与柴胡汤，必蒸蒸而振，却复发热汗出而解"，第 149 条"柴胡证仍在者，复与柴胡汤"，以及第 267 条"若已吐下发汗温针，谵语，柴胡汤证罢，此为坏病"。柴胡汤概指以柴胡为主要组成药物的方剂，而柴胡证则为柴胡汤类方的病证表现与病机概括，如胸胁苦满、口苦、咽干、脉弦等，皆因邪犯少阳所致。《伤寒论》中载小柴胡汤、大柴胡汤、柴胡加芒硝汤、柴胡加龙骨牡蛎汤、柴胡桂枝汤、柴胡桂枝干姜汤、四逆散共 7 方，其中以小柴胡汤为代表。

1. 小柴胡汤

小柴胡汤主治邪在少阳，气机郁结，枢机不利。小柴胡汤由柴胡、黄芩、人参、炙甘草、半夏、生姜、大枣组成。柴胡疏解少阳之郁滞，配以黄芩除热止烦；佐以半夏、生姜逐饮止呕、和胃降逆；复以人参、大枣、甘草补益中焦脾土。方后注有"去滓再煎"之法，去滓再煎可使诸药性和合，作用协调，并行不悖，利于和解。柴胡汤为少阳病主方，主治口苦、咽干、目眩的少阳腑证和耳聋、目赤、头疼痛、胸胁苦满的少阳经证，其证治上可及于头目，中可见于胸胁，下可达于血室，外可解太阳之表，内可和阳明之里，在于其升降协调，扶正祛邪，有疏利三焦、调达上下、和畅气机的作用，为至和之方，可使枢机畅利，脾胃安和，三焦疏达，内外宣通。方后注文中列举了 7 个加减变化之法，乃举例而言，示人以法，旨在说明小柴胡汤可随证加减。

2.《伤寒论》中相关类方

大柴胡汤：由小柴胡汤去人参、炙甘草，加枳实、芍药、大黄组成，功能和解少阳，兼泻里热，主治少阳阳明合病。宋版《伤寒论》载本方内无大黄，而方后注云"一方加大黄二两，若不加，恐不为大柴胡汤"，在临床中，可根据热实程度、便秘轻重等具体情况斟酌其有无及剂量多寡。

柴胡加芒硝汤：以小柴胡汤加芒硝组成，主治少阳兼阳明里实证，误用丸药攻下，正气较虚，里实未甚，治先宜服小柴胡汤，和解少阳；后以柴胡加芒硝汤，以三分之一量的小柴胡汤和解少阳枢机，解残留之余邪；再用芒硝清阳明腑热。本方中人参、芒硝同用，实开后世益气攻下法之先河。

柴胡加龙骨牡蛎汤：由小柴胡汤去炙甘草，加龙骨、牡蛎、茯苓、桂枝、铅丹、大黄组成，主治误下后正气受伤，少阳病邪气弥漫，心神逆乱之证。方中铅丹，辛咸微寒，坠痰镇惊，镇心安神，宜慎用，临证时可斟酌代以生铁落、磁石、琥珀粉等品。柴胡、桂枝、黄芩和里解外，以治寒热往来、身重；龙骨、牡蛎、铅丹重镇安神，以治烦躁惊狂；半夏、生姜和胃降逆；大黄泻里热，和胃气；茯苓安心神，利小便；人参、大枣益气养营，扶正祛邪。

柴胡桂枝汤方：取小柴胡汤、桂枝汤各半量，合剂制成，主治伤寒少阳枢机不利，太阳营卫不和证，为少阳、太阳表里双解之轻剂。桂枝汤调和营卫，解肌辛散，以治太阳之表，小柴胡汤和解少阳，宣展枢机，以治半表半里。

柴胡桂枝干姜汤方：由小柴胡汤去半夏、人参、大枣、生姜，加桂枝、栝楼根、牡蛎、干姜组成，主治少阳枢机不利，兼有水饮内停，或疟病。方中柴胡、黄芩合用，清解少阳郁热，因渴而不呕去半夏、生姜之温燥，因水饮内结去人参、大枣之壅滞，加栝楼根、牡蛎逐饮开结，加桂枝、干姜通阳散寒，温化水饮，甘草调和诸药。方后注云"初服微烦"者，是正气得药力之助，与邪相争，郁阳欲伸所致；"复服汗出便愈"者，是气机宣通，郁阳得伸，表里皆和，故周身汗出，邪去病解。

四逆散：由柴胡、芍药、枳实、炙甘草等份组成，主治邪气内郁，阳郁不伸之证。方中柴胡辛平升散，可疏肝解郁，透表畅里，枳实苦泄凉降，行气泄热，芍药、甘草和营护脾，缓急柔肝，四药合用，则升降散收，调畅气机，达木疏土，安和中州。

3. 后世拓展应用

小柴胡汤不仅是少阳病主方，还用其治疗少阳阳明同病、三阳合病、阳微结证、呕而发热、伤寒瘥后发热、热入血室证及诸黄腹痛而呕者。后世医家秉承仲景之法，无论外感内伤、内外妇儿，皆可化裁治之，如《普济本事方》小柴胡加地黄汤，治妇人热入血室；《素问病机气宜保命集》柴胡四物汤，治产后日久体弱者；《症因脉治》柴胡清肝饮，主治肝胆有热，胁肋脘腹刺痛；《审视瑶函》柴芎汤，主治太阳经头风头痛；《杂病源流犀烛》柴苓汤，和解少阳，淡渗利湿。后世医家发展创制出许多著名方剂，还有柴胡陷胸汤、柴葛解肌汤、柴胡枳桔汤等，大大扩展了临床运用范围。小柴胡汤之功用众多，随证加减变化无穷，可表可里，可气可血，故其所赅证治甚广，不一而足。本方在抗击新型冠状病毒感染疫情期间亦发挥了积极作用，国家卫生健康委颁布的《新型冠状病毒感染诊疗方案》中推荐的"清肺排毒汤"即由仲景的小柴胡汤、麻杏甘石汤、五苓散、射干麻黄汤等多个治疗由寒邪引起的外感热病的经典方剂优化而成。

（八）理中汤类方

理中汤类方包括理中汤（丸）、桂枝人参汤和甘草干姜汤三方。三方均具有温补中焦之功，故称其为理中汤类方。其中理中汤为太阴温法之主方，其他两方都是由理中汤加减演化而出的类方，三方均长于温中，如理中汤温中理脾，桂枝人参汤温中解表，甘草干姜汤温中化饮。学习理中汤类方及其临床运用，有助于掌握中医八法中的温法。

1. 理中汤（丸）

理中汤（丸）主治中焦虚寒诸证，如太阴中寒，脾气虚寒证；寒湿霍乱，"寒多不用水者"；"大病差后"，胸中寒饮，"喜唾"久不了了者；胸痹属中焦虚寒，"心中痞，留气结在胸，胸满，胁下逆抢心"者（《金匮要略》）。本方由干姜、人参、白术、炙甘草四味组成。其中，干姜温中散寒；人参补中益气，气充则阳旺；白术健脾燥湿，助运化水湿；炙甘草甘缓补中，调和诸药。四药合用，共奏温运脾阳、散寒除湿之功。本方既可用丸，也可作汤，丸剂效力逊于汤剂。服用丸剂应注意"日三四，夜二服"，以延续药力，还应以病患自觉腹中由冷转热为度，否则需增加药量。如病情较重，丸剂缓不济急，可改丸作汤。理中汤有随证加减之法，肾虚水寒之气上冲者，去术加桂温散下焦寒水；胃寒气逆呕吐者，去术加生姜和胃降逆止呕；脾虚失运、水湿下趋而下利者，还用白术补脾止泻；水气凌心而悸者，加茯苓淡渗利水、宁心定悸；脾运不健、水津不布而渴欲得水者，重用白术健脾化湿、输布津液；中虚腹痛较甚者，重用人参益气止痛；脾虚寒甚，见腹中冷痛、手足不温者，重用干姜温中散寒；阳虚寒凝、气滞腹满者，去术加附子温阳散寒。

2.《伤寒论》中相关类方

桂枝人参汤：由理中汤加桂枝，是扶正托邪、表里兼治之方。本方先煎人参汤四味，使其发挥温中补脾、散寒止利之功；后下桂枝，使其先越出表邪，而不受人参、干姜羁绊。否则五药同煎，会使解肌祛风、外调营卫之桂枝变为温里通络之用，失其表里双解之旨。

甘草干姜汤：由炙甘草、干姜两味药组成，具有温脾复阳、温肺益气之功。本方适用于脾肺阳虚寒证，药后阳气恢复则停用；见有阳热气盛、迫血妄行、阴虚内热等证者则应禁用。

3. 后世拓展应用

理中汤类方有温补中焦之功，后世医家亦围绕其功效，根据临证需要加减化裁，拓展其应用。如朱肱《类证活人书》中的治中汤，可温中散寒、行气和胃，治脾胃伤冷物，胸膈不快，腹疼气不和者。陈师文《太平惠民和剂局方》中的附子理中丸，可温阳祛寒、补气健脾，治脾胃虚寒而致的呕吐泻利、脘腹绞痛、手足厥寒、腹中雷鸣、霍乱转筋等症；枳实理中丸，可补中祛饮、行气止痛，治伤寒结胸欲绝，心膈高起，实满作痛，手不得近者。王伦《明医杂著》中的理中化痰丸，可温中健脾、止咳化痰，治脾胃虚寒，咳吐痰涎，饮食难化，大便不实等。秦景明《症因脉治》中的连理汤，可温中补脾、调和寒热，治外感寒邪，发热，呕吐酸水等。张璐等《张氏医通》中的理苓汤，可温中补虚、利水渗湿，治胃虚食滞，喘胀浮肿，小便不利者。林珮琴《类证治裁》中的理中安蛔汤，可温中安蛔，治气冲心胸，饥不欲食，吐蛔者。以上诸方，均以理中汤为基础加减化裁而用，拓展了理中汤类方的临床应用。

（九）四逆汤类方

四逆汤类方包括四逆汤、四逆加人参汤、茯苓四逆汤、通脉四逆汤、通脉四逆加猪胆汁汤、干姜附子汤、白通汤及白通加猪胆汁汤八方。八方均有回阳救逆之功，故称其为四逆汤类方。其中四逆汤为少阴温阳法之基本方，其余诸方均是四逆汤加减演化而出的类方。八方均长于温阳，其中，四逆汤回阳救逆，四逆加人参汤兼以益气固脱，茯苓四逆汤兼以益气安神，通脉四逆汤及通脉四逆加猪胆汁汤兼以交通内外格拒之阴阳，干姜附子汤温阳破阴，白通汤及白通加猪胆汁汤兼以交通上下格拒之阴阳。学习四逆汤类方及其临床应用，有助于掌握中医八法中的温法。

1. 四逆汤

四逆汤主治少阴虚寒、四肢厥逆诸证，故以四逆命名。方中附子生用，温肾回阳，破阴寒，为治疗少阴虚寒证之主药；干姜辛温守中，助附子回阳破阴，即"附子无干姜不热"之意。炙甘草甘温，健运中阳之气，助姜附回阳，降低附子毒性。三药合用，为温补脾肾、回阳救逆之剂。四逆汤是中医温补脾肾、回阳救逆的基础方，临床主要适用于少阴心肾阳衰、阴寒内盛之证，除症见畏寒怯冷、四肢厥逆、恶寒蜷卧、呕吐、下利清谷、小便清长、脉微细等少阴寒化证的一般表现外，后世补充的舌质应为淡嫩或青紫，苔白或滑为一个较为客观而简便的指标。

2.《伤寒论》中相关类方

四逆加人参汤：由四逆汤加人参而成，具有回阳救逆、益气生津之功。《伤寒论》以其治疗霍乱泄利无度后，阳气衰微，津液内竭，阴血重伤，水谷精微耗损殆尽，无物可下之"利止亡血"。古代医家多用其治疗元阳虚脱、危在顷刻之间者，后世用于大出血等血脱亡阳者。

茯苓四逆汤：由四逆汤加人参、茯苓而成。方中四逆汤回阳救逆，人参益气生津，安精神、定魂魄；姜附与人参相配，回阳之中有益阴之效，益阴之中有助阳之功，阳虚而阴伤者，多用此法；茯苓宁心安神、健脾利水。诸药合用，共奏回阳益阴、利水宁心之功。

通脉四逆汤及通脉四逆加猪胆汁汤：通脉四逆汤由四逆汤倍用干姜，重用生附子而成，具有破阴回阳、通达内外之功。本方有随证加减之法，临证可参照加减运用。通脉四逆加猪胆汁汤破阴回阳、通达内外，加猪胆汁反佐益阴和阳，俾阳得阴助而生化无穷。

干姜附子汤：由生附子、干姜组成，方中附子生用，则较熟附子破阴回阳之力更强。干姜、附子同用且为一次顿服，使药力集中，快速起效，而挽残阳于欲脱。本方比四逆汤少一味炙甘草，是由于病情急迫，故去甘草之缓。

白通汤及白通加猪胆汁汤：由四逆汤去甘草、减少干姜、加葱白而成，与干姜附子汤类似，也能破阴回阳，再得葱白之辛温通阳，更能宣通上下，使被格拒上浮之虚阳得以下潜，故本方特为阴盛格阳、虚阳上浮而设。若加猪胆汁、人尿则更能引阳入阴，使热药不被格拒。

3. 后世拓展应用

综合分析四逆汤类方，可知其是仲景为少阴寒化证回阳救逆而设，后世医家根据临证需要加减化裁，使四逆汤类方更加丰富和完善。如陶华《伤寒六书》中的回阳救急汤，可回阳救逆、益气生脉，治阴寒内盛，阳气衰微，四肢厥冷，战栗，腹痛吐泻，蜷卧沉重，或指甲唇青，或口吐涎沫，或脉来沉迟无力，或无脉者；益元汤，可回阳救逆、益气生脉，治戴阳证，面赤身热，不烦而躁，饮水不得入口，脉微者。张景岳《景岳全书》中的茵陈四逆汤，可回阳利湿，治发黄、肢体逆冷、腰以上自汗、脉沉细迟者；六味回阳饮，可回阳救逆、益阴固脱、补气养血，治阴阳将脱证。又如山西名医李可根据四逆汤的主要精神创制的抢救重症心衰患者的破格救心汤，由四逆汤加重用量，破格重用附子，加大量山茱萸，再加人参、生龙骨与牡蛎粉、活磁石粉、麝香而成，可挽垂绝之阳，救暴脱之阴。

（十）栀子汤类方

"栀子汤"见于第81条"凡用栀子汤，病人旧微溏者，不可与服之"，栀子汤概指以栀子为主要组成药物的方剂，《伤寒论》中载栀子豉汤、栀子甘草豉汤、栀子生姜豉汤、栀子厚朴汤、栀子干姜汤、枳实栀子豉汤、栀子柏皮汤共7方，其中以栀子豉汤为代表。

1. 栀子豉汤

栀子豉汤主治热郁胸膈之"虚烦"证；因胸膈外通太阳、内连阳明，故本方既能外解太阳之邪，又可内清阳明之热。栀子豉汤由栀子十四枚、香豉四合组成。栀子苦寒而性宣阳，可泄六经之邪热，通利三焦之气郁，宣中有清，苦泄折热而又宣畅郁结。香豉辛苦微寒，具解表、宣阳、化湿之功，宣展气机而开郁，透邪外达而不伤阴，有"火郁发之"之能。两药相须为用，宣降相因，清透并举，为清宣法的代表方剂。诸条合看，栀子豉汤主治病症从"虚烦不得眠""反复颠倒，心中懊恼"到"胸中窒"与"心中结痛"，反映了邪热郁闭胸膈，由气至血、从无形邪热渐至有形结实的动态变化过程，其治均用栀子豉汤，除病机均属火热内郁外，亦有轻可去实之义。方后注云"得吐者，止后服"，非言本方为催吐之剂，实为药后驱邪外出，胸膈之火郁得宣，故而有"吐"而作解之机转。

2.《伤寒论》中相关类方

栀子甘草豉汤：由栀子豉汤加炙甘草二两组成，主治热郁胸膈证兼见气息不足者；因少气属热邪内伤中气所致，本可用参、芪温补益气，然素有胸膈郁热，参芪有助热之弊，故用栀子豉汤清宣郁热，加甘草味甘性平，益气和中而不助热。

栀子生姜豉汤：由栀子豉汤加生姜五两组成，主治热郁胸膈证兼见呕逆之证；火郁之热动饮而胃气上逆，故用栀子豉汤清宣郁热，加生姜降逆止呕，和胃散饮。

栀子厚朴汤：由栀子豉汤去香豉，加厚朴四两、枳实四枚组成，主治热郁胸膈，兼腹满气滞者。因无形邪热已由胸膈下行及腹，病变部位已渐趋里，故减去轻浮上越的香豉，而加厚朴、枳实以下气消满。柯韵伯谓本方为"两解心腹之妙剂也。热已入胃则不当吐，便未结硬则不可下，此为小承气之先着"。

栀子干姜汤：由栀子豉汤去香豉加干姜二两组成，主治热郁胸膈兼脾家虚寒证，症见身热、胸中烦热，腹满或腹痛，食少便溏等。以栀子清热除烦，干姜以温中散寒，为寒热并用而不悖之法。栀子厚朴汤合参，可见伤寒误下之变证，有虚寒和实热之别，正所谓"实则阳明，虚则太阴"。

枳实栀子豉汤：由栀子豉汤重用香豉至一升、加枳实三枚组成，治伤寒瘥后，调护不当，余热复集则发热心烦，胸脘窒闷等，证属热郁胸膈，兼气滞不行者。以栀子豉汤清宣胸膈郁热，重用香豉至一升且后下，一则"清太阳浮游之热"，故云"复令微似汗"，同时载栀子上浮清胸膈郁热，加枳实宽中行气；辅以清浆水生津止渴，调中宣气，开胃化滞。若有宿食者，再加大黄以荡涤肠胃而推陈致新。

栀子柏皮汤：由栀子豉汤去香豉，加黄柏二两、炙甘草一两组成，主治"伤寒，身黄，发热"，此系从热郁胸膈发展为"瘀热在里"的阳明湿热发黄之轻证。若重者去豆豉而加茵陈、大黄则成茵陈蒿汤之势（瘀热在里重证）。

3. 后世拓展应用

综合分析栀子汤类方，可见其病位有胸、脘、腹之分，病势有热郁、水郁、湿阻、气滞、血瘀、气虚、阳虚之别，治以栀子豉汤随证加减，"病皆与方相应者乃服之"，对后世具有重要启发意义。如时方越鞠丸、加味逍遥丸，皆取栀子以解火郁。又如《温病条辨》载三香汤（栀子豉汤加瓜蒌皮、桔梗、枳壳升降气机，郁金、降香末芳香逐秽）治湿热阻滞中上焦之"不饥不食，机窍不灵"，连翘赤豆饮（栀子豉汤加连翘清热，通草、赤小豆利湿，天花粉润燥）解外在湿热，伍以保和丸和中，如此可"湿温、劳倦、治逆，一齐解散矣"。著名温病学家赵绍琴以栀子豉汤治热郁上焦胸膈证，若卫分之邪未净者，加薄荷、牛蒡子宣肺疏卫，或加金银花、连翘、桑叶等，以增清透邪热；若呕吐较甚者，加竹茹降逆止呕；兼暑湿郁阻肺胃者，加前胡、贝母、杏仁、枇杷叶、芦根等。以上均拓展了栀子豉汤及其类方的临床应用。

（十一）其他汤方

《伤寒论》中还有诸多方剂无法集中归入一类，故在此处一并论述。如猪肤汤、甘草汤、桔梗汤、苦酒汤、半夏散及汤5方主治少阴咽痛证，大陷胸丸、大陷胸汤、小陷胸汤、三物小白散4方主治结胸证，当归四逆汤、当归四逆加吴茱萸生姜汤、吴茱萸汤3方主治厥阴寒证，黄连阿胶汤、猪苓汤2方主治少阴阴虚热化证，茵陈蒿汤主治湿热发黄证，炙甘草汤主治心阴阳两虚心悸证等。

1. 葛根黄芩黄连汤

葛根黄芩黄连汤为太阳病误下后，表证未罢，邪气化热内陷，下迫大肠之热利而设。葛根黄芩黄连汤证外有未尽之表热，内有热迫之下利，故又称为"协热下利"，证属表里同病，故治以表里双解。本方重用葛根至半斤，其性轻清升发，既能升清降浊，生津止利，又能透邪外出，表解则里和；黄芩、黄连苦寒，清热燥湿，坚阴厚肠而止利；炙甘草益气和中，缓急止痛，亦可调和诸药。四药合用，既能解表，又能清解肠腑邪热而止利。本方辛凉透表解肌，苦寒清热止利，虽属表里双解之剂，但仍偏于清热而治里，主治表里皆热，里热下利证。

2. 黄芩汤和黄芩加半夏生姜汤

黄芩汤为治里热下利之祖方。方用黄芩苦寒，清少阳胆热为主，兼清阳明，既能燥湿止利，又能调畅气机；芍药疏肝胆，调和肝胃，利大小便而泄热；甘草、大枣益气和中，调补正气。后世治热痢常用效方，如芍药汤等，是在此方基础上加减变化而成的，故《医方集解》称此方为"万世治利之祖方"。若在黄芩汤证基础上，兼见胃气上逆而呕者，加生姜、半夏，以和胃降逆止呕。正如清代王孟英所云"少阳胆木挟火披猖，呕是上冲，利由下迫"。

3. 白头翁汤

方中白头翁味苦性寒，归大肠与肝经，能入血分，善清肠热，解毒凉血而止利，为治热毒赤痢之要药；黄连、黄柏苦寒，清热燥湿，坚阴厚肠止利；秦皮苦寒偏涩，归大肠经，主热利下重。四味合用，清热燥湿、凉血解毒、涩肠止利，为治疗湿热或热毒下利的主要方剂。

《伤寒论》之下利，包括泄泻和痢疾两类病证，论中提及可治下利的方剂有葛根汤、葛根黄芩黄连汤、黄芩汤、白头翁汤、赤石脂禹余粮汤、桃花汤、理中汤、四逆汤、白通汤、猪肤汤、大承气汤、小承气汤等，其证或有外感影响波及胃肠，或有肠腑湿热，或有肝胆热迫大肠，或有下焦滑脱不禁，或有肾虚关门不固，或有脾虚湿盛，或有热结旁流，临证之时，需详审病机，选方用药，无失其宜。

4. 乌梅丸

乌梅丸由乌梅、黄连、黄柏、干姜、附子、蜀椒、人参、当归、细辛、桂枝共 10 味药组成。本方有清热温脏，安蛔止痛之功。古人认为蛔"得酸则静，得辛则伏，得苦则下"。故方以醋制乌梅为主，酸以安蛔；蜀椒、细辛、干姜、附子、桂枝辛热散寒，温脏伏蛔；黄连、黄柏苦寒清热下蛔；人参、当归补养气血。全方熔酸收、苦泄、辛开、甘补、大寒、大热等诸药于一炉，共成清上温下、协调寒热、安蛔止痛之剂。本方证是以邪陷厥阴，寒热错杂，脏气亏虚，蛔虫扰动为主要病机的病证。其症见气上撞心，心中疼热，饥不欲食，静而复时烦，须臾复止，得食而呕又烦，常自吐蛔；若痛剧时则四肢厥冷而脉微，痛止则安静如常。"有主久利"是本方的另一功效。本方酸甘辛苦并用，酸甘化阴，辛甘化阳，酸苦泄热，既可清上温下、辛开苦降，又能调和阴阳、扶正祛邪，是治疗厥阴病阴阳失调、木火内炽、寒热错杂证的主方，适于寒热错杂之久利。

第六节　药　用

仲景勤求古训，博采众方，撰用《素问》《九卷》《八十一难》《阴阳大论》《胎胪药录》等，集医经家与经方家之长，为《伤寒论》用药理论奠定基础。《伤寒论》中载药 91 味，用药理论丰富且比较完善，如性味归经、功效主治、毒性禁忌、炮制方法、炮制效用及对药运用等理论的应用，丰富了辨证用药理论，具有深刻的临床指导意义和应用价值。

一、性味归经

《神农本草经》序录云："药有酸咸甘苦辛五味，又有寒热温凉四气。"历代本草论述中药，大多首先明确其性味归经，中药性味归经理论对临床辨证用药具有重要的指导意义。

1. 四气用药理论

中药四性（气），即中药的寒、热、温、凉（平）属性。其中，寒与凉同属阴，温与热同属阳。仲景《伤寒论》《金匮要略》中虽明言温热寒凉者不多，如"当温之，宜服四逆辈""于寒湿中求之""以温药下之，宜大黄附子汤""病痰饮者，当以温药和之"，文中"当温之""温药"等描述，提示其中的"四逆辈"方、附子等药具有温热属性。《伤寒论》中按中药四性理论选药较为常见，如其中石膏、知母、黄芩、黄连、黄柏、栀子、大黄等寒性药物，具有清热作用；生地黄、麦冬、天冬、玉竹等凉性药物，具有清热养阴作用；附子、干姜、细辛、蜀椒等热性药物，具有温阳散寒作用；人参、白术、大枣、炙甘草等温性药物，具有培中补虚作用。

2. 五味用药理论

中药五味，即酸、苦、甘、辛、咸（淡、涩）。《素问·脏气法时论》曰"辛散、酸收、甘缓、苦坚、咸软"。酸，能收、能涩，如乌梅涩肠止泻、五味子敛肺止咳等；苦，能泄、能燥、能坚，如黄芩、栀子之泻火，黄连、秦皮之燥湿，知母、黄柏之泻火存阴等；甘，能缓、能和、能补，如胶饴缓急止痛、炙甘草调和药性、人参益气养阴等；辛，能散、能行，如麻黄、桂枝发汗解表，细辛祛风通窍等；咸，能下、能软，如芒硝泻热通便、牡蛎软坚散结等。

由于临床上证候复杂，仲景往往采用多种药物配伍，取其多种功效组方治疗。如麻黄汤中麻黄、桂枝之辛与甘草之甘配伍，以辛甘药物为主，用以治疗外感风寒之太阳表证，即《内经》

"辛甘发散"治法的体现；三承气汤以大黄、厚朴、枳实等苦味药物以攻下，治疗阳明腑实证，是"酸苦涌泄"治法的体现；芍药甘草汤，以芍药之酸，与甘草之甘配伍，用以治疗脚挛急，具有"酸甘化阴"之功效。此外，仲景还将五味禁忌用于饮食宜忌的调理之中。正如《素问·宣明五气》曰："五味所禁，辛走气，气病无多食辛……甘走肉，肉病无多食甘……是谓五禁，无令多食。"如论中桂枝汤方后饮食禁忌指出"禁生冷、黏滑、肉面、五辛、酒酪、臭恶等物"提示包括辛味在内的各种饮食禁忌。

3. 升降浮沉用药理论

正如《素问·阴阳应象大论》所言"其高者，因而越之；其下者，引而竭之；中满者，泻之于内；其有邪者，渍形以为汗；其在皮者，汗而发之"，《伤寒论》选用药物甚合其理。如麻桂之辛散以发汗，茯苓、泽泻之渗利以利水，瓜蒂、赤小豆之酸苦以涌吐痰实，大黄、芒硝之苦咸寒以泻下，干姜、半夏配芩连之辛开苦降，以恢复中焦气机之升降，均是中药升降浮沉理论临床运用的具体体现。

4. 归经用药理论

《伤寒论》六经辨证论治理论体系，充分体现了仲景以六经为纲，运用归经理指导临床辨证的用药特点。如麻黄、桂枝为太阳表证药，石膏、知母为阳明经热证用药，大黄、芒硝为阳明腑实证用药，柴胡、黄芩为少阳证用药，人参、干姜为太阴经用药，附子、干姜为少阴虚寒证用药，厥阴证候复杂，据其寒热虚实，辨证用药。其中，尤以五味与归经的关系最为密切，五味属性不同，五脏各有偏嗜，各有喜归，如《素问·宣明五气》曰："五味所入：酸入肝，辛入肺，苦入心，咸入肾，甘入脾，是谓五入。"《素问·五脏生成》曰"故心欲苦，肺欲辛，肝欲酸，脾欲甘，肾欲咸，此五味之所合也"。如中焦气血亏虚，中焦者，脾也，甘入脾，故以甘草、大枣、饴糖之甘以补益脾脏，达到建中的功效，使阴阳气血得补，中焦得建。

二、功效主治

1. 功效不同，主治不同

中药功效既有共性，又有个性。《伤寒论》通过严谨配伍，灵活加减，药物功效得到充分体现。如桂枝辛、温，《本经疏证》桂枝条下曰"盖其用之之道有六，曰和营，曰通阳，曰利水，曰下气，曰行瘀，曰补中"，可用于营卫不和，如桂枝汤类证；用于心阳不振，如桂枝甘草汤证；用于水道不利，如五苓散证；用于水气冲逆，如桂枝加桂汤证；用于瘀血内停，如桃核承气汤证；用于中气虚损，小建中汤证等，均是对《伤寒论》用药精细的最佳体现。

2. 配伍不同，主治各异

功效主治往往与配伍息息相关，配伍不同，其侧重不一。如麻黄辛、微苦、温，与桂枝相须为用，则发汗解表力强，治风寒表证，如麻黄汤；配伍石膏、杏仁则宣散肺热，止咳平喘，治肺热咳喘证，如麻杏甘石汤；配伍生姜则发越水气，治风水在表证，如越婢汤。

3. 剂量不同，功效偏倚

功效主治与剂量相关，剂量大小不一，功效往往有所偏重。如炙甘草有多个用量，在桂枝二越婢一汤中用十八铢、桂枝麻黄各半汤中用一两、桂枝汤中用二两、桂枝加附子汤中用三两、炙甘草汤中用四两等，以邪实为主者常用较小量，以正虚为主者用较大量，调和药性多用量较小，培中益气多用量较大。

4. 炮制煎法，功效有别

功效主治与炮制和煎服法有关，《伤寒论》中姜有生姜、干姜之不同，《金匮要略》中用到炮姜、姜汁，桂枝汤、生姜泻心汤等方用生姜，以散寒降逆；四逆汤、半夏泻心汤等方用干姜，以温中散寒；甘草干姜汤等方用炮姜，取其温中，守而不走；生姜半夏汤，用大剂量姜汁意在散饮去结。又如麻黄"去上沫"，以减其发汗之力；大黄黄连泻心汤和附子泻心汤"以麻沸汤二升渍之，须臾绞去滓"，取其气之轻扬，不欲其味之重浊，其功效均因炮制或煎法而有所偏重。

三、毒性禁忌

毒性，广义毒性即药物偏性；狭义毒性指药物副作用。《素问·五常政大论》将毒性分为"大毒""常毒""小毒""无毒"四类；《神农本草经》分为"有毒""无毒"两类。《中华人民共和国药典》采用大毒、有毒、小毒的分类方法，是目前通行的分类方法。《伤寒论》关于药物毒性与禁忌的内容散见于方后或部分条文之中。

1. 毒性理论

《伤寒论》明言毒性者较少，如半夏散及汤方后曰："半夏有毒，不当散服。"若细察其方药及煎服法，不难看出其法度：一是掌握剂量，中病即止，如三物白散方"白饮和服，强人半钱匕，羸者减之"，十枣汤"强人服一钱匕，羸人服半钱"，大承气汤"得下，余勿服"等；二是严格炮制，如真武汤用炮附子，而非生用，三物白散方"巴豆一分，去皮心，熬黑研如脂"等；三是注意制剂服法，如三物白散方"白饮和服"，十枣汤"先煮大枣肥者十枚，取八合，去滓，内药末……得快利下后，糜粥自养"等；四是配伍严谨，大陷胸丸以"白蜜二合"，十枣汤以"大枣肥者十枚"，而未用甘缓调和之甘草，因有甘遂之故。但仍须辩证地看待，仲景在甘遂半夏汤中却以甘遂与甘草同用，取攻逐饮邪之意。

2. 禁忌理论

《伤寒论》论及用药禁忌虽少，常示人以法。如桂枝汤禁例"若酒客病，不可与桂枝汤，得之则呕，以酒客不喜甘故也"，栀子豉汤禁例"凡用栀子汤，病人旧微溏，不可与服之"，小建中汤方后注"呕家不可用建中汤，以甜故也"，瓜蒂散方后注"诸亡血虚家，不可与瓜蒂散"等，皆示人辨证用药当遵循一定法度。但禁例之外，仍有变通，如栀子干姜汤，是仲景在栀子豉汤禁例之外立一权变之法，故当圆机活法，不可一味拘泥。

四、炮制方法

《伤寒论》药物炮制内容散见于方中药物的脚注，其内涵较《内经》《神农本草经》有了较大的扩展，书中集炒、炮、研、捣、酒洗、苦酒煮、刮皮、去核、去翅足等多种方法于一体，包括了现代常用的多种炮制方法。与《内经》《神农本草经》迥异处在于，《伤寒论》除强调不同炮制方法外，更对炮制程度（量）做了具体区分，如在炮制的火候上分为烧、炼、熬诸种，在熬制中又有"熬""熬令黄""熬焦"等不同。

《伤寒论》论及的91味药物中，需加工炮制的达50多味，占用药总数的半数以上，由此可见仲景十分注重药物炮制。其炮制方法，达20余种，包括净制、切制、水制、火制、水火共制及其他炮制方法，即以净制为例，又包括洗、去毛、去皮、去心、去节、去翅足、去皮尖、去皮心、包煎等，如吴茱萸水洗、麻黄去节、猪苓去皮、虻虫去翅足等都是去除非药用部分及绵裹滑石、代赭石等属于净制处理方法；切制有㕮咀、切、擘、破、碎、捣、杵等，如在用生姜、知母、生梓白皮等药时即采取切的方法。大枣、栀子等采取擘的方法。附子、枳实使用破的方法。如白虎汤中的石膏即是用碎的方法，其他如滑石、赤石脂、禹余粮、代赭石等药仲景也采取碎的办法；泽泻甘寒，质坚实，捣碎用，栝楼实即用捣的办法；水制有水渍、酒洗、汤洗等；火制有熬等，仲景采取了炒、炙、煅、煨等方法。如在使用葶苈子、瓜蒂、芫花、水蛭等药时即用熬（炒）的方法；甘草、枳实、厚朴等药即用炙法，这些方法都属于火制法。

大多数药物采用一种炮制工艺，少数药物有多种炮制工艺。如厚朴既有用炙、去皮的炮制方法，亦有用水浸、炙、令黄者；再如大黄有酒洗、去皮及用生大黄而不做任何加工者。与上述不同，巴豆的炮制工艺较为复杂，既要去心皮，更要熬黑研如脂。

此外，仲景在炮制过程中，还特别注意同种炮制工艺程度的区分，如熬分为熬黄（如瓜蒂）、熬黑（如巴豆）。洗分为水洗（如半夏、吴茱萸）、酒洗（如大黄）。同为洗法更有目的的不同，如水洗去咸（海藻）、水洗去腥（蜀漆）。渍又有水渍（如枳实、厚朴）、苦酒渍（乌梅）等不同。

五、炮制效用

《伤寒论》药物炮制内容丰富，其炮制作用主要有如下几方面。

1. 洁净药物

通过炮制能洁净药物，除去药物中的杂质，达到剔除药物无效部分，如虻虫去足、翅；或更好地保留药物有效成分，如麻黄去不利于发汗之"节"，留其茎，厚朴去其粗皮，取内层嫩皮为药用部位，猪苓去皮，留其菌核，杏仁、桃仁去皮及双仁等，均是对药物进行洁净的炮制（修治）过程。现代研究显示，通过净选加工可提高药材有效成分浸出量或降低毒副作用。

2. 便利服用

通过炮制，可去除药物浓烈异味或苦涩之味，减少服药不适，以便于服用。如海藻洗去咸、蜀漆洗去腥、吴茱萸水洗等。

3. 方便煎煮

通过炮制，能有效促进药物成分的溶出，提高药物的利用率，增强疗效。如通过将药物打碎、研细，能有效改变药物与溶媒的接触面积，保证药物有效成分的溶出率。

此外，尚有桂枝㕮咀，栀子、大枣擘制，生姜切制，文蛤杵散，禹余粮、代赭石、赤石脂捣碎等均有相似目的。现代研究显示，中药有效成分的浸出量受药材的粉碎度及浸煮温度、浸煮时间、浓度差、溶媒的酸碱度等影响，粉碎尤为提高煎出量的关键。采用㕮咀、切、劈、破、擘、捣、杵、研、筛、罗、绞取汁等方法将药物制成片、块、段、碎粒、细末、鲜汁等类型，提高药效的煎出，有利于临床应用。

4. 改变药性

炮制能改变药性，使药物更能符合病证需要。《伤寒论》中常通过炮、炙和酒制等方法来改变药性，炮制以附子为代表，通过炮制减弱其毒性、烈性，缓和药力，使其作用疗效、治疗病证发生变化。生附子主要用于治疗阳衰或阳虚之危重证，以回阳救逆；炮制后的附子功效为温经通阳，温阳固表、化湿，主要用于阳虚寒滞经络或阳衰湿盛等病证。

5. 减少毒性

仲景在运用有毒药物时，常通过炮制以减轻其毒性。《伤寒论》记载有较多降低有毒中药毒性的炮制方法，如《伤寒论》运用附子23方，除9方生用以回阳救逆外，其余14方均要求"炮，去皮"以减轻其毒性。盖病危急时用生品，毒即其药也；病势缓者，炮以减毒，恐药过峻烈也。现代药理学研究表明，附子中有毒成分为乌头碱，但乌头碱的性质不稳定，遇水、加热易水解成毒性较小的乌头原碱和乌头次碱，其水解产物同样有效，而毒性却较前极大降低。

综上所述，无论是清除药物的杂质，或改变药物性能，或消除、降低药物毒性，其最终目的皆是通过炮制，使得静态的药物更适合动态的病证，并以此来提高临床的疗效。

六、对药运用

仲景在前贤研究基础上，结合自己丰富的临床实践，将相关药物有机地组合起来，形成了《伤寒论》独特的药物配伍风格，在形式上出现了对药、组药不同的配伍模式，著作中运用了大约147对行之有效的对药，相关内容散布于《伤寒论》各篇，北齐徐之才《药对》做了较多的整理、收录，书中出现了某药谓之使、畏某药、恶某药等有关药物相互作用的"七情"表述；唐宋以后，相关内容又为论述药对多而详的《得配本草》所收载，足见《伤寒论》药物配伍理论对后世的影响巨大。

《伤寒论》药物配伍理论模型，其主要特点一方面在药物配伍过程中谨守"七情"理论；另一方面，以对药、组药作为基本外部形式，通过药物与药物的协同、相制、相畏及相反配伍，实现了药物配伍过程中外部形式与内部效能的高度统一。

《伤寒论》充分认识到药物配伍的上述特征，同时还认识到药物配伍作用的发挥不仅取决于药物组成之气味性能，更取决于药物组合中药量的变化，甚至还取决于这一药物组合作用的对象。

临床上为了达到增效和（或）减毒的作用，即本草所谓"当用相须相使者良"，常常在中医理论指导下，采用两味药的有机组合，这一形式便是对药。这是配伍方法的精髓，亦是药物组成方剂的核心。《伤寒论》中蕴含了较多疗效确切的对药，根据其形式及其功效，主要分为如下几类。

1. 协同配伍，增强疗效

通过药性相同或相似药物的合用，利用药物共性产生叠加效应，如大黄配芒硝，配伍后攻下之力增强；附子配干姜，配伍后温阳之力更著；半夏配瓜蒌，配伍后化痰降逆、消痞散结之效更强。

2. 相制配伍，共奏奇功

病机单一病证可借药性相同或相近药味配伍治之，而对复杂病证则需杂合之药配伍兼而治之，所谓"杂合之病，必须以杂合之药治之"。究其"杂合形式"主要包括药性（四气、五味）功效及作用趋势（升降浮沉）对立配伍。

《伤寒论》中存在较多寒、热不同药性配伍的例子，如治胃热脾寒证以栀子、干姜相伍；治外寒内热证以麻黄、石膏配伍；治上热下寒证以黄连、桂枝相伍等。

中医治法中的祛邪与扶正、养阴与温阳、滋阴与燥湿、行气与补气等常是相互掣肘的治疗方法，而针对一些复杂病证又往往需要两种方法兼收并蓄。如石膏与人参，清泄燥热祛邪与益气生津扶正同用；芍药与附子，养阴与温阳同用；麦冬与半夏，滋阴与燥湿并用；厚朴与人参，行（破）气与补气并用等。

《伤寒论》常以升降、浮沉相反药物配伍治疗相关复杂病证。通过冶升降、浮沉之药于一炉，实现欲降先升、升降相因之效。如麻黄连轺赤小豆汤中麻黄配生梓白皮，前者浮散，后者沉降；四逆散中柴胡配枳壳，前者主升，后者主降等。

3. 相畏配伍，减其毒性

某药毒副作用，在疗效不受影响的前提下，通过合用另一药物，使其毒性得到减轻，《伤寒论》中相关例子较多，如半夏配生姜、附子配甘草等。

4. 相反配伍，化弊为利

"相反"是指两药合用后会产生毒性和副作用，属于配伍禁忌。仲景用药，有时能反其道而行之，用治临床疑难病证。如瓜蒂散中瓜蒂味苦有毒，其性涌泄，赤小豆味酸，其性敛降，二药合用，有酸苦相激，上涌致吐之效。

第七节　剂　量

中药的用量，称为剂量。古人云"中医不传之秘在于用量"，说明了掌握中药剂量的重要性。

仲景所著《伤寒论》被尊为"方书之祖"，共载方113首（遗1方），其112首详载方药及剂量。其所载方剂被后世奉为经典，誉为"经方"。在六经辨治体系的指导下，其组方用药、药物加减及药量变化均有严格的规范，对于临床辨证用药具有重要的指导意义。临床病证变化多端，辨证施治时，法因证设，方随法变，药亦随之而变，剂量亦常灵活加减，拟方用药既有严格之原则性，亦有变通之灵活性，其用药精专，辨证调整药物用量灵活，法度严谨，疗效卓著，为历代医家所称赞。

《伤寒论》从东汉末年流传至今，历经战乱，朝代更迭，传抄易手，书中记载用药剂量、计量方式及度量衡转换，都有较大变化。其中有关药物用量的内容丰富，深入开展药物常用剂量、辨证调整药物用量等研究，对于揭示《伤寒论》药物用量规律，进一步系统把握其用药理论，指导临床辨证用药，具有重要的理论价值及实践指导意义。

一、常用剂量

《伤寒论》药物与剂量往往共同决定治法，药物都有常用剂量和使用规范。如白芍常用三两，甘草常用二两或三两，大枣常用十二枚，杏仁常用半升或50～70个，附子常用一枚，半夏常用半升，黄芩常用三两，茯苓常用四两等。因药物质地有轻重，气味有厚薄，作用有强弱，功效有偏重，毒性及副作用不一，故其用量大小有差异。例如，矿石类药物，因其质重而用量偏大，如麻黄杏仁甘草石膏汤、白虎汤、竹叶石膏汤等方中，石膏用至半斤或一斤；桃花汤、赤石脂禹余粮汤等方中，赤石脂用至一斤。药食两用类、无毒类药物，用量也偏大，如竹叶石膏汤、桃花汤等方中，粳米用至半升到一升；小建中汤用饴糖一升，猪肤汤用白蜜一升。而毒性药物、作用峻烈的药物，则用量偏小，如在三物白散方中，巴豆、贝母、桔梗三药合用，每服仅半钱匕，可见巴豆用量偏小。

《伤寒论》用药剂量不但有其常量，药物剂量亦有一定比例，其中许多散剂，不言用药剂量多少，直接以比例表示。如三物白散方中，桔梗三分，巴豆一分，贝母三分；瓜蒂散方，瓜蒂一分，赤小豆一分；四逆散方，炙甘草、枳实、柴胡、芍药，"上四味，各十分"，以上"分"为"份"之意，均强调了用药剂量的比例。又如十枣汤、半夏散及汤、牡蛎泽泻散等方后均言"等分"，皆是《伤寒论》方"比例"用药剂量的体现，同时也说明了《伤寒论》方用药确有其常用剂量和比例。

二、辨证调量

《伤寒论》中药物用量是仲景用药经验的体现，辨证用药剂量既有"常"又有"变"。仲景所用方剂中的药物剂量和比例，常据病情轻重、主治功效、药性峻缓、体质强弱、服药时间及方法的改变而变化。

1. 病情轻重

一般说来，病情急者，用量多重；病情缓者，用量多轻。如抵当汤、抵当丸两方均为治疗蓄血证的方剂，但因蓄血的程度有轻重之别，病势有缓急之异，故药物用量亦有不同，丸剂中水蛭、虻虫用量较汤剂减少 1/3，因此汤剂用于血热互结而致发狂，病性重且病势急者，为逐瘀峻下之剂；丸剂则用于血热互结所致如狂或发狂，病情重而病势缓者，以峻药缓图之。

根据病情轻重，辨证调整药物用量的原则，不仅体现在单味药物用量随证而变方面，也体现在药物之间用量的比例随主证轻重而调整方面，如大青龙汤、麻黄杏仁甘草石膏汤中，麻黄与石膏用量的比例由 1.5：1 变为 1：2，体现了表寒与内热之间的演变，方药性质也由辛温为主转变为辛凉为主。掌握药物用量比例的变化特点，为临床辨证调整药物用量提供了指导。

2. 主治功效

单味药物用量影响主治功效。如黄连苦寒，为清热泻火药，五泻心汤皆用黄连一两，为消痞的常法；葛根黄芩黄连汤中黄连用至三两，达厚肠坚阴之力；黄连阿胶汤中黄连用至四两，是因阴虚阳亢之甚，而致"心中烦，不得卧"，故重用以泻火除烦。

药物用量、比例改变影响主治功效。如桂枝和芍药的比例，在桂枝汤中为 1：1，用于解肌祛风，调和营卫；在桂枝加芍药生姜各一两人参三两新加汤中为 3：4，用于调和营卫，益气和营；在桂枝加桂汤中为 5：3，用于平冲降逆；在小建中汤中为 1：2，用于建中补脾，调养气血，可见其主治功效随桂枝、芍药用量比例的变化而发生改变。

3. 药性峻缓

凡使用有毒药物或作用峻烈的药物，用量宜小，以免中毒，或者作用太过，损伤正气。如三物白散方中，巴豆用量仅占全方 1/7，全方每服半钱匕，可见用量之小，而且必须以白饮和服，减缓毒性；十枣汤用大戟、甘遂、芫花各等份，且"强人服一钱匕、羸人服半钱"，用量亦少，同时使用大枣十枚煎汤送服以和缓之，并嘱"病不除者，明日更服，加半钱"，意为不可在一日内服两次，并以少量渐加。

4. 体质强弱

根据不同体质，辨证给予不同的用药剂量。对素体虚弱者，药物用量宜酌情减少；体质壮实者，药物用量可酌情增加；老年人气血渐衰、阴阳渐亏，小儿脏腑娇嫩、形气未充，其用量均宜轻。如十枣汤峻下逐水，方中芫花、甘遂、大戟皆有毒性，故"强人服一钱匕，羸人服半钱"，既可祛邪，又不伤正；三物白散用巴豆，大辛大热，泻下冷积，散寒逐水之力猛，故仲景既配白饮和服以顾护胃气，又告诫"强人半钱匕，羸者减之"；又如回阳救逆的通脉四逆汤、通脉四逆加猪胆汁汤皆谓"干姜三两，强人可四两"，四逆汤"强人可大附子一枚、干姜三两"等，都提示医者临证应对患者体质细心观察，根据体质强羸不同，药物毒性大小，酌情调整药物剂量，以期更佳疗效。

5. 服药时间及方法

在对病情动态观察的前提下，调整服药时间及服药方法，可以改变药物的服用剂量，提高治疗效果。如论中麻子仁丸方后曰"饮服十丸，日三服，渐加，以知为度"，提示麻子仁丸虽为缓通大便之剂，用量应小量起服，逐渐加量，以大便通畅为准。乌梅丸方后曰："先食饮服十丸，日三服，稍加至二十丸。"这种服药方法，其目的有二：其一，在未进食而蛔虫相对安静之时服药，药物可直接作用于蛔虫，发挥温脏安蛔的功效；其二，"稍加至二十丸"是根据服药后反应增加用量，起到迅速发挥治疗作用之目的的。因此，掌握服药时机、调整服药剂量，有助于提高治疗效果。

总之，临证用药，不能拘泥于《伤寒论》中药物用量，还应重视辨证调整药物用量，根据病情轻重、主治功效、体质强弱、药性峻缓、服药时间及方法等因素进行调整。

第八节 调 护

清代名医徐灵胎认为："煎药之法，最宜深讲，药之效不效，全在乎此……故方药虽中病，而煎法失度，其药必无效。"《伤寒论》所载方药的煎煮方法、服用方法，以及药后调护更是寓有深意。

一、煎法

1. 煎药溶媒

煎药溶媒作为方剂的重要组成，对药物功效的发挥有着独特的作用，不同的煎药溶媒作用各不相同。煎煮法作为《伤寒论》中最常用的药物制备方法，其涉及的煎药溶媒众多，较常用的有水、酒、蜜等，而水又有潦水、清浆水、甘澜水之分，酒有清酒、苦酒之别。

茯苓桂枝甘草大枣汤用甘澜水煎煮，将水扬数遍，令其烂熟，可去水的阴寒之性，所谓"扬之无力，全无水性，取其不助肾邪"，意在"动而不已，理停滞之水"；麻黄连轺赤小豆汤以潦水煎药，潦水即地面流动的雨水，取其气味俱薄、不助湿邪之意；枳实栀子汤取清浆水煎煮，徐灵胎言"浆水即淘米之泔水，久贮味酸为佳"，其有助枳实栀子汤解烦渴、化滞物之功。

汉代所用之酒，乃粮食酿造而成，酒精度不高。炙甘草汤和当归四逆加吴茱萸生姜汤均采用酒水合煎。炙甘草汤中生地黄用量达一斤，清酒煎煮可防之滋腻碍胃，柯韵伯之"地黄、麦冬"得酒良当为此意。以清酒与水各半煎药，以达补而不滞、滋而不腻之效，同时更利于阿胶溶解烊化。当归四逆加吴茱萸生姜汤在四肢厥逆之上而见"内有久寒"，加入清酒更添温通血脉、温散内寒之效。苦酒汤以苦酒、鸡子白煎煮半夏，煎煮三沸，轻煮或取其酸敛助半夏祛痰、敛疮、利咽。

蜜作为煎药溶媒应用于《伤寒论》中猪肤汤、大陷胸丸等，尚见于《金匮要略》乌头汤、乌头桂枝汤、甘遂半夏汤等。根据组方用药不同选择不同的煎煮方式，如乌头汤水蜜分煮法、甘遂半夏汤水煮蜜煎法、大陷胸丸加蜜同煎法。为防止煎煮过程中蜜之黏腻妨碍其他药物有效成分的析出，而采取水蜜分煮、水煮蜜煎法，一方面使药效尽出，另一方面制约药力之峻猛，缓和有毒药物之毒性，祛邪而不伤正。如大陷胸丸"取如弹丸一枚，别捣甘遂末一钱匕，白蜜二合，水二升，煮取一升，温顿服之"，即取蜜之甘缓，可解甘遂之毒、缓其峻猛之性，使药力持久。猪肤汤"上一味，以水一斗，煮取五升，去滓，加白蜜一升，白粉五合，熬香，和令相得，温分六服"，取蜜之甘缓，滋阴润燥，清虚热，并有赋形作用。

2. 煎药方式

麻沸汤渍药：《伤寒论》中以麻沸汤渍药的方式用于大黄黄连泻心汤、附子泻心汤。伤寒误下，邪热入里痞塞于心下，属无形之气痞，治宜泄热消痞。大黄、黄连、黄芩性本苦寒沉降，以麻沸汤渍之，轻扬气薄偏走上焦，清上焦邪热，避免直趋于下，如徐灵胎言"不取煎而取泡，欲其轻扬清淡，以涤上焦之邪"。

煎汤代水：将药方中某种药物先行煎煮，去除药滓，将所得汤液作为新的煎药溶媒以纳其余药物进行煎煮。《伤寒论》中小陷胸汤即以瓜蒌煎汤代水。瓜蒌味苦性寒，久煎恐其味厚伤及脾胃，再者栝楼实体积较大，煎煮过程中所占体积与吸水量均较大，不利于其他药物煎煮。

去滓再煎：指煎煮药物后去除药滓再煎煮一段时间的煎药方法。《伤寒论》中大小柴胡汤、柴胡桂枝干姜汤、半夏泻心汤、生姜泻心汤、甘草泻心汤、旋覆代赭汤 7 方均采用此法。大柴胡汤、小柴胡汤、柴胡桂枝干姜汤可和解少阳半表半里之枢机；半夏泻心汤、生姜泻心汤、甘草泻心汤和旋覆代赭汤由小柴胡汤变化而来，可和解上下之枢机，同属寒热并用、攻补兼施的和解剂。去滓再煎法可使药性醇和，不偏不烈，而利于和解。去滓再煎法亦可浓缩药液，以上7方主治均见胃气上逆或胃失和降之"呕""嗳气"等，避免大量服药后引起胃脘不适，尤适宜于呕吐患者。去滓重煎，再次浓缩，可使药性缓而持久，与和解剂的立意合拍。吴仪洛云："去滓再煮者，要使药性合汤为一，漫无异用，并停胃中，少顷，随胃气以敷布，而里之未和者，遂无不和也。"

先煎：先煎是指先单独煎煮某一味药物，后纳入其他药物与之同煎的煎药方法。凡含麻黄之方剂都要先煎麻黄去上沫，后纳诸药，如麻黄汤"先煮麻黄减二升，去上沫，内诸药"，再如麻黄附子细辛汤、大小青龙汤、麻黄连轺赤小豆汤等。含葛根之剂先煎葛根，如葛根汤"先煮葛根、麻黄减二升，去白沫，内诸药"，还有桂枝加葛根汤、葛根芩连汤等。先煎麻黄、葛根，目的在于消除药物副作用。如《备急千金要方》云："凡麻黄，去节，先别煮两三沸……不尔令人烦。"

后下：指方中其他药物煎煮近完成时将其纳入煎煮的煎药方法。《伤寒论》中后下的药物多为大黄、芒硝、淡豆豉诸类。如大承气汤中大黄、芒硝后下。大承气汤取大黄后下入药，以大黄生者气锐力宏，熟者气钝和缓，以大黄之锐泻下峻猛，急下存阴；芒硝易煎，有效成分易于析出，且后下略煎可保留其味咸软坚之效。

煎煮丸、散：《伤寒论》中丸剂有五，即大陷胸丸、抵当丸、理中丸、麻子仁丸、乌梅丸，其中大陷胸丸、抵当丸均有提到煎煮用药之法。如抵当丸"以水一升煮一丸，取七合服之"。对于病情深重又不耐峻猛之结胸证、蓄血证，用汤嫌猛，恐伤正气，用丸嫌慢，难以速效，仲景采用煎煮丸剂，汤渣合服，不可余药之法，缓中求速。方有执《伤寒论条辨》云"变汤为丸而犹不离汤，其取缓不缓，不荡而荡之意欤"。《伤寒论》中名散者有八方，多以白饮冲服，煮散者有半夏散，"若不能散服者，以水一升煎七沸，纳散两方寸匙，更煎三沸，下火令小冷，少少咽之"，水煮散剂可增加体内药物的有效血药浓度，使药物最大限度地发挥功效。

烊化：小建中汤所用饴糖和猪苓汤、炙甘草汤、黄连阿胶汤使用的阿胶在煎煮时均采用了烊化。阿胶、饴糖性黏滞，有黏锅之弊，易碍他药成分析出，故需他药煎煮完成后"去滓内胶烊消尽""去滓纳饴，更上微火消解"。

冲兑：对于易于溶解的药物，煎好去渣后直接兑入该汤服用，如猪胆汁、人尿、鸡子黄、白蜜等。黄连阿胶汤"先煮三物，取二升，去滓，内胶烊尽，小冷，内鸡子黄，搅令相得"，白通加人尿猪胆汁汤"内胆汁、人尿，合令相得"，通脉四逆加猪胆汁汤"去滓，内猪胆汁，分温再服"。桃花汤中赤石脂一半全用入煎，取其温涩之力，一半为末冲服，取其留着肠中，更有收敛作用。

3. 煎药时间

《伤寒论》主要通过以下几个方面来控制其煎煮时间：一是药物煎煮过程中的耗水量，如桂枝汤方后注"以水七升，微火煮取三升"。二是药物形态性状的改变，如白虎汤"水一斗，煮米熟，汤成去滓"；瓜蒂散"以香豉一合，热汤七合，煮作稀糜，去滓"。三是药物煎煮后的味道，如猪肤汤"加白蜜一升，白粉五合，熬香和令相得"。四是加水量及方剂类型，一般加水量多者煎煮时间较长，加水量少者煎煮时间较短。如与麻黄升麻汤用水一斗、煮取三升相比，桂枝汤以水七升、微火煮取三升。此外，补益类方煎煮时间偏长，解表类时间偏短。如小建中汤"以水七升、煮取三升……更上微火消解，温服一升"，而麻黄汤以水九升，煮取二升半。五是药物所发挥的功效差异，如大黄在大承气汤中后下，耗时三升，主要发挥其泻下通腑之力，在大陷胸汤中大黄先煮，耗时四升，煎药时间延长，削弱泻下之力，主要发挥泻水逐瘀之效。

二、服法

《医学源流论》言"病之愈不愈……方虽中病，而服之不得法，则非殊、特无功，而反有害，此不可不知也"，表明服药方法得当与否直接影响疾病的疗效。仲景对服药方法颇有见地，主要体现在服药量、服药频次、服药时间和服药方式等方面。

1. 服药量

依患者体质强弱、病情、服药后的反应来确定服药量。如十枣汤方"强人服一钱匕，羸人服半钱，温服之，平旦服。若下少病不除者，明日更服"；大承气汤"得下，余勿服"；瓜蒂散"不吐者，少少加，得快吐乃止"。患者体质及病情反应是确定续服、加量或停后服的重要参考依据。

2. 服药频次

《伤寒论》方后注有顿服 3 方、日二服 29 方、日三服 62 方、日五服 2 方、日六服 1 方。顿服主要治疗急证、重证等，如干姜附子汤、瓜蒂散，顿服可集中药力，发挥重剂去邪功效；日二服、日三服是张仲景方中最常用的服药次数，使一天的药量在二次至三次服完，药力持续，从容祛邪。对调胃承气汤、小承气汤、大承气汤、柴胡加芒硝汤等泻下之剂，以更衣为度。如小承气汤注明"初乃下，如不下，更服"。对解表药则采取一日多次进服方法，如桂枝汤、麻黄汤等，皆可多次频频服用，以取微微汗出为度。黄连汤"煮取六升，温服，昼三夜二"，理中丸"温服之，日三四，夜二服"，视疾病情况在夜间服药，使药力持续，收效迅速。

3. 服药时间

仲景对服药时间颇有讲究。如十枣汤平旦服药，因平旦时空腹服药便于驱逐水饮，减少食物对药物的阻碍作用；白虎加人参汤强调温服，正月、二月、三月之气候凛寒时不可服用，体现了仲景因人因时制宜、用寒远寒、灵活变通之辨证思维。

4. 服药方式

一般服用汤剂，但有些药物或方剂不经煎煮，可直接吞服。如大陷胸汤之甘遂，十枣汤之芫花、甘遂、大戟，五苓散，三物白散，四逆散，半夏散，牡蛎泽泻散等。大陷胸汤中甘遂有效成分难溶于水，故用药液冲服；十枣汤中用枣汤送服芫花、甘遂、大戟之末，既可缓和诸药之烈，又可使药力持久；五苓散、三物白散、四逆散、半夏散、牡蛎泽泻散均用白饮送服，其中五苓散用白饮取保胃气而以助药力，四逆散用白饮取中气和则阴阳之气自相顺接之意，三物白散、半夏散、牡蛎泽泻散取白饮保胃气而缓药物之峻烈之性。

三、调护

调养与护理是疾病治疗过程中的一个重要环节，调理不当或致前功尽弃，或致疾病复发。从论中"方后注"可以看出，仲景特别注意药后反应及其调理，密切观察病情，攻伐之品总是中病即止，发汗总以微汗为佳。如桂枝汤"温覆令一时许，遍身漐漐微似有汗者益佳，不可令如水流漓……禁生冷、黏滑、肉面、五辛、酒酪、臭恶等物"。三物白散"不利，进热粥一杯，利过不止，进冷粥一杯"；十枣汤"得快下利后，糜粥自养"；理中丸"服汤后，如食顷，饮热粥，一升许，微自温，勿发揭衣被"；大青龙汤"汗出多者，温粉扑之"；乌梅丸"禁生冷、滑物、臭食等"。由此可见，仲景十分重视通过服药后方方面面的护理以促进疾病向愈。

中　篇

研究《伤寒论》方法例析

扫一扫，查阅本
章数字资源，含
PPT、音视频、
图片等

第一节 《伤寒论》六经实质研究

《伤寒论》的主要学术成就之一，在于其创立了六经辨证论治体系。但历代医家对于六经实质的认识不尽相同，可谓见仁见智，众说纷纭。从古至今，有关六经诸说，超过 40 种。

一、代表人物及理论

1. 经络说

朱肱认为伤寒六经即足太阳膀胱经、足阳明胃经、足少阳胆经、足太阴脾经、足少阴肾经、足厥阴肝经，并于《类证活人书》卷一专设经络图，示人经络循行之路以辨六经病证。如"足太阳膀胱之经，从目内眦上头连于风府，分为四道，下项并正别脉上下六道以行于背……今头项痛，身体疼，腰脊强，其脉尺寸俱浮者，故知太阳经受病也。"其后汪琥等亦从此说，强调研究六经主要应从经络走行入手。

2. 脏腑说

何志雄认为伤寒六经，是为认识外感疾病的需要，在藏象学说的基础上，对人体功能做出的另一层次的概括。首先将脏腑功能分为阴阳两大类：五脏属阴，六腑属阳；然后再根据各脏腑的不同功能及所属经络不同的循行部位，分为三阴三阳，名之曰太阳、阳明、少阳、太阴、少阴、厥阴，这便是伤寒六经。

3. 气化说

《伤寒论》"六经气化说"源于《黄帝内经》天人相应理论，创始于清代张志聪。《伤寒论集注》首次对六气进行完整阐述，即"三阳三阴谓之六气。天有此六气，人亦有此六气"。后由伤寒注家陈修园、唐容川等发挥，用六气特点解释伤寒六经，故亦称"六气说"。即太阳本气为寒，阳明本气为燥，少阳本气为火，太阴本气为湿，少阴本气为热，厥阴本气为风，并结合标本中气的气化学说理论分析六经的生理病理以及发病之规律，进而指导临床实践。

4. 地面说

柯琴认为"夫仲景之六经，是分六区地面，所赅者广，虽以脉为经络，而不专在经络上立说。……请以地理喻，六经犹列国也"。即内自心胸，外自颠顶，前至额颅，后至肩背，下及于足，内和膀胱，是太阳地面；内自心胸胃及肠，外自头颅，由面至腹，下及于足，是阳明地面；由心至咽，出口颊。上耳目，斜至颠，外自胁内属胆，是少阳地面；自腹由脾及二肠魄门，为太阴地面，自腹至两肾及膀胱溺道，为少阴地面；自腹由肝上膈至心，从胁肋下及于小腹宗筋，为厥阴地面。

5. 六部说

方有执把六经比喻为门类或职能部门，认为六经之经，与经络之经不同。六经者，犹儒家之六经，犹言部也。部，犹今六部之部。天下之大、万事之众，六部尽之会。人身之有，百能之多，六经尽之矣，并绘制人体示意图对六经六部受邪加以说明。

6. 形层说

俞根初把人体分成六个层次，借以说明病邪浅深与进退，如太阳经主皮毛，阳明经主肌肉，少阳经主腠理，太阴经主肢末，少阴经主血脉，厥阴经主筋膜。太阳内部主胸中，少阳内部主膈中，阳明内部主中脘，太阴内部主大腹，少阴内部主小腹，厥阴内部主少腹，并将胸腹部位亦分属六经以利于辨证。

7. 三焦说

何廉臣于《重订通俗伤寒论》中勘曰：“张长沙治伤寒法，虽分六经，亦不外三焦。言六经者，明邪所从入之门，行经之径，病之所由起所由传也。不外三焦者，以有形之痰涎水饮瘀血渣滓，为邪所搏结，病之所由成所由变也。窃谓病在躯壳，当分六经形层。病入内脏，当辨三焦部分……其分析法，首辨三焦部分。”其认为伤寒六经辨证中包含着三焦辨证的思想内容，两者有机地结合，适用于各种外感及内伤杂病。

8. 阶段说

祝味菊根据人体正气与病邪抗争的状态，按六经次序将疾病分成五个阶段：“太阳之为病，正气因受邪激而开始合度之抵抗也。阳明之为病，元气偾张，机能旺盛，而抵抗太过也。少阳之为病，抗能时断时续，邪机屡进屡退，抵抗之力未能长相继也。太阴、少阴之为病，正气懦怯，全体或局部之抵抗不足也。厥阴之为病，正邪相搏，存亡危急之秋，体工最后之反抗也。一切时感，其体工抵抗之情形，不出此五段范围。”

9. 病理层次说

郭子光认为“把三阴三阳解释为疾病变化发展的六个阶段是不合适的”，而“三阴三阳”实际上是六个大的病理层次的反应。所谓太阳病，属于人体肤表阴阳的失调；阳明病是病在里，多涉及胸中胃肠；少阳病在半表半里，多涉及胆和三焦；太阴病的病位较深，多涉及脾胃；少阴病的病位更深，多涉及心肾；厥阴病则多涉及肝经。这六个大的病理层次里面，又可分为若干较小的病理层次，人们将这种小的病理层次的反应和针对其治疗的方药联系起来，称为汤证。

10. 阴阳胜复说

柯雪帆云：“外感热病的病变部位虽然离不开脏腑、经络，并且在某个阶段有可能主要表现为某一脏腑、经络的病理变化，但外感热病毕竟是一种全身性的疾病，仅仅用一二个脏腑或一二条经络，显然不能作出完满的解释。众所周知，邪正斗争是外感病的主要矛盾，而阴阳胜复是邪正斗争的具体表现，它反映了病邪的性质及其变化、人体正气的变化以及邪正双方力量的对比，用阴阳胜复来解释伤寒六经辨证就抓住了邪正斗争这个主要矛盾。用阴阳胜复解释六经辨证，是从整体出发，从动态变化看问题，比较符合外感热病是全身性疾病、外感热病发展有阶段性这两个特点。”由此可见，柯雪帆认为阴阳胜复是《伤寒论》六经辨证的理论基础。

11. 位向性量说

肖德馨认为“归纳六经含义有四种：定位、定向、定性、定量”。定位，即六经有表示病变部位的含义。定向，即六经有表示外感病发生、发展和演化趋向的含义。定性，即六经有表示疾病性质或属性的含义。定量，即六经有表示病情虚实或盛衰程度的含义。同时强调“只有把四种含义综合起来，才能比较全面地反映六经的内涵”。

总的来说，以上各种学说从中医不同角度、不同层面探索伤寒六经实质，均具有积极意义，但单独偏于其中哪一说，都难免囿于片面。目前比较公允的认识是，解释伤寒六经，离不开其所属的脏腑、经络及气化功能，三者互相补充，相互发明，则能比较全面地阐释六经生理病理特点。

二、核心内容

历代学者对《伤寒论》六经的认识歧义颇多，造成以上情况的原因固然有许多，但最重要的因素是混淆了六经、六经病与六经辨证的概念。

六经，即太阳、阳明、少阳、太阴、少阴、厥阴，由于六经之每一经又分为手足二经，因而总领十二经及其所属脏腑的生理功能，是生理性的概念。

六经病，是以中医基础理论为依据，对人体感受外邪之后所表现出的各种症状、体征进行分析、归纳与概括的结果。它不仅是外感病发展过程中的不同阶段，也可看作既相互联系又相对独立的证候群，是病理性概念。

六经辨证则是一种辨证论治的方法与体系。《伤寒论》的六经辨证具有整体性、恒动性、涵盖性、联系性、系统性、科学性等特点。它是以六经所系的脏腑经络、气血津液的生理功能与病理变化为基础，并结合人体抗病力的强弱、病因的属性、病势的进退缓急等各方面的因素，对外感疾病发生、发展过程中的各种症状与体征进行分析、综合、归纳，借以判断病变的部位、证候的性质与特点、邪正消长的趋向，并以此为前提决定立法处方等问题。

总之，明确六经、六经病、六经辨证的基本概念，则有利于更加深入地探讨六经实质问题。

三、临床价值

《伤寒论》创造性地把外感疾病错综复杂的证候及其演变，加以总结提炼，形成较完整的六经辨证体系，六经辨证亦成为后世医家临床辨证论治的一项重要方法。六经将临床病证依据典型症状分为六大类，即太阳病、阳明病、少阳病、太阴病、少阴病和厥阴病，初步得出病证发生的原因、病位、病机等信息，以指导临床诊疗，预测疾病的转归及预后。

第二节　《伤寒论》六经气化学说

《伤寒论》六经气化学说，又称"六经六气说""六经标本中气说"，其通过对《黄帝内经》三阴三阳开、阖、枢及六气标本从化等理论的应用，使得气化论、天人合一思想与临床实践紧密结合，创造了具有中医原创思维的临床特色优势及理、法、方、药系统。自本学说问世以来，后人争论激烈。陈修园强调"六气之本标中气不明，不可以读《伤寒论》"。章太炎则批评"假借运气，附会岁露，以实效之书变为玄谈"。

一、代表人物及著作

气化学说源于《黄帝内经素问》运气七篇大论，《素问·六微旨大论》载："少阳之上，火气治之，中见厥阴；阳明之上，燥气治之，中见太阴；太阳之上，寒气治之，中见少阴；厥阴之上，风气治之，中见少阳；少阴之上，热气治之，中见太阳；太阴之上，湿气治之，中见阳明。所谓本也，本之下，中之见也，见之下，气之标也。本标不同，气应异象。"《素问·至真要大论》载："少阳太阴从本，少阴太阳从本从标，阳明厥阴不从标本，从乎中也。故从本者化生于本，从标本者有标本之化，从中者以中气为化也。"阐述了自然界六气阴阳消长生克制化的规律，即三阴三阳以六气为本，六气以三阴三阳为标。其六气标本中气从化规律，即具有互为阴阳表里制约相配关系的六气，如何从标、从本、从中气运化。

清代张志聪首先用《内经》标本中气的气化学说与天人相应等理论，来阐释《伤寒论》的六经病。他在《伤寒论集注·凡例》中指出："三阳三阴谓之六气，天有此六气，人亦有此六气。"他强调三阳三阴之气与天之六气相应，提出六气与六经病的关系，用六气标本中气学说从生理病理上阐述《伤寒论》的六经病，而于其中又更重太阳之气，认为六气皆统于太阳。

陈修园对张氏的观点大加赞赏，在《伤寒论浅注·凡例》中说张志聪"阐发五运六气、阴阳交会之理，恰与仲景自序撰用《素问》《九卷》《阴阳大论》之旨吻合"，并将六经标本中气与脏腑经络结合起来论述。

黄元御虽执错简之说，却力主六经气化，其著《四圣心源》中专设"六气解"，对从化、偏见、本气衰旺等六气变化规律予以详述，他还提出了手足两经同化的思想。《伤寒悬解·六气司令》中指出："其实两经同气，病则皆病，主其大者，以概小者，非足病而手安也。"其手足两经同化的立论，丰富了伤寒六经气化学说的内容。在对温、疫、痘、疹四病的研究中，黄氏也按六经分证方法进行归类，并以六经气化的理论进行论述，不仅扩大了六经辨证方法的应用范围，支持了"六经钤百病"之说，而且为六经气化学说的应用扩展了空间。

二、核心内容

1. 标本中气

六经分阴阳，阴阳为标；六经分六气，六气为本。标本之间所维系的阴阳表里关系，则叫中气。中气在六经标本气化中有重要的意义。它能使阴阳互相配偶，以调节气化的盛衰，使生机不息，而起到枢机的作用。

2. 六经与六气的关系

把生命运动与自然界结合，人之六经与自然六气的关系如下：太阳以寒为本，阳明以燥为本，少阳以火为本，太阴以湿为本，少阴以热为本，厥阴以风为本。这就是六经与六气的关系，也可以说人体脏腑经络的生理功能，可以通过六经六气的功能和彼此的协调表现出来，因此所谓六经主气，代表着人体脏腑和生理功能活动，并以此来揭示六经病的病理特性，为确立治疗大法提供依据。

3. 六经气化学说的基本内容

六经气化学说的基本内容，归纳起来为一条原则，二条规律。

原则：六气的太过或不及，均可使正气变为邪气。

规律一：标本中气分配规律。少阳以火气为本，火气以少阳为标，中见厥阴；阳明以燥气为本，燥气以阳明为标，中见太阴；太阳以寒气为本，寒气以太阳为标，中见少阴；厥阴以风气为本，风气以厥阴为标，中见少阳；少阴以热气为本，热气以少阴为标，中见太阳；太阴以湿气为本，湿气以太阴为标，中见阳明。

规律二：标本中气从化规律。少阳太阴从本而化，少阴太阳从本从标而化，阳明厥阴不从标本，从乎中气而化。从本者，化生于本；从标本者，有标本之化；从中者，以中气为化。"从"乃是相对而言，而非绝对之论。所以，在讲求六经标、本、中气的气化学说时，首先要建立三者的有机联系。

4. 六经六气证治规律

有关六经六气的病变及证治，论述颇多，而以"类方 – 方证 – 主证"体系来辨证尤能执简驭繁，现举例如下。

太阳发病，两从标本，故太阳经证从本寒化则见恶寒，从标阳而化，则见脉浮、发热；病及本腑，则使寒水不化而致小便不利、口渴，治用桂枝汤、麻黄汤、五苓散类。其中桂枝类方的特征为恶风，恶寒，舌淡；桂枝汤的方证为发热，恶风恶寒，有汗，头痛，颈项僵硬，舌淡，脉浮；主证为发热有汗，恶寒，舌淡，脉浮。凡符合上述方证主证者即可辨证运用。

阳明本应从中气而化，若中气化而不及，邪从阳明本燥而化，则成燥热证或燥实证，治以白虎及承气类；若中气之化太过则成寒湿之证，或中气之化兼阳明之标，则成湿热证，治宜寒湿中求之或以茵陈蒿汤类。其中承气类方的特征为大便干；调胃承气汤的方证为便秘，腹胀，心烦，或发热，出汗，怕热；主证为大便干，腹胀心烦，汗出。凡符合上述方证主证者即可辨证运用。

少阳从本化以概标，化之太过则相火上炎、枢机不利，见口苦、咽干、目眩、胸胁苦满、往来寒热、嘿嘿不欲饮食，治以小柴胡汤。其中柴胡类方的特征为往来寒热，胸胁苦满，嘿嘿不欲饮食，心烦喜呕，口苦，咽干，目眩等；小柴胡汤的方证为寒热往来，两胁胀满，表情淡漠，心烦，干呕、呃逆之后感到舒适，口苦，口干，咽喉干，目眩，脉弦，多在早晨 3～9 点发病；主证为往来寒热，胸胁苦满，嘿嘿不欲饮食，心烦喜呕，口苦，咽干，目眩，但见一症便是。凡符合上述方证主证者即可辨证运用。

太阴本化以概标，而见腹满而吐，食不下，自利益甚等，治宜用理中、四逆辈。其中理中类方的特征为腹中凉；理中丸的方证为腹中凉，喜温，下利不渴，腹满呕吐，胸脘痞满，或病后泛吐涎沫，舌质淡，脉沉迟或缓弱；主证为腹中凉。凡符合上述方证主证者即可辨证运用。

少阴两从标本而化，从本化之太过，标化不及则成少阴热化证，治宜黄连阿胶汤、猪苓汤、桔梗汤类；从标化之太过，本化不及，见少阴寒化之下利清谷、恶寒、蜷卧等，治以四逆汤类。其中四逆类方的特征为四肢发凉，精神萎靡；四逆汤的方证为手足厥冷（过肘、膝关节），休克，小便清长，腹泻清谷，精神萎靡不振，身体疼痛，脉沉迟或脉微；主证为手足厥冷（过肘、膝关节），脉沉迟或脉微。凡符合上述方证主证者即可辨证运用。

厥阴从乎中气少阳火化、中气之化，若兼厥阴之标，则成寒热错杂，厥热胜复之证，治以乌梅丸、干姜黄芩黄连人参汤之类；若中气之化兼厥阴之本，风热相合，则为热厥之证。其中乌梅丸的方证为脉弦，按之无力，脘腹胀满或痛，或胁痛，不欲饮食，肢冷，心中疼热，气上冲至心胸部，烦躁，消渴，上热下寒，大便稀溏或干结，或长期腹泻；主证为上热与下寒并见，脉弦，按之无力。凡符合上述方证主证者即可辨证运用。

三、临床价值

六经气化学说的主要学术成就，就是在前人用经络、脏腑、部位、层次等以形为主论六经的基础上，指出了"气化"在六经理论中的重要地位，为《伤寒论》的理论研究开辟了一条比较广阔的道路。刘渡舟认为："标本中气的气化学说……具有辩证法思想和唯物论的观点。它能系统地分析六经的生理病理，从发病之规律而指导于临床。"

第三节　六经开阖枢研究

"开阖枢"理论源于《内经》,《伤寒论》并未明言。后世有伤寒医家以此来解释《伤寒论》六经生理病理特点，并将其应用于临床，作为分析病机、判定预后、指导治疗的依据之一。但也有医家提出，《内经》"开阖枢"是说明阴阳之起结、表里之配合，实与《伤寒论》无关，后人的有关论述属于牵强之说。

一、代表人物及著作

"开阖枢"理论出自《素问·阴阳离合论》"是故三阳之离合也，太阳为开，阳明为阖，少阳为枢……是故三阴之离合也，太阴为开，厥阴为阖，少阴为枢。三经者，不得相失也"，以开阖枢来说明了三阴、三阳经在正常情况下经气运行的规律。《灵枢·根结》亦云"太阳为开，阳明为阖，少阳为枢"并对三阴、三阳经开阖枢功能障碍所导致人体的病理变化进行了描述。

《伤寒论》"开阖枢"理论盛于明清之际，张志聪、柯琴、陈修园、卢之颐等都倡导此说。渐至成为研究张仲景学说的一大流派。如柯琴《伤寒论翼·六经正义》以此来解释六经提纲证："《阴阳离合论》'太阳为开'。故仲景以之主表，而以脉浮、恶寒、头项强痛为提纲……阳明为阖，故以之主里，而以胃实为提纲……少阳为枢，少阴亦为枢，故皆主半表半里证。少阳为阳枢，归重在半表，故以口苦、目眩为提纲……岂惟阳明主里，三阴皆主里，而阴阳异位，故所主各不同。阳明主里证之阳，阳道实，故以胃实属阳明。太阴主里证之阴，阴道虚，故以自利属太阴。太阴为开，又为阴中之至阴，故主里寒自利。厥阴为阖，又为阴中之阳，故主里热而气逆。少阴为阴中之枢，故所主或寒或热之不同，或表或里之无定，与少阳相似也。"

张志聪《伤寒论集注·伤寒六气会通论略》强调说："阴阳者有名而无形，是以三阴三阳有出、有入、有合、有离，不知阴阳之经常变易，不可与论伤寒矣。夫三阳在外，太阳主天气而常于地中，阳明主阖而居中土，少阳主枢而内行于三焦……三阴在内，太阴为开而主皮肤之肉理，少阴主枢而外浮于肤表，厥阴为阴中之少阳而通会于肌腠。"并将该理论运用到对伤寒病的方证分析当中。如其在分析柴胡加龙骨牡蛎汤方证时说："此言少阳枢折于内，不能出入者，须启生阳之气以达之，伤寒八九日，当阳明、少阳主气之期，只藉少阳之枢转以外出，若下之则枢转有乖，开阖不得。"故以柴胡加龙骨牡蛎汤启少阳之生气，恢复少阳枢转之功。

二、核心内容

1.《内经》中开阖枢理论的基本内容

（1）开阖枢与三阴三阳的关系

三阳经：太阳为开，阳明为阖，少阳为枢。

三阴经：太阴为开，厥阴为阖，少阴为枢。

明代医家吴崑在《黄帝内经素问吴注·阴阳离合论》中云："三阳之离合也，太阳在表，敷畅阳气，谓之开；阳明在里，受纳阳气，谓之阖；少阳在于表里之间，转输阳气，犹枢轴焉，故谓之枢……太阴居中，敷布阴气，谓之开；厥阴谓之尽阴，受纳绝阴之气，谓之阖；少阴为肾，精气充满，则脾职其开，肝职其阖；肾气不充，则开阖失常，是少阴为枢轴也。"

（2）开、阖、枢之间的关系

《素问·阴阳离合论》："三经者，不得相失也。"

张志聪《黄帝内经灵枢集注·根结》："开阖如户扉，枢犹转钮。舍枢则不能开阖，舍开阖则无从运枢。此三阳之气，互相出入于经脉皮肤、形身脏腑之外内者也。"

（3）开阖枢功能障碍的病理表现及治则

根据《灵枢·根结》记载，三阳经：开折，则肉节渎而暴病起矣，故暴病者取之太阳；阖折，则气无所止息而痿疾起矣，故痿疾者取之阳明；枢折，则骨摇而不安于地，故骨摇者取之少阳。三阴经：开折，则仓廪无所输，膈洞，膈洞者取之太阴；阖折，即气绝而喜悲，悲者取之厥阴；枢折，则脉有所结而不通，不通者取之少阴。

即太阳为开，开的功能障碍，不能宣达精微于皮毛，则皮肉消瘦干枯，不能防御外邪，易发生暴病，故暴病者治取太阳；阳明为阖，阖的功能障碍，不能受纳水谷，生化失职，肌肉失养，而成痿疾，故痿疾者治取阳明；少阳为枢，枢的功能障碍，骨节失养，则骨节弛缓无力，站立时动摇不稳，故节缓者治取少阳。太阴为开，开的功能障碍，清阳之气不升，则下利不止，故下利不止者治取太阴；厥阴为阖，阖的功能障碍，藏血不足，魂魄失养，表现为喜悲，故悲者治取厥阴；少阴为枢，枢之功能障碍，少阴心脉运行不利，则脉结不通，故脉结不通者治取少阴。

2.《伤寒论》六经开阖枢生理病理特点

太阳为开：太阳为六经的藩篱，主一身之表，统摄营卫。太阳之气开，在外则津液宣发于肌表，汗孔开合有节，防御外邪入侵，在内则膀胱气化如常，津液蒸腾于上，小便排泄于外。太阳的这种作用可概括为"上行外达"，故太阳为开。若外邪侵袭太阳，太阳之气开的功能障碍，表现为发热恶寒、汗出或无汗、小便不利等。

阳明为阖：阳明主里，足阳明胃主受纳水谷，手阳明大肠主传导糟粕，其气向内向下，可概括为"内行下达"，故阳明为阖。若阳明阖的功能障碍，胃气失于和降则不能食、呕吐，大肠失于传导则腹满痛、大便不通。

少阳为枢：少阳既是表里之枢，又是阴阳之枢，具有升发、疏调的作用，枢转阳气于内外，少阳具有"枢纽调节"作用，故少阳为枢。邪犯少阳，多表现为枢机不利之象，如胸胁苦满、嘿嘿不欲饮食、往来寒热、心烦喜呕等。少阳病，枢机不利则影响开阖，既可外兼太阳，也可内兼阳明，因而在三阳中有着重要的枢转作用。

太阴为开：太阴为三阴之表，足太阴脾主运化，脾气的升清和散精作用将其运化的水谷精微输送至人体周身、四肢；手太阴肺朝百脉，宣散营卫于表。其表现为运化、升清、升散、输布等特点。太阴的这种作用可概括为"上行外达"，故太阴为开。太阴受邪，则开之功能障碍，表现为腹满、下利，或喘而胸满等。

少阴为枢：少阴心为火脏，少阴肾为水脏。少阴肾内寄元阴元阳，有"水火之宅"之称。少阴枢转阳气资助脾土，则太阴开；枢转阴气于肝，则厥阴阖。另外，足太阴脾输送精微于肺，经肺之肃降于肾，故太阴开则纳阴于肾，而厥阴肝为阴尽阳生之脏，其阴精转化为阳气的过程，又离不开少阴肾之阴精的输转，足见少阴在阴精的收储与释放过程中处于中枢的地位。少阴具有"枢纽调节"作用，故少阴为枢。少阴枢机不利，水火不能交济，各自为政，则有寒化、热化之证。寒化证可见畏寒肢凉、下利清谷、脉微等；热化证可见心烦不眠等。此外，少阴枢机不利，则阳气郁结于内，则见四逆，其人或咳，或悸，或小便不利，或腹中痛，或泄利下重等少阴枢机不利之表现。

厥阴为阖：厥阴居三阴之里，为两阴之交尽。手厥阴心包代君行令，使阴血敛藏而火不亢；足厥阴肝主藏血，使神魂潜而精不泄，以其"内藏收敛"而为阖。厥阴阖之功能障碍，则阴藏不足，相火失制，冲撞心包，表现为消渴，气上撞心，心中疼热等症；寒热不能交阖，而见错杂胜复之象，阴血不能潜藏则见呕吐或下利脓血等症。

三、临床价值

开阖枢理论应用于《伤寒论》中，在解释六经的生理病理特点、指导六经病的治疗等方面均具有一定积极意义。

治太阳从开：应以调节人体正气"向上向外，以从其开"为基本原则，采用发汗、解表、疏散等法，如麻黄汤、桂枝汤等。

治阳明从阖：应以调节人体正气"内行下达，以从其阖"为基本原则，采用清下等法，如大承气汤、小承气汤、调胃承气汤，承顺胃气以下行。

治少阳运枢，运枢以开阖。少阳为太阳阳明之枢，为开阖之枢。病在太阳或病在阳明，均可采用运转枢机之法。此即"治少阳运枢，运枢以开阖"之法。如《伤寒论》第 99 条："伤寒四五日，身热恶风，颈项强，胁下满，手足温而渴者，小柴胡汤主之。"即为三阳症见治从少阳，运中枢而启开阖之范例。

治太阴从开：应以调节人体正气"向上向外，以从其开"为基本原则，采用温中散寒、健脾燥湿等法，宜服四逆辈。

治少阴运枢，非温非清所宜，治从开阖，采用健脾疏肝之法，透达少阴阳郁，运转少阴枢机，四逆散主之。此即"治少阴运枢，开阖以运枢机"之法。临床用四逆散治疗男子阳痿、女子性功能减退等即为开阖以运枢机，治在肝脾，意在宣畅肾阳之气。

治厥阴从阖：以"调节阴阳，以从其阖"为基本原则，采用寒者宜温，热者宜清，寒热错杂，则寒温并用等法，治以乌梅丸、当归四逆汤、白头翁汤等。以恢复厥阴生理之职为宗旨。总之，用开阖枢理论解释伤寒六经，借以区别六经各自特点，无论对于理论研究，还是对于指导临床，均具有一定积极意义。

此外，后世医家尚有"关合枢""厥阴为枢"等相关学术观点，作为学术研究，均无可非议，只要可指导临床应用，都值得我们进一步认真研究。

第四节　《伤寒论》三百九十七法研究

自北宋林亿等提出《伤寒论》三百九十七法之说，数百年来，历代伤寒学家对此见仁见智，纷争不休。有医家提出三百九十七法即《伤寒论》中十篇三百九十七条原文，是对《伤寒论》多种证候具体治法的高度概括；也有医家认为林亿等将《伤寒论》原文划分按"证"与"法"统计，其数难以吻合，没有实际意义。

一、出处及历代之争

《伤寒论》中并无三百九十七法之说，宋代林亿等校定《伤寒论·序》载"张仲景《伤寒论》十卷，总二十二篇，证外合三百九十七法"。其中，由于没有对"证外合三百九十七法"的概念及统计方法给出具体说明，以致后学各执其说，莫衷一是。大致可归纳为如下四种观点。

1. 不足取信说

对三百九十七法首先质疑者，为明初医家王履，他说："及考之成无己注本，则所谓三百九十七法者，茫然不知所在。"所以，在《医经溯洄集》中，特作"伤寒三百九十七法辨"，结果"多方求合而莫之遂"，于是便得出了"纵使三百九十七法之言不出于林亿等，而出于亿之前，亦不足用"的结论。

2. 以条代法说

自明以降，以三百九十七条代三百九十七法者，大有人在。如方有执《伤寒论条辨》即云："今以三百九十七者条隶六经。各有纲纪统属。以相部领，维之使有定序。"李士材作《伤寒括要》时，又将方氏"太阳中篇"之两条合二为一，以合其数。清代陈修园《伤寒论浅注》又提出："余考仲师原论，始于太阳篇，至'阴阳易差后劳复篇'止，共计三百九十七节，何以不言节而言法，盖节中字字是法，言法即可以该节也。"然而此解忽视了宋人所言三百九十七法前的

"证外"二字以条代法，显然就混淆了"证"与"法"的界限。

3. 以纲统法说

喻嘉言重订《伤寒论》，其方法主要是"举三百九十七法，分列于大纲之下"。喻嘉言认为"仲景立桂枝汤、麻黄汤、大青龙鼎足大纲三法"。喻氏承方氏之论而阐演，并对前人思想进行了极大发挥与创新。《尚论·张仲景伤寒论重编三百九十七法》在三纲鼎立的原则下，以纲统法，全书共制定了三百九十七法。其中太阳上篇五十三法，太阳中篇五十八法，太阳下篇二十四法；阳明上篇三十九法，阳明中篇三十一法，阳明下篇三法；少阳经全篇二十一法，附合病九法，并病五法，坏病二法，痰病三法；太阴病全篇九法；少阴病前篇二十五法，少阴经后篇十九法；厥阴篇五十五法；又附过经不解病四法，差后劳复病六篇，阴阳易病一法。以上共计三百六十七法。另有春温病共三十篇，共三百九十七法。这也导致了错简重订派与尊经派之争论，并促使明清之际伤寒学说的不断发展。

4. 补缀求合说

在诸多医家意识到林亿等人的三百九十七法必确有所指，但苦于六经至劳复各篇中明出方治，可以言"法"者仅二百余条，于是为了求合其数，便多方设法，四处求索，予以补缀。如王晋三、张孝培等人即增"以各方后咬咀为末，先后煮，啜粥，不啜粥，饮暖水，日几服为法"，以补三百九十七之数。但也使"法"的概念更加扑朔迷离。

二、三百九十七法考

由上可见，诸家对林亿等人所倡三百九十七法的理解，均有不尽如人意之处。究其原因，是诸家皆未能窥见宋本原貌使然，应到宋本《伤寒论》中去寻找答案。首先要明确两个问题：一是三百九十七法之数和十卷、二十二篇、一百一十二方一样，是实指而非虚指；二是要注意到"证外"二字，也就是说要区分开"证"和"法"所具有的不同概念。

宋本《伤寒论》第五篇至第二十二篇，每篇篇名之下，都注有合若干法。其中，太阳上篇合一十六法，太阳中篇合六十六法，太阳下篇合三十九法，阳明篇合四十四法，少阳篇无，太阴篇合三法，少阴篇合二十三法，厥阴篇合一十九法，霍乱篇合六法，阴阳易差后劳复篇合六法，不可发汗篇合一法，可发汗篇合四十一法，发汗后篇合二十五法，不可吐篇无，可吐篇合二法，不可下篇合四法，可下篇合四十四法，发汗吐下后篇合四十八法。

上述诸篇合之，共得三百八十七法，与序言之数不符，少了十法。其实，这十法仍可于各篇之首求之，不过有的属于脱误，有的系以别文说明而已。现将其补充统计如下。

1. 少阳病篇，脱误一法：少阳篇篇首有一条"本太阳病不解，转入少阳者。胁下硬满，干呕不能食，往来寒热，尚未吐下，脉沉紧者，与小柴胡汤。方第一。右七味"。此显系一法，而篇名之下未记，属于脱误。

2. 合病并病，并见三法：在太阳下篇、阳明篇、少阳篇，分别有"并见太阳阳明合病法""并见阳明少阳合病法""并见三阳合病法"之文，此三法虽与篇中所列者有重复，但三百九十七法中重复之处本多，故亦应计入其内。

3. 可与不可诸篇，别有六法：可发汗篇第一法下注有"前别有四法"，可下篇第一法下注有"前别有二法"。此六法系指"大法春夏宜发汗""大法秋宜下""凡可下者，用汤胜丸散。中病便止，不必尽剂也"等六条而言。此虽不出方治，但与可吐篇篇首注明"合二法"中"大法春宜吐""凡用吐汤，中病便止，不必尽剂"同例，故应计入三百九十七法之内，但为了说明与本篇中出其方治者有所不同，故在文中标明"别有"数字以作区分。

如是，此脱误一法，别有六法，并见三法，共计十法，再加前三百八十七法，恰合三百九十七法之数。

三百九十七法的真实具体内容从北宋治平二年（1065）至今近千年来没有解释清楚，究其原因，是对"法"的概念及统计方法有不同的理解。特澄清如下。

其一，林亿、孙奇所说的三百九十七法有特定的含义。即"法"中不包括"证"。"有方曰法，无方曰证"的界定在子目中经界分明，不相混淆。《伤寒论·序》所说的三百九十七法，纯为"法"数。与今人所说的三百九十七条或三百九十八条概念不同。

其二，《伤寒论·序》中所说的三百九十七法不仅包括三阴三阳中的"法"，而且包括"可"与"不可"中的"法"。今人所说的三百九十七条只指三阴三阳中的"证"与"法"，不计"可"与"不可"中的条文。这三百九十七条除具有便于查找、方便指说的价值以外，在学术上已与林亿等所说的三百九十七法不可同日而语了。

其三，赵开美翻刻的《伤寒论》虽被称为"宋本《伤寒论》"，这是仅就其大体逼真北宋治平本面貌而言，实际上有不少细微之处与真宋本不同。可见，版本不同，也给后人研究三百九十七法带来了一定的困难。

三、临床价值与不足之处

就方法论而言，三百九十七法研究对后世以方类证、以法类证等诸多归类法的产生，影响深远，对于指导临床实践，灵活运用经方，具有重要意义。

然而，由于林亿等人所倡言的三百九十七法本身，尚存在着前后重复、体例不一等不尽完善之处。这不仅使人难以理解三百九十七法之实，而且由于年深代远，传本渐少，又产生了以条代法、以言代法的种种不切之说，甚至成为方、喻等错简派断章取义、重列原文的理论依据。这大概是林亿等所始料未及的。

第五节 《伤寒论》运气学说

对运气学说的最早论述见于《黄帝内经素问》中的运气七篇大论，自诞生之始，各医家、学者分歧较多，意见不一。学界有赞同者，如明代马莳称此七篇大论为"医籍中至宝"。明代朱权《乾坤生意·上卷》说："运气证治者，所以参天地阴阳之理，明五行衰旺之机。考气候之寒温，察民病之凶吉，推加临补泻之法，施寒热温凉之剂。古人云：治时病不知运气，如涉海问津，诚哉言也。"而否定者，如徐灵胎《医学源流论·司天运气论》言："当时圣人不过言天地之气，运行旋转如此尔。至于人之得病，则岂能一一与之尽合？一岁之中不许有一人生他病乎？"

一、代表人物及著作

对于运气理论，虽然使运气七篇彰显于世并得以流传发展者非王冰莫属，但在更早的时间，就已经出现了运气思想的萌芽，如《楚辞·远游》中说道："餐六气而饮沆瀣兮，漱正阳而含朝霞。"此六气主要指天地四时之气，与运气中的六气有相通之处。而《左传·昭公元年》所说的"天有六气，降生五味，发为五色，征为五声，淫生六疾"则更明确地指出了六气是五味、五色、五声产生的根源，太过则发为六淫，故更接近于运气学说中的六气概念。至于五运，可能最早见于战国时期邹衍的五德终始说，而邹氏的思想充满了唯心论的色彩，但其中五行不断运动变化的观点给了后世启发，使得《内经》五运思想能够抛弃邹衍用以比附人事的五德，而用之于对气候、生命的分析。

六气及五运思想的出现以及不断的深化，与当时不断发展的天文、历法理论相结合，最终促成了论述运气理论的七篇大论的出现。宋代许叔微的《伤寒九十论》尝试以运气学说解伤寒，在对六经传变的认识上，许氏认为伤寒为病，在气则逆而非顺，故传变与六气在天正相反，与后世张志聪的思想相似。《伤寒直格》中提出了"六步主位平脉"一说，将运气、脏腑、经络、阴阳及脉象对应起来，而在《素问病机气宜保命集》中，则具体提到了六经标本从化的论治问题，如论"太阳病者，标本不同，标热本寒，从标则太阳发热，从本则膀胱恶寒，若头项痛，腰脊强，太阳经病也，故宜发汗"，以标本从化理论解释六经病，认识到一身之气会随自然气候的改变而产生盛衰变化。

在六经标本气化的问题上，较之刘完素，明代陶华又有了更深入的论述，《伤寒六书》中言："原夫六气为本，三阴三阳经为标；病气为本，脏腑经络受病为标；先受病为本，次受病为标。"以太阳病为例，陶氏言"且如尺寸俱浮者，太阳受病也，其经标本，膀胱、小肠也。膀胱寒水为本，其脉循脊上连风府，故头疼脊强；小肠为标，主发热。其正冬月时，在本者麻黄汤，在标者桂枝汤，余月改用冲和汤也"。而在"传足不传手"的问题上，陶氏指出"言伤足不伤手可，而言传足不传手则非理也"，其仍以天人相应的运气理论来解释，但同时又兼顾了人体的整体性，较前人有所进步。

明代张景岳《景岳全书·伤寒典》无涉气化，但其著《类经》及《类经图翼》《类经附翼》中对运气七篇注解颇明，对运气学说有许多独到见解，对后世医家以运气学说研究六经有着重要的影响。

清代张志聪《伤寒论集注》指出："学者当于大论中之五运六气求之，《伤寒》大义，思过半矣。"他认为"天之六气为本而在上，人身三阴三阳为标而上奉之，所谓天有此六气，人亦有此六气也"，而于其中又更重太阳之气，认为六气皆统于太阳，又根据《素问·天元纪大论》中标本从化的规律，指出"故从本者化生于本，从标本者有标本之化，从中者以中气为化也"。在开阖枢的问题上，在《伤寒论集注》中并没有专门提到，但却散见于各篇，在论述三阴三阳的出、入、合、离的变易过程中，均已运用了开阖枢的原理，并且十分注重枢的重要作用。后世有些医家对张志聪有"离形论气"的批评，主要是因为张氏认为伤寒传变为气传而不涉于经，即"气相感而不涉于经也"，事实上张氏也曾指出"无病则六气运行，上合于天，外感风寒，则以邪伤正，始则气与气相感，继则从气而入于经"。因此，张氏并未排除经络病变的存在，并非离形论气。

二、核心内容

1. 天干化五运

五行与天干相合，即用天干标示地之东南西北中五方，则甲乙为东方，属木；丙丁为南方，属火；戊己为中央，属土；庚辛为西方，属金；壬癸为北方，属水。以天干标示天气，即天干化五运，此由二十八宿位于天体上的方位决定，则甲己化土，乙庚化金，丙辛化水，丁壬化木，戊癸化火。

2. 地支化六气

用十二地支化六经，进而六经配六气，根据每年地支确定六经。再由六经确定司天之气，而在泉之气对应司天之气，表明司天在泉之气对全年气候也有影响，与天运相合主一年气候变化。而十二地支化六经，进而六经配六气，是谓地支化六气。《素问·天元纪大论》曰："子午之岁，上见少阴；丑未之岁，上见太阴；寅申之岁，上见少阳；卯酉之岁，上见阳明；辰戌之岁，上见太阳；巳亥之岁，上见厥阴。少阴所谓标也，厥阴所谓终也。厥阴之上，风气主之；少阴之上，热气主之；太阴之上，湿气主之；少阳之上，相火主之；阳明之上，燥气主之；太阳之上，寒气主之。所谓本也，是谓六元。"

三、临床应用与不足之处

运气学说基于自然气化与人体气化的内在同源性，五运六气之变化总不外太过不及，生克制化诸端，"气相胜者和，不相胜者病"，掌握运气学说的盛衰生克，是临床具体运用的关键所在。此外，五运六气在不同时空方位阴阳气的状态应当与三阴三阳的开、阖、枢密切结合，以理解三阴三阳的传变关系与合病情况。上述医家中也有将五运六气与经方药物一一对应者，临床中宜反复体会，辨别明晰，不可偏用偏废。

第六节　经方拆方研究

经方拆方研究是近年来中医研究的一个重要方向。通过拆方研究，说明经方配伍的科学性和合理性、精简方剂、确定方剂中主要药物成分或活性物质，以及组成药物之间的最佳剂量配比关系。在研究过程中，有根据药对拆方、根据治法拆方、对拆方与全方进行功效对比等不同方法。虽然拆方研究取得了一定的成效，但也存在一些不足。例如，拆方研究可能会破坏原方剂的整体性，使其与原方剂相比面目全非。此外，数学设计的拆方分析与中医理论有时相去甚远，最终的评价指标未能与方剂所治疾病的病机紧密结合。因此，在进行经方拆方研究时，需要充分考虑中医理论，保持方剂的整体性，并结合临床实践，以确保研究的科学性和实用性。

一、核心内容

（一）研究目的

通过经方拆方研究，可以深入了解经方配伍规律和作用机制，说明经方配伍的科学性和合理性、精简方剂、确定方剂中主要药物成分或活性物质，以及经方组成药物之间的最佳剂量配比关系。

1. 阐明经方配伍的科学性和合理性

经方疗效确切，配伍合理，用之得当，效如桴鼓，但是缺乏现代医学理论基础，拆方研究为其提供了一个研究思路与方法。有学者对四逆汤全方与拆方主要药效成分肠吸收动力学进行对比研究，结果显示四逆汤组乌头类生物碱的吸收程度、速度与附子组相比具有更明显的优势，其中苯甲酰新乌头原碱和次乌头碱在十二指肠、空肠和回肠均为四逆汤组的吸收速度更快且吸收程度更大；甘草酸在四逆汤组十二指肠的吸收程度显著高于甘草组和干姜甘草组，6- 姜辣素在四逆汤组回肠段的吸收速度和程度显著高于干姜组。结果表明干姜与甘草可促进附子中有效成分乌头类生物碱在各肠段的吸收，体现出四逆汤君臣佐使、相须增效的科学内涵。

2. 精简方剂及确定方剂中主要药物成分或活性物质

经方由多种药物组成，但是哪些药物发挥主要的治疗作用不甚明确，因此需要通过拆方研究确定方剂中发挥主要药效的药物或活性物质，从而将不必要的药物去除，以期达到使经方更加精练的目的。有学者将肾气丸进行拆方研究，按照肾气丸组方"补阴"+"补阳"+"三泻"的特点将肾气丸组方药物拆分成"补阳 1"组、"补阳 2"组、"阳 + 阴"组、"阳 + 泻"组、"全方"组，测定各组血清中乌头碱、次乌头碱的含量。发现各组血清中均未检测到乌头碱含量，并且只在"阳 + 阴"组和"阳 + 泻"组中检测到次乌头碱。结果表明次乌头碱为服用肾气丸后的入血成分之一，并且次乌头碱可能是肾气丸"阴中求阳"的有效成分。

（二）研究方法

既有根据中医理论进行拆方的研究，也有运用数学模式来指导拆方的研究。

1. 根据中医理论进行拆方的研究

拆方研究的方法有根据中医理论进行拆方的研究，有根据药对进行拆方、根据治法进行拆方、对拆方与全方功效对比进行的拆方等。对四逆汤及其拆方水煎液对缺血大鼠离体心肌细胞H9c2 的保护作用进行了研究，将四逆汤方内单味药与拆方、全方对比，表明四逆汤及各拆方组对损伤 H9c2 均有保护作用，其中"附子＋干姜"组保护作用最强，与"附子＋甘草"组比较，"附子＋干姜"组中干姜对附子的增效作用大于减毒作用，甘草对附子的减毒作用强于增效作用。干姜水煎液对缺血 H9c2 无保护作用。对清燥救肺汤根据治法的拆方研究表明，全方组合以"宣、清、降"功效为主的拆方 I 组起主要作用，能明显使 Bcl-2 表达上调、Bax 表达下调，因 Bcl-2/Bax 升高，细胞凋亡减少；以"润、补"功效为主的拆方 II 组，效果不明显。全方组对肺炎支原体感染引起的细胞凋亡抑制效果优于拆方组。

2. 运用数学模式指导拆方的研究

运用数学模式来指导拆方，具体方法包括撤药研究、析因分析、正交研究、聚类分析等。例如，撤药研究是通过逐一去除方剂中的药物，观察药物去除后对整个方剂效果的影响，从而确定方剂中各药物的作用及相互关系。析因分析则是通过对方剂中各因素（如药物、剂量等）进行系统的分析，找出影响方剂效果的主要因素。正交研究是一种实验设计方法，主要用于研究多因素多水平的问题。正交试验设计是分式析因设计的主要方法，适用于当试验涉及的因素在 3 个或 3 个以上，而且因素间可能有交互作用时。使用正交表可以帮助试验者以最少的试验次数达到与大量全面试验等效的结果，因此它是一种高效、快速而经济的多因素试验设计方法。聚类分析是依据研究对象（样品或指标）的特征，对其进行分类的方法，减少研究对象的数目。

近年来，已经完成了大量经典方剂的拆方研究，如桂枝汤、四逆汤、半夏泻心汤、黄芩汤及防己黄芪汤等。研究桂枝汤拆方前后芍药苷的含量变化。桂枝汤拆方前后芍药苷的含量顺序为去大枣组＞去生姜组＞全方组＞去桂枝组＞去甘草组，去甘草组、去桂枝组与全方组比较均有显著性差异；去生姜组和去大枣组与全方组比较无显著性差异。结果表明，甘草、桂枝均有助于白芍中芍药苷的溶出，生姜和大枣对白芍中芍药苷的溶出影响不大。这些研究不仅为方剂的临床应用提供了科学依据，也为中药的现代化和国际化发展奠定了基础。

二、临床价值

近年来，随着中医药现代研究的开展与深入，对经方配伍规律的研究和作用机制也逐渐深入，达到精简方剂、确定方剂中主要药物成分或活性物质，以及经方组成药物之间的最佳剂量配比关系的目标。需要注意的是，拆方研究是一个复杂而系统的过程，需要综合运用中医药理论、现代药理学、化学等多学科知识。因此，在进行拆方研究时，需要严谨的科学态度和方法，以确保研究结果的准确性和可靠性。

第七节　《伤寒论》度量衡研究

剂量是方剂的灵魂，"中医不传之秘在于剂量"。中药剂量是中医临床用药的指南。《伤寒论》

的方药剂量的增减法度分明，足以为后人学习。东汉末年距今约 1800 年，年代久远，与现代度量衡差异较大，对于其度量衡的折算众说纷纭。自《伤寒论》问世以来，历代医家从未中断对仲景方的应用研究，希望能最大限度地还原仲景方药的剂量。

一、核心内容

1.《伤寒论》衡量研究

南北朝时期梁代陶弘景《本草经集注·序录上》云："古方唯有仲景，而已涉今秤，若用古秤作汤，则水为殊少。"陶弘景亦认为古今度量衡的不同对医家使用《伤寒论》中的方剂造成了困扰。对《伤寒论》中度量衡的深入研究，是准确运用其方剂的关键所在。

吴承洛运用古代货币嘉量核算法，将清末吴大澂以货币校得新莽 1 两为 13.6746g 与刘复以新莽嘉量测得新莽 1 两为 14.1666g 两个数值进行平均，认为新莽 1 两为 13.9206g，1 斤合今 222.73g，且东汉承新莽之制。柯雪帆等根据现藏中国国家博物馆的"光和大司农铜权"的有关资料进行了核算，此权重 2996g，将其认定为 12 斤权而折算出东汉一斤合今之 250g，一两为现代 15.625g。丘光明、邱隆等据多件东汉时期出土衡器考证东汉 1 斤约定为 222g，一两为 13.875g。范吉平等通过经方剂量文献及考古实物研究，认为东汉一斤为 220g，一两为今之 13.8g。傅延龄等通过综合文献、文物等资料对药物重量实测，进行较为深入的研究，推断仲景经方剂量一两约为 15g。李宇航等据黄金密度法结合水密度法，考证后认为东汉 1 斤为 240g，《伤寒论》一两为今之 15g。全小林等通过文献考据及药物实测考证，并结合现代药理及临床实际，认为仲景经方一两约合今之 13.8g。何庆勇等通过文献考证法，并根据藏于四川省博物馆的东汉衡量实物汶江市平铁权，测其重 1035g，为 5 斤权，考证后认为东汉每斤重 207g，每两为 12.9375g，约为 12.94g。

2.《伤寒论》容量研究

汉代容量单位包括龠、合、升、斗、斛，《汉书·律历志》记载："量者，龠、合、升、斗、斛也，所以量多少也……合龠为合，十合为升，十升为斗，十斗为斛……量多少者，不失圭撮。"应邵曰："四圭曰撮。"孟康曰："六四黍为圭。"故汉代容量制为：4 圭 =1 撮，5 撮 =1 龠，2 龠 =1 合，10 合 =1 升，10 升 =1 斗，10 斗 =1 斛。

1953 年甘肃省古浪县出土的"建武大司农铜斛"实测容量为 19600mL，现藏于上海博物馆的"元初大司农铜斗"实测容量为 1970mL，现藏于上海博物馆的"汉光和大司农铜斛"容量为 20400mL，1989 年山东省嘉祥县出土的"永平大司农铜斗"实测容量为 2000mL，现藏于南京博物馆的"永平大司农铜合"容量为 20mL。根据以上文物实测容量推断东汉一合为今 20mL，一升约为今 200mL，一斗约为今 2000mL。

《伤寒论》中以体积为单位的药物有半夏、杏仁、粳米、豆豉、芒硝、五味子、火麻仁、吴茱萸、赤小豆、葶苈子、麦冬、胶饴等。何庆勇等实测生半夏 1 升（200mL）为 119.0g，法半夏 1 升（200mL）116.8g，清半夏 1 升（200mL）96.2g，姜半夏 1 升（200mL）112.3g；实测薏苡仁半升（100mL）为 76g。李宇航等实测淡豆豉 1 合（20mL）为 12.07g，实测麦冬半升（100mL）为 59.67g。

3.《伤寒论》长度研究

《汉书·律历志》记载："度者，分寸尺丈引也，所以度长短也。本起黄钟之长。以子谷秬黍中者，一黍之广，度之九十分，黄钟之长，一为一分，十分为寸，十寸为尺，十尺为丈，十丈为引，而五度审矣。其法用铜，高一寸，广二寸，长一丈，而分寸尺丈存焉。用竹为引，高一分，广六分，长十丈。"可见汉代官方明确的五个长度单位为分、寸、尺、丈、引，而且各级之间均为十进制。目前有资可查的东汉尺共有 86 支，其中有铜尺 57 支，骨尺 25 支，还有玉尺和木尺数支。不同材质的尺，长度不完全一致。年代久远，氧化及损坏程度不同，可能是导致长度不一的重要原因。86 支尺的测量值分布于 20.5 ～ 24.7cm，其中 59 支尺在 23 ～ 23.6cm，40 支尺在 23 ～ 23.3cm，利用频数分布直方图，以 0.3cm 为组距分组，对东汉的 86 支尺的量值进行统计，从中可得出东汉一尺的单位值主要分布在 23 ～ 23.6cm。再进一步以频数值为权，以 0.1cm 为分段组距，将此 86 支尺做加权平均值统计，可得出东汉 1 尺加权频数平均值为 23.1cm。

《医心方》记载："凡厚朴一尺及数寸者，以厚三分，广一寸半为准。"日本前田育德会尊经阁文库收藏的《小品方》残卷记载："厚朴一尺及数寸者，以厚三分，广一寸为准。"以《小品方》残卷为准。参考上述研究，东汉一尺为 23.1cm，东汉一寸为 2.31cm，东汉三分约为 0.7cm。选取川厚朴实测一尺厚朴重量为 19.56g。

4.《伤寒论》特殊药物剂量实测

《伤寒论》中不乏特殊的计量单位，如以个为计数单位，用于大枣、水蛭、附子、虻虫、杏仁、桃仁、栝楼实、枳实、栀子、竹叶等。实测枳实 1 枚重 12.42g；实测水蛭 30 个为 45.87g；实测中等体积附子 1 枚为 15.03g，附子大者 1 枚为 30.89g；选取中等身高青年男性抓取采摘于北京紫竹院公园竹叶，实测竹叶 1 把为 4.96g；实测半夏 14 枚为 12.33g；实测乌梅 300 枚为 598.7g；实测大枣 12 枚 36.85g；实测虻虫 30 个 3.91g；实测鸡子黄 2 枚为 29.74g；实测葱白 4 茎 301.1g；实测杏仁 70 枚 28.07g；实测栀子 14 枚为 12.33g；实测栝楼实中等者 1 枚为 55.422g，大者 1 枚为 85.19g；实测桃仁 30 枚为 18g，桃仁 50 枚为 30g。

模糊计量单位，如石膏如鸡子大，大黄如博棋子大。选取山东石膏作为《伤寒论》中石膏实测药物，选取河南固始鸡的鸡蛋作为实测鸡蛋体积来源，实测石膏如鸡子大为 91.5g。博棋子为汉代六博棋的棋子，江陵凤凰山西汉墓出土的六博棋子长 2.1cm，宽 1.4cm，高 1.1cm。唐代孙思邈《备急千金要方》记载："博棋子长二寸，方 1 寸……博棋子大小如方寸匕。"选取未经制成饮片的川大黄原始药材，实测"博棋子大小如方寸匕"的大黄重量为 5.47g。

5.《伤寒论》方寸匕、钱匕及散剂研究

方寸匕为汉唐常用量药器，主要用于量取散剂。东晋陈延之《小品方》记载："方寸匕散者，作丸准梧桐子十枚。"南北朝时期梁代陶弘景《本草经集注》云："方寸匕者，作匕正方一寸，抄散取不落为度……一方寸匕散，蜜和得如梧子，准十丸为度。"结合上面度量的研究可知 1 寸为 2.31cm，何庆勇等依照实物制成边长为 2.31cm 的平面正方形方寸匕，实测五苓散、牡蛎泽泻散、半夏散及汤、四逆散、烧裈散、赤石脂散、文蛤散等方剂"方寸匕"重量分别为（2.04±0.067）g、（1.51±0.064）g、（1.36±0.048）g、（1.63±0.064）g、（1.32±0.054）g、（2.32±0.071）g、（4.38±0.086）g。陶弘景《肘后备急方》说："凡云钱匕者，以大钱上全抄之，若云半钱则是一钱抄取一边尔，并用五铢钱。"《本草经集注》谓："钱五匕者，今五铢钱边五字者以抄之，亦令不落为度。"考证选取了东汉灵帝中平三年（186）始铸的四出五铢铜钱，依据其尺寸，仿制出五铢钱匕，实测瓜蒂散、三物白散、十枣汤、甘遂末等方剂"一钱匕"重量分别为（0.98±0.078）g、（1.04±0.026）g、（0.70±0.018）g、（0.92±0.023）g。

二、临床价值

药物剂量是中医药治疗的基础，深入研究《伤寒论》经方药物的剂量，对提高中医药临床疗效具有重要的现实意义。《晋书·律历志》记载："元康中，裴頠以为医方人命之急，而秤两不与古同，为害特重。"古今度量衡的差异，导致在使用古方治疗现代疾病时出现了严重的偏差。《本草衍义》记载："今人使理中汤、丸，仓猝之间多不效者，何也？是不知仲景之意，为必效药，盖用药之人有差殊耳。如治胸痹，心中痞坚，气结胸满，胁下逆气抢心，理中汤主之，人参、术、干姜、甘草四物等，共一十二两，水八升，煮取三升，每服一升，日三服，以知为度。或作丸，须鸡子黄大，皆奇效。今人以一丸如杨梅许，服之病既不去，乃曰药不神。非药之罪，用药者之罪也。"未能严格遵循张仲景原方的剂量用药，导致疗效锐减。这并非《伤寒论》方剂本身的问题，而是用药剂量失当所致。因此，在临床运用《伤寒论》方剂时，即便无法完全依照原方原量，也最好遵循相对剂量的原则，即按照《伤寒论》中各药物的比例用药。唯有如此，才能充分发挥仲景方剂的精髓，使其在现代临床应用中发挥更大的作用。

第八节　关于寒温统一的研究

中医学发展至今，形成了不同学术流派，学派之间的学术之争鸣常有发生，其中伤寒学派与温病学派之间的"寒温之争"可谓历时最久，影响最大。"寒温之争"在不同程度上促进了伤寒学派与温病学派的发展，也推动了中医学向前发展。伤寒学派与温病学派并非对立之两端，而是统一于中医学的理论框架中。

《伤寒论》创立的六经辨证为外感疾病发生发展变化奠定了基础，同时亦树立了治疗杂病的典范，被后世医家尊称为"医中之圭臬"。尤其至清代，温病学发展到了鼎盛时期，清代名医叶天士创温病卫气营血理论，吴鞠通创三焦辨证理论等，他们对外感病的发病规律在六经辨证的基础上进行了补充和完善，正如吴鞠通在《温病条辨·凡例》中言"是书虽为温病而设，实可羽翼伤寒"，可见吴氏亦不反对寒温统一。

一、核心内容

伤寒与温病学派争论的焦点为伤寒是否包括温病；《伤寒论》六经辨证理论能否指导温病的发生发展变化规律；卫气营血辨证和三焦辨证与六经辨证的关系这三个方面。

1. 首先要厘清伤寒与温病的概念

伤寒的概念有广义和狭义之分，"寒"字有泛指邪气的意思，如日本名医中西惟忠的《伤寒之研究》曰："谓邪而为寒，盖古义也。"这里邪气指病因，包括外感六淫、疫气等，非独指寒邪。因此，广义伤寒为一切外感疾病的总称，正如《素问·热论》言："今夫热病者，皆伤寒之类也。"从《伤寒杂病论·序》中可知，"其死亡者三分有二，伤寒十居其七"，说明仲景所指的伤寒，绝非仅指一般感受风寒的病证，它应该包括温病在内。再从文献记载来分析，《难经·五十八难》云："伤寒有五，有中风，有伤寒，有湿温，有热病，有温病。"伤寒，温疫之俗称。晋代葛洪《肘后备急方·治伤寒时气温病方》载："伤寒，时行，瘟疫，三名同一种耳。""又贵胜雅言，总名伤寒，世俗因号为时行。"即使是温病学家王士雄也承认"五气感人，古人皆谓之伤寒，故仲景著论皆以伤寒名之"。因此，伤寒为一切外感疾病的总称，近世所称之温病，包括风温、温热、温疫、温毒、暑温、湿温、秋燥、冬温、温疟等，都包含在广义伤寒范畴之内。

2. 基于六经辨证认识寒温统一论

《伤寒论》六经辨证不但论伤寒，亦论温病。人体感受外邪，无论是寒邪、温热邪气，还是其他邪气及内伤杂病，其遵循的发病规律均没有离开六经辨证的理论体系。正如柯韵伯所说：

"仲景之六经，为百病立法，不专为伤寒一科，伤寒杂病，治无二理，咸归六经之节制。"俞根初则言："以六经钤百病，为确定之总诀。"

例如太阳病，仲景用第1条"脉浮，头项强痛而恶寒"来概括其特点，凡具有此特点者均为太阳病。如果人体感受风寒邪气（狭义伤寒），那就是太阳伤寒证或太阳中风证，如果感受温热邪气，就可能是温病，如《伤寒论》第6条"太阳病，发热而渴，不恶寒者，为温病"。如果是中风、伤寒，治疗以麻黄汤、桂枝汤为主方；如果是时温病，治疗则宜辛凉清解之法，如桑菊饮、银翘散等。正如吴鞠通在《温病条辨·凡例》中言："若真能识得伤寒，断不致疑麻桂之法不可用；若真能识得温病，断不致以辛温治伤寒之法治温病。"吴鞠通为温病学家，但他仍然不反对寒温统一，《温病条辨》中的第一张方便是桂枝汤，那就是"真识得伤寒"便用桂枝汤。《温病条辨·上焦篇》第5条言"太阴温病，恶风寒，服桂枝汤已，恶寒解，余病不解者，银翘散主之"，可见恶风寒是桂枝汤的适应证，不恶寒乃可用银翘散，因此，伤寒、中风与温病重要的鉴别要点是"恶寒与否"。

阳明病，仲景用第180条"阳明之为病，胃家实是也"作为提纲。阳明病的脉证仲景用第182条的阳明外证"身热，汗自出，不恶寒，反恶热也"，第186条"伤寒三日，阳明脉大"来概括，阳明病属温病卫气营血辨证之气分证范畴。作为阳明病成因，既可能是感受寒邪郁而化热所致，如"服桂枝汤，大汗出后，大烦渴不解，脉洪大者，白虎加人参汤主之"；亦可能是感受温热之邪所致，正如吴鞠通在《温病条辨·中焦篇》论"阳明温病"即是感受温热邪气形成阳明病。治疗热证以白虎汤为代表，实证以承气汤为主方。后世温病学家在此基础上进一步发展，兼夹湿邪之白虎加苍术汤、兼夹表邪之白虎桂枝汤，以及在承气汤基础上化裁出宣白承气汤、新加黄龙汤、导赤承气汤、牛黄承气汤、增液承气汤，等等。

少阳病，仲景用第263条"少阳之为病，口苦，咽干，目眩也"作为提纲。《伤寒论》第96条亦论述了少阳病的四大主症"往来寒热，胸胁苦满，嘿嘿不欲饮食，心烦喜呕"。少阳病反映了邪在胸胁、胆腑、三焦的病证表现。《素问·六微旨大论》中言"少阳之上，火气治之，中见厥阴"。"火气治之"是说少阳病有火气为患的特点，如果感受温热邪气进入少阳，同气相求，故可出现少阳病，正如叶天士在《温热论》中所言："再论气病有不传血分而邪留三焦，亦如伤寒中少阳病也。彼则和解表里之半，此则分消上下之势，随症变法，如近时杏、朴、苓等类，或如温胆汤之走泄。"《温病条辨·中焦篇》第84条载："少阳疟如伤寒证者，小柴胡汤主之。渴甚者去半夏，加栝蒌根；脉弦迟者，小柴胡加干姜陈皮汤主之。"清代何秀山指出："其气化一寄于胆中以化水谷，一发于三焦以行腠理，若受湿遏热郁，则三焦之气机不畅，胆中之相火乃炽，故以蒿、芩、竹茹为君，以清泄胆火。"此则说明，胆经和三焦都属少阳，均属于少阳病，其亦属温病卫气营血辨证的气分证。

太阴病，仲景用第273条"太阴之为病，腹满而吐，食不下，自利益甚，时腹自痛"作为提纲。《素问·六微旨大论》中曰"太阴之上，湿气治之，中见阳明"。"湿气治之"是指太阴主湿，"中见阳明"是指湿可化燥转属阳明，体现了太阴与阳明互为表里，也就是说湿邪为患有寒湿、湿热之分。《温病条辨·中焦篇》言"湿之入中焦，有寒湿，有热湿，有自表传来，有水谷内蕴，有内外相合。其中伤也，有伤脾阳，有伤脾阴"。若病家素体脾虚湿盛，可表现为太阴阳明合病，类似温病学派之"湿温"。然亦有寒湿为患，应用温化寒湿之法，如《温病条辨·上焦篇》第49条"寒湿伤阳，形寒脉缓，舌淡，或白滑不渴，经络拘束，桂枝姜附汤主之"。《温病条辨·中焦篇》第94条言"自利腹满，小便清长，脉濡而小，病在太阴，法当温脏，勿事通腑，加减附子理中汤主之"。可见桂枝姜附汤、加减附子理中汤均属太阴病之治法"当温之"的范畴。

少阴病，仲景用第281条"少阴之为病，脉微细，但欲寐"作为提纲。少阴病所涉及脏腑为心、肾两脏。其有少阴寒化证与少阴热化证之分。温热邪气侵袭人体，易化燥伤阴，从而形成少阴热化证，治疗以黄连阿胶汤，如《温病条辨·下焦篇》第11条"少阴温病，真阴欲竭，壮火复炽，心中烦，不得卧者，黄连阿胶汤主之"。虽然温病是以热盛伤津致阴精亏虚为其多数转归，但亦有湿盛伤脾胃两阳，出现吐利之症，可用理中汤、五苓散、四逆汤、桂枝汤治疗，如《温病条辨·中焦篇》第51条"湿伤脾胃两阳，既吐且利，寒热身痛，或不寒热，但腹中痛，名曰霍乱。寒多，不欲饮水者，理中汤主之。热多，欲饮水者，五苓散主之。吐利汗出，发热恶寒，四肢拘急，手足厥逆，四逆汤主之。吐利止而身痛不休者，宜桂枝汤小和之"。少阴热化证相当于温病卫气营血辨证之营分证。

厥阴病，仲景用第326条"厥阴之为病，消渴，气上撞心，心中疼热，饥而不欲食，食则吐蛔，下之，利不止"作为厥阴病之提纲。厥阴病涉及病位为肝、心包两脏。如《温病条辨·下焦篇》第8条"热邪深入，或在少阴，或在厥阴，均宜复脉"。由复脉汤及其化裁方，如《温病条辨》中加减复脉汤、一甲复脉汤、二甲复脉汤、三甲复脉汤及大定风珠等复其肝肾将竭之阴精，此皆属卫气营血辨证之营血分证。

3. 卫气营血辨证和三焦辨证是对外感病发病规律的补充和完善

人体感受外邪后疾病的传变规律以六经辨证概括，可以很好地体现疾病由表入里、由寒化热、由实转虚、由阳转阴的发病过程，其实质亦包括卫气营血辨证、三焦辨证在内，而卫气营血辨证、三焦辨证可使六经辨证内容更加丰富。正如《温热论》言"肺主气属卫，心主血属营，辨营卫气血虽与伤寒同""再论气病有不传血分，而邪留三焦，犹之伤寒中少阳病也""再论三焦不从外解，必致里结，里结于何？在阳明胃与肠也，亦须用下法"，指出了温病与伤寒辨证规律的相同之处，均符合太阳（营卫）到少阳（三焦），再到阳明的规律。而传入血分时已伤及心、肝、肾，与伤寒之厥阴（手厥阴心包、足厥阴肝）、少阴病（手少阴心、足少阴肾）无异。吴鞠通在《温病条辨》中言"是书虽为温病而设，实可羽翼伤寒""《伤寒论》六经，由表入里，由浅及深，须横看；本论论三焦，由上及下，亦由浅入深，须纵看，与《伤寒论》为对待文字，有一纵一横之妙，学者诚能合二书而细心体察，自无难识之证，虽不及内伤，而万病诊法，实不出此一纵一横之外"。由此可见，六经辨证合三焦辨证不但为外感病立法，还包括内伤杂病在内。近代有医家寒温统一论者，如清代陆九芝更明确提出"阳明为温病之薮"，于《世补斋医书》言"风寒湿温热皆在论中，论中之方可治伤寒，亦治温热"。由此可见伤寒学派力主温病在伤寒之中，《伤寒论》中的方也可以治疗温病。清代杨栗山《伤寒瘟疫条辨》中言："寒证有六经之传变，温病亦有六经之传变，其阴阳脏腑顺逆无二也。"可见其主张寒温统一，并以伤寒六经辨证理论指导温病于临床。

二、临床价值

伤寒学派根据《内经》的三阴三阳理论，结合临床经验，而发展成为六经辨治体系，迄今依然有效地指导着临床，真正体现了中医辨证论治的整体性。温病学派则据《内经》三焦、卫气营血学说，在总结伤寒学派经验教训的基础上，提出了温病三焦、卫气营血辨治体系，使中医在热病的防治方面，在伤寒基础上有所发展。因此，应该正确认识伤寒与温病学说，冀望从理论上将其统一起来，扬长避短，使中医学理论更加完整统一，能够更好地在临床发挥其指导作用。

扫一扫，查阅本
章数字资源，含
PPT、音视频
图片等

第一节 思维观念

一、辩证观

《伤寒论》既将中医的理法方药有机地融合在一起，示人规矩与准绳，又不失具体问题、具体分析、具体解决的辩证观的思想。其具体表现为以下几个方面。

1. 对立统一观

万事万物在发生、发展、变化过程中都具有普遍性与特殊性，既对立又统一，普遍联系与永恒发展构成事物的主体。疾病在发生、发展、转归中同样具有其共同性、特殊性与发展性。如《伤寒论》第 7 条曰"病有发热恶寒者，发于阳也；无热恶寒者，发于阴也。发于阳，七日愈。发于阴，六日愈。以阳数七，阴数六故也"，以及第 4、第 5 条中总括疾病的性质，以阴阳变化多少，来作为衡量人体正常与否及疾病的进退。再如《伤寒论》的每一篇开篇均以"某某之为病"为提纲，总括本经疾病的特点。第 1 条"太阳之为病，脉浮头项强痛而恶寒"，意在说明太阳病，均以脉浮、头项疼痛拘急为特点；第 180 条"阳明之为病，胃家实是也"，意在说明胃肠邪气偏盛是阳明热实的诊断要点；第 326 条"厥阴之为病，消渴，气上撞心，心中疼热，饥而不欲食，食则吐蛔，下之利不止"，意在说明厥阴病，以上热下寒为其证候特点，让人开篇便能了解厥阴病的总体特征。各经均做一总括，以便把握六经中各自本经疾病的共性，有利于抓住疾病的实质、主要方面，以不变应万变。

《伤寒论》认为，疾病在发展的过程中除具有共性外，又具有各阶段不同的特征。如《伤寒论》中承气汤的运用。三承气汤证的共性均以阳明腑实为证治，但临床运用中分别以轻、中、重的变化来运用，把握疾病变化的个性化特点。如五泻心汤均用于治疗按之濡，不硬不痛，无形邪气内陷心下的痞证。但如出现第 154 条的脉关上浮，伴有心烦口渴、小便黄赤、舌红苔黄的热痞，以大黄黄连泻心汤主之；见第 155 条之复恶寒汗出者的热痞兼表阳虚证，以附子泻心汤治之；见第 149 条之伴有恶心呕吐，肠鸣下利，纳呆，舌胖有齿痕，色偏红，苔白腻或微黄，脉弦细数的寒热错杂证，以半夏泻心汤主之；见第 157 条之干噫食臭，胁下有水气，腹中雷鸣，下利者的胃虚热壅，水食停滞的痞证，以生姜泻心汤主之；见第 158 条之伴有肠鸣，下利频作，大便夹不消化食物，舌胖有齿痕，苔白腻或微黄，脉濡或缓弱的脾胃虚弱，痞利俱甚的证治，以甘草泻心汤主之。临床除把握其共性之外，还需根据其症状变化，治亦各异。

2. 质量互变观

事物的发展往往是由量变积累到一定程度而导致质的变化，疾病传变亦然。《伤寒论》认识到，在疾病发生发展过程中广泛存在着质量的互变，如第4、第5、第8、第10、第270条叙述六经经脉顺序传递的正常规律，若过期不传或早传均可由量的积累而出现不同传变。第316条真武汤证，明言少阴病二三日不愈，到四五日之时，会因量的积累出现腹痛、小便不利、四肢沉重疼痛、自下利等症状变化。第111条"太阳病中风……两阳相熏灼，其身发黄。阳盛……阴虚……阴阳俱虚……"以阴阳量的变化来判断疾病的进退和盛衰；再如第6条"若被火者……一逆尚引日，再逆促命期"，说明疾病在治疗过程中可以随时随地、因人因治而发生质的变化；第23条"太阳病，得之八九日，如疟状……一日二三度发，脉微缓者，为欲愈也，脉微而恶寒者，此阴阳俱虚……未欲解也"，此条意在说明太阳病在治疗的过程中，由于正确治疗中量的积累出现恢复正常这个质的变化。

3. 否定之否定观

事物辩证的否定即扬弃，既克服又保留。在《伤寒论》中处处体现着摒弃错误，保留正确的方法，以利准确把握疾病本质、方向及治疗。如第288、第292条的"少阴病……手足温者，可治""少阴病……反发热者，不死，脉不至者……"意在说明少阴病，以阴寒为其主症，若出现发热证明阳气在复，阳气得生，阴阳平衡才会有生机。第338条"伤寒脉微而厥……非蛔厥也，蛔厥者……此为脏寒，蛔上入其膈"意在说明蛔厥与脏寒的区别，辨证地否定，为疾病的判断治疗提供依据。第332条"伤寒始发热六日，厥反九日而利……恐为除中，食以索饼，不发热者，知胃气尚在，必愈"，意在以食饼来判定胃气是否存在。辨证地否定，有利于在处理疾病过程中排除干扰，判断疾病盛衰、病势进退，以便正确处理疾病。

二、整体观

整体观是中国古代的重要思维方法之一，对中医学术理论具有重要的影响。人体是一个有机的整体，由若干脏腑、组织和器官所组成。每个脏腑、组织和器官各有其独特的生理功能，组织器官不同的功能又都是人体整体活动的一个组成部分。这就决定了人体内部的统一性，在生理上相互联系、相互支持而又相互制约，在病理上也是相互影响的。人体的这种统一性，是以五脏为中心，配以六腑，通过经络系统，把六腑、五体、五官、九窍、四肢百骸等全身组织器官联系成有机的整体，并通过精、气、血、津液的作用，完成人体统一的功能活动。而《伤寒论》从人体生理功能、病理机制的阐释，到具体病证的诊疗，以及方药的运用，都有整体观念的体现。

1. 从整体观认识人体

《伤寒论》认为，六经所属脏腑器官之间是相互关联、相互影响的，如《伤寒论》所言三阴三阳病的转化，正是人体自身整体观的典型认识。如第4条："伤寒一日，太阳受之，脉若静者，为不传；颇欲吐，若躁烦，脉数急者，为传也。"第5条："伤寒二三日，阳明、少阳证不见者，为不传也。"第8条："太阳病，头痛至七日以上自愈者，以行其经尽故也。若欲作再经者，针足阳明，使经不传则愈。"

第61条"下之后，复发汗，昼日烦躁，不得眠，夜而安静，不呕不渴，无表证，脉沉微，身无大热者，干姜附子汤主之。"下后复发汗，阳气随汗外泄，出现阳虚的表现；阳盛于昼，虚阳不能胜邪，故昼烦；入夜阳虚不能与阴争，故夜静。本条体现了体内气、血、津、液、阴、阳等物质基础生理上互为关联，病理上相互影响，互为一体的整体观念。

2. 从整体观认识人与自然

人与自然是一个有机的整体，如果将人体比作"小宇宙"，宇宙为一个"大个体"，"小宇宙"的生、长、壮、老、已及疾病的发生发展，都与"大个体"的变化有着十分密切的关系。

（1）气候对人体的影响　"伤寒例"中用大量篇幅论述了一年四季气候变化对人体的影响，以及天气变化在疾病发生发展之中的作用。如"但天地动静，阴阳鼓击者，各正一气耳。是以彼春之暖，为夏之暑；彼秋之忿，为冬之怒。是故冬至之后，一阳爻升，一阴爻降也。夏至之后，一阳气下，一阴气上也。斯则冬夏二至，阴阳合也；春秋二分，阴阳离也"说明了人与自然因阴阳而相感，一年之中人体阴阳的消长变化是随着四季的阴阳变化而变化的，故而引《内经》之文，言"此君子春夏养阳，秋冬养阴，顺天地之刚柔也"，指出人体的健康要顺应四时之气。"然气候亦有应至而不至，或有未应至而至者，或有至而太过者，皆成病气也。"若天气变化异常，"阴阳交易，人变病焉"。自然因素的变化对疾病的发生与发展起到十分重要的作用。"伤于四时之气，皆能为病"。"凡时行者，春时应暖，而复大寒；夏时应大热，而反大凉；秋时应凉，而反大热，冬时应寒，而反大温。此非其时而有其气，是以一岁之中，长幼之病多相似者，此则时行之气也。"一年之中，所患疾病不论年龄大小，若症状相似很可能均为感受时行之气而发病。

（2）地域对人体的影响　仲景认为"土地温凉，高下不同；物性刚柔，餐居亦异"。地域因素与饮食因素均能对疾病的发生与发展产生一定的影响，故言"临病之工，宜须两审也"。

（3）社会因素对人体的影响　毋庸讳言，《伤寒论》详于临床而略于理论，但从《伤寒杂病论》序言中，可以看到社会因素影响人体的论述。东汉末年，社会动荡，战乱频繁，是温疫流行的原因之一，"家家有僵尸之痛，室室有号泣之哀，或阖门而殪，或覆族而丧""其死亡者，三分有二，伤寒十居其七"。人与社会的整体关联不可或缺。

3. 从整体观详察疾病变化

第 181 条云："太阳病，若发汗，若下，若利小便，此亡津液，胃中干燥，因转属阳明。不更衣，内实，大便难者，此名阳明也。"第 185 条言："本太阳初得病时，发其汗，汗先出不彻，因转属阳明也。伤寒发热无汗，呕不能食，而反汗出濈濈然者，是转属阳明也。"第 279 条又言："本太阳病，医反下之，因而腹满时痛者，属太阴也。"疾病的变化，是以整体的人体作为基础的。因而，《伤寒论》旗帜鲜明地提出，判断三阴三阳病证的传变，不应教条地以病期计算，应当综合各方面的因素，根据临床表现，脉证合参，整体辨证。

4. 从整体观辨治疾病

《伤寒论》第 16 条提出"观其脉证，知犯何逆，随证治之"的辨治疾病原则，结合《金匮要略·脏腑经络先后病脉证》所言"夫病痼疾，加以卒病，当先治其卒病，后乃治其痼疾也"，仲景辨治疾病重视整体协调的思想，跃然纸上。

正常情况下，表里同病邪易从表入里，病势表现为表（阳）急，宜先治表，防邪入里（阴）。如原文第 44 条"太阳病，外证未解，不可下也，下之为逆。欲解外者，宜桂枝汤。"第 164 条"伤寒大下后，复发汗，心下痞，恶寒者，表未解也。不可攻痞，当先解表，表解乃可攻痞。"表里同病，里（阴）证急迫，当急治里，若里解而表（阳）证仍然存在，则再治表。第 91 条"伤寒，医下之，续得下利，清谷不止，身疼痛者，急当救里；后身疼痛，清便自调者，急当救表。"此表证出现的"身疼痛"远不及里虚导致的"清谷不止"病势急迫，治当急救其里（阴），以回阳救逆为首。

此外，仲景辨治疾病归纳证候，不以固定一症定病机，而是将每一个症状放置于整体症状群（证候群）中全面分析，如口苦一症，既可因枢机不利，胆火上炎所致（第 263 条），也可因阳明热邪所为（第221条）；前者口苦必伴咽干、目眩、往来寒热、胸胁苦满，后者常随发热汗出、腹满、口渴。再如同样是发热、恶寒、汗出等一组症状，若伴见脉浮而缓，则为太阳中风（第2条）；若伴胸中痞硬、气上冲喉咽不得息，则为胸中痰实阻滞（第166条）；若伴胸胁满微痛、小便不利，则为水饮阻滞，太阳经气不利（第28条）。这种整体分析，综合判断，归纳病机的思维方法，是《伤寒论》在辨治疾病过程中整体观的典型体现。

5. 从整体观遣方用药

《伤寒论》用药组方，也体现着整体统筹的思想。其主要表现有以下几个方面。

（1）寒温并用　寒凉药与温热药同用于一方，以除寒热之错杂。如最常用的对药——干姜配黄连，以干姜之大辛大热散寒，配黄连之大苦大寒清热，辛开苦降，辛以散痞除滞，苦以降气和胃，热以散寒，寒以清热。又如大青龙汤中，既用麻黄、桂枝温散表寒，又用石膏寒清里热；乌梅丸中众辛温之细辛、干姜、炮附子、蜀椒、桂枝与黄连、黄柏合用，寒温并用，以治上热下寒之蛔厥与寒热错杂之久利。

（2）升降相因　从病机出发，整体考虑邪正关系、病势病位等因素，用药时升浮与沉降配伍，使气机条达。如半夏泻心汤中以芩连之苦降与干姜之辛开调畅中焦气机，再取人参健脾升清，半夏降浊和胃，消痞除满；桂枝甘草龙骨牡蛎汤、桂枝去芍药加蜀漆牡蛎龙骨救逆汤，均既用龙骨、牡蛎抑亢阳下交于阴，又用桂枝启阴气上交于阳；葛根黄芩黄连汤，既用葛根升津散外邪，又用芩、连降火清里热。

（3）敛散结合　收敛与宣散药结合，散邪而不伤正，敛正而不留邪。如桂枝汤方用桂枝散在表之邪，用白芍敛在里营阴，以防发汗太过；小青龙汤既用麻黄、桂枝、干姜、细辛、半夏宣肺散寒化饮，宣散表邪，又用五味子敛肺益气生津；四逆散既用柴胡、枳实升散气机，透达郁阳，又用白芍敛肝阴养肝血，亦能防升散太过；乌梅丸以乌梅与桂枝、细辛合用，既温散脏寒，又收涩固脱，故而既能治蛔厥，又能治久利。

（4）刚柔相济　将味辛性温之刚烈燥热之药与阴柔之性的药物配合，调和阴阳平衡。如四逆汤、通脉四逆汤、茯苓四逆汤中以附子、干姜配甘草；麻黄附子甘草汤以麻黄附子配甘草；桂枝加附子汤、芍药甘草附子汤、真武汤等以附子配芍药；半夏散及汤中以甘草配半夏、桂枝；竹叶石膏汤于大量清热养阴药中伍以半夏，借其辛散之力调补药之滞，以和中降逆。

（5）攻补兼施　《伤寒论》中的许多方剂，常常补中有泻，攻中寓补。如发汗峻剂之大青龙汤与太阳中风之桂枝汤中姜、草、枣的运用，寓攻邪之中以防伤正。白虎汤之粳米、调胃承气汤之甘草、十枣汤之大枣均体现了仲景重视正气，以及正气在疾病康复中所起到的作用。

除注意对正气的固护，遣方之时，还以正气强弱为度取法。因而组方上，承气汤证之中有大承气汤、小承气汤与调胃承气汤之殊，陷胸汤中有大陷胸汤、大陷胸丸之别，表郁轻证有麻黄各半汤、桂枝二麻黄一汤、桂枝二越婢一汤之分，剂型选择上又有丸、散、汤之异。

《伤寒论》还将治疗过程整体化。用药剂量上，"强人半钱匕，羸者减之"（第141条），度正气之强弱而用。在药物煎煮中，通过药物炮制和煎煮改变药物气味，全面地发挥药物的疗效。例如，大黄黄连泻心汤、附子泻心汤用麻沸汤浸渍苦寒之大黄、黄连、黄芩须臾，取其味之薄，以通为用，消壅滞之邪热；栀子豉汤、栀子甘草豉汤、栀子生姜豉汤，栀子苦寒，先入清泄郁热，为阴中之阳，豆豉后下，清表宣热；茯苓桂枝甘草大枣汤，茯苓甘淡先下，厚其味，泻下元之水，薄其气以散水。

（6）动静结合　"动药"与"静药"同用，使动、静存乎一体，增强疗效。如桂枝汤既用桂枝之"动"驱在表之邪，又用白芍之"静"固在里营阴；小建中汤在桂枝汤的基础上更加饴糖，

"静"以守中；桂枝附子汤以桂枝、附子之"走"合生姜、大枣、炙甘草之"守"；"十枣汤"以十枣之"静"守攻逐水饮之芫花、甘遂、大戟之"动"；桂枝人参汤以桂枝、白术合力之"动"解表祛湿，人参、干姜、炙甘草之"静"以温中，治疗中焦虚寒夹湿兼表之证。

（7）择时用药　阴阳作为人体最基本的物质基础之一，随自然界的阴阳变化而变化，"阳气者，一日而主外，平旦人气生，日中阳气隆，日西而阳气已虚，气门乃闭"（《素问·生气通天论》），根据这个变化而有"太阳病欲解时，从巳至未上"（第9条）；"阳明病欲解时，从申至戌上"（第193条）；"少阳病欲解时，从寅至辰上"（第272条）；"太阴病欲解时，从亥至丑上"（第275条）；"少阴病，欲解时，从子至寅上"（第291条）；"厥阴病欲解时，从丑至卯上"（第328条）。《伤寒论》基于这种理论，在遣方用药时"择时服药"，借六经阴阳当旺之势，增强治疗的效果。如第29条和第30条所述的甘草干姜汤、芍药甘草汤证及服用顺序"言夜半手足当温，两脚当伸……夜半阳气还，两足当热，胫尚微拘急，重与芍药甘草汤，尔乃胫伸"。

（8）溶剂选择　诊疗效果与溶剂的选择也有密切的关系。《伤寒论》充分运用当时条件下所能取到的各种溶剂，根据方剂药物、体质因素、疾病状况等整体情况选择不同溶剂。除普通水溶剂外，记载并使用的溶剂还有甘澜水、潦水、清浆水、酒、苦酒（醋）等。甘澜水是苓桂甘草汤的溶剂，"以杓扬之，水上有珠子五六千颗相逐，取用之"（第65条），以去水之寒之性。潦水即地面积存之雨水，《伤寒论》中以之煮麻黄连轺赤小豆汤（第262条），"潦水味薄，流而不止，故能降火而除湿"（《伤寒来苏集·伤寒附翼》）。清浆水又名酸浆水，枳实栀子豉汤（第393条）用此水服用，它既是溶剂，又是药物，借其味之甘酸以调中和胃，消食除烦，助诸药以除瘥后劳复。《伤寒论》中用酒煮药者共有两方，一为炙甘草汤（第177条），乃借酒辛热之性温通心阳，以利脉道；二是当归四逆加吴茱萸生姜汤（第352条），意在以酒之力助他药温中祛寒。用苦酒者共有两方，一是苦酒汤（第312条）"上二味，纳半夏，著苦酒中，以鸡子壳置刀环中，安火上，令三沸"，取其消肿敛疮之功；二是乌梅丸（第338条），将乌梅以苦酒渍一宿后入药，目的在于增强乌梅酸性，引药入足厥阴肝经，直达病所。

6. 从整体观进行调护

病后调理包括发病后与治疗相配合的调护，以及病愈后的调理，是疾病治疗不可或缺的重要环节。《伤寒论》从整体出发，针对具体病证提出许多治疗与瘥后调理的方法。发病后配合治疗之法，主要以辅助药力，增强疗效，固护正气为原则。如第12条桂枝汤服药后提出5个调理方法，一是药后"啜热稀粥……以助药力"；二是"温覆令一时许，遍身漐漐微似有汗者益佳"以利于发汗；三是"不可令如水流漓"，以免伤阳损阴；四是病情较重者，"一日一夜服"；五是药后忌口，"禁生冷、黏滑、肉面、五辛、酒酪、臭恶等物"。大青龙汤服后汗出多的"温粉粉之"（第38条）。大病初愈，阳气未长，阴液未充，脏腑功能尚未健全，余邪未清，最易复发或感受新的疾病，"辨阴阳易差后劳复病脉证并治"篇列举了几种瘥后劳复病证，如"房劳复"的阴阳易；余邪未尽或饮食失当诸证；气液未复，胃阴虚乏之竹叶石膏汤证；病后脾胃虚弱，多食所致之证；等等。以上提示我们要根据患者所患疾病及患者素体的特点，从整体上做出有针对性的调护。

总之，整体观作为中医学观察人体生理病理，指导诊疗疾病的重要思维方式之一，对中医学理论的形成和发展具有举足轻重的作用。《伤寒论》作为中医学第一部理法方药一线贯穿、理论指导实践的专著，正是落实这一思维方式的拓荒者。

三、恒动观

恒动，就是不停地运动、变化和发展。恒动观是指在分析研究生命、健康和疾病等医学问题时，持有运动的、变化的、发展的观点，而不是拘泥于一成不变的、静止的和僵化的思想，这也是中医理论体系的一大特点。中医学认为，一切物质，包括整个自然界，都处于永恒无休止的运动之中，"动而不息"是自然界的根本规律。张仲景以恒动观为基本指导思想，把多种疾病的发生发展和演变过程，加以分析综合归纳，创立了六经辨证方法，从而形成了独具特色的临床医学理论体系，为中医学的发展作出了重要贡献。

1. 传变中的恒动观

《伤寒论》认为太阳病证不解，病情就会继续发展，或发展至太阳之腑，或成为寒热往来的少阳证，或入里化热，变成阳明经证或腑证。若三阳病证不解，则病情将进一步变化，便会发生三阴病证等。

正邪相争的动态变化是六经病证产生、发展及传变的根本所在。邪气是发病条件，正气为发病根据，"血弱气尽腠理开，邪气因入"（第97条），说明了正与邪在疾病产生过程中的不同作用。外邪伤人，表现出的证候不仅与邪气的性质有关，更与正气的强弱、阴阳的盛衰和人体抗病能力相关。风寒侵入后，若肌腠空疏，营弱卫强，则为"发热汗出，恶风脉缓"（第2条）的中风证；若肌腠致密，卫闭营郁，则为"必恶寒，体痛呕逆，脉阴阳俱紧"（第3条）的伤寒证；若素体阳热较盛，则为"不汗出而烦躁"（第38条）的大青龙汤证；温热之邪侵袭，则产生"发热而渴，不恶寒"（第6条）的温病。

疾病发生后，一直处于不停的动态变化之中，太阳表证不解，邪气有可能影响太阳之腑，形成膀胱气化不利的"脉浮，小便不利，微热消渴"（第71条）的蓄水证，或"太阳随经，瘀热在里"（第124条）的蓄血证。太阳病位在表，随着邪气的深入，病情发展，可成为"本太阳病不解，转入少阳者，胁下硬满，干呕不能食，往来寒热"（第266条）的柴胡证；亦可转属阳明，"本太阳初得病时，发其汗，汗先出不彻，因转属阳明也……汗出濈濈然者，是转属阳明也"（第185条）。三阳病不解，由表至里，由寒化热，由实转虚，由阳入阴，便产生太阴、少阴、厥阴等三阴病证。反之，三阴病当阳复太过时，亦可转为三阳病证，所谓"实则太阳，虚则少阴""实则阳明，虚则太阴""入则厥阴，出则少阳"等，体现出疾病的过程是处于不断变化的动态中。如何变动，将取决于人体的抵抗力，正邪二者的力量对比。

由于致病因素本身存在着一因多变，多因多变，加之受内因和其他因素的作用，使得疾病的表现错杂万千，真假并存，同异互见。仅太阳病篇论述误汗误下而导致不同的变证，就达75条之多，如"太阳病，发汗后，恶寒者，虚故也；不恶寒，但热者，实也"（第70条），同一发汗，有虚实寒热不同的转归。又如少阳病误下，随着机体防卫能力的强弱，阴阳的偏盛偏衰及体内因素的影响，可形成热实结胸证，或寒热错杂之痞证，或仍为少阳病证，第149条作了较详细讨论，类似情况在《伤寒论》中比比皆是。

2. 辨证中的恒动观

《伤寒论》主要内容和基本特点在于辨证，不仅辨病在何部位，还要辨损及何脏何腑，辨寒热趋向、邪正消长、虚实盛衰；既要辨典型简单的证候，又要辨复杂不典型的证候。要做到辨证准确，善于抓住疾病本质，必须以恒动的观点进行观察分析。太阳病误治变证占了较大篇幅，而这些变证都体现了疾病的动态变化。如发汗后，脾阳受损但不甚，"腹胀满者，厚朴生姜半夏甘草人参汤主之"（第66条），此脾虚气滞，虚实相兼；紧接着，第67条言及阳虚逐渐加重，脾虚水停气逆，见"心下逆满，气上冲胸，起则头眩，脉沉紧"的苓桂术甘汤证，文中提出"动经，身为振振摇者"，意味着病情的发展，肾阳亦受累，故第82条云"身瞤动，振振欲擗地者，真武汤主之"。再如发汗过多，损伤心阳，轻者见"叉手自冒心，心下悸，欲得按"（第64条）；除心悸外，伴见"烦躁"（第118条），知虚损较甚，心神烦扰，复见"惊狂，卧起不安"（第112条），为阳虚不断加重，使心神浮越，神不守舍所致。

辨阳明腑实证的轻重缓急，不仅注意到邪实一面，而且着眼于正邪双方的进退，第214条"阳明病，谵语，潮热"为肠腑燥结证，然而脉不迟实，却是"滑疾"。据脉勘证，滑疾之脉不仅标志着燥结程度不甚，而且尚有正虚之机，攻下时尤要谨慎；阳明三急下证，除了"目中不了了，睛不和"等较为严重外，其余两条"发热汗多""腹胀满者"并不甚急，但此时肠中燥热消灼津液，不急下恐有阴精耗竭之虞。前者缓下尚须慎重，后者峻攻且要急下。可以看出，只有着眼于正邪双方的动态变化进行辨证，才能处理好一些复杂问题。

病至厥阴，阴寒已极，"厥阴何也，两阴交尽也"。根据阴阳消长规律，阴寒由盛而衰，则阳热由衰渐盛，故一派阴寒证中出现阳热之象，形成厥阴病寒热混淆、阴阳错杂这一病理特征，"动"的观念在厥热胜复证中得到充分体现。厥阴病篇有7条专论厥热胜复证，厥表明阴邪胜，热标志阳气复，一般情况是厥多于热为病进，热多于厥为病退，厥热相等为病愈，热久不退为阳复太过，亦为病进，如"厥四日，热反三日，复厥五日，其病为进"（第342条），"厥反三日，复热四日，以热不除者，必便脓血"（第341条）。阴阳的消长，厥热的胜复，说明正邪双方的较量，体现了疾病发展变化的整个动态过程。

3. 治法中的恒动观

《伤寒论》提出的"知犯何逆，随证治之""以法治之"等治疗原则，是以发展的眼光，从疾病变动过程中寻求正确的治法，选择恰当的方药，冀以提高医疗效果。《伤寒论》载113方，汗、吐、下、和、消、清、温、补八法均寓其中，由于寒热可以相互转化，邪正虚实互有消长，使得疾病处于不断变动之中，故单用一法一方往往难以对证，常常须诸法合用，方药加减，灵活化裁。在113方中，表里双解、寒热并进和消补兼施者达60首，占半数以上，至于方药的加减，更是仲景治疗上的一大特色，如小青龙汤有五加减，小柴胡汤有七加减，四逆散有五加减等。以桂枝汤为例，在桂枝汤基础上加减所成的方剂有22首，既用于风寒表证，又用于内伤杂病，或外感内伤兼夹证，既可治虚寒证，又能治实热证，既可宣肺卫之气，又可温肝肾之阳，如此变通，缘于"动"中求辨，以应无穷。

从六经病治疗来看，仅太阳病证就列出相关处方75首，许多方下还列有加减法，这是在治疗用药上贯彻恒动观念、以变应变的典范。太阴为脾土虚寒证，治"当温之"，然不言理中主之，却言"宜服四逆辈"（第277条），四逆辈泛指理中、四逆汤一类方剂。如此提法，意在脾阳衰弱的太阴病，随着病情推移，会伤及肾阳，应根据阳虚程度的轻重，分别选择理中汤或四逆汤。对少阴病则明确提出"急温之"，如第323条"少阴病，脉沉者，急温之，宜四逆汤"。脉沉表明心肾阳气大虚，阴寒已盛，须急投四逆汤温之，如不急温恐延误病机，吐利厥逆等证接踵而至。以上这些圆机活法，反映了在发展变动观念的指导下，具有"见微知著，消患于未形"的积极意义。

阳明腑实的三急下证，急下目的为救胃津；倘若燥热不除，胃津不断消耗，殃及肾液，则导致肾水枯乏，于是少阴病篇复提出三急下证，急下以救肾水；发展至厥阴病热厥，又有"厥应下之"（第335条）之法。这些治法的确立，都是依据病情不断发展、由量变到质变而提出的随证治之的具体应变原则。

《伤寒论》中的恒动观提示我们在临床治疗时一定要把握患者出现的新情况、新变化，随时校正处方用药，以变化之方药应变化纷繁之疾病，最后达到药与机合的目的。

四、常变观

常变观是中医临床思维的重要指导思想之一，即通常所说的"知常达变"，指在了解并掌握一般的认知规律基础上，举一反三，达到对各种变化情况的正确认知。知常达变要求医生既要掌握疾病诊疗的普遍规律，又要了解疾病发生发展变化的特殊性，如此辨证才能准确地反映病情，治疗才具有针对性。张仲景在《伤寒论》中阐释了大量灵活辨证的思路和方法。

1. 发病有常变，认识疾病要四因制宜

中医学强调"天人合一"，人类的生命活动受自然环境和季节气候的影响，疾病的发生，也由于地域、气候及体质等差异而有特殊规律，而症状又因所在脏腑的不同而表现各异。《伤寒论》自序中言"余宗族素多，向余二百，建安纪年以来，犹未十稔，其死亡者三分有二，伤寒十居其七"，提示了外感病在当时的高发病率。研究发现，东汉末年气候急剧转冷，年均气温较现在低 $2 \sim 4℃$，这与"伤寒例"中"以伤寒为毒者，以其最成杀厉之气"之记载相吻合，说明当时的寒冷气候是疾疫流行的重要原因之一，也是仲景论以"伤寒"命名的原因所在。

每个人都有相对稳定的体质特点和易发疾病，同样的病因，所致疾病各不相同。以太阳病为例，《伤寒论》太阳病提纲证"脉浮，头项强痛而恶寒"，提出了太阳病的一般发病特点，又因体质有别，发病有太阳伤寒与太阳中风的不同。对于平素腠理疏松之"风家"，稍有不慎即感邪，发为"发热，汗出，恶风，脉缓"的中风表虚证；而相对体质壮实、腠理致密之人，一般在寒邪较重的情况下外感，发为"或已发热，或未发热，必恶寒，体痛，呕逆，脉阴阳俱紧"的伤寒表实证。

此外，仲景还提出治病要根据脏腑的特性进行遣方用药。这是区别于三因制宜之外的"第四因制宜"。如《金匮要略·脏腑经络先后病脉证》谓："五脏病各有所得者愈，五脏病各有所恶，各随其所不喜者为病。""夫诸病在脏，欲攻之，当随其所得而攻之。"例如，口渴之症，若口渴甚，喜凉饮而不解渴，兼见多食善饥，大便偏干，舌红苔黄，脉滑而数，为阳明里热，宜白虎加人参汤清其热；若口渴喜饮，入口则吐，兼见小便不利，苔白脉浮，则为太阳膀胱气化不利，水饮内停，宜五苓散化气行水，通调水道；若出现口渴，小便不利，咳嗽，呕吐，心烦，夜寐不安，舌红少苔，脉浮而细，乃阴伤有热，水气不利，治宜猪苓汤清热滋阴利水。虽然同为渴症，但由于"所得"的不同，故其治疗方法各异。《伤寒论》中的随脏腑特性而治还有以下几个方面的体现。

（1）注重脏腑的上下部位　第97条谓："血弱气尽，腠理开，邪气因入，与正气相搏，结于胁下……脏腑相连，其痛必下，邪高痛下，故使呕也，小柴胡汤主之。"其言少阳枢机不利，肝胆横逆克伐脾胃之证。肝胆部位较高，脾胃部位在下而脾又主大腹，木乘中土，脾络不和而胃气上逆，故而呕逆腹痛。以小柴胡汤治之，方取人参、大枣、甘草培补中焦，黄芩、半夏降其逆火，柴胡、生姜升其清阳，以能引肝气上达则木不郁，从胃中清达肝胆之气。因肝胆脾胃脏腑之性而治，故病可瘳。清代医家吴鞠通在《温病条辨》里的论述"治上焦如羽，非轻不举；治中焦如衡，非平不安；治下焦如权，非重不沉"，就是"因脏腑之性而治"，注重脏腑上下部位的典型运用。

（2）注重脏腑本身的阴阳属性　肝体阴而用阳，肝体的阴柔为之基，疏泄条达为之用。《伤寒论》组方治疗肝脏疾病，也不难看到因肝之性而用药的特征。如治疗厥阴病血虚寒凝的当归四逆汤，以当归、芍药、甘草、大枣补肝之体，而以桂枝、细辛通阳益肝之用，加通草以利血脉，通阴和阳。后世医家对此在治肝方药上有进一步发挥，如《西溪书屋夜话录》中谓："一法曰补肝阴，地黄、白芍、乌梅；一法曰补肝阳，肉桂、川椒、苁蓉；一法曰补肝血，当归、川断、牛膝、川芎；一法曰补肝气，天麻、白术、菊花、生姜、细辛、杜仲、羊肝。"

（3）注重脏腑的功能特性　肺主气而司呼吸，开张收敛有度，保证了人体内外气体的正常交换，维持了生命的存续。故在治疗肺脏疾病时，也必须注意这一功能，表现在具体的遣方用药上就是要敛散同施。如小青龙汤以辛散之细辛、干姜与酸敛的五味子相伍。干姜、细辛温肺化饮，五味子敛肺止咳，合而用之，既可除痰饮之因，又可治喘咳之证；而且干姜、细辛配五味子，散收并用，散不伤正，收不留邪，是互纠偏弊。恰如张锡纯所说，"肺脏具有阖辟之机，治肺之药，过于散则有碍于阖，过于敛则有碍于辟"，故三药合用，散中有收，开中有合，敛散结合，标本兼顾，对寒饮咳喘取效甚捷。

（4）注重脏腑之间的相互关系　中焦脾胃，脾喜燥恶湿属阴，胃喜润恶燥属阳，脾主升而胃主降。胃为阳土则阴易伤而阳易旺，故临床少有胃阳虚之病证而胃阴不足多发；脾为阴土则阳易损而阴寒多，故临床少有脾阳亢盛而脾气脾阳虚损者常见。中焦之治自当以补脾益气、温运脾阳、和胃降逆为法。如半夏泻心汤，以人参、干姜、甘草、大枣补脾助运，半夏和胃降逆，黄芩、黄连燥湿坚阴。全方配伍又为辛开苦降之剂，复其升降之职。李东垣常使用柴胡、天麻、羌活、防风等配合枳实、厚朴、泽泻、茯苓、黄连、黄柏，升清阳而鼓舞脾气上行，除湿邪而降泄浊气，理气机而消除阴火，终使升降得宜而恢复健康。其开甘温除热之先河，实为对仲景学术的继承和发展。

可见，临证应以一般疾病之常，结合不同地域、季节气候、患者等的特性，以及脏腑各自的功能特点，常中有变，因时、因地、因人、因脏腑之性而异，确定具体的诊断，提出治疗方案，选择合理的处方及药物。

2. 传变有常变，判断病势察邪正虚实

疾病的发展一般遵循由浅入深、由表及里、由轻转重的变化规律，但有时在不同因素的影响下，疾病并非按照一般规律进行传变，而是出现一些特殊情况，需要灵活变通，随证治之。以外感病为例，伤寒六经传变的一般规律依次是太阳、阳明、少阳、太阴、少阴、厥阴，按照六经次序循经相传。但由于患者体质及病邪轻重等因素的影响，也有不循此规律者。如两经证候同时出现的"合病"，一经病证未愈而另一经病证已生的"并病"，还有邪气不经太阳及三阳阶段而直接侵犯三阴之脏的"直中"等特殊形式，治疗时都应根据具体传变位置采取相应的治法，正如仲景在变证治则中提到的要"观其脉证，知犯何逆，随证治之"，灵活应对。又如，外感病初起，往往邪犯太阳，表现为身热恶寒，头痛身疼，若由于患者素体虚弱或年老体衰，初病之时又见精神萎靡而嗜卧、脉沉细等症，此属太阳、少阴之证俱见的"太少两感"，治疗当用麻黄细辛附子汤或麻黄附子甘草汤，既解太阳之表邪，又温少阴之真阳，故阳气得复而表邪亦得解。故仲景在《伤寒论》中多次阐释外感病传变的常规与变法，旨在提示既要掌握六经病的一般传变规律，又要知晓疾病可能发生的特异性传变，临证才能常中求变，取得满意的疗效。

3. 辨证有常变，审证求因要脉证合参

审证求因是中医辨证的基本要求，根据患者的典型症状和体征，结合病史等临床资料，辨别证候及病机。典型症状和体征是前人对疾病本质及规律的总结，具有一定的确定性和特异性，而在临床上患者常常具有一些非典型症状或体征，证候表现往往错综复杂。所以，在审证求因中做到知常达变，则是临床辨证的至高境界。

《伤寒论》蕴含着大量的灵活辨证思维，张仲景于六经病本身即是阐常述变，如六经病各立提纲 1 条，以示各经之主症主脉，此属其"常"，而六经病证候复杂多变，非六经提纲所能完全概括。所以，六经提纲证相对于六经病整个系统而言就是常与变的关系，各经证候有本证及兼证、变证之别就是常与变的直接体现。以太阳中风证为例，桂枝汤为其主治方剂，其适应证为"发热，汗出，恶风，脉缓"，此属其"常"，而兼"项背强几几"的桂枝加葛根汤证，兼"喘"的桂枝加厚朴杏子汤证，兼"阳虚汗漏"的桂枝加附子汤证等，即是言其"变"。在察变中要时刻把握住"变不失常，常以制变"的规律。又如，柴胡证第 101 条所言"伤寒中风有柴胡证，但见一证便是，不必悉具"，此"柴胡证"指原文第 96 条的"往来寒热，胸胁苦满，默默不欲饮食，心烦喜呕"四大主症及众多或见症。这些症状可反映柴胡证邪犯少阳，枢机不利，胆火上炎，影响脾胃的病机特点。所以，当太阳病进一步发展邪传少阳时，不必待所有症状出现，但见一个或几个能够反映少阳病机的症状，即可使用柴胡汤。此条是仲景临证知常达变、灵活变通的经典实例，也是临证"抓主症"思维的反应，此"一证"虽不能局限于某一具体症状，但从《伤寒论》全书来看，常以胸胁部位的症状来代表少阳病，如"胸满胁痛""胁下硬满""胸胁满不去"等。所以，上述胸胁部位的症状亦可看成辨少阳证的规律性"常症"。

对具体症状的辨证而言，也有常变之分。人体的水液代谢依赖于肾阳的蒸化，若阳虚气化失司，水液代谢失常，则会产生小便不利之症。所以，临床上从小便不利可推测出阳虚水停的病机，这是一般的常规辨证思维，如真武汤证第 316 条言"少阴病，二三日不已，至四五日，腹痛，小便不利，四肢沉重疼痛，自下利者，此为有水气。其人或咳，或小便利，或下利，或呕者，真武汤主之。"其"小便不利"就极有辨证意义。而当阳气大衰，固摄失约，又可见小便反利。所以，同样是阳虚水停的真武汤证，有"小便不利"或"小便利"之不同见症，提示我们从小便辨阳虚的常法与变法。又如口渴一症，津亏是其常见病机，然亦有体内津液不亏，反有大量水液停蓄，水气不化，津难上承，故亦致口渴，如五苓散证第 71 条："太阳病，发汗后，大汗出，胃中干，烦躁不得眠，欲得饮水者，少少与饮之，令胃气和则愈。若脉浮，小便不利，微热消渴者，五苓散主之。"仲景把太阳病汗后引起的"胃中干"和"蓄水证"并列阐述，二者都有"口渴"之表现，即是以常甄变的具体实例，临证若遇口渴即辨为津亏，治以养阴生津，则适得其反。

所以，掌握了证之常，辨证自有大法在胸；忽视了证之变，论治则难以灵活圆通。中医临床过程即是于复杂性中辨证论治的过程，切忌完全凭经验，以常贼变，以常观辨证思维处理复杂病证。

4. 论治有常变，理法方药当随证处之

发病有常变，辨证有常变，治疗也当有常有变。所以，既要坚持常规的治则治法，又要具体情况具体分析。六经病每一经病都治有常法，如太阳病治以汗法，阳明病治以下法，少阳病治以和法，三阴病治以温补等。每一法亦都有相应的主方，如汗法的麻黄汤、桂枝汤，下法的三承气汤，和法的小柴胡汤，温补的理中汤、四逆汤等。知晓其常法常方，临证针对具体病证，就可以灵活应对。以太阳病为例，其邪在肌表，汗法为其治疗的常法，但根据外邪性质及患者体质的不同，又有解肌发汗的桂枝汤与发汗解表的麻黄汤之别。针对太阳病日久邪微的表郁轻证，又有桂枝麻黄各半汤等小汗方、微汗方。这些发汗的变法及方剂，示人"证"变"治"亦变，"治"变"方"亦变。《伤寒论》尤其强调随证加减，在常法常方基础上针对新症加减相应的药物，意在提高疗效、减少副作用，这种思维方法，要求我们既要掌握方剂应用的一般规律，又能随证变化，对症加减，使方药之用更能切合病机，提高临床疗效。这种知常达变的思维模式，也正是中医临床灵活辨证论治的特色所在。

另外，常与变是相对而言的，就"标本"而论"本"为"常"，"标"即"变"。治病求本，

是中医治疗的基本原则，此为"常法"，但当某些症状较为突出，患者难以忍受或危及生命时，治疗的重心就当有所转移，急则治其标，即为"变法"。如《伤寒论》中多次强调外感病"先表后里"的治疗顺序，但当表邪不解，热结下焦而出现"其人发狂""少腹硬满"之症时，仲景则果断治以抵当汤泻热逐瘀，即体现了治标为急的变法思维。又如寒证治以热药，热证治以寒药，逆病性而治，即"正治"，乃治疗之常法。但当病情危重，外在表象不能真实地反映病变本质，也就是出现假象时，治疗就应加以变通。如厥阴篇的热厥证，一派热象而四肢厥冷，即"热深者厥亦深"；又如少阴篇的戴阳证，阴寒内盛而面红如妆，即阴盛格阳于上。此时就应从其假象而治，前者寒因寒用，治以白虎汤；后者热因热用，治以四逆汤。所以，此时的"反治"之法即为变法。

总之，在《伤寒论》常变观思维指导下，临床不仅要努力探索疾病发生、发展、辨证、治疗的常规与变法，还要在这一过程中逐渐形成"知常达变"的辨证思维，要善于运用唯物辩证法的观点，全面地、动态地、联系地分析问题、解决问题。

五、中和观

中和思想是中国传统文化的重要组成部分，中即准则、方法，和即状态、结果。《中庸》云："喜怒哀乐之未发，谓之中；发而皆中节，谓之和。中也者，天下之大本也；和也者，天下之达道也。致中和，天地位焉，万物育焉。""中"是事物内在的准则，"和"是事物外在的表现，事物通过"中"这个无所偏倚的准则去规范其内在本性，才能在外表现为无所乖戾的"和"的状态，最终得以"天地位焉，万物育焉"。

在中医学里，将不同性味的药物按照特定的比例进行配伍，各药物之间和谐共处，相辅相成，最终形成一首具有特定功效的方剂，这就是由"中"到"和"的过程。因此"中"侧重于量的比例，而"和"侧重于质的状态，"中"到"和"的过程就是量变到质变的过程。仲景继承并发展了《内经》的理论，其中也包括中和思想，并将其贯穿《伤寒论》理法方药的各个层面。《金匮要略·脏腑经络先后病脉证》曰："若五脏元真通畅，人即安和。""和"指人体阴阳、气血、脏腑、经络等和谐平衡的状态，是人体健康的标志。在诊断方面，"辨脉法"篇"寸口、关上、尺中三处，大小浮沉迟数同等，虽有寒热不解者，此脉阴阳为和平，虽剧当愈。"仲景以脉和作为诊断依据，人的脉象平稳有力则当愈。

1. 阴阳自和

仲景重视"阴阳自和"，认为人体具有自我治愈的能力。如《伤寒论》第 58 条："凡病若发汗、若吐、若下、若亡血、亡津液，阴阳自和者，必自愈。"此处提到的"阴阳自和"有两方面的含义，其一指疾病的本质是阴阳失和，而治病的关键乃是和其阴阳；其二指人体可以"阴阳自和"，即人体具备自我愈病的能力。人体的生命活动乃是基于阴阳的相互作用，而阴阳又总是趋向于动态平衡。《伤寒论》中明言自愈，以及未明言而含自愈之义的条文多达 60 余条，约占总条文数（398 条）的六分之一，可见仲景对其重视的程度。

只有当人体无法以自身之力达到"阴阳自和"的时候，仲景才辅之以药物，以协助人体驱邪外出。而这些治疗方式，多是仲景基于"阴阳自和"的原则提出的，因此其治法的特点往往是顺应人体"阴阳自和"的趋势，因势利导地驱邪外出。所谓顺应自和的趋势可以从两方面理解，即正气的趋势与邪气的位置，如邪在表，人体正气就有抗邪于表的趋势，反映在症状上乃是要出汗，此时辅之以发汗就是因势利导，而且从病位上看"表邪以汗解"是最有效的驱邪路径。第45 条"今脉浮，故在外，当须解外则愈，宜桂枝汤"，第 49 条"脉浮数者，法当汗出而愈"。太阳病，邪气在表，脉浮提示正气抗邪于表，故用解表之桂枝汤顺势而将邪气驱除于体外，可谓是"汗而和"。

由此可见，仲景的和法并非等同于八法中的和法，而是取八法之手段达"阴阳自和"之目的，其和法往往寓于诸法之中。如桂枝汤是寓调和营卫于汗法之中，其方以桂枝配芍药，芍药乃是酸敛之品，因此桂枝汤不能简单地归属于麻黄汤这类单一的辛温发汗剂，其发汗力量较弱，而且方后还有"服已须臾，啜热稀粥一升余，以助药力""温覆令一时许"，此出汗的要求也只是"遍身絷絷微似有汗"；又如调胃承气汤是寓调和胃气于下法之中，可谓"下而和"；而小柴胡汤是寓和解少阳枢机于和法之中，是通过八法中的和解法来驱除半表半里之邪，而使少阳枢机得和，可谓"和而和"（前一个"和"是八法中的"和解法"，后一个"和"是"阴阳自和"）。可能正是因为小柴胡汤是"和而和"的方剂，才使后人每论及和法时都会首先想到此方，实际上在《伤寒论》中诸法也同样能够达到调和的目的。可以说，所有的六经和法都体现了"阴阳自和"这一原则。

2. 保胃气，存津液

《伤寒论》在治疗疾病过程中重视胃气与津液，体现在保护与补充两方面。其一，从"祛邪不伤正"的角度，提出缓和的治疗方式。仲景较少单独使用大热、大寒等峻猛之药，即便使用了也往往要通过煎煮、饮服等手段缓和药物的峻烈之性，以减少对人体胃气、津液等的损伤，因此缓和的治疗理念在仲景的药物煎煮法、服法等方面体现得尤为突出。如第209条"若不大便六七日，恐有燥屎，欲知之法，少与小承气汤，汤入腹中，转矢气者，此有燥屎也，乃可攻之。"仲景对于使用峻猛之剂如大承气汤等十分谨慎，此条因对肠中是否有燥屎不明确，故不轻率投以大承气汤，而是先用少量除满通便、性稍缓和的小承气汤试探之，待证实燥屎存在之后，再用大承气汤攻下。相对于大承汤，小承气汤没有使用芒硝，厚朴、枳实的用量减少，所以泻下作用较和缓。此外，煎煮方法不同，大承气汤是"先煮二物"，再"内大黄"，最后"内芒硝"，而小承气汤是三味同煮，从而达到缓和药性的目的。又如桂枝汤方后对发汗的要求是"遍身絷絷，微似有汗者益佳，不可令如水流漓，病必不除"，此处不可过汗乃是为了避免损伤津液。其二，通过药物或者药后护理等手段及时补充胃气及津液。如桂枝汤方后"啜热稀粥"，喝热粥以振奋胃气。仲景在方中多用甘草、大枣，此二者一方面可以缓和药性，同时二者又均能补中益气，气能生津，故能起到补充胃气、津液的作用。

《伤寒论》中和思想的两大原则，即"阴阳自和"与"保胃气，存津液"，在实际运用中并非是孤立存在的，而是相互关联、有机结合的。有胃气则生，无胃气则死，人体唯有胃气和、津液足，才可能通过自身或者借助药力，最终达到阴阳自和；反之唯有采取顺应阴阳自和的治疗方式，才可因势利导，最大限度地避免正气的损伤，而使治疗过程及结果都得以保胃气、存津液，可以说二者互为因果，共同作为仲景中和思想的原则。

第二节　思维特征

一、模糊性

在中医现代化的过程中，中医客观化曾被当作一个主攻方向。实质上，模糊性既是中医学受历史条件影响而难以避免的局限性，也是中医学赖以常青于世界医学之林的灵魂所在。

模糊性，即人类对观察对象性质的不确定性。模糊认识是人类不确定认识的基本形式和本质特征。"模糊"是相对于"精确"而言的一个范畴。自然界的事物并非绝对的或"是"或"否"（二值逻辑思维），是相互联系和渗透的，不存在绝对分明和固定不变的界限。模糊认识有两个基本类型，一种是由于认识主体在把握对象类属和性态时缺乏明晰边界或精确划分所产生的被动模糊认识；另一种是认识主体有意识地把观察事物之间的区分和界限加以模糊化处理，再通过高度概括，抽象出若干相对清晰的界限，以达到对事物较为精确的认识，是主动的模糊认识。

　　从创作《伤寒论》开始，仲景就不得不面对众多模糊概念。《伤寒论》诊疗疾病所凭借的症状（体征），具有直观、简朴的特征。受限于历史条件，仲景不可能借助实验室检查等辅助手段，只能依靠望、闻、问、切四诊来了解患者的病史和病情，因此症状的收集以患者和医生的主观感觉为基础。受医患主观意识和感官局限性的影响，每个证候都是由各种因子组成的模糊集合。因而这种辨证思维的模糊性首先体现在对症状的认识上，即更多注重于症状的相互关系（相对性）而较少注意症状的精确程度（绝对值）。以有无、微甚、深浅、多少等作为指标，如对汗出一症的判断，以大汗、微汗、有汗、无汗等代表汗的多少和有无；以额汗、头汗、手足汗出等代表汗出部位；以自汗、盗汗、战汗等代表汗出的方式；以汗出如油、如珠等代表汗的质量。

　　《伤寒论》六经病证可分为典型汤证和不典型汤证两大类。典型汤证如"太阳病，头痛，发热，汗出，恶风，桂枝汤主之"的桂枝汤与"太阳病，项背强几几，反汗出恶风者，桂枝加葛根汤主之"，桂枝加葛根汤较之桂枝汤即有典型的"项背强几几"这一症状，为准确的使用葛根指征。又如"太阳与阳明合病者，必自下利，葛根汤主之"与"太阳与阳明合病，不下利，但呕者，葛根加半夏汤主之"以呕吐与否作为半夏的应用指征。这些具有"是"或"否"的确定性。而白虎汤与白虎加人参汤多以"大烦渴""口燥渴"等口渴欲饮程度为区别，没有固定的程度区分，是不典型汤证。又如"腹满时痛者，桂枝加芍药汤主之。大实痛者，桂枝加大黄汤主之""自利不渴者，属太阴，以其脏有寒故也，当温之，宜服四逆辈"，如何根据患者口渴程度判断是否加用人参，如何根据患者腹痛程度判断为"大实痛"，"四逆辈"究竟用四逆何方？这需要医者进行主观上的全面把握，任何事物都不可能做到绝对精确，只能力求缩小其模糊程度，"运用之妙，存乎一心"。《伤寒论》的这种模糊思维法，如实地反映了疾病的情况，运用近似的描述、近似地处理问题，从大量的生理、病理和临床现象中，剔除掉一些非本质的、偶然的、次要的因素，抓住疾病的本质，在模糊中求精确，使疾病的治疗及时而准确。

　　模糊与精确是相互依存、互相联系的矛盾对立关系。模糊性是绝对的、普遍的，而精确性则是相对的，是模糊性的特例和体现。学习这种恒动的、模糊的思维方法，对中医临床很有指导意义。初涉临床的青年中医常觉患者症状、体征不够典型，与教材中的知识难以对应，找不到典型的经方汤证可用，而有较长实践经验的医家却能普遍地、灵活地使用经方治疗疾病。这其中的差别就在于初出茅庐的青年中医往往缺乏对疾病的"辨"这一主观功夫，不能很好地通过主观思辨将二值逻辑思维与模糊思维相结合，只知道寻找典型汤证而不能采用模糊思维法去辨析大量的非典型汤证。恒动观决定了事物的不确定性，学会模糊思维，更能准确辨证，从复杂纷纭的症状中抓住疾病相对的特定本质，准确、灵活地处方用药。这种不确定的模糊性正是中医学的魅力所在。

二、灵活性

　　《伤寒论》的灵活性体现在辨证的灵活和治疗的灵活两个方面。首先在辨析证候上，《伤寒论》很少固定证型，强调具体问题具体分析，"观其脉证，知犯何逆，随证治之"。"观其脉证"的过程是医生通过四诊，搜集相关病证信息，是一个信息积累的过程，解决了"是什么"的问题；"知犯何逆"的过程是医生通过分析"观其脉证"所搜集到的信息，运用中医理论和临床实践经验，进行综合分析、判断，推测出疾病发生的原因和机理，是一个推理过程，解决了"为什么"的问题；"随证治之"是医生依据推理得出的结论，据证立法，依法选方，因方施治的具体治疗过程，解决了"怎么办"的问题。仲景的这句名言，精炼准确地体现了中医完整而系统的辨证论治过程。辨证论治思维，是指导中医临床诊治疾病的基本原则，也是决定医生诊疗水平和临床疗效的关键。仲景的辨证揭示了中医认识疾病的辨证思维方法，体现了中医最为灵活的辨证论治思维。

如在一些症状相似，证候不同，或者证候相同而症状不同的疾病中，更能反映出仲景辨证方法的灵活。对于咳嗽的辨治，有风寒外闭，肺郁不宣的麻黄汤证，外寒内饮的小青龙汤证，肺热内闭的麻杏石甘汤证，肠热迫肺的葛根芩连汤证等，虽其咳嗽一症相似，而其兼症不同，辨证则需灵活。仲景辨证的灵活和治疗的灵活贯穿《伤寒论》始终。

由于症状是疾病的外在现象，因而它们可有不同的表现形式。例如病机同为胃热亢盛，既可表现为颜面烘热，亦可出现多饮不止；同有少阳郁火内结兼有脾阳不足的病机，无论是便溏还是便秘，都以柴胡桂枝干姜治疗。此即病机一致，而症状相左，自当灵活辨证，透过现象寻其病机。由此来看，如果病机一致，同一方药也可灵活运用于不同的疾病中，此即《伤寒论》中的异病同治。如桂枝汤主要用于治疗外感风寒，卫失外固，营不内守的太阳中风表虚证，其灵活使用的病证还有兼太阴脾虚寒的太阴中风证、营卫不调之杂病、产后中风证、妇人妊娠恶阻属脾胃虚弱者等。据学者统计，桂枝汤所治疾病现已达 50 余种，这充分体现了谨守营卫不和的病机，灵活使用，异病同治的思想。中医临床正是利用灵活的辨证方法，寻找疾病现象与本质之间的联系，从而确保临床疗效。

注重辨证论治思维的灵活性，目的是提高诊断疾病的精确性，使用药更有针对性，更适合患者的个体需要，以提高临床疗效。正因为存在个体差异，所以病证的临床表现才多种多样。如同患太阳病，却有中风、伤寒和温病的区分，治法、方药各不相同。同为中风证，可见兼项背强几几、兼喘、兼漏汗等不同的兼证；同为小柴胡汤证，而见各种各样的或然症，治疗则在主方的基础上灵活地对药物进行加减变化，以适应病情所需。在遣方用药上，《伤寒论》十分强调随证（症）加减，如小青龙汤、小柴胡汤、通脉四逆汤、四逆散、理中汤、真武汤等方后的加减；如桂枝汤、栀子豉汤、桂枝甘草汤等为基本方加减而形成的类方等，都是灵活治疗的典型体现。此外，仲景在《伤寒论》中也善用合方法，即将两方或数方相合组成新方，也体现了仲景辨证的灵活性。通过合方，治疗作用可以提高，副作用可相互制约。如桂枝麻黄各半汤、桂枝二麻黄一汤、柴胡桂枝汤等都是合方的范例。

三、简便性

《伤寒论》的简便性，第一，体现在诊断方法上，这种诊断方法，既不需要精确的理化数据及诊断器材，又不像理性思维那样苛求。第二，《伤寒论》的简便性体现在行文特点上，如少阴病的提纲条文描述的"少阴之为病，脉微细，但欲寐"。脉有形有势，形属阴而势为阳，具体而言就是营行脉中，卫行脉外，卫气鼓动营血而为脉。脉之形，如粗细长短是营血的反映，脉之势如浮沉有力无力是卫气的反映，所以脉法有云"下手脉沉，便知是气"。具体到少阴的脉微细，细反映的是营血不足，君火不明，微反映的是卫气不振，相火不足。但欲寐一方面反映君火不能明，但同时反映了相火不足，卫气不能出阳，所以昏昏欲睡，这两条症状已涵盖少阴病的主要病机，仅仅十一个字就说明了少阴病的病机。《伤寒论》全书行文的简便性随处可见，通览《伤寒论》全文，简明扼要，朴实无华，字无多言，句无费语，虽无华丽之辞藻，却寓大道于其间。这才符合一名医生对于疾病客观、真实、简要的描述。第三，《伤寒论》的简便性体现在适用范围上。《伤寒论》六经辨证以简驭繁，不仅适用于外感热病，同样适用于内伤杂病，它的简便性在于通过六经辨证就可统治百病，不需要各种复杂昂贵的生理生化检查，只要学者熟识六经规律，就可以做出疾病诊断，进而采取相应的治疗方式。诚如柯韵伯在《伤寒来苏集》中所说："仲景之六经，为百病立法，不专为伤寒一科，伤寒杂病，治无二理，咸归六经之节制。"而俞慎初更提出"以六经钤百病，为确定之总诀"。第四，《伤寒论》的简便性体现在治疗过程中。仲景辨治过程体现出的"抓主症"（如桂枝症、柴胡症）即是辨证步骤简便化的措施之一，"明病机"则为治疗提供了基础，"方机对应"则完成了治疗的过程。但是，抓主症并不是仅仅靠一两个主症就可以做出正确的诊断，还是要综合分析方可确诊。如《伤寒论》第 101 条所述，"有柴胡证，但见一症便是，不必悉具"，从第 229、第 230 条看，似乎"胁下硬满"一症对柴胡证的诊断具有不可置疑的意义，但是在第 98 条"得病六七日，脉迟浮弱，恶风寒，手足温。医二三下之，不能食，而胁下满痛，面目及身黄，颈项强，小便难者，与柴胡汤，后必下重"一条中，不能食、胁下满痛、面目及身黄、颈项强、小便难五个症状都是小柴胡汤证的表现，看似诊断小柴胡汤证应无疑义，但却属小柴胡汤的禁忌证。究其原因，是因为结合病史来看，此属里虚误下，阳虚不运，寒湿停郁肝胆之经，病机与小柴胡汤证不合，故而禁用小柴胡汤。因此说"但见一症便是，不必悉具"也好，五症具备属于禁忌也罢，其根本仍在于通过对病史及当下脉症的综合分析，判断其病机是否与小柴胡汤证相吻合。吻合者，但见一症便是；不合者，虽五症尽现，也不属小柴胡汤证。"抓主症，明病机，方机对应"会使治疗过程变得更加简便。第五，《伤寒论》的简便性体现在药症对应上，有是症用是药。药症对应指张仲景在《伤寒杂病论》中专门针对某个症状而经常使用的药物，体现了张仲景对症用药的独到经验，是仲景学术中重要的组成部分，具有极大的临床指导意义。虽然从大的角度讲，仲景用某药治疗某症立足的仍然是病机，但专症专药痕迹也是非常明显的。例如桂枝，一以平冲降逆，治疗气上冲胸或奔豚气，如苓桂术甘汤、桂枝加桂汤，以及理中丸方后加减云，"若脐上筑者，肾气动也，去术，加桂四两"；一以温通心阳，治疗心悸，如四逆散方后加减云"悸者，加桂枝五分"，以及桂枝甘草汤中的桂枝应用等。再如白芍，可以缓急止痛，仲景用来治疗腹痛。如仲景在小柴胡汤方后加减中云"腹痛加芍药三两"；在通脉四逆汤的方后加减中云"腹中痛者……加芍药二两"；《金匮要略》防己黄芪汤条文中云"腹痛加芍药"等。

　　诊断手段的简单化，辨证思维的模糊性，以及辨证方法的灵活性，六经辨证适用范围的广泛性，行文特点的简洁性，"抓主症，明病机，方机对应"，甚至"药症对应"的治疗过程，都体现了《伤寒论》疾病简便性的特征。

四、集约性

　　辨证思维是决定辨证准确与否的关键环节，能够透过现象（症状和体征）看本质（病机），对中医诊断和辨证论治至关重要。仲景运用的三种辨证方法（八纲、六经、脏腑），尽管各有侧重，但归纳起来，不外乎辨别疾病的因、性、位、量几种因素，是对因果、时空、质量等哲学观念的体现。《伤寒论》开创了六经辨证的先河，以六经辨证为导向，在六经辨证的基础上进行演变，尽管疾病千奇百怪，但它们可被归纳为几十种证候。例如太阳中风证、阳明热证、少阳兼太阳表证、太阴虚寒证、少阴阳郁证、厥阴寒热错杂证，等等，无不反映出疾病的因、性、位、量等因素。仲景辨证思路和方法，是对影响疾病因素的全面衡量，如"太阴虚寒"是对病位、病性的描述；"风寒袭表，卫阳不固"是对病因、病位，以及正气之量的描述。这种将无数的疾病，统一在有限的证候中的思维方法，体现了《伤寒论》辨证方法和结果的集约性。《伤寒论》六经辨证，对每一经的辨证从提纲到加减变化规律，都是对疾病具体病机的掌握，将复杂的疾病所表现的相关临床症状特点加以归纳，并建立相关证候，疾病虽然千变万化，但一经或一种证候可以对应多种疾病，而每一经、每一种证候的总结，则是包含了疾病发生发展中的因、性、位、量的关系，同时也是对疾病因果、时空、质量等哲学观念的阐述，是仲景辨证集约性的具体体现，同时也是仲景六经辨证思维的特性之一。而中医理论中的辨证方法多种多样，除了《伤寒论》中的六经辨证、八纲辨证，还包括脏腑辨证、经络辨证、气血津液辨证、卫气营血辨证等，都是对疾病病机的整体分析，均来自《伤寒论》集约性的思维方法。

第三节　思维运用

一、脉症合参

所谓脉症合参是指临床辨证过程中脉象和症状的相互参考、综合判断，是整体观、辩证观、常变观思维的具体应用。《伤寒论》十分重视脉症合参的辨证方法，脉症合参是四诊合参在《伤寒论》中的体现。

同一症可伴见多种脉象，如头痛，若脉浮而恶寒则为太阳表证，当解表散寒止痛；若脉弦细而吐蛔、下利则为厥阴头痛，当安蛔止痛。

同一脉亦可伴见多症，第122条"病人脉数，数为热，当消谷引食，而反吐者，此以发汗，令阳气微，膈气虚，脉乃数也。数为客热，不能消谷，以胃中虚冷，故吐也。"明言同为一个"数脉"，因兼见症状相左，可见实热和虚热两种截然不同的病机，提示临证诊疗当脉症合参。

不同脉与不同症，自当整体思考，综合分析。第317条"少阴病，下利清谷"，望诊可见"面色赤"，赤当为热；问诊可知"身反不恶寒"，亦为外热之象；切诊却为"脉微欲绝"，且又见"手足厥逆"，此乃阳气大衰，阴寒内盛，脉症合参，则知属真寒假热，为极盛之阴逼迫虚阳外越所致，故治当以通脉四逆汤破阴寒，回阳气。若病者症见手足厥逆，当为寒象，但其胸灼热，口渴，切脉可见沉实有力，脉症综合分析，知其为热结在里，阳气不能外达所致，属真热假寒，此时切不可被手足厥逆的假象所迷惑，即所谓"厥深者，热亦深，厥微者，热亦微"（第335条）。再如少阴病之"脉紧"（第287条）、"躁烦"（第296条），阳明病之"目中不了了，睛不和"（第252条），虚证而见实象，实证而见虚象，均须细辨，即所谓"至虚有盛候，大实有羸状"。

有些疾病出现某一症状，似属恶候，实为佳象，如第278条"暴烦下利日十余行"，此为脾阳恢复，推荡腐秽的表现，其特点是一面下利，一面病情随之好转，腐秽尽则利止而病愈。此种情况应注意观察全身状况，全面分析脉症，由表及里，去伪存真。

在症真脉假的情况下，需要舍脉从症。如症见腹胀满，疼痛拒按，大便燥结，舌红苔黄厚焦燥，而脉迟细者，则症所反映的是实热内结胃肠，是真；脉所反映的是因热结于里，阻滞血脉流行，故出现迟细脉，是假象，此时当舍脉从症。此即《伤寒论》第208条所谓："阳明病，脉迟，虽汗出不恶寒者，其身必重，短气，腹满而喘，有潮热者，此外欲解，可攻里也。手足濈然汗出者，此大便已硬也，大承气汤主之。"在症假脉真的情况下，必须舍症从脉。如伤寒热闭于里，症见四肢厥冷，而脉滑数，脉所反映的是真热；症所反映的是由于热邪内伏，阻遏阳气，阳不外达，出现四肢厥冷，是假寒，此时当舍症从脉。此即《伤寒论》第50条所言："脉浮紧者，法当身体疼痛，宜以汗解之，假令尺中迟者，不可发汗，何以知然，以荣气不足，血少故也。"

一般情况下，脉症相应者为顺，不相应者为逆。大凡有余病症，脉见洪、数、实，是谓脉症相应，为顺，表示邪实正盛，正气足以抗邪。如第214条"阳明病，谵语，发潮热，脉滑而疾者，小承气汤主之"，表示热实燥结。若反见细、微、弱的脉象，则为脉症相反，为逆，乃邪盛正虚，正气不足以抗邪，易致邪陷，如第94条"但阴脉微者，下之而解，若欲下之，宜调胃承气汤"，表示正气不足，实邪在里。暴病脉来浮、洪、数、实者为顺，反映正气充盛能抗邪；久病脉来沉、细、微、弱为顺，乃有邪衰正复之象。若新病脉见沉、细、微、弱，说明正气已衰；久病脉见浮、洪、数、实，则为正气已衰而邪气不退，均属逆证。如第369条"伤寒下利，日十余行，脉反实者死"，表示正虚邪实，胃气将绝。脉有从舍，症有取弃，临床只有全面运用脉症合参，才能从舍得宜，得出正确的诊断。

"脉症合参"还强调在注意症状的同时，诊脉还要详审脉象所处部位，切忌"按寸不及尺"。如太阳表实证，脉象浮紧，治宜麻黄汤发汗，但必须是寸关尺三部脉俱紧，如果尺中脉见迟或微，则提示兼有营血不足或里阳亏虚，即使有表实证，也不可发汗，否则，必然会发生其他变证。

二、紧抓主症

"症"与"证"两字在繁体字中为同一个字，故《伤寒论》中所言的"证"，有时指"证"，又是指"症"，而涉及辨治疾病时，多指"症"。《伤寒论》辨治疾病非常重视抓主症。

现在所谓的"症"即"症状"，是病变机体的外在表现，中医学的"症"包括了症状、体征。它可以是局部性的，也可以是全身性的；可以是患者自觉的，也可以是他觉的；可以是内在的，也可以是外在的。"症"是中医辨析疾病的具体内容，辨证论治必须通过症状的综合分析，才能得出证与病的概念。抓主症是辨证的关键，辨认主症首先要综合症状之间的联系，找出共性及能够反映患者当前疾病本质的关键症状，分析该主症的本质（引起该症状的原因），然后以此本质推而广之，从而归纳出"证"的概念。

主症是能反映病机即疾病本质的症状。主症可以是患者的主诉，也可能与患者主诉无关。仲景《伤寒论》原文并非都有病机的阐释，但条条皆寓病机之理。若欲执疾病本质之牛耳，病机就是关键。怎么知晓病机，切入点何在？这就要抓主症。换言之，主症抓得准不准，直接影响对病机的判断，最终决定治疗的当否。这是整体观、辨证观、常变观思维的具体应用。《伤寒论》中论述抓主症诊病的有两条重要原文，第101条"伤寒中风，有柴胡证（症），但见一证（症）便是，不必悉俱"，第34条"太阳病，桂枝证（症）"，明确昭示临床思维方式和诊疗手段就是抓主症。正如柯韵伯在《伤寒来苏集》中所谓："仲景之方，因病而设，非因经而设，见此症便与此方，是仲景活法。"

主症是疾病本质的外在反映，疾病在不同发展阶段都有相应的主要症状，提示不同的内在病机变化。一种疾病，由于主症不同，则证型相左，如同样是外感六淫之邪的太阳病，见恶寒发热的主症，则为太阳表证；见小腹拘急胀满，或小便不利，或小便自利的主症，乃为太阳里证。而同样的证，因主症有别，其病机也迥异。如同样的太阳表证，除恶寒发热之外，更有汗出主症，病机是卫开营泄，须用桂枝汤治疗；见无汗主症，病机乃卫闭营郁，须以麻黄汤治之。可见，同病可见数证，而一证又有数机，机同治同，机异治异。故中医学虽有"同病异治，异病同治"之说，但这只是一个大的治疗原则，更深层次而直接落实治疗意图的，则需根据病机的不同而"同证异治，异证同治"。

主症可以是一个症状，也可能是一组症状。一位患者的主症到底有几个症状组成，关键以能综合概括出病机为前提。一般情况下，同样的病机具有相同或相近的主症。如营卫不利，卫开营泄病机，《伤寒论》第2条"太阳病，发热，汗出，恶风，脉缓者，名为中风"；第13条"太阳病，头痛，发热，汗出，恶风，桂枝汤主之"；第54条"病人脏无他病，时发热自汗出而不愈者，此卫气不和也，先其时发汗则愈，宜桂枝汤"。第2、第13条症状为外感引起，第54条乃内伤所发，因皆有发热、汗出之主症，故都以桂枝汤为法。再如阳明三急下证（第252、第253、第254条）和少阴三急下证（第320、第321、第322条），尽管一个病在阳明阶段，一个入少阴病程，但都有"腹胀不大便"的主症，均寓燥屎内结，腑气不通病机，所以均使用大承气汤急下之。

主症不一定一成不变。临床上常有症状表现不同，但不同的症状均指向同一病机的现象。如肾阳不足，水饮泛滥病机，第82条"太阳病发汗，汗出不解，其人仍发热，心下悸，头眩，身瞤动，振振欲擗地者，真武汤主之"；第316条"少阴病，二三日不已，至四五日，腹痛，小便不利，四肢沉重疼痛，自下利者，此为有水气，其人或咳，或小便利，或下利，或呕者，真武汤主之"。尽管前者主症是"心下悸，头眩，身瞤动"，后者是"四肢沉重疼痛，自下利"，发病原因和病程也不同，但因都是水饮内停所致，都有肾阳不足的病机所在，故均使用真武汤治疗。

主症是临床鉴别诊断的重要依据。如第56条"伤寒不大便六七日，头痛有热者，与承气汤。其小便清者，知不在里，仍在表也，当须发汗。"以小便清否这一主症，来鉴别病在表在里，对于"小便清者"，作出"宜桂枝汤"的治疗方案。再如同样为风寒外束，卫闭营郁病机，都有发热、恶寒、无汗的主症，若又见烦躁症状，则用药有别，前者单纯用麻黄汤，后者则需加入清热辛散的石膏，而成大青龙汤。

主症决定了如何遣方选药。《伤寒论》对大便"硬"与"溏"的鉴别，在确定阳明病是否用攻下方面至为关键。对于大便"硬"，既有推断燥屎未成之寓意，又有诊断燥屎已成之内涵。对于大便溏，一以判断燥屎未成，一以寓示大便不硬，即相对硬而言溏。便硬用通下，便溏则补中，方药迥异。

需要说明的是，主症随着疾病的变化而变化，临床不但要善于在疾病的一般动态变化中抓主症，更要用"动"的眼光在特殊的、复杂多变的病情中抓主症，为分析病机和准确辨证提供重要依据。不但要重视在不同病证中抓主症，更要重视在兼夹证或特殊症状中抓主症。只有这样，才能诊断准确，治疗有序，疗效确切。

三、详析病机

病机一词，早期见于《素问·至真要大论》，"审察病机，无失气宜，此之谓也"。病机即疾病发生、发展与变化的机理。疾病的发生、发展与变化，与患病机体的体质强弱和致病邪气的性质密切相关。一般包括邪正盛衰、阴阳失调、气机失常、代谢无序，还有外感六淫、内生五邪、经络及脏腑功能失调等病机。

《伤寒论》创造性地将外感疾病错综复杂的证候及其演变规律加以总结，归纳出一套病因、病位、病性、病势、辨证、诊断、治法、用药较为完善的诊疗体系。其中，分析病机是最为重要的一环，病机认识的正确与否，直接决定着治疗的效果。《伤寒论》中强调用一症一脉或几症几脉提示病机，病机分析也突出反映了中医思维的特点。

阴阳失调是指机体在疾病发生、发展与变化过程中，由各种致病因素导致机体的阴阳消长失去相对平衡，从而形成阴阳偏胜、阴阳偏衰、阴阳互损、阴阳格拒、阴阳亡失的病理状态。如伤寒厥逆证，就其病机来讲，总不外乎阴阳偏胜偏衰，相互之间不相顺接而成，阴盛则阳虚，阳气不充于四肢则为寒厥；阳盛则阴虚，阳气内阻，拒阴于外，亦不能充于四肢则为热厥。因此，无论寒厥、热厥，其病机总归于阴阳气不相顺接，临床均表现为手足逆冷。正如第337条所云："凡厥者，阴阳气不相顺接，便为厥。厥者，手足逆冷者是也。"又如第317条阴盛格阳的通脉四逆汤证，其云："少阴病，下利清谷，里寒外热，手足厥逆，脉微欲绝，身反不恶寒，其人面色赤，或腹痛，或干呕，或咽痛，或利止脉不出者，通脉四逆汤主之。"其中"少阴病，下利清谷，手足厥逆，脉微欲绝"，为阳虚而寒盛于里。身反不恶寒，面色发赤，为"格阳""戴阳"的反映，概称之为里寒外热。里寒是本质，外热是假象。阳气浮散于外，阴寒盛结于内，阴阳有离决之势，或见腹痛下利，或见干呕咽痛，或利止而脉仍不出，无非阳虚寒盛所致，故治用破阴回阳通脉之通脉四逆汤。

在《伤寒论》中脏腑功能失调主要包括脏腑本身功能失调和脏腑之间功能失调。脏腑本身功能失调，包括心、肝、脾、肺、肾、大肠等脏腑本身功能的失调。如心血不足，心阳不振兼表证之"伤寒，脉结代，心动悸"，方以炙甘草汤来治疗。又如发汗过多，心阳虚损而致的桂枝甘草汤证，其云"发汗过多，其人叉手自冒心，心下悸，欲得按者，桂枝甘草汤主之"。再如肾阴不足，心火独旺之黄连阿胶汤证，"少阴病，得之二三日以上，心中烦，不得卧，黄连阿胶汤主之"，等等。

脏腑之间功能失调，包括脏与脏间、脏与腑间、腑与腑间等脏腑之间功能的失调。其一，在脏与脏间，《伤寒论》把乘其所胜的相克称为"纵"，其所不胜的反克称为"横"。如第108条"伤寒腹满谵语，寸脉浮而紧，此肝乘脾也，名曰纵"；第109条"伤寒发热，啬啬恶寒，大渴欲饮水，其腹必满，自汗出，小便利，其病欲解，此肝乘肺也，名曰横"。其二，在脏与腑间，腑有病，可以影响到脏，脏有病，可以影响到腑。如肺与大肠相表里，病理情况下可互相影响，大肠实热，腑气不通，可影响到肺的肃降，如第242条云："病人小便不利，大便乍难乍易，时有微热，喘冒不能卧者，有燥屎也，宜大承气汤。"同样，风寒客肺，亦可影响到大肠，如第32条云："太阳与阳明合病者，必自下利，葛根汤主之。"其三，在腑与腑间，如胃热熏蒸于胆，胆热液泄则出现口苦，身发黄等症。如第221条中云："阳明病，脉浮而紧，咽燥口苦，腹满而喘，发热汗出，不恶寒，反恶热，身重。"第199条中云："阳明病，无汗，小便不利，心中懊侬者，身必发黄。"可见，任何疾病都与脏腑功能失调有关，而临床症状则是脏腑功能失调的表现。由于脏腑及其所属经络的功能不同，临床所见症状和体征也各有所别，根据其临床表现特点，即可判断病变脏腑及病因病机。

对具体病证的病机分析，是临床拟定治法、遣方用药的立足点。《伤寒论》于此着墨甚多，如第40条"伤寒表不解，心下有水气"，开明宗义，直指病机即风寒外束，水饮内停。第53条"病常自汗出者，此为荣气和。荣气和者，外不谐，以卫气不共荣气谐和故尔"，说明该条所言疾病的病机为营卫不和。第59条"大下之后，复发汗，小便不利者，亡津液故也"，明晰此小便不利的病机为津液亏虚，从而提出"勿治之，得小便利，必自愈"的处理意见。第60条"下之后，复发汗，必振寒，脉微细。所以然者，以内外俱虚故也"，说明下与复汗后，出现振寒、脉微细病证，其病机乃为表里俱虚。

对治疗的宜忌，《伤寒论》也明言其机。如第49条"脉浮数者，法当汗出而愈，若下之，身重，心悸者，不可发汗，当自汗出乃解。所以然者，尺中脉微，此里虚，须表里实，津液自和，便自汗出愈。"既言不可发汗乃为里虚之理，又明汗出自愈之机为表里正气恢复。第50条"脉浮紧者，法当身疼痛，宜以汗解之。假令尺中迟者，不可发汗。何以知然？以荣气不足，血少故也"，明确告诫，有阴血不足病机者，不可发汗。

综上所述，《伤寒论》揭示了中医临床诊疗疾病的重要方法就是详析病机，只有通过对各种临床表现的准确分析，归纳出病机，才能合理用药，有的放矢。

四、类证鉴别

类似证鉴别是仲景最常用的证候辨证方法。《伤寒论》类似证，包括一般类似证、真假难辨类似证、相互关联又相互矛盾类似证及专为六病而设的类似证，是指某些病证在其发生发展过程中，出现了真假难辨或与六病极为相似的表现，但二者之间病机不同，治疗各异的情况。医者之所惑，患病之疑似。疑似之间，至当审谛，稍有丝毫之差，即有千里之谬。所以辨病、辨证时必须提高对类似证的鉴别能力。

《伤寒论》在鉴别寒热真假时，常用触诊与主观感觉相结合的方法。如第 11 条云："病人身大热，反欲得近衣者，热在皮肤，寒在骨髓也；身大寒，反不欲近衣者，寒在皮肤，热在骨髓也。"其中"病人身大热，反欲得近衣者，热在皮肤，寒在骨髓也"为阴盛格阳之真寒假热证，"身大寒，反不欲近衣者，寒在皮肤，热在骨髓也"为阳盛格阴之真热假寒证。两者应仔细鉴别，稍有差错，将会导致病情恶化，临床应慎之又慎。

六经病的类证较多，如太阳病类似证就有桂枝去桂加茯苓白术汤证、瓜蒂散证等。第 28 条"服桂枝汤，或下之，仍头项强痛，翕翕发热，无汗，心下满微痛，小便不利者，桂枝去桂加茯苓白术汤主之"，论述了水气内结证出现类似太阳病桂枝证的辨治。第 166 条"病如桂枝证，头不痛，项不强，寸脉微浮，胸中痞硬，气上冲喉咽不得息者，此为胸有寒也。当吐之，宜瓜蒂散"，论述了痰阻胸膈证出现类似太阳病桂枝证的辨治，原文"病如桂枝证"明确提示本证是桂枝证的类似证，可能出现桂枝证的证候表现，但本证的辨证要点"胸中痞硬，气上冲喉咽不得息"是桂枝证不可能具备的，也是二者的鉴别要点。

阳明病类证包括少阳病向阳明转属过程中病机仍属少阳的小柴胡汤证、结胸类似阳明证。第 229 条"阳明病，发潮热，大便溏，小便自可，胸胁满不去者，与小柴胡汤"，第 230 条"阳明病，胁下硬满，不大便而呕，舌上白胎者，可与小柴胡汤"，两条原文论述在少阳病向阳明转属过程中，虽然阳明病表现已经明显，但由于邪气并未完全离开少阳，少阳又有汗吐下之禁和"但见一证便是"之言，小柴胡汤又有使"上焦得通，津液得下，胃气因和，身濈然汗出"的功效，故此时辨证应以少阳为主，或可考虑少阳与阳明并病，但不能将二证辨为单纯阳明病。结胸类似阳明证即如第 137 条，二者病邪不同，病机各异，鉴别要点在于疼痛的剧烈程度及部位。

少阳病类证如结胸水热互结胸胁证有类似少阳病的表现，如第 136 条所述，其鉴别要点在于疼痛的性质。另外，第 264、第 265 条均提出少阳"不可吐下""不可发汗"，暗示适合吐法治疗的胸中痰实证和适合下法治疗的结胸证可有类少阳病证之"胸胁满而烦"，不典型少阳病在发病之初亦有太阳病表现，临床辨证少阳病时对于这些病证必须加以鉴别。

由于太阴病内容较少之故，其类似证并未明确提出，只有在第 273 条提纲证有"若下之，必胸下结硬"者，暗示太阴病亦可能出现类似阳明腑证之腹满见症，其产生机理非宿食糟粕等有形之邪阻滞，乃脾失健运，寒湿内停，气机阻滞之故。若辨证未能抓住病机易导致误治。

少阴病类证包括胸中痰实证、四逆散证。第 324 条："少阴病，饮食入口则吐；心中温温欲吐，复不能吐。始得之，手足寒，脉弦迟者，此胸中实，不可下也，当吐之；若膈上有寒饮，干呕者，不可吐也，当温之，宜四逆汤。"其提示少阴病寒化膈上寒饮证与胸中痰实证的某些类似之症在辨证时须予以鉴别，"手足寒""欲吐"等是二者共见之症，但病机一虚一实，鉴别要点在于脉象，若脉弦迟有力，提示病证属实，乃胸中实，须下之；若脉弦迟无力，提示病证属虚，因虚致实，治疗当温补温化。第318条"少阴病，四逆，其人或咳，或悸，或小便不利，或腹中痛，或泄利下重者，四逆散主之"，提示少阴病应与厥阴肝郁证的某些表现相鉴别，原文以"少阴病"冠首，而且随后之症除了"泄利下重"之外少阴病均可出现，提示四逆散证与少阴病极为类似。但就是"泄利下重"一症，提示本证的气机不畅之病机，属实非虚，故其他症状均可由此得到相应的解释，最后用治疗方药加以验证，则厥阴肝郁，气机不畅之病机可确立。

类证作为一类需要在六病辨证过程加以鉴别的病证，其鉴别关键还在于对病证的主症把握是否准确、认识病机是否正确，即便两证可能有相似甚或相同的临床表现，但各自所能反映病机特点的主症肯定是不同的。因此，类似证鉴别水平的高低又落脚到了析病机、抓主症的能力之上。

五、病证结合

疾病纷繁复杂，变化多端，即使同一种病因，可因时间、空间、气候、环境、年龄、性别、体质、情绪、饮食等的不同，而有各种临床表现，而不同病因导致的临床症状更是千差万别。《伤寒论》的辨治体系虽然以八纲为体，六经为用，但八纲的笼统性和六经的局限性，尚不能使临床医生认识疾病的全部本质。为此《伤寒论》采用病证结合的诊断方法，可谓匠心独具。论中各篇均为"辨某某病脉证并治"，"某某病"在前，"脉证并治"在后；六经病提纲多以"某某之为病"冠于该经病首，主要脉症随其后；论中多数原文也以"某某病"冠首，各种脉症列后，最后列举治疗方剂。这充分说明仲景诊治疾病的思维模式之一是辨病为纲，辨证为目，辨病与辨证相结合，开病证结合诊疗疾病之先河。《伤寒论》本无六经之名，只称"太阳""阳明""少阳""太阴""少阴""厥阴"，是后人把六者合称为六经，把"太阳病"等六病称为六经病。凡出现"脉浮，头项强痛而恶寒"脉症表现的，叫太阳病；出现"胃家实"病机特点的称为阳明病；以"口苦，咽干，目眩"为主要表现的即称为少阳病；太阴病属里虚寒，"腹满而吐，食不下，自利益甚，时腹自痛"是其主要表现；少阴病是六病发展的危重阶段，以"脉微细，但欲寐"为确诊脉症；厥阴病多出现于伤寒末期，以"消渴，气上撞心，心中疼热，饥而不欲食，食则吐蛔"为主要表现。

《伤寒论》六类疾病的形成、发展和传变都有其自身的规律，在各自发展过程中又可以出现各种不同的证。如太阳病是外感风寒之邪，自表而入，多见于外感疾病的早期阶段，若此阶段失治误治，致使病情发生变化，在太阳病的全过程中就可出现许多证型。太阳感邪初期，因患者感受病邪和机体对病邪反应的不同，即有中风与伤寒两种不同的类型；若太阳病初期误用汗、下、吐、火法后每多出现新的变证，如热证、虚证、蓄水证、蓄血证、结胸证、痞证等，这些病证已不是太阳病的证候，但是属于太阳病病变体系中，每以"太阳病"冠于相关原文之首，可以说明这些病证与太阳病的内在联系和规律。阳明病以"胃家实"为病机特点，阳明病本证无论是以白虎汤证、白虎加人参汤证为代表的阳明热证，还是以承气汤证、麻子仁丸证为代表的阳明实证；另外在阳明病的病变体系中还包括血热证、发黄证、中寒证等。少阳病病证体系既包括邪气直接侵犯的和太阳病转属的少阳病本证，也包括柴胡桂枝汤证、大柴胡汤证、柴胡加芒硝汤证、柴胡桂枝干姜汤证、柴胡加龙骨牡蛎汤证及热入血室证等病证类型。太阴病病证体系也包括脾脏虚寒的太阴本证及兼表证、腹痛证、发黄证等太阴病兼变证。少阴病病证体系同样由本证和兼证组成，本证包括少阴寒化证、少阴热化证及少阴阳郁证，寒化证又有四逆汤证、通脉四逆汤证、白通汤证、白通加猪胆汁汤证、附子汤证、真武汤证、吴茱萸汤证、桃花汤证和正虚气陷证等，少阴热化证包括黄连阿胶汤证、猪苓汤证等，少阴阳郁证为四逆散证；少阴病兼变证包括少阴兼表证（麻黄细辛附子汤证、麻黄附子甘草汤证）、少阴急下证（大承气汤证）、热移膀胱证、伤津动血证、咽痛证等病证类型。厥阴病病证体系比较复杂，包括以乌梅丸证、干姜黄芩黄连人参汤证、麻黄升麻汤证为主的厥阴寒热错杂证，以当归四逆汤证、当归四逆加吴茱萸生姜汤证、吴茱萸汤证为主的厥阴寒证，以白头翁汤证为主的厥阴热证，还包括厥热胜复证、厥证、呕哕下利证。其中，厥证可分为热厥、寒厥、痰厥、水厥等证；呕哕下利证又分为阳虚阴盛证、邪传少阳证、痈脓致呕证、胃寒致呕证、哕而腹满证等；下利也分为虚寒下利证、实热下利证。这些都是《伤寒论》对证型的具体描述。

六、方证一体

《伤寒论》中的方证一体是指方剂与证的相互对立并相互统一的关系，其紧紧围绕辨证施治的原则。然而有些地方只列一个症状或脉象，就出方药，这就需要"以方测证"来使临床表现更加全面。同时，为了避免对方药的错误理解，还必须加强对证的分析。通过前面所介绍的"抓主症""析病机""病证结合"等方法，可以完成"辨证"过程，接下来就要针对所辨之"证"进行论治。《伤寒论》在论治的思维过程中体现的特点是"方证相对"，即有是证用是方。换句话讲，认识疾病在于证，治疗疾病在于方。

《伤寒论》的诊疗过程可以分为两个方面，诊断主要体现谨守病机，贯穿有是证，施治则用是方。对于恰如其分的方证，张仲景常在某证后书以"某某方主之"。"主之"含有方证相合，某证必用某方之意。如第 13 条"太阳病，头痛，发热，汗出，恶风，桂枝汤主之"；第 35 条"太阳病，头痛发热，身疼腰痛，骨节疼痛，恶风，无汗而喘者，麻黄汤主之"；第 146 条"伤寒六七日，发热，微恶寒，支节烦疼，微呕，心下支结，外证未去者，柴胡桂枝汤主之"；等等。对于方证基本相符，可酌用此方的，常在某证后书以"宜某某方"。如第 234 条"阳明病，脉迟，汗出多，微恶寒者，表未解也，可发汗，宜桂枝汤"；第 220 条"二阳并病，太阳证罢，但发潮热，手足汗出，大便难而谵语者，下之则愈，宜大承气汤"；等等。对于方证基本相符，可以用此方的，常在某证后书以"可与某某方"。如第 63 条"发汗后，不可更行桂枝汤，汗出而喘，无大热者，可与麻黄杏仁甘草石膏汤"；第 148 条"伤寒五六日，头汗出，微恶寒，手足冷，心下满，口不欲食，大便硬，脉细者，此为阳微结，必有表，复有里也……可与小柴胡汤"；第 15 条"太阳病，下之后，其气上冲者，可与桂枝汤"；等等。

陈亦人教授提出"方证互勘"，认为研究《伤寒论》方必须联系证候，丢开证候去研究方剂，就不可能获得正确的认识。此说极具指导意义。由于《伤寒论》文字简略，有时只提出一个症状或脉象就出方药。如第 51 条"脉浮者，病在表，可发汗，宜麻黄汤"，这是举脉略证，假使没有风寒束表的表实证，单据脉浮，怎么能用麻黄汤？又如第 69 条"发汗，若下之，病仍不解，烦躁者，茯苓四逆汤主之"，这是突出主症，省略一般脉症，若不作全面了解，仅据烦躁一症，是不能用茯苓四逆汤的。临床应用需"以方测证""方证互勘"，不但以方测证，并且就证析方，才有可能得到比较符合实际的结论，从而收到相得益彰的效果。怎样方证互勘呢？这也是学习《伤寒论》方证一体辨治思想的重要一环。如对茯苓四逆汤的应用，首先要对茯苓四逆汤中的用药有整体的了解，方中含干姜附子汤、四逆汤、四逆加人参汤三方，则当具有与三方主治证性质相近的证候，然后就证析方，庶可得到要领。又如方后加减法，有的症状虽同而加药不同，也须方证互勘，才能透彻理解，掌握运用。以口渴与腹痛为例，关于口渴，理中汤重用白术运脾生津乃因脾虚而津液不布；小青龙汤去半夏加瓜蒌根是因有化热伤津趋势；小柴胡汤重用人参，去半夏，加瓜蒌根益气清热生津是因热伤津气。对于腹痛，理中汤重用人参以益气行滞是因气虚不运；四逆散加附子通阳散邪是因阳郁不伸；小柴胡汤去黄芩加芍药制肝和脾乃是木邪乘土。由于病机不同，所以加药迥异，必须辨证择药，随证加减，才能收到预期效果。

　　方证相对体现了方与证相互印证的临证思维方法，当有证无方时，需要以证测方；当有方无证时，需要以方测证；当方证俱备时，需要方证互参。尽管常法如此，临证亦不可拘泥。只有这样才能正确理解《伤寒论》中文字简略之原文，于无字之处求精髓。方证相对的思维观有助于培养临证中全面考虑问题的思维方法，同时有助于启发我们在"证据"不足时，能够依据现有的临床资料进行正确的推断。

第五章
临床发挥

扫一扫，查阅本章数字资源，含PPT、音视频、图片等

第一节　临床运用

一、热病

临床上以发热为主症或者热象明显的疾病，均属于热病的范畴。从病因看，热病可分为外感和内伤两大类。外感热病，又有伤寒、温病和疫病的区别；内伤热病多由脏腑功能失调、阴阳失衡所致。《伤寒论》的理法方药对于热病的诊治，不论外感或内伤，均有重要的指导作用。

（一）概述

外感热病是指感受六淫之邪、温邪或戾气所引起的以发热为主症的急性外感病，包括了伤寒、温病和疫病。《素问·热论》指出"今夫热病者，皆伤寒之类也""人之伤于寒也，则为病热"，认为热病是感受了寒邪所致。《难经·五十八难》曰"伤寒有五，有中风，有伤寒，有湿温，有热病，有温病"，最早提出了伤寒的广义和狭义的不同。至汉代的《伤寒论》，延续了《内经》和《难经》的认识，将温病、疫病隶属于广义的伤寒。金元时期，刘完素倡导"六气皆从火化"之说，创立寒凉派。明清时期，疫病、温病流行，疫病学说和温病学说先后形成，涌现出一大批优秀的外感热病医家。至此，外感热病的理论得到了极大传承、发展与创新。

内伤热病与机体内生的火热密切相关。《素问·刺热》所论五脏热病属于内伤，《素问·至真要大论》所载病机十九条中言火热者占九条之多，且多为内生热病之机。《伤寒杂病论》是外感热病与内伤杂病兼备的著作，后世分为《伤寒论》《金匮要略》两部，其中论述了诸多内伤热病，如日晡潮热、往来寒热、瘀热在里，等等。隋代《诸病源候论》论述以发热为主的病证六十多种，其中九种不可针刺的死证，基本上为内伤热病。金元时期，朱丹溪的相火论，李东垣的"阴火"学说、甘温除热法；明代张景岳的"内伤发热总属阴虚"；清代李用粹的阴虚发热，王清任、唐宗海的瘀血发热等，均丰富了内伤热病学说的内容。

后世的疫病学说、温病学说和内伤热病学说进一步发展和完善了《内经》和《伤寒杂病论》的热病学说，拓展了六经辨证和经方的运用范围。

（二）病因与发病

外感热病，主要是感受了风、寒、暑、湿、燥、火六淫之邪，或不同性质的温邪、戾气而发生的各种不同类型的发热性疾病。其中，温邪又有风热病邪、温热病邪、暑热病邪、湿热病邪、

燥热病邪等，清代医家吴鞠通在《温病条辨·上焦篇》第1条中所列的温病就有九种之多，其曰"温病者，有风温、有温热、有温疫、有温毒、有暑温、有湿温、有秋燥、有冬温、有温疟"；戾气亦有寒热、湿燥之别，形成不同疫病，如《伤寒论》所论疫病主要是寒疫，明末吴又可《温疫论》论湿热疫，清代杨栗山《伤寒瘟疫条辨》、刘松峰《松峰说疫》论温热疫，余师愚《疫疹一得》论暑燥疫，等等。从发病来看，外感热病的发生及发展趋势，与人体正气是否充足、阴阳是否平衡密切相关，同时还表现出一定的季节性和地域性的特点。伤寒和疫病的发病形式，多为感受病邪即刻发病，而温病有感而即发和伏而后发的不同。《素问·生气通天论》曰"冬伤于寒，春必温病"，是关于温病最早的记载，主要指伏邪温病。伏邪温病的产生，与机体肾精是否充盛密切相关，正如《素问·金匮真言论》所言："夫精者，身之本也，故藏于精者，春不病温。"内伤热病，多与脏腑阴阳失调有关，主要病因病机有阳盛有余；阴虚阳亢；五志化火；气血壅滞、病邪郁结，郁而化火。

（三）六经辨证与经方辨治

六经辨证是仲景为外感热病（含伤寒、温病和疫病）确立的行之有效的辨证方法。《伤寒论》将外感热病划分为太阳、阳明、少阳、太阴、少阴、厥阴等六个疾病不同的阶段，然后根据各个不同阶段证型、证候、症状的不同，分别给予治疗。因此，六经辨证，实质上是对外感热病不同阶段的综合性认识，包括人体正气的强弱、外感邪气的轻重、机体的反应程度、病情的转归趋势以及体现在外表的各种症状的综合反应。六经辨证的三阳三阴既代表了外感热病的六种疾病类型，又代表脏腑、经络病位的深浅层次。六经病作为热病的不同阶段，揭示了热病由表及里、由浅入深、由阳转阴、由实转虚的基本传变规律；同时也揭示了不同脏腑经络组织病理变化的不同特征。因此，六经辨证对外感热病和内伤杂病（含内伤热病）的诊治都具有重要的指导意义。

六经病据每一经的不同阶段、不同层次、不同脏腑经络而确定不同治法和方药。六经病的传变，既有循经传、越经传、表里传、直中、合病、并病、两感等规律性，又可能出现六经无法辨别的坏病，则当"观其脉证，知犯何逆，随证治之"，体现了原则性与灵活性的协调统一，普遍适用于外感热病与内伤热病。以太阳病为例，太阳病是外感热病的初起阶段，寒证多见，分虚实轻重不同：中风表虚证用桂枝汤，解肌祛风，调和营卫；伤寒表实证用麻黄汤，发汗解表，宣肺平喘；表郁轻证用桂枝汤与麻黄汤或越婢汤的合方，轻宣表邪。表邪不解，循经入里可成太阳病之里证，有蓄水、蓄血之别：蓄水者，用五苓散，通阳化气利水，兼以解表；蓄血者，轻证用桃核承气汤泻下瘀热，重证用抵当汤或抵当丸破血逐瘀。太阳病的传变，还可出现诸多变证，如热证、虚证、结胸证、脏结证、痞证、上热下寒证、火逆证，等等。

《伤寒论》虽未具体提出温病、疫病的病证分型及治疗，但其六经辨证方法、治法方药（特别是清法、攻下法、养阴法及其代表方）对后世的疫病学派、温病学派产生了重大影响。《温疫论》拓展了以承气汤为代表的下法运用，提出"逐邪勿拘结粪"理论；《通俗伤寒论》开创寒温统一先河，形成以六经为主的多维辨证，倡"三化"理论；《松峰说疫》倡导温疫六经治法；《伤寒指掌》辨证施治宗六经，提出"盖六气为病，皆能发热，故善治伤寒者，必能穷究六淫之气。凡温热暑湿疫疠之类伤寒者，无不一一辨晰明白，而施治各当"。清代温病四大家之一的吴鞠通，更是极力倡导仲景之学，《温病条辨》收载桂枝汤、栀子豉汤、白虎汤、白虎加人参汤、白虎加桂枝汤、大承气汤、小承气汤、调胃承气汤、小陷胸汤、半夏泻心汤、茵陈蒿汤、栀子柏皮汤、五苓散、小柴胡汤、小青龙汤、桔梗汤、麻杏甘石汤、白头翁汤、黄连阿胶汤、炙甘草汤（复脉汤）等经方，同时对经方进行灵活加减运用，如调胃承气汤化裁为新加黄龙汤、宣白承气汤、导赤承气汤、牛黄承气汤、增液承气汤等五方；复脉汤化裁为加减复脉汤、救逆汤、一甲复脉汤、二甲复脉汤、三甲复脉汤、大定风珠等六方。

（四）优势病种

《伤寒论》的理法方药，对于当代诸多疫病即急性传染性外感热病有确切的指导作用，如流行性感冒、SARS、新型冠状病毒感染、流行性出血热、鼠疫、斑疹伤寒、立克次体病等。《伤寒论》在热病的临床运用，不论是外感还是内伤，仍有巨大的潜力，需要进一步挖掘研究、加以提升。

1. 新型冠状病毒感染

新型冠状病毒感染以寒湿疫邪困肺为病变中心。初起邪犯肺卫，太阳受邪，以太阳失和、肺气失宣为主。若素体阴亏伏热，疫邪入里化热，波及阳明少阳。若素体阳虚有寒，寒疫深入或直中少阴厥阴，致病情恶化，危及生命。病有循经、越经、表里、直中及坏病等，符合六经传变特征。初期邪犯太阳，风寒表虚、肺气失宣证，用桂枝汤或桂枝加厚朴杏子汤化裁；风寒表实、肺气失宣证，选用麻黄汤、大青龙汤或麻黄细辛附子汤；外寒里饮证，用小青龙汤；肺卫郁闭、脾胃气乱证，用葛根汤或葛根加半夏汤。极期邪入阳明或少阳，疫邪壅肺、里热亢盛证，用麻杏石甘汤、苇茎汤或小陷胸汤；阳明无形邪热证，用白虎汤或白虎加人参汤；阳明腑实证，用大承气汤化裁；湿热迫肠证，用葛根芩连汤；疫郁少阳证用小柴胡汤、大柴胡汤或柴胡桂枝干姜汤。重症与危重症患者往往疫邪深入少阴、厥阴，内闭外脱证用四逆加人参汤、麻黄附子甘草汤或麻黄细辛附子汤；阳衰阴竭证，用茯苓四逆汤；上热下寒证，用麻黄升麻汤。恢复期着重太阴少阳，脾胃虚寒证，用理中丸或桂枝人参汤；肺胃阴虚、痰涎不化证，用麦门冬汤；气阴两伤、余热未尽证，用竹叶石膏汤；余热未尽、邪留少阳证，用小柴胡汤。

2. 流行性出血热

流行性出血热主要病理改变在于毒热内陷，蕴结脏腑，浊邪壅盛，阻滞三焦，气化不行。依据六经辨证原则和出血热病理特点，运用经方进行分阶段治疗，对于缓解高血容量综合征，解除和防止发生肺水肿、脑水肿等综合征，降低血钾，使肾周围水肿减轻，改善肾的血流量有利于肾损害的恢复，起到了一定作用。在发热期以太阳表证居多，有属半表半里柴胡桂枝汤证的，亦有小柴胡汤证的，如在表之邪不解、汗出不彻或误治，其热邪则易于内陷，这是本病的特点。一旦内陷，变证迭起，其势凶猛，例如有邪热内陷，内有水饮，热邪即与水结在胸腹，则按大结胸证需急用大陷胸汤以逐水荡实；若邪热内陷与痰结于心下即为小结胸证；如本病初期误汗、误下后，热邪内陷而无水饮，与燥屎内结于肠，则为阳明腑实证，即为承气证；若邪热内传入里，邪热与瘀血互结在下焦少腹部位，则为蓄血证。此证热与血结，热郁血滞，多见于少尿期，为出血热少尿期危重型的主要病理基础。此时之尿少、尿闭为瘀热互结下焦，膀胱蓄血，气化不利所致。亦有邪热里结而表尚未解的大柴胡汤证和饮邪内外泛溢，水气攻窜的十枣汤证。

二、内科病

（一）概述

内科疾病历史悠久，早在商代甲骨文里，已有心病、头痛、肠胃病、蛊病等内科疾病的记载。商代已发明用汤液药酒治疗疾病。周代将医学进行分科，其中的疾医即相当于内科医生。春秋战国时期，《内经》问世，详细记载了内科病的病因、诊断和治疗原则等。汉代张仲景《伤寒杂病论》，既用六经来概括、认识外感热病，又以脏腑病机来概括、认识内伤杂病，创造性地建立了理、法、方、药一线贯穿的辨证论治体系，奠定了中医内科学的基础。唐宋医家丰富了内科病的治法和方药。金元四大家创新了内科病的理论。明代薛己的《内科摘要》，首次用内科命名医书。此后，明清的医家对中医内科的理论不断完善，使其日臻成熟。

（二）病因与发病

内科疾病范畴广泛，可分为外感疾病和内伤疾病两大类。外感疾病主要指《伤寒论》《温病学》《疫病学》所涉及的伤寒、温病、疫病等病证，由外感六淫及疫疠之气所致，主要按六经、卫气营血和三焦的病机变化进行证候归类和辨证论治。此部分内容，在前文"热病"中已有详细论述，本部分主要讨论内伤疾病。内伤疾病主要指《金匮要略》及后世内科专著所述的脏腑病、肢体经络病、气血津液病等病证，其病因包括六淫（包含疠气）、七情、饮食、劳倦、禀赋等，主要根据脏腑、经络、气血津液的病机变化进行证候归类和辨证论治。外感疾病与内伤疾病既有区别又有联系。内伤疾病容易受外邪而诱发加重，外感邪气亢盛或邪气稽留、迁延日久则演变成内伤疾病，两者可以互为因果，决定疾病的预后。内科疾病虽有多种，病理变化亦复杂多样，但其病理机制必然与脏腑功能的失调、经络循行的障碍，以及气血津液的生成、运行、输布的失常密切相关，故内科疾病主要根据脏腑、经络、气血津液的生理功能和病理变化来进行归类。

（三）六经辨证与经方辨治

内科病可运用六经辨证方法进行辨治。清代医家柯韵伯指出："仲景之六经，为百病立法，不专为伤寒一科，伤寒杂病，治无二理，咸归六经之节制。六经各有伤寒，非伤寒中独有六经也。治伤寒者，但拘伤寒，不究其中有杂病之理；治杂病者，以《伤寒论》为无关于杂病而置之不问，将参赞化育之书，悉归狐疑之域，愚甚为斯道忧之。"俞根初亦曰："以六经钤百病，为确定之总诀。"内科病尽管种类众多，临证表现各异，但皆是人体对各种刺激的反应。清代医家钱天来曰"受本难知，发则可辨，因发知受"，正是根据其"发"（临证所表现的各种症状和体征），推测其"受"（即病因），然后辨为某病、某证，从而进行论治的，此亦是中医历数千年而不衰，且行之有效的根本所在。因此，尽管各种疾病病因不同，临床表现不一，但就其内在的病理变化而言，必有一定的规律，而六经辨证正是对内在病变共性的高度概括。所以，六经病既不是独立的病种，也不是百病之外的疾病，正如清代何秀山所言："病变无常，不出六经之外，《伤寒论》之六经，乃百病之六经，非伤寒所独也。"俞东扶亦曰："仲景之六经，百病不出其范围。"事实也的确如此，当代名医蒲辅周、岳美中等每以六经起沉疴，六经辨证可应用于呼吸、消化、心血管、泌尿、神经、内分泌等各系统内科疾病之中。

大量的临床实践表明，经方在内科病中的运用极其广泛。如运用小青龙汤和麻杏石甘汤治疗支气管炎、肺炎、咳喘、百日咳及鼻炎等；柴胡桂枝汤及柴胡加龙骨牡蛎汤治疗癫痫；当归四逆汤加味治疗血栓闭塞性脉管炎、冻疮、雷诺病；十枣汤治疗渗出性胸膜炎；大柴胡汤、大陷胸汤治疗急腹症；真武汤治疗心性水肿及慢性肾炎；四逆加人参汤抢救休克等。咳嗽病证，病在太阳者，用桂枝汤、麻黄汤、小青龙汤、大青龙汤、麻杏石甘汤；病在阳明者，用白虎汤、吴茱萸汤；病在少阳者，用小柴胡汤；病在太阴者，用理中汤；病在少阴者，用猪苓汤、真武汤；病在厥阴者，用四逆散。再如下利病证，三阳热利用黄芩汤合葛根汤；太阴少阴寒利用附子理中汤，厥阴热利用白头翁汤，厥阴久利用乌梅丸，少阴痛利用四逆散。

（四）优势病种

1. 糖尿病

糖尿病的病情发展与六经转归息息相关，糖尿病由初发至中期而晚期，与六经病之由表入里、由轻转重、由腑传脏、由实及虚、由热转寒之动态发展、转归具有一致性。

太阳病：合并外感病之急性阶段，如糖尿病合并上呼吸道感染，或合并慢性支气管炎、慢性阻塞性肺疾病及感染者，或合并周围神经病变之轻者。伤寒表实用麻黄汤，中风表虚用桂枝汤，太阴兼太阳用桂枝人参汤，太阳少阳合病用柴胡桂枝汤，太阳与少阴两感用麻黄附子细辛汤，合并泌尿系感染用五苓散。

阳明病：合并外感病之极期阶段，或合并胃肠自主神经病变之实者。如多饮多食、形瘦乏力用白虎加人参汤，大便燥结用承气汤，下焦湿热、小便不利用猪苓汤，心烦抑郁用栀子豉汤，合并肝损害、湿热者用茵陈蒿汤，胃热痞满用大黄黄连泻心汤。

少阳病：合并外感病之亚急性阶段。合并胆道感染用小柴胡汤，抑郁兼大便秘结用大柴胡汤，抑郁重者用柴胡加龙骨牡蛎汤。

太阴病：合并外感病之后期阶段。如中阳不足、寒湿内阻用理中汤，脾虚水停用苓桂术甘汤，气血虚弱用小建中汤，兼腹痛用桂枝加芍药汤、桂枝加大黄汤，兼寒湿发黄用茵陈五苓散、茵陈术附汤。

少阴病：糖尿病中后期或危重期。如心阳虚用桂枝甘草汤，肾阳虚用茯苓四逆汤，合并抑郁、失眠、眼底出血用黄连阿胶汤，合并泌尿系感染或肠道感染用猪苓汤。

厥阴病：糖尿病合并抑郁症、肝病、周围神经病变、更年期综合征者。如肝胃气滞用四逆散，寒热错杂用乌梅丸，血虚寒凝用当归四逆汤，厥阴肝寒用吴茱萸汤，厥阴热证下利用白头翁汤。

2. 肾脏病

肾脏疾病辨证方法、临床发病和传变不越六经范畴。许多肾脏疾病，如肾小球肾炎及肾盂肾炎之急性期，或慢性肾炎及肾盂肾炎之急性发作期，属于太阳病证。久而不愈，表证消失或减轻，而水肿日益明显，即可出现典型的太阳膀胱蓄水证。多种肾脏疾病可产生阳明病的病理变化，如热邪炽盛，耗伤阴津，水热互结，则可见猪苓汤证；热毒蕴遏，二便闭结，水液内停，又可见到经腑同病；或可见于因久服激素而致的全身疮疖，为热毒发于阳明的常见之证等。少阳病期，以少阳枢机不利为病理要点，临床上除口苦、咽干、目眩外，尚有寒热往来，默默不欲饮食，小便不利，心烦喜呕等表现。对照肾脏疾病，多见于外感期或慢性肾炎、慢性肾盂肾炎等的急性期发作及慢性过程的后期，水邪内阻，三焦水道不畅，致少阳枢机不利，从而发生水肿及上述见证。当依仲景"伤寒中风，有柴胡证，但见一证便是，不必悉具"之旨进行辨治。太阴病期，以脾肺虚寒，水湿内停为主要病理变化，多见于肾病的中后期阶段，也是临证最为常见者。少阴病期，依体质不同，而有寒化、热化之异。其以"脉微细，但欲寐"为总纲，就其寒化而言，可见少阴阳虚水泛之真武汤证，以其热化而论，有阴虚水热互结之猪苓汤证。厥阴病期，以动风、寒热错杂为特征，多见于肾脏疾病后期，由于肾功能不全、肾衰竭等，体内代谢产物积聚，正气进一步衰竭，即可见寒热错杂、虚实互见之征等。

3. 高血压

将高血压患者的症状分别对应六经的特点，采用六经辨证体系进行治疗，灵活运用经方，临床效果极佳。太阳病：阳气不足，膀胱气化不利，水液失布，或水液泛滥，流于全身导致水肿，用五苓散。阳明病：阳明肠腑邪热燥结，腑气不通，浊邪上犯，蒙蔽清窍，用承气汤类。少阳病：少阳肝胆经气不利，郁而化火或胆木失荣，痰热上扰，用小柴胡汤。太阴病：中焦虚寒，清阳不升，浊阴居空，清窍被蒙，用补中益气汤。少阴病：寒化者，少阴阳气衰微，阴寒内盛，虚阳外越，用四逆汤；热化者，肾阴亏损，心火偏亢，心肾不交，用黄连阿胶汤。厥阴病：浊阴之邪循肝经上犯清窍，清阳被扰，中焦虚寒，脾阳不振，用吴茱萸汤。

4. 成人斯蒂尔病

成人斯蒂尔病是一种发病原因与机制不明确的自身免疫性疾病，主要以高热、皮疹、关节疼痛和白细胞升高等为临床表现。该病病情反复、诊断困难、疗效欠佳，西药治疗以非甾体抗炎药、糖皮质激素与免疫抑制剂等为主。针对主症，辨六经驭病机，标本进退，谨守扶正祛邪，初期从整体分析，用柴胡桂枝汤合附子理中汤、麻黄升麻汤治疗，以和少阳、开太阳、温太阴、补少阴、调厥阴。待正气稍有恢复，则标本兼顾，在温补少阴用通脉四逆汤的同时，顾及气阴不足，用桂枝新加汤；又虑温燥太过，肺热内郁，酌用大青龙汤合四逆散；阳虚及阴，合用炙甘草汤。其后继续从太阳、少阳论治，复用柴胡桂枝汤。最后开太阳、温太阴用桂枝人参汤。以六经辨证，投以经方治疗，使高热得退，皮疹改善，疼痛缓解，病情得以有效控制。

5. 帕金森病

帕金森病以六经辨证而言，病在厥阴，"厥阴之上，风气治之"，肝主藏血濡养筋脉，厥阴脏虚筋失濡养则筋脉拘急；肝主疏泄，疏泄太过肝风内动则发为颤病。帕金森病的这两大主症均是厥阴病的重要病机，脏气亏虚，不能主持，寒热相激，阴阳相荡而风起颤动也。敛肝息风养血濡筋是厥阴病的独特治法，乌梅丸重用乌梅，以酸补肝，集大寒大热于一身，可治阴阳相荡之风也；连梅汤养血濡筋清厥阴之热可治筋脉拘急。临床研究显示，以张仲景《伤寒论》厥阴病主方乌梅丸加减和吴鞠通《温病条辨》连梅汤加减，分别治疗帕金森病厥阴寒热相杂风动证和厥阴阴伤虚热筋脉拘急证可取得较好疗效。

三、外科病

外科病种类繁多，包括疮疡、乳房疾病、瘿、瘤、岩、皮肤及性传播疾病、肛肠疾病、泌尿男性生殖系统疾病、周围血管和淋巴管疾病，以及其他外科疾病等。在历史上，金刃刀伤、跌打损伤、耳鼻喉眼口腔等疾病曾统属于外科范围。

（一）概述

秦汉以前的《五十二病方》是最早记载外科疾病的医学文献，如痈、疽、创伤、痔疾、皮肤病等，并叙述了砭法、灸法、熨法、熏法、角法等疗法。《内经》涉及外科疾病近30种，如《素问》中疔、痤、痱、痔、口疮、疝、疠风、瘰等，《灵枢·痈疽》专论痈疽，记载了人体不同部位的痈疽17种。书中还记载了针砭、按摩、猪膏外敷等多种外治方法。东汉末年《伤寒杂病论》对肠痈、寒疝、浸淫疮等外科病证的诊治做了比较详细的论述，所载大黄牡丹皮汤、薏苡附子败酱散等至今仍为临床所采用，并记载了蜜煎导方、灌肠法、坐药法、鼻饲、人工呼吸等急救技术。同一时期的华佗，以外科闻名于世。中医外科学经过隋唐宋金元的发展，到了明清形成成熟的体系，以正宗派（陈实功《外科正宗》）、全生派（王维德《外科证治全生集》）和心得派（高秉钧《疡科心得集》）为代表。

（二）病因与发病

外科疾病的发生大致有外感六淫、感受特殊之毒、外来伤害、情志内伤、饮食不节、劳伤虚损、痰饮瘀血脓毒等七个方面的因素。由于各种致病因素侵袭作用于机体，与机体正气相争，邪胜正负则引起气血凝滞、经络阻塞、营气不从、脏腑失和，导致阴阳失调，产生各种病理变化，从而发生外科疾病。

（三）六经辨证与经方辨治

《伤寒杂病论》中明确指出可用于治疗外科病的方药较少，仅见《金匮要略》中少数几条，如《疮痈肠痈浸淫病脉证并治》有"浸淫疮，黄连粉主之"；《百合狐惑阴阳毒病脉证治》有"蚀于下部则咽干，苦参汤主之……蚀于肛者，雄黄熏之"；《妇人杂病脉证并治》有"妇人阴寒，温阴中坐药，蛇床子散主之……少阴脉滑而数者，阴中即生疮，阴中蚀疮烂者，狼牙汤洗之"等。但是，在六经辨证指导下，经方可以广泛地运用于外科病的治疗，如桂枝汤治疗荨麻疹、皮肤瘙痒、白癜风等；白虎汤治疗皮炎、烧伤、带状疱疹、痤疮、口疮、紫癜、荨麻疹、药疹、湿疹、热毒型皮肤病等；白虎加人参汤治疗皮肤瘙痒、腺毒症、特应性皮炎、疱疹性牛皮癣、带状疱疹后遗神经痛等；竹叶石膏汤治疗银屑病、麻疹、丹痧等；苓甘五味姜辛夏杏加大黄汤治疗面部激素依赖性皮炎；真武汤治疗带状疱疹神经痛；小柴胡汤合葛根汤治疗银屑病、红皮病高热；越婢加术汤治疗慢性红皮病；大黄附子汤治疗顽固性湿疹、荨麻疹；四逆散合四逆汤治疗雷诺病；小建中汤治疗白塞病，等等，不胜枚举。

（四）优势病种

1. 带状疱疹

遵循六经辨证规律，将经方运用于带状疱疹的治疗，可取得良好疗效。大体而言，如病初起，有寒热，则常在太阳，或转入少阳，或呈三阳合病，麻黄汤、桂枝汤、小柴胡汤诸方主之；亦有太阳病不解，转入阳明者，热从湿化，湿热相合，则以茵陈蒿汤主之；甚或阳明下焦蓄血、瘀热互结，少腹部疼痛甚，大便难，则可以桃核承气汤攻之，或茵陈蒿汤合桃核承气汤，湿热瘀结一并攻之；虚人常现太阴证候，如脾虚便溏，可用理中汤；阳虚肢冷，则在少阴，必用四逆汤救之；若兼见恶寒、脉沉细、但欲寐者，则又是太阳少阴两感，以麻黄附子细辛汤主之；又或厥阴寒热错杂，现乌梅丸证，或柴胡桂枝干姜汤加附子证。可见，带状疱疹的各期辨证，均未出六经轨范，均可以六经辨证来统筹，而且具有辨证步骤简洁、严谨、规范，处方药味少、加减规范等特点，具有明显的优势。

2. 荨麻疹

通过对经方治疗荨麻疹文献进行梳理研究，发现辨治荨麻疹的病例中所用经方涉及 31 首之多，分布于太阳、阳明、少阳、太阴、少阴、厥阴病各篇中，以桂枝汤组方为最多，其次为桂麻合剂组方，常用 11 首方剂为桂枝汤、麻桂合剂、当归四逆汤、麻黄附子细辛汤、黄芪桂枝五物汤、麻杏石甘汤、小柴胡汤、葛根汤、真武汤、麻黄连翘赤小豆汤、白虎汤。在用药方面，纳入病例的仲景方组成药物有 38 种，加味药物 93 种，去其重复，共涉及药物 113 种，甘草使用频次最高，主要加味药以疏风、凉血、清热类药物为主，有蝉蜕、荆芥、防风、川芎、刺蒺藜、僵蚕、白鲜皮、地肤子、牡丹皮、地黄、苦参等。

四、妇科病

妇科病主要包括月经病、带下病、妊娠病、产后病和妇科杂病等，是围绕女性生长发育、生殖、产育而产生的疾病。

（一）概述

《内经》初步论述妇科疾病的病理，如血崩、月事不来、带下、不孕、肠覃、石瘕等，还记载了第一个治疗血枯经闭药方——四乌鲗骨一藘茹丸。《金匮要略》中的妇人三篇，论述了妊娠呕吐、妊娠腹痛、产后发热、热入血室、带下、经闭、癥瘕等病的证治，并提出阴道冲洗和纳药的外治法。其中许多经验和方药至今有效，有些重要理论一直指导着妇产科的临床工作。后世医家对中医妇科学理论不断丰富和完善，如宋代陈自明《妇人大全良方》，明代万全的《广嗣纪要》和《妇人秘科》，清代傅山的《傅青主女科》等。

（二）病因与发病

导致妇科疾病的因素有六淫因素、情志因素、生活因素和体质因素。六邪因素之中以寒、热、湿为多发；情志因素方面以怒、思、恐为常见；生活因素主要指早婚多产、房事不节、饮食失调、劳逸过度、跌仆损伤、调摄失宜等；体质因素（包括先天因素）是就人的体质强弱而言的，即脏腑、经络、气血功能活动的盛衰。这些因素的共同作用，导致机体出现的病理变化可以概括为脏腑功能失常影响冲任为病、气血失调影响冲任为病、直接损伤胞宫影响冲任为病等三个方面。

（三）六经辨证与经方辨治

妇科病主要为经、带、胎、产等方面的病证，而中医对妇科病的认识也围绕脏腑和奇经八脉功能的失常、气血的失调、冲任的亏损等方面展开。六经辨证也是以脏腑经络为基础，与脏腑及八纲辨证相结合，故六经辨证同样可以应用于妇科疾病。以太阳经为例，太阳主表，统摄营卫，为六经之藩篱，太阳病为外感疾病的初期，当外邪袭表，出现头项强痛、恶寒、脉浮等的太阳经病。因太阳统摄营卫，而桂枝汤可调和营卫，柯琴曰："此为仲景群方之魁，乃滋阴和阳、调和营卫、解肌发汗之总方也。"阴阳失调，营卫失和，气血不和是妇科病产生的主要原因之一，因此本方广泛地应用于妇产科经、孕、产后疾病，既能解表和营，调和阴阳，又能温通经脉，调畅气血，营卫和则正能胜邪，气血调则妇科诸疾可愈。在《金匮要略·妇人妊娠脉证并治》曰："妇人得平脉，阴脉小弱，其人渴，不能食，无寒热，名妊娠，桂枝汤主之。于法六十日当有此证。"这是用桂枝汤原方治妊娠恶阻，起到调和脾胃，资助营卫，调和表里内外、阴阳上下的作用。如果因为经期受寒，寒邪不解，乃至营卫失和，出现表虚寒之证，亦常用桂枝汤加味以和营调卫，气血双调。另外，临床上常见之妊娠身痒，即是由于素体肝肾不足，冲任亏虚，孕后冲任养胎，因孕重虚，冲为血海，任主胞胎，冲任不调，营卫不和，肌肤失养发为身痒，故采用桂枝汤合养血之品治疗，以调和营卫、补益冲任，每获良效。

妇科疾病常出现类似于太阳蓄血证之病变，出现少腹急结或硬满、其人如狂或发狂、小便自利等。妇女以血为用，常见的月经及胎产病变，如属邪热与瘀血相结引起的经行错后，少腹硬痛，可予桃核承气汤。少阴经，其经脉络属心肾二脏，兼水火二气，足少阴肾主藏精、主水，为人体阴阳之根，先天之本，元阴元阳之所在，对人体的生长发育繁殖起重要作用。手少阴心主血脉，主藏神。心肾功能的正常与否，与妇女的经带胎产关系十分密切。若心阳虚弱，不能推动气血的运行，则有经闭不行等病变。肾为作强之官，伎巧出焉，肾中精气盛则太冲脉血海充盛，任脉通畅，月事以时下，反之，肾气亏损，则经闭不行或崩中漏下；肾主水，为封藏之本，若肾阳虚衰，火不暖土，水湿不化则易形成湿浊带下，甚至有堕胎、早产之变，治之多用温肾利水化湿之法，真武汤、附子汤、五苓散则为常用之方。厥阴为六经之末，涉及足厥阴肝经和手厥阴心包经，而肝与妇科病关系密切。厥阴肝经循阴器而络于肝，肝藏血而有血海之称，且肝与冲脉的关系紧密，冲脉始于胞宫，冲为血海，任主胞胎，冲脉的气血盛衰与肝的疏泄藏血功能有关。女子以血为用，肝的疏泄藏血功能正常，肝肾精血充足，则冲脉得养，气血调节正常。若肝的疏泄藏血功能失常，必影响气血、影响冲任，导致妇科疾病的发生，故肝与妇科疾患关系密切。故妇人之病，多见气血之变，主要在于肝郁气滞，阴阳气血不调。小柴胡汤具有和解少阳，调和气血，扶正祛邪，疏利肝胆，平衡阴阳，调畅气机之功，故临床应用于妇科疾病的治疗。

六经辨证运用于妇科疾病，临证之时，只要切合病机，不论证候表现如何，即可用《伤寒论》辨证方法论治。如吴茱萸汤治疗痛经；麻黄细辛附子汤治疗多囊卵巢综合征；更年期综合征出现"上热下寒"，方选黄连汤；痛经见寒热错杂，方用乌梅丸；由于血虚寒凝所致的各种病证，如月经后期、闭经、痛经、原发或继发性不孕、人工流产后四肢厥冷及产后身痛，可选用当归四逆汤；妊娠失眠见头晕目眩，心烦心悸，口苦咽干，但不多饮，脉细数，舌红，苔少等，用黄连阿胶汤治疗等，临床之例不胜枚举。

（四）优势病种

1. 高龄不孕

高龄女性不孕患者多为继发性不孕，或因多次流产后导致气血亏虚，故月经失调，经量减少甚至闭经；若久病不孕，女子情志不舒，少阳胆气被郁则胸胁苦满，口苦，心烦喜呕；若脾阳虚弱，太阴脾失健运，邪从寒化则寒湿内生，瘀阻胞宫，则见四肢不温，月经色暗有血块；若少阴心肾不交则心烦不得眠。加之女子高龄，阴阳脉始衰，此病临床表现常以阴阳失调为主，兼有六经病变表现，虚实夹杂，故治疗时当辨证论治。以六经辨证理论为指导，在月经期、卵泡期、排卵期及黄体期分别用药，平衡阴阳，能诱发比较优势的卵泡发育、成熟、排卵，使患者阴平阳秘、经调子成，成功受孕。

在月经期予通经方滋阴补阳，温太阴脾阳以散寒湿之邪，方中党参、黄芪、山茱萸补气，熟地黄、当归滋阴血，同时予丹参、桂枝、炮姜等药活血化瘀、温经散寒。该方用药平和，阳生阴长，促进性腺功能，脾阳得健，胞宫得温，则寒、湿、瘀得化，使月经按时来潮。在卵泡期，予滋阴育泡方滋阴补气，兼清少阳胆腑之郁热，如人参、炙甘草补元气，柴胡、黄芩能舒达肝胆之郁气，兼清少阳胆腑之郁热；更加干姜以和胃气、鹿角霜滋补肾阴。该方可使正气得充，少阳得和，上焦得通，津液得下，胃气则和，更起到滋养肝肾真阴之功效，使得卵泡能够发育成熟。在排卵期，予促卵泡方以行气活血通经，促排卵方中以通草通经闭；桃仁、丹参、当归活血行血；香附、泽兰行经通气；桂枝温通经脉；甘草调和诸药，主治气虚血瘀之排卵异常。在黄体期，予温精种玉方以滋补肝肾之阴血，调和阴阳，增加受孕概率。方中以桂枝汤温通经脉、调和营卫，加山茱萸养肝涩精，桑寄生、菟丝子、巴戟天以补益肾精，肝肾同补，辅以当归养血活血，补益阴血。

2. 闭经

闭经可运用六经辨证方法进行辨析。太阳经若为寒邪则内动其水而寒凝经脉，水蓄膀胱，水气不通而成经闭，若为热邪则易涉血室之血分，致蓄血闭经。阳明经中胃肠之气以降为顺，又为气血化生之源，中焦化生气血下循冲脉以滋胞宫行经，若阳明经气不畅致气血不能下达，便会出现闭经。如素体阴虚而胃火伤津耗血，或热灼血结者，皆会致经闭不行。少阳本经所致闭经临床上较为少见，多是太阳少阳同病，或是少阳少阴同病、少阳厥阴同病，但治疗上仍可"从少阳解之"。太阴经中肺失宣降，气不得通，肺气虚弱，无力输布，水不得运致血瘀；脾经运化失职而致湿聚脂凝，胞脉受阻，营卫不得宣通，血海空虚、脾气虚损则血无以生，血亏均可导致经闭。少阴经中胞脉属心而络于胞中，心气不通，心血不降，或心火炽盛，心阴虚都可至闭经。肾气虚衰，则天癸不足，进而任脉不通，冲脉不盛；或肾阳不足，寒凝胞宫都可致经闭。若心肾不交，胞宫功能失常，可致包括闭经在内的各种妇科疾病。厥阴经中肝喜条达，若气滞则血瘀而成闭经；或是肝血亏虚，冲脉失荣血海不能按时满盈，无血以下而成闭经；抑或是喜怒不节伤肝，又饮食不节内生湿浊，湿蕴化热而停滞中焦，肝失疏泄，气机郁结化火，灼伤肝阴，影响藏血功能，进而影响冲任血海的调节充盈，导致闭经。

五、儿科病

小儿时期，始终处于不断的生长发育过程中，无论是形体结构、生理功能，还是病因、病理、疾病种类、病情演变等方面，都与成人有着明显不同。因此，临床诊治疾病不能简单地将小儿视为成人的缩影。

（一）概述

《内经》中有不少关于小儿生理和儿科疾病的病因、病理、诊法、预后和针刺疗法等论述。如《灵枢·经脉》对人体生命孕育和形成过程的描述，《素问·上古天真论》对小儿生长发育过程的描述，等等。这些经典论述，成为后世儿科学的渊薮。东汉末年《伤寒杂病论》以六经辨证论治外感病、脏腑辨证论治杂病，对后世儿科学辨证论治体系的形成产生了深刻影响。我国最早的儿科专著《颅囟经》，流行于唐末宋初。宋代是儿科的形成时期，以钱乙和陈文中为代表：钱乙的《小儿药证直诀》重视养阴清热，后世称之为凉派；陈文中的《小儿痘疹方论》《小儿病源方论》重视温补脾肾，后世称之为温派。金元四大家在儿科方面各有所长，明清医家对儿科病证理论进一步发展与完善。

（二）病因与发病

历代医家对小儿生理、病理、病因特点论述较多，归纳起来，生理特点主要为脏腑娇嫩，形气未充；生机蓬勃，发育迅速。病理特点主要为发病容易，传变迅速；脏气清灵，易趋康复。小儿发病的病因与成人大致相同，但由于小儿具有自身的生理特点，因而对不同病因的易感程度与成人有明显的差别。小儿病因以外感、食伤和先天因素居多，情志、意外因素及医源性伤害亦不能忽视。此外，不同年龄小儿对不同病因的易感程度也不相同，如年龄越小对六淫邪气的易感程度越高，年龄越小因乳食所伤患病的情况越多，先天因素致病则常产生于胎儿期。

（三）六经辨证与经方辨治

《伤寒论》所述理论与方药同样适用于小儿疾患，然而小儿本身生理病理特点又明显有别于成人，六经辨证理论与经方的应用也呈现出独有的特征。

太阳主一身之肌表，而小儿体质脆弱，"肺常不足"，极易感受外邪的侵袭。外邪袭表，首当其冲者常为太阳病。太阳中风证用桂枝汤；太阳伤寒证用麻黄汤；表寒里热证，用大青龙汤；而麻黄杏仁甘草石膏汤运用于儿科的证候颇多，肺热咳喘而外邪不甚者，不问其有汗无汗，均可以本方加减治疗。小儿"发病容易，传变迅速"，协热下利证用葛根黄芩黄连汤。小儿脾胃发育未臻完善，运化功能不健，加之饮食不知自节，常常体内素有积滞。在太阳病失治、误治后，极易转变为以"胃家实"为特点的阳明病。阳明热炽证用白虎汤或白虎加人参汤，小儿乙型脑炎常常出现这一证型；阳明腑实证，酌用三承气汤。儿科的"纯阳"学说是儿科生理特征的高度概括，指小儿在生长发育、阳充阴长的过程中，表现为生机旺盛，发育迅速。"纯"指小儿初生，胎原之气尚未耗散，非指"独阳""盛阳"，这与少阳病非常相似。

太阴病里虚寒证常见"腹满而吐，食不下，自利益甚，时腹自痛"，小儿生理"肺常不足、脾常不足"，常肺脾同病，或单见脾胃虚寒证，腹痛吐泻而无发热者，治法"当温之"，以"四逆辈"理中汤为基础方加减治疗。小儿生理上"阳常有余，阴常不足"，病理上"易虚易实、易寒易热"。少阴病属心肾两脏，有寒化热化之别，与小儿生理病理特征类似。《伤寒论》少阴下利，多属肾阳虚弱，阴寒内盛，津液耗散所致，以四逆汤为大法，并用通脉四逆汤、白通及白通加猪胆汁汤等。小儿患此证，则见面色㿠白，筋纹青淡，目眶凹陷露睛，舌质淡苔白，脉沉细无力，无神欲寐，便泻完谷不化或有腥气，肢冷或自汗等。少阴病热化以黄连阿胶汤为主方，小儿病中见口燥咽干，舌赤红或光红无津如猪腰色或镜面舌，脉多细数可以辨证治疗。另外，小儿发热日久，肾水亏耗，心火独亢之证，临床常见于肺炎或麻疹合并肺炎，出现壮热烦躁，气急鼻扇，声哑哭泣无泪，面色筋纹青滞，舌光红，脉细数，黄连阿胶汤也可以应用。厥阴病的主方乌梅丸，不仅用于小儿蛔虫的治疗，也作为其他寄生虫病中调和肝脾的基础方剂，对小儿寒热错杂之证，如久热、久泻、久痢等也可广泛应用。

（四）优势病种

1. 小儿肺炎

本病常根据不同的临床见证和不同的发展阶段辨证施治。在发病初期，症见身热无汗，喘咳鼻扇，苔白润、纹淡紫者，可根据《伤寒论》第35条所提出的寒邪束表，肺气不宣进行辨证施治。方用麻黄汤去桂枝加金银花、黄芩、前胡等。其身热有汗，喘咳鼻扇，苔白干，纹紫滞者，则根据第63条提出的太阳病，汗、下后热邪内迫于肺，身热汗出而喘辨证施治，方用麻杏石甘汤加金银花、连翘、黄芩等。在肺炎进展期，症见高热喘咳，汗出烦渴喜冷饮，苔白干或黄白相间，纹紫滞，脉洪大或滑数者，则根据第182、第219条阳明经证施治，方用白虎汤加清热泻火或清热解毒药。若兼见腹满便结，苔黄干者，可合用小承气汤以泻热存阴。若兼见神昏抽搐者，则用白虎汤加羚羊角、钩藤等。若兼见头额汗出，手足逆冷，嗜睡或烦躁，脉微细欲绝者，则根据第324条少阴病寒化证辨证施治，方用四逆汤或四逆加人参汤。在肺炎恢复期，症见身热低微或起伏，神疲体倦，不欲乳食，脉细数或沉细无力者，则根据第397条提出的伤寒病解后气阴两伤辨证施治，方用竹叶石膏汤化裁。

2. 小儿支气管哮喘

症见微热无汗，形寒肢冷，胸膈满闷，喘息不得卧，痰涎清稀色白，苔白滑，纹淡紫或脉略弦数者，则根据《伤寒论》第40条提出的太阳病外寒内饮辨证施治，方用小青龙汤加减。症见身热汗出，面唇潮红，胸闷气促，喘息抬肩，痰液稠黏不易咯出，苔白干，纹紫滞或脉象滑数者，则根据《伤寒论》第63条提出的热邪迫肺辨证施治，方用麻杏石甘汤加黄芩、前胡。症见喘哮声高息涌，烦闷不安，以咯出大量痰涎为快，苔白滑，脉略弦者，则根据《伤寒论》第67条提出的水饮内停，气上冲胸辨证施治，方用苓桂术甘汤加葶苈子。

第二节　案例展示

一、加味桃核承气汤治疗糖尿病

糖尿病可归属于中医学"脾瘅"与"消渴"范畴。《素问·奇病论》载"脾瘅……此肥美之所发也，此人必数食甘美而多肥也。肥者令人内热，甘者令人中满，故其气上溢，转为消渴。治之以兰，除陈气也"。占所有糖尿病人群90%以上的2型糖尿病的发病及发展大多是由"脾瘅"向"消渴"转变而来。大多数2型糖尿病患者早期肥胖或超重，以胰岛素抵抗为主，日久血糖升高致渗透性利尿、胰岛素作用减弱，而出现"多尿、多饮伴体重减轻"的消渴病典型症状。《素问·奇病论》认为"五味入口，藏于胃，脾为之行其精气"，即胃主受纳，脾主运化之意。而数食甘美肥腻之品，脾运相对不足，则水谷不化精微而生痰、饮、水、湿，日久则郁而化热、成虚，所以说"肥者令人内热，甘者令人中满"，内热为胃肠腑化热，中满为脾虚不运。而"其气上溢"是胃肠腑热气上而消渴也。后言"治之以兰，除陈气也"，是如泽兰一类可除胃肠腑中腐热之气之意，因六腑以通为用，以降为顺，腑气不降而上故为陈也，《神农本草经》中大黄即有"推陈致新"的作用，与此类似。

熊曼琪在20世纪90年代即提出"中医治疗2型糖尿病必须研究胰岛素抵抗"，并且在大量的临床中发现，2型糖尿病患者60%以上存在大便秘结等阳明腑实热结的问题，而且观察到大多数患者在疾病之初即出现血瘀问题，并提出"血瘀存在于2型糖尿病发生发展过程始终"。综合2型糖尿病的上述阳明胃肠腑实瘀热互结特点及存在的脾之气阴两虚的情况，熊曼琪教授以桃核承气汤合增液汤加减化裁为加味桃核承气汤，用之治疗"气阴两伤，瘀热互结"证2型糖尿病取得很好临床疗效。

加味桃核承气汤由桃核承气汤加黄芪、麦冬、地黄、玄参而成，药物组成为黄芪30～45g，生（熟）地黄12～15g，玄参12～15g，麦冬12g，桃仁9～12g，桂枝6～12g，大黄6～12g，芒硝3～6g（分冲），炙甘草3～6g。从20世纪90年代至今，熊曼琪教授团队从多个科学角度对加味桃核承气汤进行了研究，获得了大量的研究成果。经实验及临床研究证实，此方治疗2型糖尿病具有明显改善症状、降糖调脂、改善胰岛素抵抗等作用，并进一步探讨了该方对胰岛细胞功能的保护及改善胰岛素抵抗作用的相关机制。多项研究也证实了该方对糖尿病肾病、糖尿病视网膜病变、糖尿病大血管病变、糖尿病合并心脏病、糖尿病周围神经病变、代谢综合征等也有治疗作用并探讨了相关机制。已发表的相关论文150余篇，以这些研究为基础的"经方现代应用的临床与基础研究"获2010年国家科学技术进步二等奖，并制成院内制剂降糖三黄片及三黄降糖片，在临床中广泛使用。

述评：我们从加味桃核承气汤治疗糖尿病这个案例中可以得到几点启示。一是中医药要守正创新必须守中医经典之正，才可创中医临床及研究之新。只有在对经方内在机制充分认识及对糖尿病病机准确把握的基础上，才有可能将桃核承气汤由治蓄血之方创新成治疗糖尿病及糖尿病并发症的方药。二是中医药研究要结合现代科学研究方法，但要在符合中医发展规律及中医药理论规范下进行方可。加味桃核承气汤相关研究都是在"气阴两虚，瘀热互结"相关病机的基础上进行的。三是要有持续深入研究的精神，自熊曼琪教授开始，对加味桃核承气汤相关作用持续研究30余年，这种持之以恒的研究精神是作为中医药研究者应该具备的。

二、齐律汤治疗室性早搏

室性心律失常属中医学"心悸""怔忡"范畴。早在秦汉时期医家对心悸的病因病机已有了初步的认识。《内经》认识到心悸的发病与脏腑气血阴阳的虚实有密切的关系，如《素问·脉要精微论》曰"代则气衰，细则气少，涩则心痛"，《素问·五脏生成论》云"诸血者，皆属于心"，说明心律失常多由气血虚衰而形成。隋代巢元方将心悸的病因归于虚劳损伤血脉令心气不足等。如《诸病源候论·心病候》中说："虚劳损伤血脉，致令心气不足，因为邪气所乘，则使惊而悸动不定。"张仲景在《伤寒杂病论》中提出："寸口脉动而弱，动即为惊，弱则为悸。"张仲景通过脉象的虚实变化来判断惊悸的虚实，同时提出脉见结代，心悸辨证为虚证者，可以考虑使用炙甘草汤。

中医学认为，心悸的病理性质主要有虚、实两个方面。虚主要为气虚、阳虚、阴虚、血虚，实主要为瘀血、痰饮等。其病机主要为气血阴阳亏损，心失所养，或邪扰心神，心神不宁。治疗原则分虚实，虚则补气、养血、滋阴、温阳，实者化瘀、祛痰。汪晓芳团队认为室性心律失常辨证为虚证者，治以益气滋阴、补血复脉，方用自拟齐律汤。本方的应用要点为心悸怔忡，少气，疲乏，头晕，膝冷肢凉，舌苔薄，舌质嫩胖，脉或结代。本证在中老年人中较多见。本方是在《伤寒论》炙甘草汤的基础上加丹参、苦参组成，具体方药组成为炙甘草15g，生地黄30g，党参15g，麦冬10g，生姜10g，大枣10g，苦参12g，丹参15g，阿胶10g（烊化），桂枝6g。其常规煎服法：每日1剂，阿胶烊化兑服，其余药物水煎2次，分2次口服。齐律汤方中炙甘草补中益气，使气血生化有源，以复脉之本，同时重用生地黄峻补心阴，阿胶、麦冬滋阴养血，党参、大枣补益心气，生姜、桂枝温通心脉，丹参活血通脉，苦参清心经虚火、宁神安脉。诸药合用可滋补阴血，益气通阳，益气养血合以滋阴，通阳充盈意在复脉，清酒煎服以行药势，心悸结代皆得以平。

现代药理研究发现，齐律汤组成中的某些单味药具有抗心律失常作用，如苦参可改善心肌细胞膜的 Na^+-K^+ 传递系统，使心肌应激性降低，延长绝对不应期，从而抑制异位起搏。丹参心血管活性的水溶性有效成分丹参多酚酸盐具有抗血小板聚集、抗血栓形成、改善微循环、抗氧化损伤，能多途径发挥心肌保护的作用，而且促进内皮细胞迁移，促进血管生成。人参三醇可阻滞心肌细胞慢钙通道，人参三醇对实验性心肌缺血再灌注损伤具有保护作用，均有抗心律失常作用。炙甘草对实验性心律失常具有类似钙拮抗剂的作用。麦冬已被证实能减少心肌缺血和缺血再灌注时心肌损伤，使心肌的不应性离散减轻，这对心律失常具有积极的治疗作用。

述评： 我们从齐律汤治疗室性早搏这个案例中可以得到几点启示。一是要准确掌握经方的临床运用要点，深入认识室性早搏的发病机制，仔细抓住虚证室性早搏与经方的契合点，合理运用经方治疗现代疾病，促进经方的现代运用和推广。二是充分继承与发扬仲景辨证思想，深入研究经方的运用特点，同时借助现代中药的相关研究，来治疗现代某些难治性疾病，实现经方的创新性发展。齐律汤治疗虚证室性早搏即是在对炙甘草汤深入研究的基础上进行的。

三、半夏泻心汤合四逆散治疗慢性浅表性胃炎

慢性浅表性胃炎属中医学"痞满""胃痛""嘈杂""呕吐"等病范畴。本病在《内经》中称为"痞""痞塞"和"中满"等。《内经》论述了本病的病因，如《素问·太阴阳明论》说"饮食不节，起居不时者，阴受之……阴受之则入五脏……五脏则䐜满闭塞"，讨论了本病的病因为"饮食不节，起居不时"，即饮食、起居无度，损伤脾胃，脾胃正常的受纳、运化功能受损，导致

食滞内停、痰湿中阻、气机不畅等，而内生"脘满闭塞"。除内伤饮食外，还有感受寒邪的病因，如《素问·异法方宜论》说"脏寒生满病"，《素问·至真要大论》说"太阳之复，厥气上行……心胃生寒，胸膈不利，心痛痞满"。《内经》认为本病的病机为"浊气在上"，即邪犯脾胃，导致中焦气机阻滞，清阳不升，浊阴不降，升降失司出现膜胀。对于气机不畅，可以选用《伤寒论》的四逆散等方剂。对于本病的治法，《素问·阴阳应象大论》曰"中满者，泻之于内"，根据这一治法，张仲景在《伤寒论》中提出了治疗痞满的半夏泻心汤等方剂。

慢性浅表性胃炎是慢性胃炎的一种类型，是指胃黏膜在各种致病因素作用下所致的非萎缩性慢性炎症性病变，是消化系统常见病之一。多数慢性浅表性胃炎患者可无明显临床症状，有症状者主要表现为非特异性消化不良，如上腹部不适、饱胀、疼痛、食欲不振、嗳气、反酸等，部分还可有健忘、焦虑、抑郁等精神心理症状。

慢性胃炎具有病程长、证候多变，病因、病机错综复杂等特点。其病变部位在胃，常涉及肝、脾两脏。不少学者通过临床观察认为慢性胃炎的常见证候有肝胃不和证（包括肝胃气滞证和肝胃郁热证）、脾胃湿热证、脾胃虚弱证（包括脾胃气虚证和脾胃虚寒证）、胃阴不足证及胃络瘀阻证。上述证候可单独出现，也可相兼出现，临床应在辨别单一证候的基础上辨别复合证候。尤以肝胃不和、脾胃虚弱兼脾胃湿热证多见，治以疏肝和胃、益气健脾、清热化湿，方选半夏泻心汤合四逆散。本方应用要点为胃脘灼热胀痛、嗳气、泛酸、痞满食后加重，食少、嘈杂，便溏不爽或大便不调，苔薄黄、或白腻、或黄腻、或黄白相间，脉弦、或滑、或兼数、或见沉细者。

述评： 我们从半夏泻心汤合四逆散治疗慢性浅表性胃炎这个案例中可以得到几点启示。一是精准分析慢性浅表性胃炎的病机，准确把握经方的辨证要点，寻求慢性浅表性胃炎与经方的关联，探索经方在现代疾病中的运用。二是继承和发扬张仲景的合方理论。张仲景推崇合方，如桂枝麻黄各半汤、柴胡桂枝汤等，这为后世对复杂疾病的辨治提供了借鉴与参考。半夏泻心汤、四逆散合方治疗慢性浅表性胃炎的相关研究是对仲景合方理论的拓展，拓宽了经方的临床应用范围。

四、化痰通腑汤治疗中风

化痰通腑汤又称星蒌承气汤，该方是王永炎针对中风病急性期大便不通、神志昏迷的表现，根据《伤寒论》中大承气汤化裁而来，其将大承气汤中枳实、厚朴改为全瓜蒌、胆南星，即生大黄（后下）10～15g，芒硝（冲服）10～15g、全瓜蒌30～40g、胆南星6～10g。方中生大黄苦寒峻下，荡涤胃肠积滞；芒硝咸寒软坚，润燥散结，助大黄以通腑导滞；全瓜蒌清热化痰散结，滑利大肠，使痰热下行；胆南星息风解痉，亦有清化痰热的作用，两药合用加强清化痰热、散结宽中的作用。此4味药，并行而力大、药少而力专，常用于治疗中风急性期（痰热腑实证）。

脑卒中俗称中风，包括缺血性脑卒中（脑梗死）和出血性脑卒中（脑实质出血、脑室出血、蛛网膜下腔出血等）。世界卫生组织将其定义为除血管原因外无其他原因引起的，突发反映局部或全脑功能障碍的临床症状，并持续超过24小时或死亡的一类疾病，主要表现为突然昏仆、半身不遂、口舌㖞斜、言语謇涩或不语、偏身麻木等症状，并具有起病急、变化快、如风邪善行数变的特点。中医将其归属于中风的范畴，临床对其辨证应当注意以下几点。

1. 中风依有无神志障碍、病情轻重而分为中经络、中脏腑两大类。中经络者无神昏，意识清楚而仅见半身不遂，口舌㖞斜，言语不利，偏身麻木；中脏腑者突然昏仆，不省人事，或神志恍惚，迷蒙而伴见半身不遂，口舌㖞斜。中脏腑又有闭证、脱证之分，闭证属实，乃邪气内闭清窍，症见神昏，牙关紧闭，口噤不开，两手握固，肢体强痉，大小便闭。闭证又当分阳闭与阴闭。阳闭者症见面赤身热，气粗口臭，躁扰不宁，舌苔黄腻，脉弦滑而数；阴闭者症见面白唇暗，静卧不烦，四肢不温，痰涎壅盛，舌苔白腻，脉沉滑缓。脱证属虚，乃阳气外脱，阴阳即将离决之候，症见昏聩无知，目合口开，鼻鼾息微，二便自遗，汗出肢冷，脉微细欲绝。闭证多见于中风骤起，脱证则多由闭证恶化转变而成，病势危笃，预后凶险。

2. 按病程中风病可分为急性期、恢复期、后遗症期三个阶段。急性期指发病后 2 周以内，中脏腑可至 1 个月；恢复期指发病 2 周后或 1 个月至半年以内；后遗症期指发病半年以上者。

3. 还需辨病势顺逆，中风病起病急骤，病变迅速，变证多端，容易出现各种危重之候，临床应密切观察病情，随时掌握病势趋向，及时采取相应对策。中脏腑者神志逐渐转清，半身不遂，口舌喝斜等症有所改善，病情向中经络转化，病势为顺；中经络者若渐出现神志迷蒙或昏聩不知，为向中脏腑转化，病势为逆。

临床对于中风病的治疗，常从急性期、恢复期、后遗症期三个不同阶段论治。急性期标实症状突出，应以急则治其标，损其偏盛为原则，常用平肝息风、清热涤痰、化痰通腑、活血通络、醒神开窍等法。恢复期的治疗应标本兼顾，急性期过后，病情暂趋稳定，此时既有标实的表现，又有本虚的表现，标实以风痰瘀血阻络为主，本虚以阴虚、气虚为主，多以益气活血、健脾化痰、滋阴降火息风为主。后遗症期多以本虚表现为主，正虚已现，以缓则治其本为原则，多以补益气血、滋补肝肾为主。

述评： 我们从化痰通腑汤治疗中风这个案例中可以得到几点启示。一是经方治疗急症有其独特优势，《伤寒论》中记载了许多治疗急症的方剂，若能传承张仲景治疗急症的经验，结合西医学对中风急性期发病机制的认识，用经方治疗往往能取得超乎寻常的效果。二是既要继承张仲景内涵丰富的下法，又要在实际运用中加以创新。王永炎院士精准把握了中风急性期痰热腑实这一关键病机，运用星蒌承气汤清热化痰通腑，疗效显著。

五、柴桂温胆定志方治疗抑郁症

柴桂温胆定志汤是郝万山教授早期针对抑郁症所创，是将柴胡桂枝汤、温胆汤、小定志丸、四逆散等合方化裁而成，具体药物组成为柴胡、黄芩、桂枝、赤白芍、半夏、生姜、陈皮、枳壳、竹茹各 10g，茯苓 20g，人参 5g，石菖蒲 6g，远志 10g，大枣 5 枚，炙甘草 6g。方中柴胡桂枝汤可表里双解，用于外感可和解少阳，即可调表里之枢机；用于内伤可和解脾胃，即可调上下之枢机。四逆散治少阴枢机不利，阳气内郁，不达四末，对本症肝气郁结，阳郁不达而见手足发凉、情感抑郁自有效应。温胆汤主治胆郁痰扰，全方不寒不燥，理气化痰以和胃，胃气和降则胆郁得舒，痰浊得去则胆无邪扰，如是则复其宁谧，诸症自愈。王玉川教授曾考温胆汤立方本意言"名为治胆寒，实则治脑之正气不足"与抑郁症病机堪合。小定志丸中用人参补五脏、益元气、安精神、定魂魄、开心健脑；茯苓利窍祛湿导浊，补心益脑养神；石菖蒲、远志豁痰开窍、振心阳、益智慧、醒脑神。诸药相合，寒温并用，攻补同施。

抑郁症是最常见的精神障碍，以心情低落或兴趣、愉快感缺乏为主要表现，可伴有不同程度的认知和行为改变。此类疾病患病率高、复发率高、致残率高，虽然间歇期症状可完全缓解，但仍有部分患者存在残留症状。临床可见显著而持久的心情低落、兴趣减退、快感缺失、思维迟缓、认知功能损害、自责等，并伴有躯体化症状，如睡眠障碍、乏力、食欲减退、体重下降、便秘、身体任何部位的疼痛等。中医学对本病的论述散见于郁证、情志病、梅核气、脏躁、百合病等病证当中，一般将其归属于"郁证"范畴。郁证的常见分型有肝气郁结型、肾阳亏虚型、肝郁脾虚型、心脾两虚型、痰湿郁结型、肝郁血虚型几种。根据现有的抑郁症中医辨证分型的相关文献，抑郁症按正邪关系可分为实证、虚证及虚实夹杂证，治疗原则亦据虚实不同而异。对于实证，首当理气开郁，并根据是否兼有血瘀、痰阻、湿滞、食积等而采用活血、化痰、祛湿、消食等法。虚证则应根据损及的脏腑以及气血阴精亏虚的不同或养心安神，或补益心脾，或滋养肝肾。对于虚实夹杂者，又当虚实兼顾。郝万山教授认为本病的病机是心胆阳虚气虚，脑神失养，肝气郁结，神窍痰蒙。中医学认为心主神志，肝主谋虑，胆主决断，三脏和脑神关系至为密切。其忧郁不乐、思维迟钝、记忆减退、头晕头痛、失眠多梦等神窍不明之象当与心阳不足、肝胆气郁有关。而阳气不足，疏泄失常，会导致气机郁结而致情绪低落；肝郁犯胃，则食欲不振。同时气机郁结者，易生痰浊，痰浊阻滞，气血不畅，脉络失和，则致肢体窜痛，疲乏无力，手足厥冷；痰浊乘虚上扰清窍，导致神窍迷蒙。

述评： 我们从柴桂温胆定志汤治疗抑郁症这个案例中可以得到几点启示。一是《伤寒论》中有很多方剂如小柴胡汤、柴胡桂枝汤、柴胡加龙骨牡蛎汤、四逆散等，皆常用于治疗抑郁症及其相关的疾病。只有真正领悟了经方与抑郁症之间的关联，才能更好地使用经方治疗抑郁症。二是《伤寒论》中理法方药一线贯通，方由法立，且法中有法，后学者应知常达变。郝万山教授深谙仲景之道，针对抑郁症复杂的病理特点，创立了柴桂温胆定志汤，显示出经方治疗抑郁症的独特优势。

六、加味柴胡桂枝干姜汤治疗溃疡性结肠炎

溃疡性结肠炎中医可归属于"下利""泄泻""澼""痢疾""肠风"等范畴。临床表现为腹泻、黏液脓血便、腹痛，病情轻重不等，多呈反复发作的慢性病程。本病主要病机是本虚标实，枢机不利；基本证型有脾虚湿滞、湿热蕴肠、肝郁脾虚等多种。

柴胡桂枝干姜汤是《伤寒论》中的经典方剂，全方由柴胡、桂枝、干姜、栝楼根、黄芩、牡蛎、炙甘草7味药组成，寒温并用，补泻兼施，具有疏利肝胆、温寒通阳、散结化饮的功效。今临床采用柴胡桂枝干姜汤之"利下"作用来治疗虚实互见型溃疡性结肠炎。

王庆国教授在溃疡性结肠炎的辨证施治中，认为本病的发生常与正气不足密切相关，其中以脾肾二脏亏虚最为关键。若脾肾二脏功能失调，运化水湿不能，体内水液代谢障碍，水湿下注于肠，发为此病。治疗当以固护正气、补益脾肾，正如《素问·刺法论》所云"正气存内，邪不可干"。王庆国教授论治溃疡性结肠炎，强调辨证论治的同时，注重将病与证相结合，认为本病的发生发展尚与湿热之邪、情志因素紧密相连。据《素问·举痛论》论述："怒则气逆，甚则呕血及飧泄，故气上矣。"《血证论》论述："木之性主于疏泄，食气入胃，全赖肝木之气以疏泄之，而水谷乃化。"肝主疏泄，若疏泄太过或不及，则犯及脾土，致使脾失健运，乃发为此病，治疗当以疏肝健脾为主法。《丹溪心法》载："赤痢乃自小肠来，白痢乃自大肠来，皆湿热为本。"机体感受湿热之邪，湿热入里蕴结肠道，肠腑气血壅滞，肠道脂膜受损化为脓血，乃成痢疾。《素问玄机原病式》云："利为湿热……必用寒以胜热，燥以胜湿，少加辛热佐之，以为发散开通之用也。"其提示溃疡性结肠炎以湿热之邪为患，治疗应以清热化湿为主。现代药理研究表明，柴胡桂枝干姜汤具有抗炎、抗肿瘤、保肝、调节免疫、诱导细胞分化和凋亡及抗血管生成等作用，能提高机体免疫力，增强机体抗感染能力；能抑制胃肠平滑肌收缩，调节肠管蠕动及胃肠激素，治疗消化系统疾病有较好的疗效。

柴胡桂枝干姜汤和解少阳枢机，温散脾寒，使少阳枢机通利则肝木条达，脾胃功能恢复则气血生化有余，肾中元气得以充沛。因而在治疗时标本同治，补益脾肾的同时恢复脾胃枢机通利为其本，柔肝调血、利湿排脓促进气机升降恢复为治其标。如刘河间言"调气则后重自除，行血则便脓自愈"。王教授临证，依据溃疡性结肠炎活动期的具体病变特点，治疗不忘脾肾二脏，总以

清热化湿、疏肝理气等为主以祛邪，同时兼顾扶助正气，如此便能取得佳效。并强调辨证守方，紧扣病机，抓住主要矛盾，而后守法守方，且不宜频繁换方。临床论治应针对具体病证治疗，辨证施治，同时辨病与辨证相结合。

述评：学习王庆国教授用柴胡桂枝干姜汤治疗溃疡性结肠炎经验得到以下几点启示。一是辨病与辨证相结合，紧扣病机，遣方用药，灵活变通，随症加减，理法方药丝丝入扣。二是传统医学与现代疾病相结合，做到与时俱进，实时创新，在熟悉经方、把握疾病核心病机的基础上，选择最佳的治疗方案。三是进一步深化研究，将经方在疾病治疗领域的价值更多地开发出来，让中医药的优势充分地运用于现代疾病的治疗中，有力发挥中医药的独特魅力。

七、加味猪苓汤治疗慢性肾炎

慢性肾炎是一组以慢性肾小球病变为主的慢性肾脏疾病，常见于中青年男性。多以血尿、蛋白尿、水肿、高血压等为主要临床表现。该病病因复杂多样且病情迁延，病变进展缓慢，伴有不同程度的肾功能减退，并最终可能进展为慢性肾衰竭。目前该病的发生机制尚不明确，但一般认为与免疫炎症损伤关系密切。中医学将其归属于"风水""水肿""虚劳""尿血"等范畴。其总病机为本虚标实，基本病机可以主要概括为脾肾两虚、湿热内蕴、瘀血阻滞三个方面。

猪苓汤是中医经典名方之一，最早载于《伤寒论》，是张仲景针对阴虚水热互结之病机而创立的，为治疗津伤兼水热内蕴之专剂。全方由猪苓、茯苓、泽泻、滑石、阿胶五味药物组成，具有利水、养阴、清热之功效。清代柯琴指出："此五味皆润下之品，为少阴枢机之剂。猪苓、阿胶黑色通肾，理少阴之本也；茯苓、滑石白色通肺，滋少阴之源也；泽泻、阿胶咸先入肾，壮少阴之体也；茯苓、猪苓、滑石淡渗膀胱，利少阴之用也，故能升水降火。有治阴和阳，通理三焦之妙。"由此可以看出该方组方精妙、配伍严谨、立意深邃。在慢性肾脏疾病的治疗方面，贵在权衡，不偏不倚，真正做到了清热而不伤阴，滋阴却不助湿，为后世开创了滋阴利水治法的先河。

国医大师刘志明教授认为目前慢性肾炎的治疗，离不开现代医学的诊疗手段，在此基础上将辨病与辨证相结合，以辨病为主。刘志明教授认为大部分慢性肾炎的患者都有不同程度的湿热病理存在，所以应当审证求因，不能局限于"肾无实证"的说法。慢性肾炎多因膀胱气化不利，水气泛滥于肌肤而致水肿；肾脏蒸腾气化作用减弱，致阴液耗伤，肾阴亏损严重，虚热内生，形成下焦阴虚水热互结之证。虚热郁结下焦，深入血分，迫血妄行，出现血尿；同时，肾阴不足，关门失约，精微随尿液外泄，出现蛋白尿。

慢性肾炎大多以肝肾阴虚为本，湿热为标，临证以利水、养阴、清热为主要治疗原则。方选猪苓汤加味，方中以猪苓为君，专以淡渗利水；臣以茯苓、泽泻之甘淡，益猪苓利水渗湿之力，且泽泻性寒兼可泄热，茯苓也可健脾以助除湿；佐以利水清热之滑石、滋阴润燥之阿胶，既益已伤之阴，又防诸药渗利重伤阴血。全方诸药配伍，以利水渗湿为主，清热养阴为辅，体现了猪苓汤利水而不伤阴、滋阴而不敛邪的配伍特点。水湿除，邪热清，阴津复，诸症自愈。现代药理学研究表明，猪苓汤具有良好的利尿、改善肾脏局部炎症、保护肾功能、抑制肾结石形成等作用。这与西医学降低尿蛋白、血肌酐水平，保护肾功能，减轻肾脏损伤，延缓肾功能进展等治疗慢性肾炎的原则有异曲同工之处。

述评：从加味猪苓汤治疗慢性肾炎可以得到以下几点启示。一是中医药是中华文化的瑰宝，历史悠久，源远流长，强调整体观念与辨证论治，我们只有在准确辨证的基础上，才能合理运用加味猪苓汤治疗慢性肾炎。二是中医药的发展不仅在于它对疾病诊断、治疗体系的形成，更基于它的科学证据，这是前人留给我们的巨大财富，需要吾辈开采发掘，继承创新。

八、四理汤改善儿童脾虚体质

四理汤由《伤寒论》四逆散与理中汤合方而成，主要由柴胡、炒枳壳、炒白芍、干姜、炒白术、炙甘草与人参组成。四逆散出自《伤寒论》第 318 条："少阴病，四逆，其人或咳，或悸，或小便不利，或腹中痛，或泄利下重者，四逆散主之。"理中汤出自第 277 条："自利不渴者，属太阴，以其脏有寒故也，当温之，宜服四逆辈。"其中，"脏有寒"即指中焦脾脏虚寒；"四逆辈"即指理中汤、四逆汤一类的方剂。温中焦之阳气，四逆散疏解气机之郁滞。

中医认为"小儿脏腑娇嫩，形气未充"是小儿在生长发育过程中的生理特点，亦认为"脾常不足，肝常有余"。北宋钱乙在《小儿药证直诀·变蒸》中指出小儿具有"五脏六腑，成而未全，全而未壮""脏腑柔弱，易虚易实，易寒易热"的体质特点。小儿肝常有余，脾气多躁，或精神紧张，或是焦虑，可出现肝郁气滞之证。肝的疏泄功能失常，乘侮脾土，致脾胃虚弱，运化失职，出现厌食、脾气急躁、大便稀溏等症状。聂惠民教授从症状学、体重、身高、血红蛋白等方面观察了四理汤对改善小儿脾虚体质的作用，发现临床症状改善明显，患儿身高、体重、血红蛋白显著增加，表明四理汤对增强脾胃、改善患儿体质具有很好的功效。研究表明，四逆散具有抗抑郁、保肝、治疗功能性消化不良、改善动脉硬化、镇静催眠及抗溃疡等药理作用。理中汤可显著改善抗生素相关性腹泻，并在一定程度上恢复肠道菌群。

述评：从四理汤改善儿童脾虚体质得到以下几点启示。一是小儿稚阳未充，稚阴未长，临床须基于这一理论辨证论治，才能使治疗更加行之有效。二是中医药的振兴发展迎来天时、地利、人和的大好时机，我们要充分发挥中医药的独特优势，切实把这一宝贵财富继承好、发展好、利用好，为健康中国而努力。

九、通脉冲剂治疗雷诺病

雷诺病是因肢端小血管痉挛性或功能性闭塞引起的局部缺血现象。本病属于西医学自主神经系统疾病范畴，中医学认为本病属于"厥逆""寒厥""痰厥""水厥""血痹"等范畴，常见于青年女性。多因局部受寒或情绪激动所诱发，以阵发性四肢末端（手指为主）对称性间歇发白与发绀、感觉异常为临床特征，伴有指（趾）疼痛。本病多在冬季或气候寒冷时发作，而在夏季或者气候温暖时病情可以缓解。《素问·举痛论》云"寒气入经而稽迟，泣而不行，客于脉外则血少，客于脉中则气不通"，《素问·五脏生成》曰"卧出而吹之，血凝于肤者为痹"，《伤寒杂病论》中也有"手足厥冷，脉细欲绝者，当归四逆汤主之。若其人内有久寒者，加吴茱萸生姜汤主之""血痹，阴阳俱微，寸口关上微，尺中小紧，外证身体不仁，如风痹状，黄芪桂枝五物汤主之"，以上皆认为机体阳气的虚弱导致寒邪侵袭，寒邪凝结而血行不利，阳气不得温煦四末，故见肢体寒冷苍白。

通脉冲剂是由国医大师张镜人研制的，由《伤寒论》当归四逆汤（当归、桂枝、芍药、细辛、甘草、通草、大枣）与《金匮要略》黄芪桂枝五物汤（黄芪、桂枝、白芍、生姜、大枣）合方化裁而成，临床实践证明对雷诺病有显著的疗效。通脉冲剂方中桂枝温通经脉；黄芪、炙甘草振奋阳气；当归、赤芍活血化瘀；木通、细辛通利血脉治血闭；生姜温经散寒。研究资料表明，桂枝、黄芪、当归、赤芍、甘草、生姜具有扩张血管、增加血液循环、抑制血液凝固的作用，尤其是黄芪能使全身末梢血管扩张，皮肤血液循环畅通。这些治疗作用与西医学对雷诺病的治疗原则（松弛血管平滑肌，抑制血管活性物质，降低血黏度）基本相一致。现代药理学研究显示，通脉冲剂具有调节脂质代谢及抗炎作用，可减少血栓素的形成，在临床上多用于气虚血瘀所致的冠心病、高脂血症、动脉粥样硬化等，临床疗效确切，不良反应少。

述评：从通脉冲剂治疗雷诺病这个案例中可以得到以下几点启示。一是中医文化博大精深，经方孕育无限的智慧，熟读经典，只有在传统中医辨证论治的基础上准确认识雷诺病病机，才有可能将通脉冲剂应用到雷诺病的治疗上，并取得显著疗效。二是要将传统中医与现代科学有效结合起来，通脉冲剂相关研究都是在"活血补血，祛瘀通络"相关病机的基础上进行的。三是要有坚持不懈的精神，只有长久地坚持，才能有所建树。

十、苓桂术甘汤治疗脂肪肝

脂肪肝是除明确的肝损伤因素之外，以其他原因（包括酒精）所导致的以弥漫性肝细胞脂肪变性、肝细胞脂肪贮存大于5%为特征的肝脏脂肪过量聚集，并伴随胰岛素抵抗为特征的肝细胞脂肪变性。根据脂肪肝患者右上腹隐痛、肝大、腹胀、纳差、身目发黄等临床表现，中医学将其归入"胁痛""积聚""肝着""痞满""肥气""酒疸""黄疸"等范畴。脂肪肝的基本病机可以概括为脾失健运、肝失条达、湿瘀互结三个方面。苓桂术甘汤证见于《伤寒论》第67条，治以温阳化饮，健脾利湿；心脾阳虚，水饮内停，饮阻气逆是其基本病机；临床以心下逆满、气上冲胸，起则头眩晕，或胸胁支满，目眩心悸，短气而咳，小便不利，舌淡苔白滑，脉沉紧等为主症。其对脂肪肝可起到标本兼治的作用。

季光教授团队通过进行"苓桂术甘汤治疗脂肪肝"的相关临床和实验研究，首次获得了苓桂术甘汤改善非酒精性脂肪性肝病（NAFLD）脾阳虚证 HOMA-IR 的临床循证证据，通过苓桂术甘汤方证效应阐释了脾阳虚证与线粒体损伤、能量代谢和代谢性炎症的关系，发现了苓桂术甘汤及其药效成分调节糖脂代谢和抑制代谢性炎症的机制。

经研究证实苓桂术甘汤可以通过 Thrsp–Srebp1 通路改善高脂饮食诱导的脂肪变性。此外，Socs2 也是苓桂术甘汤的作用靶点之一。该研究充分证实了苓桂术甘汤在精准治疗 NAFLD 上的疗效和潜力。

苓桂术甘汤由茯苓、桂枝、白术、甘草四味组成，该方温阳蠲饮，健脾利水，痰饮得化，诸证可除，即仲景所谓"病痰饮者，当以温药和之"之义。苓桂术甘汤是健脾利水的方子，具有很好的祛痰化饮的功能，脂肪肝主要是由于过食肥甘厚腻、劳逸不节、情志不遂等原因致脾失健运，肝失条达，痰瘀互结，治宜健脾祛湿，泄浊化瘀；苓桂术甘汤有健脾祛湿，活血化瘀之效，使脾气健旺，痰湿得除，血瘀得化，全方既可治生痰之源，也可消已聚之痰饮，从而对脂肪肝起到标本兼治的作用。

述评：从苓桂术甘汤治疗脂肪肝可以得到以下几点启示。一是只有在中医辨证论治的基础上才可能更好地运用苓桂术甘汤治疗脂肪肝。二是加强中医文化资源的保护传承，正是对中医坚持不懈地钻研，才得以发现苓桂术甘汤治疗脂肪肝的良好疗效。

第六章
实验佐证

扫一扫，查阅本章数字资源，含PPT、音视频、图片等

第一节 桂枝汤

桂枝汤为"群方之魁"，使用范围广。从《伤寒论》和《金匮要略》的使用情况来分析，桂枝汤为基础用方，这种属性决定了其用途的广泛性。这种广泛性不仅仅指桂枝汤本方，而且配伍后的加减方更突出了桂枝汤的基础性和灵活性。多年来，临证应用和实验研究相互印证了桂枝汤的药理作用与临床运用的对应关系，探讨了它们内在的联系。从相互佐证的特点来看，针对不同类型的病证，使用桂枝汤的辨证要点不是一成不变的。认识桂枝汤证的病机很重要，而现代药理学的研究结论佐证仲景论广桂枝汤的科学性也很重要。柯琴强调桂枝汤的临证心法为"一症即是，不必悉具"，这个"症"，可以指症状，也可以指证（候），甚至可以是实验研究的证据。桂枝汤可以运用于以下几类病证。

一、太阳中风证

太阳中风证主要表现为发热恶寒和头身骨节疼痛都较轻，典型的太阳中风证有自汗出、脉浮缓等，普通感冒多有这些症状，临床上也多辨为太阳中风证，以桂枝汤主之。桂枝汤可内服也可外涂，有学者用桂枝汤外涂患儿的项背部以治感冒，有效。

现代药理学研究证实桂枝汤方具有解热、镇痛、抗炎和抗病毒等作用，与桂枝汤治疗太阳中风证的恶寒发热、头身骨节疼痛的作用完全相对应。据报道桂枝汤能使四联疫苗兔耳静脉注射导致的发热兔肛温降低，使15%鲜酵母液皮下注射导致的大鼠发热模型在 $1 \sim 4$ 小时内显著降低肛温，且持续时间较长；小鼠角叉菜胶性足肿胀实验表明，桂枝汤能明显抑制渗出，中剂量与100mg/kg 的阿司匹林相当，体现出优越的抗炎作用；以 $15LD_{50}$ 的流感病毒亚洲甲型鼠肺适应株 FM_1 滴鼻感染小鼠，桂枝汤口饲给药后肺指数值与对照组相比，明显降低，提示桂枝汤能抑制流感病毒所致肺部病变的发展。上述作用均呈剂量依赖性关系。

点评：桂枝汤具有解肌祛风，调和营卫的作用，是太阳中风证的正治之方，适合于外感病较轻者，如发热恶寒、头身骨节疼痛均较轻。现代临床诊疗中，缓解这些症状的药物应该具有抗炎、解热、镇痛、抗病毒等作用。实验研究表明桂枝汤具有上述作用，外用桂枝汤于太阳经循行之项背部治疗小儿感冒亦有效且可操作性强。桂枝汤的药理研究佐证了桂枝汤是外感病的基础用方，可单独或者配方使用。葛根汤、柴胡桂枝汤、厚朴七物汤等都反映了桂枝或桂枝汤的基础性规律。

二、头身骨节疼痛

"头项强痛"为太阳病提纲症，是太阳病的判断标准之一，泛指头身骨节疼痛。桂枝汤主治太阳中风证，"解肌"当然也包括缓解头身肌肉骨节疼痛的症状。据临床报道，用桂枝汤加味治疗腰部疼痛有明显疗效。实验研究表明，桂枝汤能明显降低小鼠腹腔注射醋酸的扭体次数，提示桂枝汤有镇痛作用，其高剂量与阿司匹林作用类似，桂枝汤的镇痛效果与其对环氧合酶 –2（COX–2）及前列腺素抑制的作用有关。

点评：桂枝或桂枝汤是治疗体表疼痛的重要方药，也是一个基础方药，单用或配方使用，此类体表疼痛属于炎症性疼痛（即 COX–2 途径），如桂枝新加汤、当归四逆加吴茱萸生姜汤、白虎加桂枝汤（骨节疼烦）、风湿表病诸方等，疗效确切。痛经也是这种机制，故桂枝汤也可以治疗。

需要注意的是，这类头身骨节疼痛的表证不一定是太阳病，太阳病具有"脉浮、头项强痛而恶寒（发热）"的基本特征和传变特性，表证与太阳病不能完全等同，如荨麻疹可以归为表证，但不是太阳病。

三、消化道疾病

小建中汤中有完整的桂枝汤成分，隐含着桂枝汤也可以治疗消化道疾病。据报道，桂枝汤加减治疗胃脘痛、腹痛、痞满和泄泻有较好疗效，对胃肠运动有双向调节作用，可抑制新斯的明引起的小鼠胃排空加快、肠推进加速；也可拮抗阿托品引起的胃排空减慢、肠推进减弱，使两种偏亢或偏抑的胃肠功能状态趋于正常，而对正常动物却无明显的影响，这种作用与桂枝汤调节胃动素和胃泌素、P 物质、血管活性肠肽分泌含量有关。

点评：桂枝汤是治疗消化道疾病的要方，也是基础方，妊娠恶阻第一方就是桂枝汤。当出现腹满时痛，倍加芍药；出现虚劳萎黄，再加饴糖（小建中汤亦属温中的四逆辈）。从实验研究来看，桂枝汤的双向调节作用能很好解释其既作用于腺体分泌减少的萎缩性胃炎，又可作用于腺体分泌过旺的溃疡性胃病。据传桂枝汤为"厨师"伊尹发明，反映了本方的食疗保健作用。

小建中汤温中补虚，其内含完整的桂枝汤成分，当亦有解肌祛风的作用，这也是"伤寒二三日，心中悸而烦"的小建中汤的表里双解作用。

四、心血管疾病

桂枝汤中有桂枝甘草辛甘化阳、温通心脉的配伍，适合于"叉手自冒心"的心中悸动等。据报道桂枝汤治疗慢性心肌炎疗效颇著。实验研究表明桂枝汤能显著增加家兔心肌血流量，直接兴奋心脏，增加心肌功能，给药 20 分钟后作用最明显，与"辛甘化阳、温通经脉"的理论吻合。

点评：仲景用含桂枝甘草治疗"悸"的方证较多，部分与心脏功能受损导致的心律异常相关。这类心悸一般都有明显的外感诱因，如伤寒和风湿后遗症，最典型的当属"伤寒，脉结代，心动悸"的炙甘草汤证，它有明显的外感伤寒痕迹，而内伤如"胸痹"也可以见到脉结代、心动悸，炙甘草汤恐非宜，瓜蒌薤白白酒汤类为佳。

五、情志类疾病

桂枝或桂枝汤类方是治疗情志疾病的要药，如刘渡舟曾治疗一个梅核气患者，"嗓子眼堵，吐之不出，咽之不下，如物梗于喉间，介介然而不能下者，就是用一些什么紫苏、厚朴、半夏、茯苓啊，吃了不行，不管用，后来加上桂枝，苓桂术甘，吃了它就下去了，为什么？桂枝能下气，还能开结气"，"开结气"就是桂枝治疗情志疾病的作用。

桂枝或桂枝汤治疗情志疾病是有其物质基础的。实验研究证明桂枝汤本身就有抑制小鼠自由活动的镇静作用，也可增强巴比妥类作用；还证明了桂皮醛有抗强迫小鼠游泳后诱发的抑郁作用，可能与神经递质的代谢及内源性大麻素有关。

点评：仲景特别喜欢用桂枝或者桂枝汤治疗情志疾病，并且有其规律，即抑郁性情志病桂枝用量较大，三到六两；狂躁性情志病桂枝用量较小，一到三两。现代药理研究已证明桂枝的主要成分桂皮醛抗精神异常作用的机制，很好地解释了仲景的用药倾向，有助于我们提高对仲景用药规律的认识和临证把握。如桂枝加桂汤治疗"奔豚"、桂枝加龙骨牡蛎汤治疗"男子失精，女子梦交"等。

六、皮肤疾病

在《伤寒论》中，桂枝麻黄各半汤治疗面赤、身痒等证。临床应用桂枝汤治疗皮肤瘙痒症、荨麻疹、过敏性紫癜、皮肤慢性溃疡、多汗症、多形性红斑、食物过敏、单纯性皮肤疼痛等，还能够防止皮肤排异，这与体表营卫不和有关。

桂枝汤有较好的免疫调节作用，能促进巨噬细胞的吞噬。经口服、肌内注射和腹腔注射不同剂量的桂枝汤，均能明显抑制小鼠的 PFC、SRFC、BSA 诱导的迟发型超敏反应，以及对 ConA 和 LPS 的增殖反应。进一步的研究表明，桂枝汤有明显抑制小鼠脾细胞产生 IL-2 的作用，这可能是桂枝汤免疫抑制作用的主要机制。

点评：甘草酸苷和芍药苷是皮肤科最常用的内服药物，它们是甘草和芍药的有效成分。除甘草芍药外，桂枝还能抑制 IgE 所致肥大细胞脱颗粒（与过敏有关）的作用。另外，许多皮肤病的发病原因与精神状态和胃肠功能失调有关系，如精神紧张和便秘，桂枝汤可调节情绪和脾胃功能，尤其是芍药还有非常好的通便作用，有"小大黄"之称。

桂枝汤加茯苓、白术为基础配方，临证再适当加减应用于免疫失调类皮肤病，如荨麻疹、湿疹和特应性皮炎等，过敏性鼻炎也可用此方法。桂枝汤也用于一些感染类皮肤病，如疣、HPV感染、痤疮、酒渣鼻等。

七、妇科疾病

桂枝汤治疗妊娠恶阻和痛经都是其用于妇科疾病的表现，对其他妇科疾病也有较好疗效。有学者采用桂枝汤为主方，辨证治疗更年期综合征 57 例，总有效率为 94.7%。

点评：温经汤为妇科最重要的方剂之一，治妇人年五十所烦热，月经异常和不孕等妇科疾病，它也是以桂枝汤为底方的。桂枝汤—当归四逆加吴茱萸生姜汤—温经汤，反映妇人生理特点上的阳不足、阴血亏的基本情况，温经汤具有温经通脉，滋阴养血，益气和胃，调和营卫等功效。临证时不能单纯因为其烦热，就贸然除去吴茱萸、桂枝等，而这二味药物恰恰是治疗"烦"的特效药，再者，中医还有"甘温除热"之说。

桂枝汤有广泛的作用，其他如五官科、泌尿系统等作用限于篇幅，不再一一赘述。这些广泛作用反映桂枝汤是名副其实的"群方之魁"，临证使用桂枝或者桂枝汤常常被"大辛大热、入口即弊"等说法所掣肘，而这并非仲景用药禁忌，务必注意。

通过上述桂枝汤的运用来看，太阳中风证中桂枝汤为正治之方，多见有汗出，反之，用桂枝汤治疗的病证不一定就是有汗出的太阳中风证。它们的辨证要点不是单一的、固定的。如何做到临床精准应用，可以参考柯琴"一症即是"的辨证方法。

第二节　麻黄汤

麻黄汤为峻汗之剂，主治太阳伤寒证。与太阳中风相比较，伤寒较重，病情较急。所谓中风与伤寒，并非真的被风吹，被寒凛，大多数情况下，是不同病原微生物感染及不同体质下人体的反应。寒主收引，被寒则玄府闭合，邪气郁闭体表，无汗而高热；血脉运行不畅，不通则痛。高热和较重的头身骨节疼痛较为急迫，急则治其标，故发汗力强的麻黄是首选。从《伤寒论》和《金匮要略》来看，麻黄汤及其类方主治的病证多较急、较重。

一、太阳伤寒证

麻黄汤为太阳伤寒证正治之方，多见高热和明显的头身骨节疼痛，一般无汗，初期脉浮紧。采用麻黄汤加减治疗小儿外感发热（风寒型）36例，与西药对照组相比，开始降温时间和体温复常时间均短于对照组。采用麻黄汤栓剂塞肛降温退热效果显著，克服了麻黄汤口感不佳，小儿依从性差的缺点。

太阳伤寒多为较严重的上呼吸道感染，如病毒、支原体、细菌等感染所致。麻黄汤对呼吸道合胞病毒（RSV）有明显的抑制作用，麻黄的主要成分之一伪麻黄碱有平息细胞因子风暴的作用，且也能抑制H1N1的病毒复制。

点评：从麻黄及其主要生物碱的作用来看，它们都具有抗炎、抑制渗出、抑制病毒复制、抗菌和平息细胞因子风暴等作用，而呼吸道和肺的组织结构和病理特点恰恰是麻黄及其生物碱的主要适应证，故在肺系疾病的治疗中麻黄及其生物碱是一个绕不开的话题。西药治疗感冒的药物如泰诺、百服宁、康泰克胶囊都含伪麻黄碱，卫健委推荐治疗新型冠状病毒感染的三方三药，除血必净外，其他也都有麻黄。这些都显示麻黄及其生物碱是肺系疾病的要药，甚至连《神农本草经》也强调麻黄主治中风。

麻黄峻汗仅是表面现象，是古人的经验感受，实际上是其内在的药理作用使然。尽管麻黄及其生物碱的作用是多方面的，但其优越的平息细胞因子风暴作用是其作用的关键。太阳伤寒最主要的病证特点是较重、较急，高热甚至惊厥（不汗出而烦躁），多为细胞因子风暴所致，如TNF-α，故麻黄汤、大青龙汤中的麻黄是不能被随便替代的。

麻黄汤中有峻汗的麻黄，为什么还要用弱汗的桂枝？即桂枝的发汗作用已被麻黄所覆盖，体现不出发汗的意义了，这样的配伍意义何在？有许多文献及实验报道探讨过这个问题，但如果我们了解西医学中关于感冒药的配伍，问题就一目了然。感冒药主要有伪麻黄碱（①）、解热镇痛（②）、止咳（③）和抗过敏（④）等四类成分的组合，如①＋②＋③＋④是最常用的配方，②＋③＋④的配方也有。而麻黄汤的组成为麻黄、桂枝、杏仁、甘草，与上述①＋②＋③＋④的配方基本是对应的。两者比较可见尽管麻黄作用力大，但麻黄的缺点是显而易见的，它不能直接解决伤寒的"头痛、腰痛、身疼、骨节疼痛"的问题，而这恰恰是桂枝的长处，即解肌作用（解热镇痛）。将西医学中感冒药的配伍与麻黄汤组成相类比，许多问题就更容易理解了。

再如麻黄汤证与三拗汤证、越婢汤证与大青龙汤证到底怎么区分？主要就看有无明显的头身骨节疼痛症状，有则加桂枝，无则可不用。

西医学感冒药的经典配方是20世纪40年代后才出现的，而1800年前中医就有了成熟的治疗类似病证的方案，令人不得不佩服我国古代医者的智慧。

二、急性肾小球肾炎

急性肾小球肾炎以水肿、少尿等为主要症状，中医药在改善症状方面具有较好的效果。据早期文献报道用麻黄汤加减治疗 28 例小儿急性肾炎，全部治愈，尿常规及肾功能全部恢复正常，治疗时间平均为 31.4 天，消肿时间平均为 11 天，血压在 1 个月左右全部恢复正常。

点评：急性肾小球肾炎属于中医的阳水范畴，其主治当"开鬼门，洁净府""去菀陈莝"，开鬼门即为发汗，而麻黄为峻汗之剂，阳水常用。综合《伤寒论》和《金匮要略》中类似病证，如水气病、痰饮病常用的大小青龙汤、越婢汤、麻黄连轺赤小豆汤等，凸显了麻黄在急性肾小球肾炎中的独特作用。麻黄及其生物碱的抗炎、抑制细胞因子过量表达、利尿和抗凝等作用都对急性肾小球肾炎的治疗产生良性作用。

其他类型的急慢性肾炎，包括 IgA 肾病、局灶性肾炎等，麻黄也有重要的作用，临床需要注意。另外，风为百病之长，感冒为百病之源，慢性肾炎的患儿感冒时尽早使用含麻黄制剂，是大有裨益的。

三、皮肤疾病

据临床报道用麻黄汤原方（麻黄 18g、桂枝 18g、杏仁 9g、甘草 6g）治疗全身泛发淡红色风团的荨麻疹，属风寒型者，三剂就可完全缓解症状。其他含麻黄的经方如麻黄附子细辛汤和桂枝麻黄各半汤等在其他类型的急性荨麻疹中也能明显收效。

点评：大凡过敏类的皮肤疾病，如荨麻疹、湿疹、特应性皮炎、玫瑰糠疹等，血管的病理性渗出是其重要的发病环节，麻黄及其生物碱的重要作用之一是收缩血管平滑肌，进而抑制渗出，达到止痒、消肿的效果，所以含麻黄的经方，根据辨证分型，在皮肤疾病中应用非常广泛并且起到较明显的效果。临证时，如果瘙痒剧烈，可考虑加石膏等。

第三节　承气汤

广义的攻下法在《伤寒论》中内容颇多，像结胸病、蓄血证等都涉及。承气汤包括小承气汤、大承气汤和调胃承气汤等，属于攻下祛邪剂，此节讨论的主要是这三类承气汤。深刻掌握这三首承气汤证的病机及其作用对于理解《伤寒论》《金匮要略》中攻下法的使用规律、条件、方法、技巧以及临床工作都有裨益。仲景后，使用下法最有成就者当推金元时期的张子和，他直接说大承气汤"亦无害"，指出"催生下乳、磨积逐水、破经泄气，凡下行者，皆下法也"，把下法的内容外衍了许多；并指出"大积大聚，大病大秘，大涸大坚，下药乃补药也"，这是一种很辨证的见解，因为"陈腐去而肠胃洁，瘕瘕尽而荣卫昌"，下法何尝又不是起补法的作用呢？

一、急性肺系疾病

临床报道用大承气汤加减治疗急性支气管炎、肺炎双球菌肺炎、支气管哮喘、肺脓疡均取得明显的效果，其理论根据在于"肺与大肠相表里"，通腑泻热、釜底抽薪，可以迅速改善肺部症状。在严重感染、创伤等导致的多器官功能障碍综合征（MODS）中，大承气汤不仅可以改善胃肠功能和抑制菌群异位，减少内毒素吸收，而且还能调整相关细胞因子的表达，呈现良好的免疫调节功能，显著改善 MODS 患者预后，明显降低死亡率。大承气汤对盲肠结扎穿刺诱导的急性肺损伤大鼠有明显的保护作用，氧化应激产物 MDA 水平明显降低，SOD 升高，减少肺组织细胞凋亡，减少 Caspase-3 的分泌，增强抗凋亡因子 Bcl-2 的蛋白表达，降低促凋亡因子 Bax 的蛋白表达。

点评：《伤寒论》阳明病有三种来源，太阳阳明、少阳阳明和阳明本经自病。太阳伤寒误治失治，邪气传变的主要路径就是往阳明发展。阳明提纲为"胃家实"，是阳明病的判断标准，通俗地讲就是在发热的基础上出现腹部明显的实热结聚症状。呼吸系统疾病是《伤寒论》论述的主要内容之一，从西医学角度来看，严重的上呼吸道感染会向下呼吸道、肺脏发展，病情逐渐加重，当病情蔓延至腹腔时，菌群失调，腹腔来源的内毒素给机体带来了二次伤害（火上浇油），这时需要使用药敏性较高的抗生素。对中医而言，没有那种性价比高的抗生素，但可以通过攻下的方法来保持腹腔清洁，起到"四两拨千斤"的效果。从上述实验研究的结果来看，病入阳明阶段，大承气汤攻下是完全合理和科学的，临床验证也是有效的。另外，需要注意的是攻下的表象是腹泻通便，实质上这里面还有一系列药理保护作用，可以抑制渗出、抗菌、抗炎、减轻水肿、免疫调节、器官保护和抗凋亡等。

这里，有必要讨论阳明病三承气汤作用的鉴别，以及临床如何正确选用这三个承气汤方。阳明病三承气汤证的病理因素主要有二重：热与实。热象主要是热度的高低和神志烦躁类，实象主要是邪实结聚导致的有形之象，如腹满、腹痛、不大便、喘冒等类。从阳明病篇的内容来看，三承气汤的热与实大致有相应的数值分布：小承气汤实为 3、热为 3，俱轻；大承气汤实为 10、热为 7，实重热中；调胃承气汤实为 1、热为 10，实轻热重。一般而言，阳明病大承气汤证热烦较重，腹胀满痛，不大便等明显，比小承气汤证严重得多；调胃承气汤热烦甚重，比大承气汤证要重些，症可见蒸蒸发热，烦躁谵语，因热导致的腹胀满是继发的，故不需要用理气破结消痞的厚朴和枳实。单从腹部症状来看，大承气汤证表现比调胃承气汤证要痛苦许多。小承气汤证实与热俱轻，故攻下用大黄就足够。大承气汤证实重热也较重，大黄力不足，加芒硝三合，并加大枳实、厚朴用量行气破结消痞。调胃承气汤证热甚重，重用芒硝五合顿服以泻热，其实为继发性的，故本方不用枳实、厚朴，热去气则通。需要注意的是在承气汤中，攻下能力的强弱取决于芒硝的剂量，如果大承气汤方中增加芒硝的剂量，其泻下之力也不输调胃承气汤，实际临证时，可以通过调节芒硝的剂量来控制泻下的程度。

诚如桂枝与麻黄配伍，大黄与芒硝配伍时，大黄完全体现不出攻下的作用，其攻下效果完全被芒硝所覆盖，其配伍意义何在？在阳明实热为患时，芒硝峻烈，直捣病所，摧枯拉朽，但大黄的清热解毒、活血破瘀，尤其是应激状态下的器官保护作用是芒硝所不具备的。

由于阳明大承气汤证腹部实证非常典型，不管是阳明热证还是其他内伤杂证，大凡有明显的腹部实证，多倾向于选用大承气汤。如阳明三急下证："伤寒六七日，目中不了了，睛不和，无表里证，大便难，身微热者，此为实也，急下之，宜大承气汤。"（第 252 条）"阳明病，发热汗多者，急下之，宜大承气汤。"（第 253 条）"发汗不解，腹满痛者，急下之，宜大承气汤。"（第 254 条）第 252、第 253 条可以用调胃承气汤代替，但第 254 条断不可用调胃承气汤代之，因为第 254 条有明显的腹部症状，需要枳实与厚朴配伍来行气消满除痞。

需要强调的是阳明实热结聚较重时，大承气汤为通用和首选。但其他疾病，尤其是内伤杂症时，没有明显的热象，而腹部症状明显如腹胀满、腹痛、喘促、大便不通，甚至有严重的腹水、双下肢浮肿时，也可以用大承气汤来通腑泻实，但它不属于阳明病。

二、腹部外科中的应用

临床报道用大承气汤鼻饲治疗急性胰腺炎，与单纯西医治疗的对照组相比，在改善症状、血尿淀粉酶等方面，有显著性差异。予大黄 40 ～ 60g，芒硝 30g 的大承气汤加减治疗急性肠梗阻 34

例，无效 1 例，建议本方宜早用，而癌性肠梗阻、绞窄性肠梗阻、晚期血运障碍性肠梗阻忌用。

点评：大承气汤不仅泻下热结，还可以明显减轻患者腹部不适症状，故在急腹症中大承气汤被广泛使用。急性胰腺炎从《伤寒论》角度来看属于结胸，不属于典型的阳明病，但治疗结胸的大陷胸汤与大承气汤二者都用到大黄和芒硝的配伍，所以急性胰腺炎用大承气汤治疗也有一定的疗效。急性肠梗阻属于功能性病变，大承气汤有效果，而器质性肠梗阻无法通过大承气汤来缓解器质病变，故忌用。

三、慢性肾衰竭

临床报道用大承气汤加减，大黄 30g、芒硝 15g 等灌肠治疗慢性肾衰竭，早晚 2 次，2 ～ 4 周后，尿毒氮可降低 5 ～ 9mmol/L。

点评：慢性肾衰竭从《伤寒论》和《金匮要略》的角度来看，应根据少阴病和小便不利病篇的内容辨治。但凡肝肾功能衰竭，小便不通利，毒素蓄积，仲景的治疗方法主要有两大类：攻下和吸附，都是通过肠道将水和毒素排出体外，确实能减轻患者的症状，延长生命。用大承气汤灌肠治疗慢性肾衰竭是不出仲景大法的。

慢性肾衰竭在古代没有更好的治疗办法，从少阴病辨治，用大承气汤急下来缓解症状，可延长寿命。

后世云"承气入胃，阴盛以亡"，是夸大了承气汤攻下的副作用。少阴病篇用大承气汤急下并不见亡，反而以生。阳明病用承气汤治疗，这是通识，反过来，用承气汤治疗的病证可能并非阳明病，内伤杂症也广泛可用。《伤寒论》中的大承气汤内容非常多，仲景并非强调慎用攻下，而是讲大承气汤的适用范围非常广。

第四节　吴茱萸汤

吴茱萸汤主治阳明欲呕、少阴吐利烦躁欲死和厥阴头痛等。一般认为其病机多为肝寒、胃虚气逆。吴茱萸这味药物很特殊，有人认为有毒，但最近多年我国卫生主管部门都将吴茱萸列为药食同源之品。有一点可以确认，吴茱萸这味药物口感的确不佳，与肉桂、黄连同用，汤液更苦不堪言，故但凡含有吴茱萸的方剂基本都要配大枣，对其异味有一定的调和。吴茱萸汤也是个基础方，临床应用范围较广。

一、消化系统疾病

临床报道吴茱萸汤治疗肝寒犯胃型胃炎能明显改善患者的胃痛、腹痛、嗳气等临床症状，促进患者 IL-8 和 IL-17 等指标的改善，减少不良反应的发生率；加味吴茱萸汤联合左金丸辅助治疗慢性浅表性胃炎，可改善症状，以及降低 IL-6、C 反应蛋白、降钙素原水平。吴茱萸汤的止呕作用可能与拮抗乙酰胆碱、5 - 羟色胺和组胺受体有关。

点评：从《伤寒论》《金匮要略》的内容来看，吴茱萸汤能明显改善呕吐、下利、吐涎沫等消化系统病症，包括胃和十二指肠的炎症、溃疡等。一般认为其病机为肝寒胃虚，气机上逆，以呕吐物清稀、无腐臭味为主要特征。对于热性胃气上逆之症，可配伍黄连、栀子等起寒温并用的效果。

吴茱萸的用量需要根据临床实际情况来决定，《伤寒论》中 1 升的吴茱萸约为 72g，分 3 份，也得 24g 之多，剂量太小起不到应有的效果。

二、多种疼痛

临床报道吴茱萸汤可以治疗多种类型的头痛，并非仅厥阴头痛。吴茱萸热熨治疗寒湿痹阻型腰椎间盘突出症，ODI 积分和 VAS 评分均有较好改善。吴茱萸碱能够抑制偏头痛样反应，这种保护效应可能归结于对 nNOS 和 AMPA 受体 GluA1 的抑制作用，并认为吴茱萸碱是一种有发展前景的治疗偏头痛的先导化合物。

点评：除头痛外，对其他胃脘痛、痛经、骨节疼痛、带状疱疹后遗神经痛、内脏疼痛等吴茱萸汤都有一定的改善效果，其镇痛机制与桂枝不一样，不是 COX-2 途径。当归四逆加吴茱萸生姜汤含有多种机制的镇痛作用，故其临床上用于止痛的情况是非常多的。

三、情志疾病

吴茱萸汤加减治疗精神情志疾病，疗效显著。用吴茱萸末贴穴位治疗精神疾病伴失眠，治疗组的生命质量评分和睡眠质量评分均优于对照组，有效率极高。

点评：《神农本草经》及后世本草多不提吴茱萸的镇静作用，实际上仲景常用吴茱萸来治疗情志疾患。少阴病吴茱萸汤的"烦躁欲死"、温经汤的"年五十所烦热"都体现了吴茱萸特殊的安神作用。临证不能仅凭吴茱萸大辛大热而随意弃用，如对不宁腿综合征的治疗，吴茱萸是重要的药物之一，用量要足方可见效。

第五节　苓桂术甘汤

中医有"百病皆由痰作祟"的独特认识，针对痰饮为患的苓桂术甘汤为"温化痰饮"的代表性经典名方。单方或者加减可用于多种疾病的治疗。由于本方中的茯苓、桂枝、白术、甘草都为基础性药物，加上"脾胃为后天之本"，其各种组合在治疗多种疾病中均展现出精妙绝伦的效果，或温化、或利水、或通阳、或燥湿、或益气健脾，甚至通络逐瘀等，全面涵盖了中医治法的多个方面，故苓桂术甘汤应用非常广泛，涉及的病种亦多，基于痰饮病机的温化法多有一定的疗效，临床应予重视。

一、眩晕

据临床报道，梅尼埃病属痰饮型眩晕者，予苓桂术甘汤合甲磺酸倍他司汀片治疗，效果明显优于仅服用甲磺酸倍他司汀片的对照组，中医证候积分、血流变指标、生活质量评分也明显优于对照组。半夏白术天麻汤合苓桂术甘汤也能明显改善后循环缺血性眩晕症状，改善血流动力学及脑部供血，制剂安全性也高。

通过网络药理学揭示苓桂术甘汤有效活性成分 380 个，靶点 1975 个，梅尼埃病靶点 444 个，苓桂术甘汤改善梅尼埃病的潜在靶点有 89 个，经实验验证苓桂术甘汤能使梅尼埃病模型豚鼠 P38、p-P38、ATF-2 蛋白的表达上调，认为 MAPKs 通路是苓桂术甘汤治疗梅尼埃病的关键通路。苓桂术甘汤对 β 淀粉样蛋白 1-42（Aβ_{1-42}）诱导的大鼠星形胶质细胞具有保护作用，还可促进 Aβ 的降解。其机制可能与减轻 Aβ 毒性，增强细胞活力，促进胰岛素降解酶、组织蛋白酶 D、组织蛋白酶 B 的表达及恢复溶酶体的功能相关。

点评：朱丹溪认为"无痰不作眩"，眩晕类病证中医的基本认识多责于"痰"，仲景更是强调"痰饮"在眩晕发作中的关键作用。《伤寒论》《金匮要略》涉及痰饮所致眩晕的方证有苓桂术甘汤（目眩）、真武汤（心下悸，头眩身瞤动）、五苓散（吐涎沫而癫眩）、泽泻汤（冒眩）、小半夏加茯苓汤（眩悸）等。这些方证围绕着的主要药物为淡渗利湿类，苓术配伍为主流，分布在呕吐、痰饮和水气病等篇。从现代临床和实验结果来看，这些眩晕不限于功能性病变如梅尼埃病、耳石症，也适用于器质性病变如阿尔茨海默病、高血压等，临证时根据病情可适当加减。

五苓散与苓桂术甘汤无论是在所治病证及其病机，还是在治法和药物方面均高度相似，临证时如何区别？五苓散偏于水气为患，苓桂术甘汤偏于中焦虚弱。

眩晕为临床常见之症，病重时颇为危殆，快速安稳病情可采用中西医结合方法。如危急时速服茶苯海明片，待病情稳定时，改为温化痰饮之法。

从仲景用药经验来看，眩晕类的利水药物如猪苓、茯苓、泽泻用量要较大些。有些顽固性眩晕得用攻下法，如甘遂半夏汤、己椒苈黄丸和木防己汤去石膏加茯苓芒硝汤等，这都是临床行之有效的办法，值得借鉴。

二、非酒精性脂肪肝

临床报道苓桂术甘汤联合双歧杆菌三联活菌散治疗非酒精性脂肪肝（痰湿内阻型），结果显示在改变肝内脂变，降低三酰甘油和谷丙转氨酶，缓解临床症状等方面有明显的改善。苓桂术甘汤通过 Thrsp–Srebp1 通路改善高脂饮食诱导的大鼠脂肪变性，显著降低 Srebp1、Thrsp、Socs2 的蛋白水平，且 Socs2 也是其作用靶点之一。

点评：苓桂术甘汤治疗非酒精性脂肪肝是近年来中医药的重大成果，是季光、肖伟团队完成的从经典到临床的转化医学代表，是 2022 年度中医药十大学术进展成果，也是首个获批按《古代经典名方目录》管理的中药。

三、心力衰竭

临床报道用苓桂术甘汤加减治疗充血性心力衰竭，治疗前后在改善心率、每搏输出量、心排血指数及 STI 均方面呈有意义的改变。这与本方能改善心肌缺血、增强心肌收缩力和利尿作用有关。在大鼠充血性心力衰竭的模型中，苓桂术甘汤能降低肾素、血管紧张素Ⅱ、醛固酮含量，调节神经内分泌因子水平，逆转心室重塑，并且呈量效关系。

点评：《金匮要略·痰饮咳嗽病脉证并治》云"夫短气有微饮，当从小便去之"，这种痰饮为患兼有短气症状，也可见于慢性心衰患者，从临床及实验的结果来看，苓桂术甘汤治疗慢性心衰是有科学根据的。需要注意的是，本方中的甘草对于心衰而言，可能有增加水钠潴留的副作用，可减少甘草用量或者对症处理。

第六节　小柴胡汤

小柴胡汤主要见于《伤寒论》少阳病篇，此外尚见于《伤寒论》阳明病、厥阴病、阴阳易差后劳复病篇，以及《金匮要略》呕吐哕下利病、妇人产后病和妇人杂病诸篇中，主要用于治疗往来寒热、身热恶风、热入血室、发潮热、呕而发热、头痛发热、瘥后发热等。现代临床中，本方常用来治疗普通感冒、流行性感冒、肺炎等发热性疾病，以及消化系统、生殖系统和风湿免疫系统疾病。现代药理研究表明小柴胡汤具有退热、抗病毒、抗炎镇痛、调节免疫和影响中枢神经系统等作用。

一、退热作用

小柴胡汤证原文为"往来寒热"，但是该方临床常被用来治疗各种类型的发热。发热是由于发热激活物作用于某些细胞产生和释放内生致热原，主要包括白细胞介素 -1β（IL-1β）、肿瘤坏死因子 -α（TNF-α）和白细胞介素 -6（IL-6）。有研究表明小柴胡汤中柴胡皂苷能够抑制外周血中 IL-1β 的增加，黄芩苷通过降低 TNF-α 和 IL-1β 含量，进而引起 IL-6 含量改变，发挥解热作用。亦有学者通过观察内毒素致大鼠发热模型，发现小柴胡汤具有显著的解热作用，并考虑主要是通过调节下丘脑体温调节中枢、影响内生致热原的产生等多方面机制发挥作用。有学者以脂多糖诱导发热大鼠模型，并探讨不同剂量柴胡在小柴胡汤中体现出的解热作用，结果显示高剂量柴胡比中低剂量柴胡在小柴胡汤中发挥的解热作用更强。

点评：上述研究中小柴胡汤解热作用的研究均为动物实验研究，多数学者主要从小柴胡汤药物组成的主要成分在解热作用中的机制进行研究，认为主要影响 IL-1β、IL-6 和 TNF-α 等致热原。也有学者从该方对体温调节中枢的调控方面，以及柴胡剂量与退热作用的剂量依赖性方面进行研究，均取得了肯定的结果。

二、抗炎、抗病毒作用

有学者以角叉菜胶诱导大鼠足肿胀模型和乙酸诱导小鼠血管通透性升高模型，通过模型探讨小柴胡汤中柴胡的抗炎作用，结果表明柴胡皂苷 a 与柴胡皂苷 d 都表现出显著的抗炎活性。另有研究指出，黄芩中提取的有效成分可降低柯萨奇病毒的毒性，抑毒指数达 2.2 以上，说明黄芩能直接灭活柯萨奇病毒。相较于柴胡，黄芩对病毒的抑制效果更强。研究指出，小柴胡汤主要通过作用于巨噬细胞，减少游离的花生四烯酸的含量，抑制磷脂酶 A 的活性，抑制前列腺素、白三烯的生成，进而发挥抗炎作用。2021 年一项旨在探讨小柴胡汤防治新型冠状病毒肺炎（COVID-19）的活性成分及作用机制的研究，通过中药系统药理数据库和分析平台（TCMSP）检索小柴胡汤的化学成分，将各化学成分与 COVID-19 的作用靶点 ACE2、MPro 和 PLP 进行分子对接，预测其在抑制新型病毒感染和复制方面的活性；继而采用 TCMSP 和比较毒理基因组学数据库（CTD）检索小柴胡汤化学成分的靶点，使用 String 数据库进行蛋白 - 蛋白相互作用分析得到核心靶点，通过 Cytoscape 软件构建"药材 - 活性成分 - 核心靶点"网络，并进行拓扑分析和对核心靶点进行 KEGG 通路富集分析，预测小柴胡汤防治 COVID-19 的作用机制。最后得出结论，小柴胡汤中的活性成分群共同发挥防治 COVID-19 的作用，机制主要包括以下三个方面：①活性成分可能通过作用于 ACE2、MPro 和 PLP 靶点抑制病毒感染宿主细胞及自我复制的进程；②通过作用于 PTGS2、TNF-α 和 IL-6 等靶点抑制细胞因子风暴；③通过调控 HIF-1 信号通路改善低氧血症。

点评：对于小柴胡汤抗炎、抗病毒作用的研究主要集中于单味药成分的研究，其中以对柴胡和黄芩的研究为主，研究表明单味药成分既可产生明显的抗炎和抗病毒作用，亦有通过网络拓扑分析小柴胡汤中多味药成分的抗病毒作用，最终认为小柴胡汤中的活性成分群共同发挥抗病毒（主要指 COVID-19）作用。其机制主要考虑小柴胡汤中的成分群与病毒的多靶点结合从而发挥抗病毒作用。

三、免疫调节作用

小柴胡汤可显著改善免疫系统，有学者研究发现小柴胡汤对促细胞分裂素活性、多克隆 B

细胞活性及佐剂活性均有诱导作用，能促进 B 细胞成熟，并促进机体产生抗体。使用小柴胡汤加减联合环磷酰胺及激素治疗系统性红斑狼疮（SLE）患者，治疗组 8 周有效率达到 88.4%，可能与小柴胡汤的免疫作用、双向调节促肾上腺皮质激素，促进 SLE 免疫状态的恢复有关。另有研究指出，小柴胡汤对病毒性心肌炎小鼠模型 IL-2、TNF-α 和 T 淋巴细胞亚群的产生有明显调节作用，通过特异性免疫和 IL-2、TNF-α 等细胞因子的作用，有效地清除病毒，从而达到治疗病毒性心肌炎的目的。实验研究发现中、高剂量的小柴胡汤提高免疫抑制小鼠的胸腺指数，并且提高血清中 IL-2、IL-6 及 TNF-α 水平，具有调节免疫的作用。采用中药药效预测平台分析和生物信息学方法，发现小柴胡汤治疗 SLE 的作用机制可能与淋巴细胞增殖、适应性免疫应答调节、细胞因子生物合成过程、白细胞增殖调节、细胞因子受体活性、Ⅰ型干扰素信号通路、病毒应答、先天性免疫应答等生物过程相关。

点评： 关于小柴胡汤的免疫调节作用，研究者分别从动物实验和临床试验进行探究，认为小柴胡汤通过促进淋巴细胞成熟、提高胸腺指数、调节特异性细胞因子水平等途径，发挥免疫调节作用。

第七节 真武汤

真武汤主治少阴寒化证之阳虚水泛证，主要见于《伤寒论》第 82 条"心下悸，头眩，身瞤动，振振欲擗地者"及第 316 条"腹痛，小便不利，四肢沉重疼痛，自下利者"。真武汤的临床运用十分广泛，把握真武汤证的病机尤为重要，同时基于现代循证医学佐证真武汤的疗效与科学性也十分重要。现代临床上，真武汤常被用于治疗循环系统、呼吸系统、泌尿系统、神经系统等的疾病。

一、多种肾病中的应用

肾脏疾病临床常见急慢性肾小球肾炎、泌尿系感染、继发性肾脏病、慢性肾衰竭等，临床可见蛋白尿、血尿、水肿、腰痛、小便不利，甚至癃闭等症。真武汤主治少阴阳虚水泛证，《名医别录》谓之"去水气，利膀胱"，故临床常用来治疗各种肾脏病。

1. 原发性肾脏病

经尾静脉注射阿霉素建立肾病综合征大鼠模型，并给予氢化可的松肌内注射，构建肾病综合征肾阳虚模型，在此基础上给予真武汤灌胃治疗。结果显示 24 小时尿蛋白定量、肾脏病理、肾功能、血清白蛋白等指标均明显好转，考虑真武汤对慢性肾脏病肾阳虚证的保护作用可能通过改善肾功能，作用于下丘脑肾上腺轴、甲状腺轴和性腺轴而达到。其他研究者在探讨真武汤对肾病综合征大鼠模型的干预作用机制时，观察到真武汤可调控 HMGB1/Beclin-1 通路，控制负反馈调节机制，或者通过增强 LC3、PTEN 活性，维持自噬活性平衡，减轻肾脏病理损害起到保护肾脏的作用。

2. 继发性肾脏病

有学者通过先后给予大黄水煎液和氢化可的松灌胃，构建实验性脾肾阳虚糖尿病肾病小鼠模型，并给予真武汤灌胃治疗，实验结果显示，不同剂量真武汤均可对脾肾阳虚型糖尿病肾病小鼠的肾脏产生保护作用，其中以中高剂量的保护作用更明显，其具体机制与真武汤下调肾脏中 ROCK/IKK/NF-κB 通路关键分子表达抑制炎症反应发生有关。其他学者在探讨真武汤改善脾肾阳虚型糖尿病肾病小鼠肾脏损伤实验中，认为其保护机制可能与调节 Nrf2/HO-1/GPX4 通路有关。

3. 肾衰竭

学者联合网络药理学和分子对接方法，通过腺嘌呤灌胃构建实验性肾衰竭大鼠模型，并给予真武汤灌胃治疗。结果显示，真武汤可提高大鼠肾组织中 PHD1 和 PHD2 的表达水平，降低 HIF-1α、α-SMA 的表达水平，提示真武汤可减轻肾组织细胞缺氧损伤，减少肌成纤维细胞生成，减轻肾脏病理损害，从而延缓 CRF 进展。

点评：学者们分别从真武汤对原发性肾脏病、继发性肾脏病和肾衰竭模型大鼠的肾脏保护作用入手，探讨真武汤保护肾脏的作用机制。诸多研究提示真武汤对肾脏的保护作用主要与信号通路调控、内分泌调节及肾脏病理改善等相关。

二、治慢性心衰作用

临床上，慢性心衰可见呼吸困难、心悸、气喘、咯血、乏力、少尿等。真武汤证可见水气凌心之"心下悸"，而真武汤则通过温阳化气利水以缓解慢性心衰的症状。

研究者通过基于网络药理学与分子对接筛选真武汤有效化合物与相应靶点以及疾病靶点，在此基础上制备慢性心衰大鼠模型并给予真武汤灌胃治疗。结果显示，各剂量真武汤均能改善慢性心衰模型大鼠的心功能指标，并降低血清中 IL-6、TNF-α 炎症因子水平，提高心肌组织 AKT1、PPARG mRNA 与蛋白表达水平，同时降低 CASP3 mRNA 与蛋白表达水平，从而起到保护心功能的作用。而 AKT1、IL-6、TNF、CASP3、PPARG 被认为是真武汤治疗慢性心衰的关键靶点，具体机制考虑为真武汤中的多种有效成分介导的抗炎、氧化应激、细胞凋亡等信号通路发挥多靶点、多途径的协同治疗作用。真武汤对慢性心衰大鼠的保护作用主要通过抑制心肌细胞凋亡，调控 MMP-1、TIMP-1 的含量，而增强心肌收缩力和射血分数，改善心功能，延缓心衰的发展。

点评：研究者从真武汤药物有效成分及其在慢性心衰大鼠模型中的作用靶点入手，探讨真武汤对慢性心衰的保护作用。亦有研究从真武汤对心肌细胞凋亡、心肌收缩力和射血分数的保护作用进行探讨。两项研究均观察到真武汤可有效改善慢性心衰模型大鼠的各项指标，并对其机制做出了初步探究。

由于甘草有造成水钠潴留的较强副作用，故心肾衰竭治疗中一般都禁用，真武汤中无甘草的配伍反映了仲景较高的临证水平和其用药的科学性。

第八节 猪苓汤

猪苓汤具有育阴清热利水之功，主治阴虚水热互结证，分别见于阳明病篇和少阴病篇。清代柯韵伯在其《伤寒来苏集》中提到"阳明起手三法"，其中热在下焦，阴虚水热互结则用猪苓汤主之。现代药理研究表明，猪苓汤利尿之功与调节肾素－血管紧张素－醛固酮系统有关，为保钾利尿之品，还可改善代谢性酸中毒，临床被广泛运用于慢性肾炎、泌尿系感染、肾结核、肾盂积水、血尿等，症见小便不利、发热、舌红少苔、脉细数者。

一、消肿作用

水肿是由于多种原因导致体内水液潴留，泛滥肌肤，引起以眼睑、头面、四肢、腹背甚至全身浮肿为主要临床特征的一类病证。根据《伤寒论》第 223 条"若脉浮，发热，渴欲饮水，小便不利者，猪苓汤主之"，猪苓汤具有利水消肿之功。

以尾静脉注射阿霉素的方法，建立大鼠水肿模型，后续以灌服左甲状腺素钠的方法，进一步构建阴虚水肿大鼠模型。大鼠成模后，给予猪苓汤灌胃治疗，研究结果显示，猪苓汤治疗大鼠的皮肤含水量、体重均较对照组下降，尿量较对照组增加，证实猪苓汤可改善阴虚水肿证大鼠的水肿状态。采用动物实验方法研究猪苓汤合四物汤的利尿作用，研究结果显示，低、中剂量猪苓汤合四物汤对水负荷大鼠有显著利尿作用，而高剂量组则未观察到显著利尿作用；所有猪苓汤合四物汤治疗组 K^+ 的排泄均增加，表明猪苓汤合四物汤有明显的利尿的作用，进而改善水肿。

点评：研究者分别从动物实验角度证实猪苓汤的利尿作用，但是目前尚缺乏关于猪苓汤利尿作用分子机制的研究。

二、治肾结石作用

肾结石属于中医学"石淋""砂淋""血淋"的范畴，病机为湿热结聚下焦，煎熬日久而成砂石，最终瘀阻水道。临床治疗肾结石通常需要清热利湿，化石通淋。

采用诱石剂构建肾结石大鼠模型，制备成功后，予猪苓汤提取液腹腔注射治疗，观察到猪苓汤治疗可抑制骨桥蛋白 mRNA 的表达，影响草酸钙结晶生长和凝集过程，进而抑制肾结石的形成，提示猪苓汤有可能通过基因水平的调控抑制尿结石的形成。另有研究者对体外冲击碎石术联合猪苓汤治疗肾结石的临床疗效和作用机制进行观察，加用猪苓汤治疗患者碎石后的血 β_2-MG（微球蛋白）、Cr（肌酐）、BUN（尿素氮）水平均较单纯体外碎石降低，且并发症降低，提示体外冲击碎石术联合猪苓汤治疗肾结石可显著提高治疗效果，减少并发症的发生，促进肾功能恢复。

点评：研究者分别采用动物实验和临床观察方法探讨猪苓汤在治疗肾结石方面的疗效和作用机制，动物实验从基因表达方面进行了探讨，而临床试验则侧重对临床指标的观察，均证实猪苓汤在治疗肾结石中的确切疗效，并探讨了部分作用机制。

第九节 乌梅丸

乌梅丸是治疗上热下寒的代表方，主要作用为清上温下，安蛔止痛，常用来治疗上热下寒之蛔厥或久利。现代临床对于乌梅丸的应用较为广泛，涵盖多个系统疾病，常用于治疗消化系统、神经系统、循环系统、呼吸系统及免疫系统等的疾病。

一、治疗消化系统疾病

《伤寒论》第 338 条曰"须臾复止，得食而呕，又烦者……又主久利"，因此，临床上常用乌梅丸治疗上热下寒的消化系统疾病。

对健康人服用不同剂量乌梅丸的汤剂后进行胆囊造影检查，结果发现含有 30g 乌梅的乌梅丸汤剂有促进胆囊收缩和胆汁排泄的作用，含有 60g 乌梅的乌梅丸汤剂收缩胆囊的作用较上方更显著，提示乌梅丸促进胆囊收缩的作用与乌梅的用量正相关，而乌梅丸汤剂与单纯乌梅对胆囊的影响又不完全相同，胆囊收缩曲线也有差别，说明药物组成复方的协同作用增强了收缩胆囊的功效。溃疡性结肠炎小鼠在给予乌梅丸干预后，小鼠的肠管肌层增厚，隐窝结构完整，杯状细胞增多，炎性细胞浸润减少，并且调控结肠组织相关蛋白的表达，表明乌梅丸可能通过抑制 p-38/MAPK 信号通路的活化，升高肠道紧密连接蛋白的表达，来减轻肠黏膜屏障损伤。

点评：研究者通过临床观察探讨乌梅丸对消化系统正常功能的影响，提示乌梅丸对于胆囊收缩和胆汁排泄功能均有影响；另有研究者通过动物实验观察乌梅丸对于溃疡性结肠炎的治疗作用，并从分子水平揭示其作用机制。

二、抗肿瘤作用

肿瘤属于中医学中的"肠覃""噎膈""癥瘕""积聚"等范畴，病机包括正虚邪盛、气滞、血瘀、痰阻等，常以活血化瘀、扶正祛邪、清热解毒、消积破癥等方法治疗。

构建寒热错杂的肺癌小鼠模型，并给予乌梅丸灌胃治疗，结果显示，乌梅丸治疗组小鼠的瘤质量、瘤体积及多种肿瘤相关基因表达均有所改善，表明乌梅丸可能通过 HGF/C-Met 通路和 Survivin、XIAP 起到抑制肺癌的作用。制备乳腺癌小鼠模型，并给予不同剂量的乌梅丸灌胃治疗，结果显示，乌梅丸在一定程度上可抑制乳腺癌原位瘤的增长，并改善小鼠乳腺癌组织微环境基因的表达。这提示乌梅丸抑制乳腺癌的发展与下调 Bmp4、Fzd9、Capn3、Fndc5、Sfpq 等基因的表达有关。

点评：研究者采用动物实验方法观察乌梅丸对于不同肿瘤动物模型的抑癌作用，并从分子水平探讨其作用机制，观察到乌梅丸的抑癌作用通过多途径、多靶点起效。

第十节　当归四逆汤

当归四逆汤具有温经散寒、养血通脉之效，主治血虚寒凝致厥。现代药理研究发现当归四逆汤可扩张末梢血管、改善微循环、镇痛等，临床用于糖尿病并发症、头痛、雷诺病、癌性疼痛、类风湿关节炎、痛经、子宫内膜异位症等。

一、免疫调节作用

《伤寒论》第 351 条言："手足厥寒，脉细欲绝者，当归四逆汤主之。"此条文讲述血虚寒凝经脉而致手足厥寒，可以用当归四逆汤来治疗，而在实际临床工作中，如果患者血虚寒凝，不仅可以导致手足厥寒，亦可导致寒凝关节，表现为四肢关节疼痛，或身痛腰痛，或肢端青紫等症，与多种临床风湿免疫病表现相似，故当归四逆汤临床常用来治疗免疫病。该治疗或通过抗炎、镇痛、免疫调节、改善末梢血液循环、提高神经传导素等达到改善症状的作用。

有研究者在建造亚急性衰老大鼠模型后，给予当归四逆汤灌胃治疗，结果表明当归四逆汤可以提高亚急性衰老大鼠模型的免疫功能，避免炎症反应，上述作用考虑与当归四逆汤增加血清中抗氧化分子含量，提升自由基防御系统功能，清除自由基，减少体内过氧化物含量相关。给予实验性硬皮病大鼠模型不同剂量当归四逆汤灌胃治疗，实验观察到当归四逆汤治疗大鼠的皮肤厚度均值下降，血清中 TNF-α、IL-1、IL-17 含量降低，HMGB1 蛋白表达降低，而且以上作用均呈明显剂量依赖性，提示当归四逆汤可能通过调控 HMGB1、LC3 信号蛋白的表达，来治疗硬皮病。构建类风湿关节炎大鼠模型，并给予低、中、高剂量当归四逆汤灌胃治疗，结果显示，当归四逆汤可能通过降低 TLR 及 Beclin-1 的表达，调节其信号通路中负反馈蛋白的表达，从而控制炎症信号通路的传导，进而控制免疫反应，缓解类风湿关节炎的症状。

点评：诸多研究者观察了当归四逆汤在不同免疫性疾病中的治疗作用，以及对其作用机制进行了探讨，分别从清除自由基、抗氧化及分子水平进行研究，显示出当归四逆汤对于免疫性疾病的治疗通过多途径、多靶点起效。

二、治痛经作用

痛经是指妇女在经期或经期前后，出现规律周期性的小腹疼痛或腰骶疼痛，甚至剧痛晕厥。西医学认为其发生与前列腺素、催产素、抗利尿激素等有关，故常用口服非甾体抗炎药和避孕药治疗。中医则认为痛经的机制是"不通则痛""不荣则痛"，如《诸病源候论》言"妇人月水来腹痛者，由劳伤血气，以致体虚，受风冷之气，客于胞络，损冲任之脉……其经血虚，受风冷，故月水将下之际，血气动于风冷，风冷与血气相击，故令痛也"，指出因寒凝胞宫而痛经，因此临床常用当归四逆汤来治疗寒凝胞宫所致的痛经。

研究者构建原发性痛经大鼠模型，随后给予不同剂量当归四逆汤灌胃治疗，结果显示，当归四逆汤可提高模型大鼠的 NK 细胞活性，增加大鼠子宫内膜 PGF_2 含量，并降低 $PGF_{2\alpha}$ 含量，而且疗效呈剂量依赖性。这表明当归四逆汤可能通过调节 PGs 合成系统，有效遏制内源性 $PGF_{2\alpha}$、促进 PGF_2 合成，从而缓解痛经症状。基于网络药理学筛选并确定当归四逆汤中的活性成分、靶标蛋白及痛经的疾病靶点，后续对原发性痛经大鼠模型进行当归四逆汤干预治疗，观察到当归四逆汤可缓解痛经引起的疼痛和炎症反应，而且呈剂量依赖性，该作用可能是通过抑制 PTGS2、VEGFA 及炎症因子的表达起效。

点评：研究者采用原发性痛经大鼠模型，探讨当归四逆汤缓解痛经的作用机制，主要通过降低子宫内膜前列腺素含量起效。另一研究则是基于网络药理学筛选当归四逆汤的有效成分和靶标蛋白，以及痛经的疾病靶点，然后在原发性痛经大鼠模型上进行验证，并最终得出预期结论。

下　篇

《伤寒论》传承研究概览

第七章

历代医家与著作概览

扫一扫，查阅本章数字资源，含PPT、音视频、图片等

第一节　古　代

一、王叔和与整理编次《伤寒论》

王叔和（约201—280），名熙，字行。魏晋时期著名的医学家，曾任魏太医令，籍贯是山阳郡高平县，即今山东省邹城市。他编撰了《脉经》并整理了《伤寒杂病论》，这些工作对于中医学的发展具有重要意义。

1. 著述，搜集、整理、编撰《伤寒论》

王叔和"博通经方"，是当时有名的伤寒家。他对《伤寒论》条文方证进行了整理、编次。他面对搜集起来的杂乱无章的条文方证，在没有多少佐证资料的条件下，凭着丰富的实践经验，对伤寒条文方证进行整理、编次。他在"伤寒例"中自称"今搜采仲景旧论，录其证候、诊脉、声色，对病真方有神验者，拟防世急也"，表明他是从脉、证、方、治入手，按照仲景辨证论治精神进行整理、编次的，因而是成功的。与王叔和同时代的皇甫谧（215—282）在《针灸甲乙经·自序》中，对其整理、编次作了肯定的评价："近代太医令王叔和撰次仲景选论甚精，指事施用。"所谓"选论"，说明王叔和面对搜集起来的伤寒条文方证，包括"有闻必录"的断简残篇，经过一番去粗取精，去伪存真的整理工作，所以"甚精"，并切合实用，即"指事施用"。由此可见，王叔和的整理、编次绝不是一点文字性工作，如果说张仲景发明了辨证论治，那么王叔和通过整理、编次再现了辨证论治的规律，这就是他在学术上的最大成就。

王叔和通过整理编次，编成《伤寒论》，共10卷，22篇，700余条，载113方。另外，其在"伤寒例"中对一些理论问题进行了探讨，如寒毒发病，引《内经》以例伤寒三阴三阳，重申风伤卫、寒伤营等，皆为首倡，对后世学术研究产生了深远影响。

2. 著我国现存较早的脉学专书《脉经》

《脉经》全书10卷97篇。它的主要内容和成就表现在三个方面。其一，改进了脉法。它肯定了《难经》中提出的"独取寸口"原则，并解决了寸关尺三部定位和脏腑分配的原则。即左侧寸部主心与小肠，关部主肝与胆，右侧寸部主肺与大肠，关部主脾与胃，两侧尺部均主肾与膀胱。其二，详述了脉象的辨别方法。该书把各脉象归纳为浮、芤、洪、滑、数、促、弦、紧、沉、伏、革、实、微、涩、细、软、弱、虚、散、缓、迟、结、代、动，并把相似的脉象进行了排列比较，这就极大地便利了临床医生的阅读与理解。其三，注意了脉、证、治的全面总结，从而把诊断和治疗统一起来。如"寸口脉浮，中风发热头痛，宜服桂枝汤、葛根汤，针风池、风

府，向火灸身，摩治风膏，覆令汗出""关脉浮，腹满不欲食，浮为虚满，宜服平胃丸、茯苓汤、生姜前胡汤，针胃管，先泻后补之"。

述评：王叔和在中医学历史上的卓越贡献之一就是收集、编次、整理了张仲景的《伤寒论》，使后来的人们能见到并享用书中成果。对于王叔和整理、编次《伤寒论》，历来有褒有贬。贬之者，如刘完素、方有执、喻嘉言等。喻氏《尚论篇》指责叔和"编次伤寒全书，苟简粗率，仍非作者本意"，主要是认为他的编次粗率，又塞进了不少自己的东西，如"伤寒例"等篇。既褒亦贬者，如王安道说："王叔和搜集仲景旧论之散落者，以成书，功莫大矣。但惜其既以自己之说，混于仲景所言之中，又以杂脉杂病纷纭，并载于卷首，故使玉石不分，主客相乱。"他认为叔和的缺点主要是将自己的东西冠于书首（指"平脉法""辨脉法""伤寒例"等篇），又不署名，造成混乱而功过相等。褒之者，如成无己、严器之、张志聪、陈修园等。严器之在《注解伤寒论》序中云："晋太医令王叔和以仲景之书撰次成叙，得为完秩……迄今千有余年，不坠于地者，又得王氏阐明之力也。"任何零零碎碎的经验，在系统化、条理化以前不能构成科学，要不是王叔和的整理、编次，阐明和再现了仲景辨证论治的规律，搜集起来的条文方证，最多也不过是一部单方验方集，不会具有如此强大的生命力和影响力。应该承认，辨证论治原则的确立，其中包括了王叔和的聪明才智。清代医学家徐灵胎评曰"不有叔和，焉有仲景"，可谓评价公允。

二、庞安时与《伤寒总病论》

庞安时（约1042—1099），字安常，自号蕲水道人，北宋蕲水（今湖北省浠水县）人。出身于医学世家，自幼聪明好学，读书过目不忘，取黄帝、扁鹊脉书研读，不久即通晓其说，并能阐发新义，时年不满二十，后病耳聋，进一步钻研《灵枢经》《黄帝内经太素》《针灸甲乙经》等医籍，经传百家与医药有关者，亦无不涉猎，融会贯通。庞氏兼收并蓄，颇有心得，而尤精于《伤寒论》，以善治伤寒名闻当世。对仲景思想做了补充和发挥。其突出特点是着意阐发温热病，主张把温病和伤寒区分开来，这对外感病学是一大发展。

1. 广义伤寒源于"寒毒"

庞氏指出一切外感热病的病因是寒毒，如《伤寒总病论·叙论》中言"是以严寒冬令，为杀厉之气也。故君子善知摄生，当严寒之时，周密居室而不犯寒毒。其有奔驰荷重，劳房之人，皆辛苦之徒也。当阳气闭藏，反扰动之，令郁发腠理，津液强渍，为寒所搏，肌腠反密，寒毒与荣卫相浑，当是之时，勇者气行则已，怯者则著而成病矣"，指出感受寒毒，使腠理闭塞，营卫受扰，是发病的主要原因。病虽因寒毒而发，但由于感受邪气的时间、地域、体质不同，而表现出伤寒、中风、温病、暑病、湿病等不同病证。如"素有寒者，多变阳虚阴盛之疾，或变阴毒也；素有热者，多变阳盛阴虚之疾，或变阳毒也"，有"因春温气而变，名曰温病也；因夏暑气而变，名曰热病也""有山居者为居积阴之所……其有病者，多中风中寒之疾也；有平居者为居积阳之所……其有病者，多中湿中暑之疾也""其病本因冬时中寒，随时有变病之形态尔，故大医通谓之伤寒焉"。

2. 首倡伤寒、温病分治

庞氏认为伤寒与温病二者的治疗有很大不同，在《伤寒总病论·上苏子瞻端明辨伤寒书》中说："温病若作伤寒，行汗下必死，伤寒汗下尚或错谬，又况昧于温病乎？"庞氏首先提出了伤寒与温病分治，并指出"异气"（又称"乖气""疫气"）是传染性、流行性温病的病因，而且能够引起流行病、急性传染性外感热病，是外感热病中另一类性质不同的疾病。这类疾病虽然属于温病范畴，究其病因，则是感受毒气很强的疫气引起的。这种认识对后世温病学说的形成产生了重要影响。庞安时治伤寒学与晋唐时期在篇目上区分伤寒、温疫概念不同，而是力图从病因、病机、证候、治疗等各方面，对伤寒、温疫的不同方面进行探索。致力最深的是春夏二季的温热病。这也正是大多数传染病的好发季节。庞安时并不满足于用伤寒伏气来概括所有的外感热性病，提出了独立于伤寒之外的概念，如冬温与温疫，并强调了其病的传染性和流行性。庞安时从其丰富的临证实践中观察到，温病一类以温毒最为重险，他将温毒五大证与四时、五行、经络脏腑联系起来辨证论治，有一定见解，指出"自受乖气而成脏腑阴阳温毒者，则春有青筋牵，夏有赤脉，秋有白气狸，各有黑骨温，四季有黄肉随，治疗各有各法"。对温毒五大证的治疗，他着眼一个"毒"字，使用大剂量清热解毒、辛温散毒之品，处方多以大量石膏为主，实为后来余师愚治温疫开了门径。另外，他还专立《辟温疫论》列举"疗疫气令人不染"方，有辟温粉、雄黄嚏法、千敷散等，体现出他治温病着重预防的思想。

述评：庞安时治伤寒是从病因、发病着手，强调体质因素在发病中的重要作用，并认为广义伤寒的病因是"寒毒"，而天行温病则由"异气"引起，提出温病与伤寒分治，指出温病中以温毒最为重险，对温毒五大证的治疗均以清热解毒为主。苏轼评庞安时"精于伤寒，妙得长沙遗旨"，张耒《柯山集》曰："淮南人谓庞安常能与伤寒说话。"后世医家论庞安时"医能启扁鹊之所秘，元化（即华佗）之可法，使天假其年，其所就不在古人下"。

三、朱肱与《类证活人书》

朱肱（约 1050—1125），字翼中，自号大隐翁，又号无求子；曾授奉议郎，故又尊称朱奉议。浙江吴兴（今浙江期州）人，宋元祐三年（1088）进士。其著有《类证活人书》二十二卷。

1. 以经络释六经

朱氏治伤寒，从三阴三阳方证的定位定性入手，首先提出《伤寒论》三阴三阳的本质乃足六经的"经络说"。《类证活人书·卷一》开宗明义："治伤寒先须识经络。不识经络，触途其行，不知邪气之所在。"朱肱用六条足经的循行部位和生理特点来解释伤寒三阴三阳病证的发生、传变、转归及其划分顺序。汪琥、张介宾等接受了朱肱的"经络说"，进而更臻完善，增补为手足十二经。朱氏根据《素问·热论》对六经病证的描述，在《类证活人书·卷一》中分别对各经的证候特征提出明确指标。如病在太阳膀胱经见发热恶寒，头项痛，腰脊强；病在阳明胃经见身热，目痛，鼻干，不得卧；病在少阳胆经见胸胁痛，耳聋，口苦，往来寒热而呕；病在太阴脾经见腹满，咽干，手足自温，或自利不渴，或腹满时痛；病在少阴肾经见口燥舌干而渴，或口中和而恶寒；病在厥阴肝经见唇青舌卷，烦满囊缩。

2. 尤重阴阳两纲

朱氏提出伤寒辨证当以阴阳表里为纲，尤以阴阳两纲为重，无论外感内伤，面对病者，首先须分清阴阳，这是辨证论治的大方向，至今仍指导着临床医生。《类证活人书·卷四》第一句就强调"治伤寒须识阴阳二证"，分清了阴阳，就明确了病机性质和治疗方向。尤当辨清阴阳疑似的状况，"重阳必阴，重阴必阳，阴证似阳，阳证似阴，阴盛格阳，似是而非，若同而异"。朱氏在本卷明确指出各种证候的阴阳表里性质："阳候多语，阴证无声；阳病则旦静，阴病则夜宁；阳虚则暮乱，阴虚则夜争。"

3. 重视辨病，提倡辨病与辨证相结合

朱氏强调临床当先辨病名，后设立治疗大法，认为："天下之事，名定而实辨，言顺则事成。又况伤寒之名，种种不同，若识其名，纵有差失，功有浅深，效有迟速耳。不得其名，妄加治疗，往往中暑乃作热病治之，反用温药，湿温乃作风温治之，复加发汗，名实混淆，是非纷乱，性命之寄，危于风烛。"有鉴于此，朱氏勘定了广义伤寒中的伤寒、中风、热病、中暑、温病、温疟、风温、瘟疫、中湿、痉病等十二种，强调了病证的鉴别诊断，并从病因、脉证、治法和方药的角度，分别阐述。如对狭义伤寒，症见脉浮而紧涩、头疼、身体拘急、恶寒无汗、寒多热少、腰脊疼痛、手足指末微厥等，治以麻黄汤发汗，病轻者，可选用桂枝麻黄各半汤、人参顺气散（麻黄、干葛、白术、炙甘草、桔梗、人参、干姜、白芷）、葱豉汤（连须葱白、淡豆豉、麻黄、葛根）、苍术散（麻黄、苍术、生石膏、桔梗、甘草、茵陈）、麻黄葛根汤（麻黄、芍药、干葛、葱白、豉）。

4. 主张以方类证，并灵活加减补其不足

朱氏在《类证活人书》前半部提出 100 个问题，阐释伤寒脉证治法之后，以方类证，详细论述了《伤寒论》113 个方证及其加减治法，并谓："据病可以识证，因证可以得方，如执左契，易如反掌，遂使天下伤寒，无横夭之人。"例如，他将《伤寒论》中有关桂枝汤证集中起来，指出其"宜服""可与"和"不可与"，逐条分析其适应证、变证、兼证，使人对桂枝汤的适应证有完整的了解。朱肱主张不但病要与方和药相结合，证也要与方和药相结合，并提出药证之说。所谓"药证者，药方前有证也，如某方治某病是也……领是将病对药，将药合病，乃可服之"。

在具体应用时，提倡因人、因时、因地灵活加减，不可执方疗病，认为不随证化裁，必会陷入"无方可治"的困境。如运用桂枝汤时，"桂枝汤自西北二方居人。四时行之，无不应验。江淮间，唯冬春可行之，自春末及夏至以前，桂枝可加黄芩一分，谓之阳旦汤。夏至后有桂枝证，可加知母半两、石膏一两或加升麻一分"。

此外，朱氏还补充了妇人、小儿伤寒治法方药。如治小儿伤寒，当虑及小儿纯阳之体，易虚易实，易于热化，可用麻黄黄芩汤（麻黄、桂枝、赤芍、甘草、黄芩）；治小儿伤风有汗，头痛发热恶寒，用升麻黄芩汤（升麻、葛根、黄芩、芍药、甘草）。朱氏提出"妇人伤寒与男子治法不同，男子先调气，妇人先调血"，可用阿胶散（阿胶、桑寄生、白术、人参、茯苓）、白术散（白术、黄芩）、竹叶防风汤（竹叶、葛根、防风、桔梗、桂枝、人参、炙甘草、生姜、大枣）、干姜柴胡汤（柴胡、栝楼根、桂枝、牡蛎、干姜、甘草）等治妇人妊娠、产后伤寒等。

述评：朱肱采用综合分析的方法，用"经络说"解释六经方证发生与演变的机理，主张脉证合参辨别病证表里虚实阴阳的性质；重视病证的鉴别诊断，并开创了以方类证，以证论方的先河；指出遣方用药须方证相合，将药合病，灵活加减，不可执方疗病。朱氏还大量补充了仲景方药，能融会贯通《伤寒论》的精义，深入浅出地阐明其理法方药，使之明白易晓，为发展仲景学说作出了一定贡献。

朱氏的《类证活人书》在宋代即扬厉于世，达到"至知有《活人书》，而不知有长沙之书也"，清代医学家徐灵胎在《医学源流论》中评曰："宋人之书，能发明《伤寒论》，使人有所执持而易晓，大有功于仲景者，《活人书》为第一。"其友人张蔽将华佗赞扬仲景"活人"之语，用以名朱肱之书，正是实至名归。朱肱在伤寒领域的成就一直受到历代医家的推崇。

四、成无己与《注解伤寒论》《伤寒明理论》

成无己（约 1066—1156），中国金代医学家。宋代聊摄（今山东省聊城市茌平区）人，靖康（1126）后，聊摄地入于金，遂为金人。成氏出生于世医家庭，自幼攻读医学，对理论与临床均有擅长，是伤寒学派的主要代表医家之一。其著有《注解伤寒论》（十卷）、《伤寒明理论》（三卷）、《伤寒明理药方论》（一卷）。

1. 首注伤寒

对于仲景《伤寒论》的研究，早在晋唐开始，如王叔和搜集编次，孙思邈"以方类证"。然而，在《伤寒论》问世以来，对它进行注解者，成氏推为第一家，诚如清代汪琥所说："成无己注解《伤寒论》，犹王太仆之注《内经》，所难者惟创始耳。"王叔和所整理的《伤寒论》，自"辨脉法"至"发汗吐下后病脉证并治法"，凡十卷二十二篇，成氏将其全面注解，无一缺遗。后世虽注家迭出，但有如此全面者不多，故成氏在阐发《伤寒论》方面，作出了很大的贡献。

2. 以经释论，以论证经

成氏首开全文注解《伤寒论》之先河，他根据仲景原序"撰用《素问》《九卷》《阴阳大论》"之语，运用《内经》《难经》理论，依原文之序，逐条注释。这是他注释《伤寒论》的重要特点。这不仅使《内经》《难经》《伤寒论》一脉相承，融会贯通，具有探本寻源，相互渗透之妙，同时还起到了经论结合，以论证经的效果。成氏不仅以经释论，而且还以经注方。如注解小青龙汤云："寒邪在表，非甘辛不能散之，麻黄、桂枝、甘草之辛甘，以发散表邪。水停心下而不行，则肾气燥，《内经》曰，'肾苦燥，急食辛以润之'。干姜、细辛、半夏之辛，以行水气而润肾。咳逆而喘，则肺气逆，《内经》曰，'肺欲收，急食酸以收之'。芍药、五味子之酸，以收逆气而安肺。"

3. 立足病机，辨证明理

成氏所著《伤寒明理论》始于发热，终于劳复，对50个症状从表现、病因病机、鉴别诊断、治法方药等方面进行阐发和论述。对此，严器之评价曰："义皆前人未经道者，指在定体，分形，析证。若同而异者明之，似是而非者辨之。"如发热一症，成氏以"发热者，谓怫怫然发于皮肤之间，熇熇然散而成热者是也"定其体。又以"与潮热、寒热若同而异，与烦躁相类而非。烦躁者，在内者也。潮热之热，有时而热，不失其时；寒热之热，寒已而热，相继而发。至于发热，则无时而发也"，指出发热与烦躁、潮热的不同。接着又论述发热之辨："有谓翕翕发热者，有谓蒸蒸发热者，此则轻重不同，表里之区别尔，所谓翕翕发热者，谓若合羽所覆，明其热在外也，故与桂枝汤发汗以散之。所谓蒸蒸发热者，谓若熏蒸之蒸，明其热在内也，故与调胃承气汤攻下以涤之。"详细阐述了发热的不同表现、病机及治疗方剂。《明理论》凡五十症，症症皆然，严器之称其："真得长沙公之旨趣也。使习医之流，读其论而知其理，识其证而别其病，胸次了然而无惑。"

4. 首提"风伤卫，寒伤营"

"风伤卫，寒伤营"首见于"辨脉法"篇："寸口脉浮而紧，浮则为风，紧则为寒。风则伤卫，寒则伤荣。荣卫俱病，骨节烦痛，当发其汗也。"成氏在《注解伤寒论·辨太阳病脉证并治法》中说："风，阳也；寒，阴也。风则伤卫，发热汗出恶风者，卫中风。荣病，发热无汗，不恶风而恶寒；卫病则发热汗出，不恶寒而恶风。"又说："风则伤卫，寒则伤荣，卫虚者恶风，荣虚者恶寒。""风伤卫，寒伤营"并不意味着风邪侵犯人体只伤卫气，荣血不受影响；寒邪侵犯人体是伤荣血，而卫气不受影响。所以在大青龙汤条文下，成氏又释："浮则为风，风则伤卫；紧则为寒，寒则伤荣。荣卫俱病，故发热恶寒，身疼痛也……今风寒两伤，则荣卫俱实，故不汗出而烦躁也。"成氏经过综合考虑病因、患者体质及病证表现后，首次提出了"风伤卫，寒伤营"的观点，对后世"三纲鼎立"之说的形成具有很大的影响，并由此引起了后世伤寒学派的争鸣。

述评： 成无己医学造诣极深，临床经验丰富，为宋金时期研究《伤寒论》的大家之一。著有《注解伤寒论》《伤寒明理论》《伤寒药方论》三种伤寒著作，有注解、有论证、有论方，鼎足而立，联系紧密，相得益彰。成无己以经注论，以论证经，开创以注解的方法研究《伤寒论》的先河，是第一个全面注解《伤寒论》的医家，使后世能明伤寒之理，知伤寒之用，推动了伤寒学说的流传与发展，在中医学伤寒学研究史上，具有举足轻重的地位，对后世伤寒学派诸家产生了很大影响。

五、郭雍与《伤寒补亡论》

郭雍（1106—1187），字子和，祖籍洛阳，后隐居峡州（今湖北省宜昌市），游浪于长阳山谷间，号白云先生。宋淳熙八年（1181）撰成《伤寒补亡论》二十卷（其中卷十六亡佚，实存十九卷）。

1. 博采诸家，补阙伤寒

郭雍"穷经探微，洞彻病情"，采撷《内经》《难经》《脉经》《备急千金要方》《外台秘要》《肘后备急方》《伤寒总病论》及常器之等10余家之注述，补仲景之未备。如卷一，参《内经》《难经》，以问答形式，解释了伤寒名例等35个问题；书中还引《诸病源候论》脚气、湿温及发黄内容，与伤寒鉴别。对《伤寒论》补以方剂，是郭雍的一大贡献，该书"六经统论"补方37首。凡三阴三阳病证有证无治、有治无方者，均采庞安时、常器之二家之论补充。如太阳篇第6条，原论无治法方药，郭雍据常器之《补治论》云："转下火熏皆为逆也，可白虎加人参汤、桂枝柴胡各半汤、桂枝去芍药加蜀漆龙骨牡蛎救逆汤。"少阳篇第264条少阳中风，吐下而悸惊，当服柴胡加龙骨牡蛎汤；对太阳篇不可发汗的情形，在记载其他医家的言论上，并有自己的见解，如"亡血家不可发汗，发汗则寒栗而振。常氏云，可小柴胡加芍药地黄汤（柴胡、黄芩、半夏、生姜、人参、大枣、炙甘草、芍药、地黄）。""衄家不可发汗，汗出必额上陷脉紧急，直视，不能眴，不得眠。常氏云，可犀角地黄汤。""汗家重发汗，必恍惚心乱，小便已，阴疼，与禹余粮丸。方本阙。常氏云：禹余粮石一味，火煅散服亦可。雍曰：用禹余粮不用石，石乃壳也。""病人有寒，复发汗，胃中冷，必吐蛔。常氏云：可理中丸、乌梅丸。雍曰：宜服理中丸。"

2. 中风脉浮紧有汗者宜桂麻各半汤

《伤寒论》大青龙汤证条文中既有"中风脉浮紧"又有"伤寒脉浮缓"，郭雍在《伤寒补亡论·可发汗五十八条》里认为当分为三证，即须辨别太阳中风脉浮紧者有无汗出，无汗者可服大青龙汤，有汗者则不可服大青龙汤发表，以免汗漏不止。此证仲景未明言方药，郭雍谓此当用桂枝麻黄各半汤，因为仲景以此方治发热恶寒形如疟者，"疟之发寒本因伤于寒，疟之发热本因伤于风，惟疟具风寒二证，故与大青龙其源相似"。郭氏更提出只要方中麻黄加减之后，则中风脉浮紧无汗、中风脉浮紧有汗、伤寒脉浮缓三证皆可以桂枝麻黄各半汤代用。

3. 治两感宜速宜针灸

郭雍在《伤寒补亡论·两感证五条》中认为仲景以四逆汤救里、桂枝汤救表乃不得已为之，须"看临时寒热多少参订之"，而且"其治大宜速"。郭雍更对比汤药与针灸，举扁鹊救治虢国太子为例，指出："汤药至此，不如针灸。汤药虽可内攻，而内攻未必至……汤不能达于外，而针尚可泄于外也。"宜先刺三阳使三阳气缓，再灸三阴以泄其邪，然后以汤药攻之使邪无所逃，最后以汤药调养。具体穴位选择，郭雍提出可以先针刺昆仑、委中放血以泄太阳，次取足三里以泄阳明，后取丘墟、阳陵泉以泄少阳，待三阳气已缓，急灸三阴交穴以泄三阴之邪，上阴陵泉可泄太阴，太溪可泄少阴，大敦可泄厥阴，要求艾炷大小如麦粒，徐缓灸之，关键在于"泄不患多，治不厌速"，并且不可妄用熨法。

述评： 郭雍为伤寒学派主要医家之一，清代王如恂在《伤寒补亡论序》中，给予郭雍很高的评价，序中说"有河南郭雍者复就庞氏之本，阙者补之，晦者明之，寻源意委，远绍旁搜，撰次为二十卷，凡风寒暑湿燥火，以及妇女婴儿，无不择之精，而语之详，洵庞氏之羽翼，仲景之功臣也"，评价如情如理。郭雍的《伤寒补亡论》是研究《伤寒论》的一部较重要的著作，但《伤寒补亡论》也有其缺点，如书中将仲景原文与后世注文互相掺混，又未能考证注文出处。

六、方有执与《伤寒论条辨》

方有执（1523—1593），字中行，别号九龙山人，明代歙县（安徽省歙县）人。其生于明代嘉靖二年（1523），两番丧内，病皆起于中伤风寒，儿女惊风，历殇者五，遂发奋学医，尤精伤寒，推崇仲景，鬓霜后方有所悟。他认为《伤寒论》垂世远久，简篇条册，难免蠹残人弊，颠倒错乱，于是疏其蚀，订其误，条辨其颠倒错乱，经二十年逐条考订，撰成《伤寒论条辨》八卷，创错简重订一派，肇后世伤寒百家争鸣之端。

1. 首倡错简，调整篇目，重订条文

方氏认为王叔和编辑的《伤寒论》已有诸多修改之处，成无己所注的《伤寒论》有较多窜乱之处，对后世医家学习《伤寒论》造成误导，所以花费二十年的心血，推求张仲景《伤寒论》的原意，首次提出《伤寒论》错简之说。方氏将《伤寒论》订为经十一篇，法三百九十七，方一百一十三，力求还《伤寒论》原著旧貌。并指出《伤寒论》不限于治伤寒，其学说对后世影响颇大。其后喻昌、张璐、吴仪洛、程应旄、周扬俊、黄元御、章楠等医学家继承其学，形成《伤寒论》错简重订学派。

2. 伤寒以六经为纲

方氏认为六经辨证适用于一切疾病，而伤寒尤以六经为纲。其指出《伤寒论》六经是指六部，其不仅有阴阳属性，而且五脏、六腑、四体、百骸，周身内外无一物不包罗其中，而病发于人身，故无论何病，皆可以六经为纲。而伤寒之为病，乃风寒之邪袭人，其中伤必沿外体躯壳之三重（太阳、阳明、少阳），内脏次第三层（太阴、少阴、厥阴），逐层而渐进，而六经又各主其所，故伤寒病尤应以六经为纲。

3. 六经以太阳为纲

对伤寒六经辨证，方氏认为六经应以太阳为纲。其认为太阳主人身之表，而外邪袭人，首犯肌表，肌表营卫之气与邪抗争，则形成太阳病，故太阳为病最易，而其邪之出入，疾病之传变，又最能反映伤寒之顺逆。所以说，六经应以太阳为纲。

4. 风寒中伤营卫说

方氏认为太阳篇应以风伤卫，寒伤营，风寒两伤营卫为纲。故对《伤寒论》太阳篇大加改订，认为伤寒以六经为纲，六经以太阳为纲，而太阳当以伤卫、伤营、营卫俱伤为纲。

述评：方有执力主错简重订，将风寒中伤营卫之说提到整个伤寒病的共同病理基础来认识，深刻地揭示了伤寒病的发病、传变、转归规律，这对伤寒学是一个很大的发展。《伤寒论》经过方氏的编次整理，明显增强了其系统性、条理性，使其规律更加显著，便于初学者理解与掌握，深受后学赞誉。同时《伤寒论条辨》也体现了方氏在其他方面的许多精辟独到的见解，如"伤寒论不限于伤寒病""传经不拘日数""表里三层说""医贵务实论""辨明药物功用"等对伤寒学术研究有很大的贡献。

七、喻昌与《尚论篇》

喻昌（1585—1664），名昌，字嘉言，号西昌老人，江西南昌府新建（今江西省南昌市）人。喻昌少年读书，以治举子业。崇祯年间，以选送贡生进京，但无所成就。后值清兵入关，于是转而隐于禅，后又出禅攻医。清代初期喻氏又移居江苏常熟，医名卓著，冠绝一时，成为明末清初著名医家，与张路玉、吴谦被誉为清初三大名医。其著有《寓意草》《尚论篇》《尚论后篇》《医门法律》等。

1. 倡导伤寒三纲学说

喻氏是研究《伤寒论》的著名医学家之一。其伤寒太阳之三纲说源于《千金翼方》，如太阳经篇，以风伤卫为一类（上篇），寒伤营为一类（中篇），风寒两伤营卫为一类（下篇），即伤寒三纲说，对后世有一定影响。他认为四时虽均有外感，但仲景独详于伤寒，治伤寒之法，可变化而用于其他外感，故伤寒为四时外感之大纲。而在"伤寒六经中，又以太阳一经为大纲；而太阳经中，又以风伤卫、寒伤营、风寒两伤营卫为大纲"。这就形成了喻昌三纲学说的主要观点。风伤卫用桂枝汤，寒伤营用麻黄汤，风寒两伤营卫用大青龙汤。用之得当，风寒立时解散，不劳余力。喻氏倡导三纲说的含义在于麻黄、桂枝、青龙三方主治太阳表证，若表证辨治得法，则不会出现种种变证及传经之病，而能将伤寒病治愈于得病初期。因此，喻氏之三纲学说体现了仲景早期治病的思想，虽然后世对此观点是否符合仲景原意、有无临床实际意义提出异议，但应当看到喻氏之说的积极意义。

2. 提出秋燥论

喻氏在《医门法律》一书中专列《秋燥论》一篇，对秋燥独加阐述。辨证《内经》"秋伤于湿"之误，颇有卓见，特别对温病学秋燥之治影响很大。至于燥气病机，喻氏认为，入秋并不遂燥，是大热之后，继以凉生，凉生而热解，渐至大凉，燥令乃行。虽然燥生于秋冷，但其性异于寒湿，却常偏于火热，这是因为"燥位之下，火气承之"，燥盛而兼火化之故。《内经》提出"燥胜则干"，故临床所见，干于外则皮肤皱揭，干于内则精血枯涸。津液耗竭，出现种种变化。总之，燥之为病，火热为盛而致。燥为秋金主气，故易伤肺脏。早在《内经》中就有"诸气膹郁，皆属于肺""诸痿喘呕，皆属于上"的认识。这是燥伤于肺的病证。对于燥病的治疗，喻氏创立了著名方剂清燥救肺汤，该方由桑叶、煨石膏、生甘草、人参、胡麻仁、阿胶、麦冬、杏仁、枇杷叶等药组成，以治疗诸气膹郁，诸痿喘呕，肺之燥者。其用药的宗旨，强调治燥忌用辛香行气之品，以防伤津助燥。总之，喻氏于燥之论述，从其邪气生成、病邪性质、致病特点、临床表现、治疗原则、临床用药——加以论述，可谓为对燥症深刻认识的一大家，其影响十分深远，被后世医家所推崇。

3. 提出大气论

喻氏于《医门法律》中撰写"大气论"一篇，对"大气"进行阐述。他认为大气即胸中之气，包举于肺之周围而行治节，所谓"五脏六腑，大经小络，昼夜循环不息，必赖胸中大气，斡旋其间"。他的这一学术观点对后世很有影响。喻氏认为，人体之中存在"大气"统摄于周身，正是由于大气的作用，才使五脏六腑、大小经络发挥各自的功能。若大气一衰，则人身的气机运动无源，既不能升降，又不能出入，致使"神机化灭，气立孤危"，再甚者则危及生命。正由于大气具有如此重要的作用，故喻氏深刻加以研究。他认为人身之大气，即胸中之气，其气包举于肺之周围。由于大气的作用，使脏腑经络功能得以发挥，营卫之气得以统摄。而大气充斥于周身上下内外，无处不到，环流不息，致使通体活动功能正常，生命活力旺盛。大气虽为胸中之气，然胸中还存在着膻中之气、宗气。喻氏认为，膻中之气、宗气与大气虽出于同一部位，但有所不同，应当加以区分。

4. 治病必先议病

喻氏认为，治病时必"先议病，后用药"，这是对辨证论治精神的很好发挥。他认为"治病必先识病，识病然后议药"，识病是议药的前提和依据，并提出了识病的具体要求。膻中之气为臣使之官，有其职位，说明有其具体的作用。大气则无可名象，没有具体作用，有如太虚之中包举地形一样，主持着整个自然界。宗气与营气、卫气分为三隧，虽为十二经之主，但有隧而言，说明有具体所指，而不同于大气之空洞无着落。因此，大气高于宗气、膻中之气，以及脏腑之气、经络之气。人身各种气均在大气的统摄之下，才能发挥各自的作用以维持全身的功能活动。此即喻氏论大气的主要观点。但是，该观点论大气虽强调其对人身生命活动的重要意义，而在治疗时仍停留在既往一般用药水平，理论与治疗似有不合拍之处。其将大气与宗气、膻中之气加以区分，但其如何运用于临床实际，尚未阐发得十分深入，故而后人不采纳其说者亦有之。

　　述评：喻昌在中医学理论研究方面颇有贡献，是对《伤寒论》的研究独有体会，倡导三纲学说；二是对于中医基础理论问题颇有建树，其大气论、秋燥论的观点亦为后世所称许；三是强调辨证施治，倡导诊治规范。同时，喻氏的临床经验亦非常丰富，治痢用活人败毒散以逆流挽舟，治关格用进退黄连汤升降阴阳等，均被后人所推崇。

八、张志聪与《伤寒论集注》

　　张志聪（1644—1722），清代著名医学家，字隐庵，钱塘（今浙江杭州）人。其出身医学世家，少年丧父，遂弃儒习医，精医道，通针灸，师事名医张卿子，建侣山堂。其学宗《内经》、张仲景，主张《灵枢经》是针灸专著，认为仲景著作系其原貌，反对错简论之说，倡六经气化学说。其著作有《素问集注》《灵枢集注》《伤寒论宗印》《金匮要略注》《侣山堂类辨》《本草崇原》等行于世，晚年又著《伤寒论纲目》九卷、复集《伤寒论》各家注而为《伤寒论集注》，书未成而卒，由门人续纂为六卷。

1. 发展尊经学说

　　《伤寒论》因经多次散失，历代学者对其真伪存在争议。明末张卿子提出尊经之说，认为"悉依旧本，不敢去取"，而张志聪则从"知一章各有其源，六经各有其本，片言必有其归，只字必体其蕴"出发，进一步发展了尊经学说。

　　（1）尊经编次　明代方有执《伤寒论条辨》开错简重订之端，明清之期大行其风。张氏认为六经病证篇是《伤寒论》的主要内容，而其他诸篇与六经病证的学术思想是一脉相承，仅作论证、补充之用。所以，《伤寒论集注》把六经病证篇放在前，未增减只字，未移动只句；其他几篇移至六经病证篇之后。这种尊编次既循古训，又有创新，至今仍是较好的方法。

　　（2）前后条文注疏　成无己《注解伤寒论》以论释论法注释，出现了尊经注释法的雏形。张氏采用前后条文相参注释法，发展了尊经学说。依其内容可分二类：①病势注疏。《伤寒论》前后的条文有病势进退之意，张氏在注释中阐明其义。②类比注疏。《伤寒论》若干条文前后有所类同，故张氏用类比注释法。

　　（3）总结注疏　为了体现"细玩章法，联贯井然，实有次第，信非断简残篇"（《伤寒论宗印》），张氏在《伤寒论集注》中采用总结注疏。如第82～89条，张氏除逐条注释外，还总结注释曰"愚按自此以下，凡八节皆言汗后变证，以示不可轻汗之意"，这种总结注释法是从仲景条文排列紧密性的角度来体现尊经学说。现代刘渡舟教授《伤寒挈要》也赞其说。

2. 倡导气化学说

　　明清时期，伤寒学派内部曾有"维护旧论"与"错简重订"之学术争论，张氏是极力提倡维护旧论者，《伤寒论集注》为其砥作。他认为持错简学者主要不用气化学说解析《伤寒论》，为此，张氏对气化学说推崇备至，提出了"学者当于大论中五运六气求之，伤寒大义思过半矣"之看法。

　　（1）开阖枢　张氏认为这是六经功能、病变性质的概括。从生理功能言：太阳经主开，阳明经主阖，少阳经主枢，太阴经主开，少阴经主枢，厥阴经主阖。六经的病理也可用开阖枢来辨析，换言之，六经病证即是开阖枢功能失调而成。

（2）升降　张氏用气化升降学说来解释六经之间的关系。如太阳象天而主升，阳明属地而主阖，太阳经气施布，阳明经气蒸腾，全赖于少阳经的升降作用，所以张氏用升降气化之说来解析少阳经的主方小柴胡汤。尝曰："夫柴胡汤证乃太阳之气逆于中土……柴胡汤原非发汗之剂，而日却复发热汗出者，谓地气上升，天气四布而自能为雨为云也。"

（3）标本中气　标本中气是气化学说的重要组成部分，运用到医学中是一个治疗法则。如《伤寒论》中阳明经以燥热腑实为主，以通腑清热润燥之法取效，张氏用此理论作为阳明经之主要治则，尝曰："阳明者，火燥热之气也，天有此阳明之气，人亦有此阳明之气，经云阳明之上，燥气治之。"张氏用燥热之气解析阳明腑实证，既有其理论依据，又能指导临床实践。

3. 注重阴阳学说

张氏认为仲景在《伤寒论》中主要"论伤寒经脉脏腑阴阳交会之理"，所以十分注重用阴阳学说研究伤寒。

（1）太阳、少阴论阴阳　《伤寒论》中虽记载了六经病证，但六经之中又有主次之分，张氏注重太阳、少阴二经在六经中之重要作用。从生理功能而言，大阳经为三阳之首，统率全身之经气，少阴经为三阴之枢，统率一身之水火，故在《伤寒论集注》中凡《伤寒论》提及阴阳二字者均从太阳、少阴解。

（2）脏腑论阴阳　《伤寒论》记载了许多证候，可分二类，即原发证候及误治证候。张氏把误治病证用脏腑阴阳来解析之。如第70条"发汗后……不恶寒但热者，实也，当和胃气，与调胃承气汤"。该条为汗后转入胃腑之阳证，张氏注曰："愚按《灵》《素》中，凡论五脏必兼言胃，凡论虚寒，必结实热一证，而本论亦然。"《伤寒论》误治病变用脏腑阴阳学说解析，虽大有人在，但是张氏以五脏为阴，胃腑为阳论述，条理清晰，甚为罕见。

（3）气血论阴阳　《伤寒论》中记载了一些死证，历代伤寒学者以阴阳解释为多，《伤寒论集注》注重用气血学辨析之。张氏认为伤寒死证不外乎阴阳衰竭，而阴阳衰竭主要是气血虚衰发展而来，因为正常的气化支配着脏腑的生理活动，脏腑的活动产生了气血物质，气血耗尽，脏腑衰竭，以致气机停止，进而死亡。

述评：张志聪主张维护旧论，提倡用气化学说解释并研究六经及六经病证，是"六经气化说"的主要倡导者之一。张氏一生注重中医经典著作的研究，以集注的形式著书，对后世研究医学经典古籍影响甚大。作为钱塘医派核心人物，张氏创立侣山堂，又名侣山堂书院，他效仿卢之颐，召集医学友人及门人弟子在侣山堂研经讲学、著书立说、辩道论医、诊疗疾病，培养了一大批优秀的中医人才，为中医医学教育民间授徒形式之一大发展，并开集体创作之先河。《清史稿·列传二百八十九·艺术一》中载："（志聪）构侣山堂，召同志讲论其中，参考经论，辨其是非。自顺治中至康熙之初，四十年间，谈轩、岐之学者咸归之。"

九、柯琴与《伤寒来苏集》

柯琴（1662—1735），字韵伯，号似峰，原籍浙江慈溪（今浙江余姚丈亭）人，后迁居虞山（江苏常熟）。其博学多闻，能诗善文，不涉仕途，矢志医学，读《内经》《伤寒论》颇具心得。他的"以方名证、因方类证"的做法较切临床实用，对后世研究《伤寒论》颇有影响。其曾校正《内经》，著有《内经合璧》一书，已佚，又著《伤寒论注》《伤寒论翼》和《伤寒附翼》三书，合称《伤寒来苏集》，为伤寒学派的重要著作。

1. 力倡"经界"说

《伤寒论》的六经，是张仲景辨证论治学术思想与方法的精华，准确地理解六经，是正确运用六经辨证方法的基础。历代医家对伤寒六经认识不一，争论纷纭，有经络说，有脏腑说，有气化说，有部位说，有阶段说，有证候群说，有六病说，等等，见仁见智，各持其理。柯氏以地理兵法作比喻，将六经喻为"地面"，将经络喻为"道路"。"道路"小且处于"地面"中，能通达全身。

柯氏在《伤寒论翼》中说："叔和不知仲景之六经，是经界之经，而非经络之经。妄引《内经》热论作序例，以冠仲景之书，而混其六经之症治，六经之理因不明。"他还否认"六经"来源于《素问·热论》的观点，提出六经理论应源于《素问·皮部论》："按皮部论云，皮有分部，脉有经纪，其生病后异，别其部分，左右上下，阴阳所在，诸经始终，此仲景创立六经部位之原。"柯氏提出："仲景之六经，是经界之经，而非热病之六经，专主经脉为病，但有表里之实热，并无表里之虚寒，虽因于伤寒，而已变成热病，故竟称为热，而无恶寒证，但有可汗可泄之法，并无可温无补之例也。"又说："仲景之六经，是分六区地面，所赅者广，虽以脉为经络，而不专在经络上立说。凡风寒温热，内伤外感，自表及里，有寒有热，无所不包。"他认为《素问·热论》的六经分证比较局限，只限于表里之阴阳，未言及寒热虚实之阴阳，其病位也只于经络之分布，其三阳经证候，都是仲景的太阳证；其三阴经证候，都是仲景的阳明承气证。而仲景的少阳证和三阴证，则为其所不备。

柯氏从地理上论述六经说"六经犹列国也""腰以上为三阳地面，三阳主外而本乎里""腰以下是三阴地面，三阴主里而不及外"。他将人体划分为六区地面，认为此六区地面，内接脏腑，外连肢体，上达颠顶，下及胸腹，在部位上相互嵌合，功能上相辅相成，正常时相互为用，异常时相互影响。此种划分生理上可以囊括人体全部功能，病理上充分反映人体的各种病变。

柯氏还认为，某一经地面受邪，就会形成某一经脉证；某一经地面受邪后，犯及另一经地面，或二经以上的地面同时受邪，出现二经或二经以上的脉证，就形成了合病与并病。至于六经的传变关系，柯氏认为是一经地面之邪气转移到另一经地面的结果，并且指出："太阳地面最大，内邻少阴，外邻阳明，故病有相关。"还指出"太阴阳明地面虽分，并无阻隔……元气有余，则邪入阳明……元气不足，则邪入太阴"。"少阳厥阴，同一相火，相火郁于内是厥阴病，出于表是少阳病"，认为太阳与少阴，阳明与太阴，以及少阳与厥阴，它们之间的地面关系密切，所以相互传变也多。

仲景《伤寒论》全书并无"六经"之名，而只有太阳、阳明、少阳、太阴、少阴、厥阴之名，三阴三阳中的"太""少"实际上反映了阴阳气血盛衰的情况。柯氏的六经为"经界"论，比较准确地理解了《伤寒论》六经辨证的实质，他说："夫风寒暑湿之伤人，六经各有所受，而发见之脉不同，或脉同而症异，或脉症皆同而主症不同者，此经气之有别也。盖六经分界，为九州之风土，人物虽相似，而衣冠、饮食、言语、性情之不同，因风土而各殊，则人身表里之寒热虚实，亦皆因经气而异也。"以上明确了六经的实质，确定了六经的病位、证候，再据此而立法处方，这是柯氏"经界"说辨证论治思想的精髓。

2. 以方类证，证从经分

《伤寒论》其核心就是辨证论治，对此柯氏深得仲景心法，故在柯氏的整个临证思想体系中，贯穿始终的就是"辨证论治"。他对六经的理解，对方证的注解，莫不如斯。

柯氏认为《伤寒论》一书，自经王叔和编次后，仲景原篇，不可复见，虽于章次有所混淆，离仲景面目还不甚远。唯经方有执、喻嘉言各为更定，便距仲景辨证论治原旨，更加遥远了。因此，他对"三百九十七法""伤营伤卫，三纲鼎立"诸说，均持反对意见。

他认定论中广泛存在着太阳证、桂枝证、柴胡证等，必然它是以辨证为主的，要想把《伤寒论》的理论运用于临床，最实际的就是弄清楚仲景辨证的思想方法。因此，他主张不必孜孜于考订仲景旧论的编次，最重要的是要把仲景辨证的心法阐发出来。他将《伤寒论》的条文以六经分证：分为太阳、阳明、少阳、太阴、少阴、厥阴等脉证，再从六经脉证里列出本经的纲领性条文作为总纲，最后以方类证，分别集中该汤证的相关条文，并加以讨论和发挥。这种"分篇各论，挈其大纲，详见细目，证因类聚，方随附之"的注疏方法，别开生面，独具一格。

柯氏按方类证及其排列方式，实际上是把一个个方证看成独立而又彼此联系的证候，能全面体现出各个方证的脉证和病机，从而克服了仲景条文或单提一脉，或单提一症，又彼此不连贯的叙述的缺陷，因而颇为实用。柯氏不拘于仲景旧论的考订，着重辨证论治精神的阐发，深受后世医家的推崇。在他的启发下，后世有按法类证、按因类证、按症类证、按理类证等，从不同角度更深刻地揭示仲景辨证论治规律。

3. 随证立方，方不拘病名和经络

对于《伤寒论》方的运用，柯氏认为仲景唯求随证立方，不必拘于病名与经络。如《伤寒翼·制方大法》云"仲景制方不拘病之命名，唯求症之切当，知其机，得其情。凡中风、伤寒、杂病宜立某方，随手拈来，无不活法"，因而其所治病证"只有表里、寒热、虚实之不同，并无伤寒、中风、杂证之分别"。

他认为证有表里、寒热、虚实之异，治有发表攻里、驱寒除热、补虚泻实之法，指出仲景立方亦不拘于经络是"六经各有主治之方，而他经有互相通用之妙"，其用法总以相同见证为依据，而不为六经所局限，即所谓"合是证便用是方，方各有经而用不可拘"。如桂枝汤为太阳病营卫而设，但诸经之病在营卫者皆可用之，抵当汤为太阳瘀血在里而设，而阳明蓄血亦可用之。这正是仲景立法用方之灵活处，体现了辨证论治的精神。柯氏独具慧眼，将《伤寒论》按"以方类证"的方法进行编排，示人以活法，能让后人更好地领会仲景平脉辨证的精髓。

述评：柯琴采用六经分篇，以证分类，以类分法，对伤寒及杂证，据六经加以分类注释，使辨证论治之法更切实用，而且说理明晰，条理清楚，是继元代王好古之后采用六经分类归纳某些杂证有独特见解之医家，对后世有较大影响。正如他所言"以症名篇，而以论次第之，虽非仲景编次，或不失仲景心法"，对于后学理解和掌握辨证论治的方法，具有现实的指导意义。

柯氏在《伤寒来苏集》自序中写道："夫著书固难，而注疏更难。著书者往矣，其间几经兵燹，几番播迁，几次增删，几许抄刻，亥豕者有之，杂伪者有之，脱落者有之，错简者有之。""须一一指破，顿令作者真面目见于语言文字间""须一一提醒，更令作者精神见于语言文字之外"，可见其治学的严谨态度和一丝不苟的精神。

十、钱潢与《伤寒溯源集》

钱天来（1627—1713），名潢，字天来，清代虞山（今江苏省常熟市）人，中年时曾患伤寒，痛痹几殒，得治而愈，遂立志习医。钱氏认为仲景之方，无能逾越其矩度者，而王叔和之编次，成无己之注释，皆附己意而有失仲景原意。其主张仲景之学当上溯《内经》，先撰《素问注》廿篇，惜已亡佚；复撰《重编张仲景伤寒证治发明溯源集》（简称《伤寒溯源集》）十卷（1707），刊行于世。

1. 以法归类，按证编次

钱氏认为现存的《伤寒论》版本，经王叔和整理编次后，顺序混乱已不能体现仲景原意，虽有朱肱《南阳活人书》、方有执《伤寒论条辨》、喻昌《尚论篇》等注本，但都未能深中肯綮。钱氏按照太阳、阳明、少阳、太阴、少阴、厥阴的顺序排列六经，每经皆按照先正治法，后变法的顺序编排，以法类证统方，对各篇原文详加注解。每方均有方论、析义、辨误、论治，务使读者能明白仲景立法之意、用药之因，从中领悟仲景理法制方之妙，体现了钱氏对于《伤寒论》"以法类证统方"的学术特点。

钱氏宗方有执、喻昌之说，在重视"三纲学说"，强调病因的前提下，更注意疾病的转化。"三纲学说"虽是伤寒学的重要理论，但尚不能统率《伤寒论》全书，故钱氏还用不同的证候来进行编次。例如在太阳经设有"心下痞证治"，将《伤寒论》全书中有关痞证的二十条汇编一章，这种编次体现了同中求异、异中求同的辨证观点。

2. 匠心独运，以经解经

钱氏尊崇《内经》《伤寒论》，精研不辍，尤邃于仲景之学。钱氏对《伤寒论》各篇中容易理解的条文仅按常规注释，对于不易理解或者各家认识不同的条文，则列有析义、辨误等，为后世学者对《伤寒论》的探索奠定了基础。

钱氏在注释《伤寒论》条文时常常引用《内经》的原文来阐释。例如太阳中风营弱卫强之病机，历代医家对此机理混淆不清。钱氏曰"言太阳中风之所以汗常自出者，此为营气本未受邪而自和，然营气虽和，而营外之卫气，则为风邪所中，邪气附着于卫而郁热受困，不得与内之营气，两相和谐浃洽之所致尔"。这是用《内经》"阳强不能密，阴气乃绝"及营卫循行理论来注释。从而揭示了风邪是病因，卫分是客邪之处，是主要病机所在，营分是卫分受邪后，产生自身功能紊乱的次要病所，营弱是与卫强相比较而言，非真正虚证的机制。

3. 阴阳为纲，把握全局

钱氏把"病有发热恶寒者，发于阳也；无热恶寒者，发于阴也。发于阳者七日愈，发于阴者六日愈，以阳数七，阴数六故也"列于六经之首，提纲挈领，统论阴阳，作为总纲。钱氏认为"三阳发热症状虽不同，而发热则无不同也，发于阳者，邪入阳经而发也，发于阴者，邪入阴经而发也"。三阴本无发热之例，四逆恶寒，是其常也；间有发热，反不恶寒，手足反温，是其变也。而所谓发于阳七日愈，发于阴六日愈，是言其理所当然，而非必然。"七为少阳之数，阳之复；六为老阴之数，阴之极。阳以少为用，阴以老为极。阳少则为生气，阴极则为阳生，故皆为愈期，此阴阳消长之自然也。"

4. 针砭时弊，师古不泥

钱氏注释仲景原文，对于明了易辨者，只是去随文注释，不多费笔墨，对于经文深奥，不易理解者，钱氏除注解原文外，尚列有"辨误"，往往比较各家观点，指出其中不足，使读者明确何对何错，错在何处。钱氏指出方有执、喻昌之误，引用《内经》中的经典条文来阐明仲景之意。钱氏非欲贬低前贤，抬高自己，因医学所关重大，义理深奥，不得已而为之，如其所云"虽不应臧否前哲，奈所关者大，所虑者深，故不能无辨耳"。

后世评价钱氏对《伤寒论》多有创见，仔细研究钱氏著作，的确可以发现许多新的观点，且大多有理有据。六经是外感热病的辨证纲领，是《伤寒论》一书中的核心内容，但六经的实质是历代医家都会探讨的重点，亦都曾提出过自己的观点。钱氏认为六经为经络和脏腑的统称，其在注释《伤寒论》条文时常常先说明经络走向，后言明脏腑的功能特点。这种理念和方法在古代医家中较为特色鲜明，反映了其"师古不泥古"的治学特点。

述评：钱氏在著作中"精方术""忌浮言"的写作风格和对待疑问时"考校以求验"的严谨态度值得我们学习。

十一、尤怡与《伤寒贯珠集》

尤怡（1650—1749），字在泾，江苏长洲（今江苏省苏州市）人，清代著名医学家。师于苏州名医马元仪，行医之初不著于时，晚年学验俱精，师法百家，博采众长，融会贯通，著作亦丰，尤对仲景著作研究颇深，善用经方，如肾气丸、桂枝汤、理中汤、旋覆代赭汤等。其书《伤寒贯珠集》为《伤寒论》注释性著作之一。因该书编著新颖，结构严谨，条理清晰，注释精妙，集前人之论，纠前人之失，释前人之疑，颇为医林所推崇。

1. 以法类证，层层相递

张仲景著作《伤寒杂病论》经王叔和整理编次分为两书，自成无己后，历代学者，见仁见智，恣意改编，冠以序列，使其理愈发晦涩难懂。尤氏集诸家之长，领会仲景要旨，言"振裘者必挈其领，整网者必提其纲，不知出此，而徒事区别，纵极清楚，亦何适于用哉？"故着眼于临床实际，以辨证施治为原则，运用"六经为纲，治法为目，以方类证"的方法，对《伤寒论》原文进行重新编排和归纳，并对书中方药的炮制及煎煮方法做出删节和改动，以作《伤寒贯珠集》八卷。

《伤寒贯珠集》按类分列六经原文，三阳篇在前，三阴篇在后，每经皆分列纲目，以法为纲，以法类证，遵循先辨主法主证，后辨变法变证，最后辨类证的原则，以证论治，证随方出，层层相递，环环相扣，统领证候和用方，如珠相贯，独辟一门。

2. 广征博引，注解精妙

尤氏效仿张仲景"勤求古训，博采众方"，博览群书，著书之时，广征博引，广泛引用《内经》及王叔和、许叔微、成无己、柯琴、王好古、郭奎、李东垣、尚从善、朱肱等前人见解，集众医家之长，摒弃其短，注解详明，言简意赅，深入浅出。

首先，尤氏既阐明自家观点，又评述他人之见解，对学习仲景之学大有裨益。如在大黄黄连泻心汤条文后，尤氏注曰："成氏云'心下硬，按之痛，关脉沉者，实热也，心下痞，按之濡，关上浮者，虚热也，与大黄、黄连以导其虚热'。成氏所谓虚热者，对燥屎而言也。非阴虚阳虚之谓。"其次，对于仲景未言明或省文之处，尤氏逐一指出，以示后学。如阳明急下证有"阳明病，发热汗多，急下之，宜大承气汤"。尤氏注曰"然必有实满之证，而后可下，不然则是白虎汤证，宜清而不宜下矣"。最后，尤氏对存疑之处，能不落俗套，勇于提出独立见解。如对于原文"伤寒不大便六七日，头痛有热者，与承气汤。其小便清者，知不在里，仍在表也，当须发汗。若头痛者，必衄，宜桂枝汤"。尤氏注曰"'宜桂枝汤'四字，疑在'当须发汗'句下"。尤氏的独到见解和精妙注解对后世学习仲景之学有颇多启发。

3. 驳"三纲鼎立"，推陈出新

太阳病"三纲鼎立"学说，起于王叔和、孙思邈，王叔和言"风则伤卫，寒则伤营，营卫俱病，骨节烦疼"，之后孙思邈曰"夫寻方之大意不过三种，一则桂枝，二则麻黄，三则青龙"，即谓风伤卫用桂枝汤，寒伤营用麻黄汤，风寒两伤营卫用大青龙汤。后经成无己、许叔微二位医家发展延申，终由方有执、喻嘉言发展成熟为"三纲鼎立"学说，风行一时，其影响深远且甚大。

尤氏以临床实际为准绳，力驳"三纲鼎立"学说，于注文中写道"寒之浅者，仅伤于卫；风而甚者，并及于营。卫之实者，风亦难泄；卫而虚者，寒犹不固""桂枝主风伤卫则是，麻黄主寒伤营则非。盖有卫病而营不病者，未有营病而卫不病者，至于大青龙证，其辨不在营卫二病，而在烦躁一证，其立方之旨，亦不在并用麻、桂，而在独加石膏"，并告诫后世医家不可拘泥于伤寒中风病名之中，需领会"中风而或表实，亦用麻黄；伤寒而或表虚，亦用桂枝。其表不得泄，而闭热于中者，则用石膏；其无热者，但用麻桂"。这种阐释方法便于读者理解和运用《伤寒论》。尤氏对"三纲鼎立"学说的修正和发展对后世临床的发展起到了重大推动作用。

4. 博采众长，自成一家

"六经"一词未出现于《伤寒论》中，历代医家各抒己见，形成众多学说，如经络说、脏腑说、气化说、部位说、疆界说等，这些学说各有所长，亦各有所不足。尤氏则倡导经络、脏腑、气化三说一体诠释六经实质，三阳病以经、腑立论，三阴病以经、脏立说。如太阳为经，膀胱为其腑，太阳之邪不解，内传于腑，若与水相结，名为蓄水，即当导水泄热；若与血相搏，名为蓄血，即当下其血。太阴属脾土，秉湿土之气，经脉入大腹络胃，上膈夹咽，所以太阴病多腹满而吐，食不下，自利腹痛等。

创立寒邪六经俱受理论。诸家常言伤寒自表及里，循经脉顺序传入，依次为太阳、阳明、少阳、太阴、少阴、厥阴。尤氏认为，风寒侵袭人体，无有常经，伤寒并非必定源于太阳，中寒亦非仅限于三阴。阳明、少阳、太阴、少阴、厥阴均可遭受风寒，非独中太阳，六经皆有表证。如阳明中寒之脉浮、无汗而喘、不能食；阳明中风之脉迟、汗出多、微恶寒、能食。少阴中寒之吐利、手足逆冷，发热脉沉；少阴中风之阴脉浮、阳脉微。

述评：尤怡阐明了《伤寒论》部分重要理论问题，但对并病、传经、直中、伤寒与温病等理论问题，未曾谈及，或阐而未明，尚需参阅其他注本，方可窥得《伤寒论》理论全貌。

十二、俞根初与《通俗伤寒论》

俞根初（1734—1799），名肇源，字根初，浙江山阴人（今浙江省绍兴市），清代著名医家。俞氏博学旁参，上溯《内经》《伤寒论》，下及朱肱、陶节庵、吴又可、张景岳、柯韵伯、叶天士诸家，结合自身三十余年临证经验，融合寒温，扩大六经辨证的应用范围，总结外感病传变规律的"三化学说"，著有《通俗伤寒论》三卷。

1. 以伤寒立名，统括四时外感

《通俗伤寒论》一改历代医家对伤寒研究的格局，从注释变为重新整理归纳《伤寒论》的证治框架，同时还扩展了温热病的证治，成为一本完善的、阐释外感病诊疗的著作。正如俞氏所说"一切感证，通称伤寒，从古亦从俗也"，俞氏通过将《伤寒论》从经典衍变成通俗，重新诠释了广义伤寒的本义，拓宽了临床证治，也使我们学习应用伤寒论更加便利。

俞氏认为伤寒可分为本证、兼证、夹证、坏证和复证等五个基本类型，这些大证之下又各赅若干小证，对伤寒兼证的描述，则列出21条之多。余如伤寒的痉、厥、闭、脱等四大坏证，以及劳复、食复、房复、感复、怒复等伤寒五种复证，观其所指，名为伤寒，实非尽然。其中有的属温病范畴，如风温伤寒、春温伤寒、大头伤寒等；有的则为有类伤寒的杂病，如风湿伤寒、漏底伤寒等。

2. 从"三化"立论，阐述演变规律

关于外感病的传变，俞氏深知温邪的传变与伤寒病六经传变的规律不同，经过琢磨，终于另辟新径，以六经气化传变之"三化学说"，即火化、水化、水火合化，统论外感病传变的趋向和证候转化的规律。他认为火化证为热证，水化证为寒证，水火合化证为寒热错杂证。其中，疾病的"三化"传变与所感邪气的特性、病者的体质禀赋、阳明经气的旺衰、被侵脏腑生理病理之寒热属性密切相关，故知所感邪气、病者体质之寒热属性及中病之脏腑，则可推知病证的传变趋向和证候之转化。只有对疾病的传变心中有数，才能在疾病的早期治疗中权衡好扶正与祛邪之间的关系，做到防微杜渐，截断疾病向纵深发展。因此，三化立论对于临床掌握证候演变趋势，正确地进行辨证施治，具有重要的意义。

3. 辨证方法，择善而从

俞氏辨治伤寒，四诊合参，尤以观目、腹诊为要。俞氏谓"凡诊伤寒时病，须先观病人两目，次看口舌，以后以两手按其胸脘至小腹"，为后世开启源流，使医者能在纷繁的证候中抓住主要矛盾，于危重患者尤为重要。俞氏认为"胸腹为五脏六腑之宫城，阴阳气血之发源。若欲知脏腑何如，则莫如按胸腹，名曰腹诊"，并把腹诊"推为诊法之第四要诀"。通过腹诊确定虚实真假，具有极高的理论依据及应用价值。

在辨证理论的运用上，俞氏辨证外感重在分六经，明八证。他认为《伤寒论》确立的六经体系是外感病的辨证总纲，伤寒六经并重皆须按经审证。但六经证候之变化不外表里寒热气血虚实八端，故对此八证，如能做到心中了了，则可执简驭繁，用六经辨证之精髓来指导临床实践。

4. 论治有灼见，制方多新意

俞氏认为治疗外感病证，尽管"伤寒以发表为先，温热以清里为主"，六经证治有汗、和、下、温、补、清等六种常法，但"宜凉泻清滋者十有七八，宜温散补者十仅三四"，诸法之中又"均宜侧重阳明"。这是因为胃为十二经之海、五脏六腑之大源，阳明位居要冲，既是三阴之外护，又为三阳之同赖，六经病证的发生与转归皆与阳明息息相关，故六经病证的治疗以阳明为关键。他说："邪在太阳，须藉胃汁以汗之；太阴以温为主，救胃阳也；厥阴以清为主，救胃阴也；由太阴湿胜而伤及肾阳者，救胃阳以护肾阳；由厥阴风胜而伤及肾阴者，救胃阴以滋肾阴。"从诸经与阳明的内在联系，反复阐明六经证治"皆不离阳明治也"的道理所在。

《通俗伤寒论》共创101方，组方灵活，寓意精微，故该书以善创新方治四时外感病闻名。其类型有以下两种：一是辨别病因，选择适当药物配伍，以顺势达邪为原则。如犀地清络饮治疗瘀热互结之神志昏迷证，此证之病因是热邪陷入心包，耗阴滞血为瘀，血热是其根，血瘀是其果。"故以《千金》犀角地黄汤凉通络瘀为君，臣以连翘透包络以清心热，桃仁行心经以活血……佐以姜、沥、菖蒲三汁辛润以涤痰涎"，白茅根凉血清热与灯心草有清心降火之用，引邪下达之妙。二是重视邪正关系，注重脏腑气血之特点，以阴阳平衡为准则。如羚角钩藤汤是凉肝息风之方，以治肝热动风之证，用羚羊角、钩藤、桑叶、菊花凉肝清热、息风定痉，用白芍、甘草、鲜生地黄酸甘化阴，滋养不足之阴血，用川贝母、茯神凉心祛痰、宁神利湿，再加竹茹通其脉络。其他尚有蒿芩清胆汤、加减葳蕤汤、七味葱白汤等，有较高的临床价值，为医者所习用。

述评：俞氏的某些学术观点现在看来尚有值得商榷之处，如在病证命名上，为求统一，任何病均冠以伤寒之名难免有病名重叠、千篇一律之嫌。尽管这样，亦属瑕不掩瑜。

十三、叶桂与《临证指南医案》

叶天士（1667—1746），名桂，字香岩，祖籍江南省徽州府歙县（今属安徽省黄山市），行医于江苏吴县（今苏州市），清代温病四大家之一。叶家三代习医，叶氏年少时便在父亲的指导下开始学习中医，先后向17位名医学习，终成大医。叶氏去世后，由其徒弟整理出《温热论》《临证指南医案》《幼科要略》《种福堂医案》《叶案存真》等著作。

1. 脾胃分治，顾护胃阴

叶氏汲取东垣学说并结合自己临床实践，认为脾与胃虽同属中土，但其功能有别，喜恶不同，故提出了"胃喜润恶燥"的观点，强调治胃不可采用温燥治脾之法。在全面继承和发扬东垣补脾升阳之说的基础上，叶氏创立胃阴学说，反对概用升补脾阳之法，倡导保护胃阴，运用甘平或甘凉濡润之品以濡养胃阴。他在创立甘凉濡润胃阴大法的基础上，提出了"胃以喜润为补"的观点。

在其医案中，从胃阴论治者不少。如《临证指南医案·卷三·脾胃》，首案就是治"胃虚少纳，土不生金，音低气馁"，二至七案皆是从养胃阴论治，并有的直言"脉数，口渴有痰，乃胃阴未旺""知饥少纳，胃阴伤也"，全部二十九案中，养胃阴案占七例，足可观叶氏对养胃阴的重视。

叶氏养胃阴之常用方剂是养胃汤、金匮麦门冬汤、竹叶石膏汤等；药物主要是麦冬、沙参、知母、石斛、玉竹、白扁豆、天花粉、蔗浆、白粳米等。

2. 疗虚损诸疾，善用血肉有情之品

叶氏疗虚损诸疾，以血肉有情之品为所长。其尝谓："夫精血皆有形，以草木无情之物为补益，声气必不相应。"叶氏所用血肉有情之品有人之乳汁、胎盘（紫河车）、脐带（坎炁），禽兽畜类之牛骨髓、羊骨髓、羊肉、羊肾、猪脊髓、麋角胶、鹿茸、鹿角胶、鹿角霜、鹿鞭、阿胶、虎骨、鸡子黄，虫鱼类之龟甲、龟胶、鳖甲、线鱼胶、黄鳝等。

兹就《临证指南医案·卷一·虚劳》而言，所载112案中竟有48案用血肉有情之品治之。如首案"少壮精气未旺，致奇脉纲维失护"，提出"当以血肉充养"，用牛骨髓、羊骨髓、猪骨髓加茯苓、枸杞子、当归、湖莲子、芡实治之。有的案例应用血肉有情之品竟达四五种之多，可见叶氏运用血肉有情之品颇有卓见。

3. 提出"久病入络"说

叶氏在《临证指南医案》中曾频繁提到"病初于经，久痛入络，经则主气，络主血""经数年宿病，必病于络""初为气结在经，久则血伤入络""久病已入血络""痛久入血络"。这就是现今我们所了解的"久病入络"及"久痛入络"医理。

如《临证指南医案·卷八·头痛》，治史某头痛案载"籍虫蚁血中搜逐，以攻通邪结"，用川芎、当归之活血药加炙全蝎、蜂房之通络攻结；《临证指南医案·卷八·胃脘痛》治秦某"久有胃痛"案，认为"其患总在络脉中痹窒耳"，故取蜣螂虫、䗪虫、五灵脂、桃仁、桂枝尖、蜀漆，用老韭根白捣汁泛丸服。类似案例，举不胜举。

4. 倡调补奇经八脉

叶氏首创以奇经八脉识别病因，择之血肉性情之品，通补奇经之法，每遇疼痛、崩漏、疝气等疑证，皆收意外良效。冲脉实之病证，加紫石英以镇逆；任脉实之病证，加龟甲以静摄；督脉实之病证，加鹿角以温煦；带脉实之病证，加当归以宣补。叶氏独创通补奇经医腰腿痹证之先道，《临证指南医案·卷七·痹》有从阳维阴维医治腰腿疼痛、痉挛及内踝发斑之证例；《临证指南医案·卷八·腰腿足痛》提及以奇经医治老妇腰膝久痛，不堪步履，牵引少腹之首案。其对八脉之用药一般来说是滋补肝肾的药物，具有填精养血、温阳壮肾的作用，如枸杞子、熟地黄、肉苁蓉、当归、鱼板、鹿茸、鹿角胶、鹿角霜、杜仲、沙苑、菟丝子、羊肉、巴戟天、紫石英等。

5. 重视"天人一体"的论治

中医学的天人整体观贯穿生理、病理、诊断、治疗、预防等各个方面。叶氏在其临证中将"天人一体"思想贯彻诊治疾病的始终。其对温热病论治的贡献就是在"天人一体"思想指导下的硕果，而且其在内伤杂病上亦十分重视这一思想。

《临证指南医案》仅卷一中风门32案中，明确写出天时气候因素致病者，达11例之多。如第三十案某妪病中风，叶氏前后治疗两年许，每诊所载皆论及运气。初诊云："今年风木司天，春夏阳升之候，兼因平昔怒劳忧思，以致五志气火交并于上，肝胆内风鼓动盘旋，上盛则下虚，故足膝无力。"复诊云："前议苦辛酸降一法，肝风胃阳已折其上引之威，是诸症亦觉小愈。虽曰

治标，正合岁气节候而设，思夏至一阴来复，年高本病，预宜持护。"又复诊云："近交秋令，燥气加临，先伤于上，是为肺燥之咳。然下焦久虚……先治时病燥气化火。"由是可见叶氏论治内伤杂病重视"天人一体"思想之一斑。

述评：纵观叶氏之医学历程，为中华医学倾其一生，总结了众多古人未明了之医学学术理论与创新思想。一切源自临床实践为其善于辨证、勇于创新之根本基础，此乃当今医者于中医药继承与创新中需要借鉴与学习的。

十四、吴瑭与《温病条辨》

吴瑭（1758—1836），字配珩，号鞠通，江苏淮阴人，清代著名医家。其于1798年著成《温病条辨》，1831年著成《医医病书》，又有后人辑录吴氏自1794—1833年的医案，编成《吴鞠通医案》，与《温病条辨》相得益彰。

1. 区别六经，首创三焦

吴氏根据《内经》的理论，引申仲景之六经说，以及河间温病之三焦意，具体运用上、中、下三焦作为辨证施治的依据。将风温、温热、温疫诸病，分为上焦、中焦、下焦来论述。不过吴氏虽然沿用了《内经》三焦之名，却未尽用《内经》三焦之实，用以区分温病发展过程中的三个阶段，从而掌握病情的进退出入，用药的轻清重浊。

以肺与心包为上焦，脾与胃为中焦，肝与肾为下焦，温病一般发自上焦，传至中焦，最后影响到下焦。在这一基础上又提出了三焦的治疗原则，即"治上焦如羽、治中焦如衡、治下焦如权"，从而形成了三焦辨证治疗理论。这一辨证论治理论与叶天士创立的卫气营血辨证论治理论共同构建了温病学的辨治体系。卫气营血理论与三焦理论相辅相成，有一纵一横之妙。前者突出了温病的发展阶段和病变的层次，后者则在其基础上更突出了其脏腑的具体病位。这一理论直到现在，仍在有效地指导临床对各种温热病的诊治。

2. 分明温病，病证相合

吴氏在《温病条辨》中指出："温病者，有风温、有温热、有温疫、有温毒、有暑温、有湿温、有秋燥、有冬温、有温疟。"以九种病名为目，把辨证与辨病结合起来。其病名本身就提示了发病季节与证候特点。如均具发热主证，凡发病在春季，临床表现为与春季气候的温暖多风相一致者就命名为"风温"；凡发病在夏季，临床表现为热盛兼湿者就命名为"暑温"；凡发病在夏秋两湿季节，临床表现为湿热感者就命名为"湿温"；凡发病在秋季，临床表现为燥热伤津液者就命名为"秋燥"；凡发病在冬季，气候应寒反暖，临床表现为温热特点的就命名为"冬温"；凡具上述特点而具有传染流行者就命名为"温疫"；如具有局部红肿热痛甚则溃烂者就命名为"温毒"。以病名为目，是在辨证的基础上，据发病季节、气候特点、证候特点，给予不同的病名，完美地将辨证与辨病相结合。

3. 师古不泥，守正创新

对于温病的治疗，吴氏在立法用药方面颇具特色，其主要表现在对温病过程中的邪正双方都给予重视，正确地运用祛邪扶正的治疗方法。吴氏在治疗温病时，一方面强调要祛除病邪，另一方面又处处注意顾护正气。尤其是在祛邪方面提出"随其所在，就近而逐之"及"逐其余邪"等观点，而在护正方面又强调要"顾护津液""顾护其虚"，体现了邪正并重、邪正合治的思想。另外，吴氏对温病祛邪法中的解表、攻下、化湿、清营凉血等法的运用，较前人都有重大的发展。特别是关于"五承气汤"证治方法的提出，丰富发展了传统的攻下法。而在温病滋阴法的运用方面，也有重大的贡献，如书中所说的："温病伤人身之阴，故喜辛凉、甘寒、甘咸以救其阴。"这一句话中暗含着三焦辨证用药的规律，即对上焦肺阴虚、中焦胃肠阴虚、下焦肝肾阴虚等不同病证各有相应的治法方药。

4. 化裁古方，推陈出新

《温病条辨》制列了众多名方，如银翘散、桑菊饮、安宫牛黄丸、诸承气汤、清营汤、益胃汤、复脉汤、三仁汤、宣痹汤等。这些方剂自创立以来，在传染病、感染性疾病的防治中久用不衰，屡屡建功。

银翘散一方从李东垣清心凉膈散化裁而来，为了更切合风温初起的病机，在煎服法方面，吸取普济消毒饮之"时时轻扬法"，又宗喻嘉言芳香逐秽之说，来宣透在上之热。因为温病忌发汗，风热在表，用辛凉解表之法，本身并无发汗之力，所以说此方能解表而又以不发汗为目的，是谓轻扬宣透之剂。

藿香正气散是《太平惠民和剂局方》的方剂，吴氏从此方中以藿香、茯苓皮、厚朴、陈皮四味为基础，加减变化成五个"加减正气散"。经吴氏加减之后，温散之力减而清化渗湿之功著，不但对上焦湿热起作用，对中下焦湿热亦同样能起作用，且重点是升降脾胃，故吴氏以此作为通治三焦湿郁之方。

为了更适合温邪伤阴的特点，使下而不损津液，吴氏从《伤寒论》三承气的基础上化裁出六个承气汤：宣白承气汤、导赤承气汤、护胃承气汤、牛黄承气汤、增液承气汤、新加黄龙汤。这些方剂虽然都是从三承气汤变化而来，但经吴氏化裁以后，更适合温病的病机。

述评：《温病条辨》一书，是在继承《内经》《伤寒论》和叶天士学说的基础之上一部全面、系统、集大成、切实用、有创新的温病学专著。其学术意义在于它标志着以河间为先导，由吴又可奠基，叶天士初创的温病辨证论治体系，经过吴氏的整理、提高与创新而宣告完成，成为温病学史上一部承前启后的里程碑之作。

第二节　近　代

一、黎庇留与《伤寒论崇正编》

黎庇留（1846—？），名天祐，字庇留，广东顺德（今属佛山市）人，秀才出身，以儒通医，专师仲景，近代岭南伤寒名家之一，在当时与陈伯坛、易巨荪、谭星缘并称岭南伤寒"四大金刚"。黎氏精通伤寒，临证以仲景大法为本，又能通权达变，每能立起沉疴，尤善用经方白虎、承气、四逆、白通之类，救治危急重症，以此著名于时。晚年积其所学，撰《伤寒论崇正编》合八卷及《黎庇留医案》，以及治疗鼠疫、霍乱等专论遗著。

1. 崇正衷圣，删伪伤寒

黎氏认为研究《伤寒论》时前人注解可参考不可盲从，须将全书融会贯通，同时结合临证实践，才能悟得仲景真谛。为了能"尊崇先圣，辨正前贤"，黎氏著《伤寒论崇正编》，该书对《伤寒论》原文的编排，基本上依照宋本中条文的顺序，但书中的"删伪篇"删减的条文多达75条，显示出黎氏与历代注解《伤寒论》诸家最大的不同。

黎氏以"六经定篇，仲景之论为纲，诸家之注为目"为原则，所引诸注，上及晋唐宋元金诸家，下则遍涉错简、维护旧论、辨证论治诸派。除了荟萃历代医家的注解，黎庇留还在书中以夹叙夹议的写法，阐述了自己的见解，对于前人的注释或赞同，或反驳，或直言指正，或阐发补充，以利于后学者取长补短，择善而从。

2. 崇正求实，奇不离正

《黎庇留医案》为黎氏大量医案经"遴选其精英，而增其美辞，复加以评述"而成，共收入经方验案 50 例，将《伤寒论》六经病尽收其间。医案以内科疾病为主，也有妇科、儿科、外科医案，大多为重病、急病、疑难病的治验，并有若干奇案。处方理法方药源于《伤寒论》原文，剂量也多循古法，尊崇六经治法。而对时医推崇的《伤寒论》传经之说，他认为"更不必拘，按病治病，勿差一黍则得矣"，故其用方灵活多变，常处方寒热前后不同，如有连用姜附，忽转芩连等。

黎氏认为人生之大险证有五：霍乱、中风、中痰、中血、瘟疫。霍乱证毙命最速，初起即以大剂四逆、白通，如若误用参芪苓术后即难救矣。如中风、中痰急救可将两手擦热按其眼尾，频频按之，人事自省，即以四逆、白通即能生，否则死即在此刻。凡此等危急之证，黎氏均能依证脉的表现，紧抓脉沉微、肢厥等症为主要依据，果敢地投以"四逆汤"等，每能收立竿见影之效。其用奇而不离乎正，似此之类，确能启迪后世临床之思。

3. 以证为正，善用温热

黎氏诊病，多以证为主，遇脉证不应时，往往舍脉从证，他认为"认证的，不必拘脉"。黎氏用小柴胡汤即遵循仲景"但见一证便是，不必悉具"之旨。曾治一新婚妇人发热、胸满、口干苦，虽六脉全无，亦径投小柴胡汤加减，一剂则热退。对待脉诊，黎氏认为人之体质各有不同，脉亦不能一概而论。

对于"三因制宜"法则，黎氏最看重因人制宜之法，认为时地同、年龄同而虚实异，处方则截然不同。岭南地区气候以湿热为主，医家多喜用温病寒凉之法，黎氏则强调因人因证而异，用真武、四逆、白通温热药甚多。其言："自有清中叶，苏派学说盛行以后，桂枝之价值，遂无人能解，所以不敢用桂枝，其理由之可得而言者，不外'南方无真伤寒'，仲景之麻桂，仅可施于北方之人，非江南体质柔弱者所能胜。"黎氏在南方湿热之地，屡用温热之剂拯人于危难之中，启迪后世医家，处方当宗"知犯何逆，随证治之"。

4. 崇正不泥，内法外用

黎氏治病，宗仲师之法为本，然非教条式地死守某方某药之用法，往往能推陈出新，灵活变通，以内服之方，化为外治之剂。黎氏善以"三黄泻心汤""真武汤"为散外敷，同时依辨证还用苦瓜、生姜、葱白等为汁调敷。黎氏临证，不仅能变内服之方为外用之剂，也多同时兼用内服外治之法，治疗之法灵活多变，皆依辨证所需而为。《伤寒论》中虽有火熏令其汗，冷水潠之以劫热，赤豆纳鼻治尸厥气闭，猪胆汁、蜜煎导法以通便等诸外治之法的记载，然似三黄泻心汤、真武汤、大承气汤等诸经方，原不专为外治而设，皆内服之剂也，黎氏却于临证之时，变其为外敷之药，师古而不泥古。

述评：黎庇留强调实证的治学方法是值得我们学习的，他研究《伤寒论》谓"崇正"，虽是崇"仲圣"之正，更是崇"实证"之正，所以他研诸家而多疑，宗仲圣而不泥。《伤寒论崇正编》形式虽维旧，但贵在删伪，是黎氏强调理论联系实际的实证精神体现，而在《黎庇留医案》中更是将这种实证精神表现得淋漓尽致。很长时间以来，由于文化自信的缺失，很多研究者在对中医古代的一些理论、治法不加研究，辄以糟粕论之，究其原因即是缺乏黎氏这种实证精神，而这种实证精神尤其是医学研究者必须具备的。

二、易巨荪与《集思医案》

易巨荪（？—1913），原名庆堂，号巨荪，亦作巨川，广东鹤山县（今鹤山市）人。出身医学世家，自幼受祖父教育熏陶，读神农、黄帝、扁鹊、仲景等医学名著，对金元四大医家有所研究。清末在广州西关开业行医，医寓名"集易草庐"。在当时与陈伯坛、黎庇留、谭星缘并称岭南伤寒"四大金刚"。易氏临证善用经方，又善取金元四大家等时方之长，其治学严谨客观不自矜，取古人"集思广益，其功不必自己立"之意，著《集思医案》，为近代岭南伤寒学派代表著作，所著《集思医编》已不存世。

1. 思求经旨，演之临证

仲景在其《伤寒杂病论序》中批评时医"不念思求经旨，以演其所知，各承家技，始终顺旧"。易氏受其祖父影响，重视中医经典理论在临床中的使用，尤其认为《伤寒论》《金匮要略》体用合一，应该在临证中多加揣摩。所以在著《集思医案》时，特别强调"爰将平日所治各证，自癸未至甲午，择其与经旨相发明者，辑为一卷，名曰《集思医案》。其有不能发明经旨，虽能出奇制胜亦弗录"，强调临证时要有理论依据。如治谢宽妻腹痛案，言少腹满痛拒按属实证，大便通知不关燥屎，小便通知非蓄水，其为瘀血无疑，投以桃仁承气汤，二服瘥愈；治木匠李某妻外感发热后腹痛，言"脾不转输，故腹满痛，不输于上渴饮而吐，不输于下故二便不通，法宜转输脾土"，投以五苓散，一服瘥愈。可见其遣方用药必有所据，是从经典理论中思用所得，是谓集思。

2. 活用经方，擅治危重

国医大师邓铁涛教授曾提到，"广东有四大伤寒名家，表面看来是泥古的，但确能挽救危重病者"。易氏在《集思医案》共记62案，其中大半为危急难证。如治血证15例，包括吐血6例、便血4例、妇科出血4例、衄血1例，均属急性或反复多次出血，临床表现为寒热虚实夹杂、证候危急的疑难病；有5例"昏不知人"病案，患者都表现有意识模糊不清甚则意识丧失的凶险证候；还有鼠疫这种烈性传染病医案7例。

在治疗这些危急难证时，易氏均以仲景经方为主而变通。如治疗吐血多用柏叶汤、大黄黄连泻心汤、旋覆代赭汤等；治便血时用白头翁汤、吴茱萸汤、理中汤等；治崩漏用真武汤、四逆汤等；治晕厥、昏迷等重证时用吴茱萸汤、当归四逆加吴茱萸生姜汤、附子理中汤、大柴胡汤等。

3. 明辨阴阳，强调量效

治病时强调明辨阴阳。如论治霍乱认为"吾粤霍乱盛行，从阳化者热多，口苦渴，舌红，古法予五苓散，粤人用纯阳仙方多效。然入阴者死，出阳者生。阳症其轻，亦有不药自愈者。惟从阴化之症寒多，不欲饮，即饮亦喜热水，古法用理中汤，且有吐利一刻紧一刻，手足冷，声嘶日陷或手足拘急，复大汗出则死矣。古人嫌理中力薄用通脉四逆汤或四逆汤。予遂其法治之。附子有用至二两，干姜有用至两以上者。全活甚多，但此症内霍乱外伤寒，从阴从阳瞬息不同用药亦如此。"如治晕厥、昏迷之重症，既有吴茱萸汤、附子理中之温阳法，又有大柴胡汤之开结泄实法等。

治疗时据证用药，强调量效。如"治陈伟卿世伯头眩肢痹半身不用案"，用黄芪桂枝五物汤，桂枝用至五两，十余日大效，三十日收功；治"吕少薇之妻产后郁冒"，主以小柴胡汤，柴胡用至八两，一剂而愈；治"冯丽甫之妻李氏外感医用清凉药过多而昏不识人案"，用大剂吴茱萸汤而愈。

4. 创新经典，防治鼠疫

1894年，鼠疫流行，易氏认为鼠疫有轻重之分，"大约以先发热为轻，热核并发次之，热甚发核又次之，病将终发核、始终不发核为重。核之部位，以在顶、在肋腋、在少腹为重，在手足为轻。经曰，'入脏者死，出腑者愈'。脏，心肾也。在心则谵语神昏，直视。在肾则牙关紧闭，失音难治。腑，胃也，在胃虽谵语，乍有清时，口渴便闭，此病甚轻，白虎承气可治，即生草药亦能愈之"。入心肾之重者，则非白虎承气辈所能治，而是类似于《金匮要略》阴阳毒证，"见症虽未尽相同，而病源无异。方中以升麻为主，鳖甲、当归、甘草、川椒、雄黄次之。阴毒去雄黄、川椒。复读《千金方》，有岭南恶核，朝发暮死，病症与近患疫症无殊，其方有五香散，亦以仲师升麻鳖甲为主，而以香药佐之……因升麻一味，骇人闻见，改汤为散，活人无算"。易氏运用升麻鳖甲汤治疫核，并非原方照搬，而是根据病情采用散剂、汤剂多种剂型及内服、外用不同给药途径，是经方治疗鼠疫的创新与突破。

述评：易巨荪是中医药传承创新的典范。他在学用中医经典理论时强调"发明经旨"，强调中医临证要有理有据。同时他又能根据临床复杂多变的实际情况而创新经方治疗，对鼠疫活用升麻鳖甲汤就是典型的创新案例。易氏代表作《集思医案》集中近代岭南伤寒学派运用仲景经方之智慧，是近代岭南伤寒史上一册极具代表性的医籍，具有重要的医学文献价值。易氏等岭南伤寒名家防治鼠疫的宝贵经验，使近代中医学在急性烈性传染病和危重感染性疾病的理论和临床治疗方面，极大地丰富发展了其内容。其敢于突破陈见，结合临床实际，在当时诸多温病派系中，提出伤寒法治疗大疫的创新精神，尤其值得我们学习。

三、张锡纯与《医学衷中参西录》

张锡纯（1860—1933），字寿甫，祖籍山东诸城，出生于河北省盐山县。祖上累世业儒，声誉显于乡里。至其祖父因酷爱医学且于医术精研甚深，谓"读书之外，可以学医"，开张氏医学之始。张氏学经史百家兼习医学，科举考试不第后，潜心医学，精研《内经》《难经》及《伤寒杂病论》等中医经典，多有发明。他在临证上，善化裁古方，每遇群医束手之证，他皆能力挽沉疴，化险为夷。他与当时江西陆普生、杨如侯，广东刘蔚楚并称为"名医四大家"，与慈溪张生甫、嘉定张山雷并称"海内三张"，与冉雪峰并称"南冉北张"。张氏力主中西医汇通，著有《医学衷中参西录》，是中西汇通派及寒温统一学派的代表。

1. 中西汇通，西为中用

张氏所处时代正是西学东渐之时，西医的传入对中国医学界产生了巨大的影响，保守派认为西医为异说，强烈抵制；维新者认为中医旧说当弃，欲消灭中医。而如张氏等主张中西汇通的医家则认为医学以活人为宗旨，原不宜有中西之界限存于胸中，中西医学各有所长，也各有所短，应摒弃疆域之见，取长补短，归于一是，并强调"中医尚理想不尚实验，故精于人身之气化，而略于人身之组织；西医尚实验而不尚理想，故精于人身之组织，而略于人身之气化。是以区区之间，以为当今之世，欲求医学登峰造极，诚非沟通中西不可也"，认为中西医应当互参，取长补短，这才是我国医学发展的方向。

张氏在中西医理论及临证的汇通方面做出了很多探索，认为中医总体要比西医高明，中西医原理是相通的，中西汇通主要是用西医印证中医，从而证明中医并非不科学。他认为生理上中医以经脉循行为互通的五脏六腑之始终理论与西医的心肺循环说可汇通；藏象说与解剖生理有可汇通之处。在病理上，他认为脑充血与厥证相通；心力衰竭与肾不纳气可以相通；中医之血与西医之血存在可互通性；六气六淫说与微生物病因说相通。在治疗方法上，他坚持以中医理论为基础，兼顾西医病理药理知识，用药用法体现中西医双重指导。根据临床需要，结合中西医药理论，张氏创制了许多著名的方剂，如"石膏阿斯必林汤"、治噎膈的变质化瘀丸、治疗毒淋的朱砂骨湃波丸等，在一定程度上反映了西药辨病论治与中药辨证论治的结合，开中西药结合方剂之先河。

2. 寒温融合，立新三纲

张氏是寒温统一学派代表之一，他认为《伤寒论》中原有温病，浑同于六经分篇之中。将太阳病初病分中风、伤寒和温病，他指出《伤寒论》虽以伤寒为名，"而太阳篇之开端，实中风、伤寒、风温并列"。据《难经》伤寒有五之说，认为"中风、伤寒、温病皆可以伤寒统之，而其病之初得皆在足太阳经，又可浑以太阳病统之也"。温病除风温之外，还有湿温和伏气化热温病，针对三纲中仅仅提到风温，张氏认为："湿温及伏气化热之温病，其病之起点亦恒为风所激发，故皆可以风温统之也。"因此，仲景实际是在第2、3、6三条原文中，将"中风、伤寒、温病特立三大提纲"，并列于篇首，并指出三者初得时宜分治，认为"惟其初得之时，中风、伤寒、温病，当分三种治法耳"，如中风桂枝汤、伤寒麻黄汤、温病麻杏石甘汤。

张氏提出"温病之治法详于伤寒论"，以反对《伤寒论》详于寒略于温，仅用于伤寒，不能治温病的说法。其主张以六经分论温病，认为麻杏甘石汤、大青龙汤、小青龙加石膏汤、小柴胡加石膏汤、白虎汤、白虎加人参汤、大小陷胸汤、白头翁汤、黄芩汤、葛根芩连汤、栀子柏皮汤、黄连阿胶汤等均为治温病之方。张氏一方面以伤寒的方法重构温病，另一方面以温病的理论阐释伤寒，使寒温二者真正在理法方药上开始走向融合，可谓近代医学史上对寒温统一作出巨大贡献的医家之一。

3. 六经实质，经络气化

张氏认为六经的实质是经络，较前人六经传足不传手之论不同的是，他认为"伤寒治法以六经分篇，然手足各有六经，实则十二经也""诚以人之手、足十二经，原无处不相贯通，是以六经分篇之中，每篇所列之证皆有连及手经之病"，且举例说明，"麻黄汤中麻黄与杏仁同用，非因其所治之证于手太阴有涉乎？承气汤中大黄与朴硝同用，非因其所治之证于手阳明有涉乎？知此二方，余可类推也"，认为足经手经紧密连属。

张氏认为《伤寒论》的主要治疗方法是调理人身气化，如通补流通气化、宣发触拨气化等，他尤其注重采用大气理论、气机升降理论阐释《伤寒论》中的疑难问题，提出太阳大气论、厥阴肝气论、少阴心肾交通论等，均是其六经思想中极具特色的部分。

述评： 张锡纯是近代伤寒学术史上中西汇通派的代表医家，是中西医结合的先驱。他在当时西学东渐的复杂环境下，能够主动学习西医知识，并将中西医理论相互考辨，走出了一条以中医理论体系为主、以西学解读中医的中西汇通之路。他始终认为"中西医学相助为理，而不宜偏废，吾国果欲医学之振兴，故非沟通中西不可也"。他以汇通中西医学为己任，堪称今日中西医结合的先驱。他的中西汇通思想来源于实践，但更是源于他博学创新的精神和振兴中华医学的崇高理想。这尤其是我们新时代中医学者应该学习的。

四、唐宗海与《血证论》

唐宗海（1846—1897），字容川，四川彭县（今彭州市）人。少时习举子业，并考中进士，但因父亲体弱多病，遂留心于医学，尤其是在其父因吐血、下血多方医治无效后，下决心精研岐黄之术。其在血证上用心最多，著成《血证论》一书，影响甚巨。唐氏学医"寝馈于《内经》、仲景之书触类旁通"，提倡治学应好古而不迷信古人，博学而能取长舍短。他以《内经》为本、宗法仲景、撷取各家，形成了自己的医学体系。时值西学东渐，西方医学强烈冲击着中医学，唐容川出于维护和发展中医药的目的率先提出"中西汇通"，力图寻找中西学术之间的汇通途径。除《血证论》外，尚著有《中西汇通医经精义》《伤寒论浅注补正》《金匮要略浅注补正》《本草问答》《医学见能》《医易通说》《痢证三字诀》与《六经方证中西通解》等。

1. 本以脏腑，用以气化

唐氏在解释人体生理功能及发病机制时重视脏腑之本及气化之用。在《内经》藏象等理论的基础上，他特别强调脾阴、肺阳与三焦的功能。他认为气化理论是中医理论之精髓，指出"唐宋以后医学多讹，西法近出详形迹而略气化，得粗遗精皆失也"，在气化理论中尤其重视阴阳水火气血论及六经气化理论。

唐氏认为脏腑理论是辨治疾病的根本，认为"业医不知脏腑则病原莫辨，用药无方，乌睹其能治病哉？"他以《内经》及《伤寒杂病论》的脏腑理论为基础，对五脏六腑生理、主病加以阐述，尤其是对脾阴、肺阳及三焦理论有自己的独特见解。重脾阴之润泽滋养功能，认为脾之运化功能与脾阳、脾阴均有关，脾阳统血而脾阴养血；重视肺阳之宣发温化功能，认为肺阳有温化蒸腾、宣发输布及温养卫外的作用；强调三焦为人体气化之道路，将三焦视为一种人体中的膜状结构，如膜网、网膜、油网之属，三焦为人体水液之通道、营卫之道路、水火之通路。

唐氏认为气化理论是中医学最具特色的内容，是与西方医学的最大区别所在，并依据《内经》开、阖、枢理论，阐明了人身气化与六经六气的相合规律。他认为太阳膀胱气化上行外达于皮毛以卫外为固，故太阳主开；阳明胃经主纳水谷化精汁，洒行五脏六腑，化糟粕传入大肠小肠，其气化主于内行下达，故阳明主阖；少阳三焦内主隔膜，外主腠理，内外出入之气均从腠理往来，故有邪在腠理则寒热往来；手太阴肺主布散，足太阴脾主运行，凡血脉之周流，津液之四达，皆太阴司之，故太阴为开；足厥阴肝经主藏下焦之阴气，使血脉潜而精不泄，手厥阴心包络主藏上焦之阴气，使阴血敛而火不作，故厥阴为阖；手少阴心经内合包络，下生脾土，故能为二经之转枢。

2. 本草药性，最重阴阳

唐氏对本草药性的认识源于传统文化中阴阳太极变化之理及中医气化理论。以此为基础，唐氏具体阐发了辨别药性的思路与方法，认为形态色泽、四气五味、药用部位、生长环境、采摘季节等因素决定了药物之功效。他认为药物治病是以药性之偏纠人体阴阳之偏，在《本草问答》中言："凡物虽与人异，然莫不本天地之一气以生，特物得一气之偏，人得天地之气全耳。设人身之气偏胜偏衰则生疾病，又借药物一气之偏以调吾身之盛衰，而使归于和平则无病矣。盖假物之阴阳以变化人身之阴阳也。"

在辨识药物阴阳之性方面，唐氏强调从药物的形、色、气、味来区分。所谓"形"指的是药物的形状、质地、药用部位等因素，"色"指药物的颜色、色泽等因素，"气"是指寒热温凉四气，"味"是指酸苦甘辛咸五味。他主张从阴阳气化的角度认识本草以及其功能，辨识的内容应包含形色气味、六气、五行、药用部位、生长环境、采收季节等因素，只有这样，才能全面了解本草阴阳之性。

3. 辨治血证，升降出入

唐氏根据气机"升降出入"的运动方式与脏腑虚实特点，将血证划分为若干类，即"血上干""血下泄""血外渗""血中瘀"。血证是指由于气血失和，导致血液运行不循其常道，升降出入异常，以异常出血为临床表现的病证。血随气逆而血上干可见吐血、呕血、咯血等；血随气泄而血下泄可见便血、尿血、崩漏等；气火炽盛，迫血妄行、血外渗则可见血箭、血痣、血瘙等证；瘀血阻络、血行失常成血中瘀证，不但阻碍新血之化机，而且可成为血证之因，导致出血不止或再次出血。

在血证的治疗中，根据对血证病因病机的认识，提出血气顺气、补脾土以补气、泻阳明之逆火、调肺主之治节、平肝及冲脉之逆气等。厘定治血四法，即止血法、消瘀法、宁血法及补虚法，并提出血证之宜忌，禁忌包括禁汗、吐、下之法，宜用和法，认为和法为"血证之第一良法"。

述评： 唐宗海是中西汇通派的先驱，对后人影响深远。他素以血证诊疗理法方药的创新性和实用性享誉医林。在当时西学强势传入的时代里，他能够立足中医经典，兼收并蓄，在传承中医经典理论与实践的基础上，不断融汇新知，丰富与发展中医药基本理论。深入学习他的医学思想及理论体系，不仅仅是学习他包括血证治法在内的临证经验，更重要的是学习他传承中医经典、创新中医理论的方法及精神，尤其是在科学技术高度现代化的今天，对我们中医药的现代化提供了思路与方法。

五、陈伯坛与《读过伤寒论》

陈伯坛（1863—1938），名文炜，字英畦，广东新会（今属江门市）人，是清末民初岭南伤寒大家，与易巨荪、黎庇留、谭星缘并誉为岭南伤寒"四大金刚"。陈氏自幼博览经史，少年时阅《伤寒论》后，叹为"天书"，遂潜心医道，深得阴阳六经之精髓。22岁已开馆行医，悬壶济世，医名远播。陈氏重视中医人才培养，曾出任"广东陆军军医学堂"中医总教习，并开办"中医夜学馆"，晚年又在香港创"伯坛中医专科学校"，并把授课讲义撰成《读过伤寒论》《读过金匮卷十九》《麻痘蠡言》三部著作，深透仲景原旨，是清至民国时期岭南伤寒医籍中的重要著述，对弘扬岭南仲景学说有重要学术价值。

1. 诠释《伤寒论》，主张以经解经

《读过伤寒论》的写作颇受成无己《注解伤寒论》的影响，主张"以经解经"注释《伤寒论》，并"羞与注家为伍"。他认为《伤寒论》"妙能与《素问》《八十一难》诸旧本异其辞却同其旨"，强调《内》《难》《伤寒杂病论》可以一揆贯之"。所以他在书中经常引用《内经》等典籍的内容，如解释"太阳病，发热而渴，不恶寒者为温病"，他引《内经》曰："冬伤于寒，春必病温，寒之温也，属个人之病；冬不藏精，春必病温，风之温也，属时行之病。"

同时，陈氏指出"伤寒毋庸注，原文自为注"，书中经常引用《伤寒论》《金匮要略》的内容，相互印证。尝谓："读仲景书当从原文上探讨，勿以注家先入为主所囿。"如"大病差后，劳复者，枳实栀子豉汤主之"，他解释道："伤寒何者是大病？……能服大汤者是大病，或得大青龙证，或得大柴胡汤，或得大陷胸大承气汤证，才是大病。"可见陈氏对仲景之旨，融会贯通。

陈氏认为"仲景学说是即教人从没字句之空白处寻出字句来，还向病人身上寻出有字句之书……失病人便是失仲景"，所以他常结合自己的临床经验来阐释条文，如"太阳与阳明合病者，必自下利，葛根汤主之"一条，他解释道："是证得诸幼龄为居多，俗传乳孩出牙，必自下利者，可与本证参看。以手足阳明脉入齿中，阳明欲反阖为开，当然泻而不存，俟太阴开则阳明自阖，勿治之可也。"临床实践是中医的唯一源泉，陈氏从理论到临床的阐述，使《伤寒论》更加具象，使我们获得更多灵感启悟。

2. 以阴阳立论，倡六经气化学说

陈氏非常重视三阴三阳的关系，在《读过伤寒论》中处处以阴阳来阐述《伤寒论》的内涵，正如其在书中写道："长沙实则以阴阳二字为心法，知阴知阳为眼法，治阴治阳为手法。"而对于三阴三阳的实质，陈氏认为是六气所化，其说"三阴三阳，天与人属公共之美名""六气乃三阴三阳之化始，三阴三阳为六气之化成"。陈氏用《内经》的标本中气理论阐述三阴三阳的气化规律，并提出了"三阴三阳合化"和"标本中气旺则从化"的观点。在论述合化时，他总结道"寒热合化成太阳、成少阴，燥湿合化成阳明、成太阴，风火合化成少阳、成厥阴"。在论述从化时，

他提出"以阳为旺则从阳，以阴为旺则从阴，阴阳俱旺则从阴亦从阳"。所以在治疗时"从寒治热，与阴相得则治阴；从热治寒，与阳相得则从阳"。陈氏对三阴三阳气化学说的发挥，对我们理解《伤寒论》的精神实质，颇有启发。

3. 处方用药精准，常用大剂量

陈氏认为仲景经方的立法严谨，方证明确，用药精准。如其对吴茱萸汤、四逆汤、真武汤、白通汤的阐释，他解释说："吴萸、四逆、真武不能同鼎而烹，因三方各有所主，不能随便合用。"又云："若扶地气之陷，四逆汤为无二法门；补天气之倾，白通汤为无二法门；降地气之浊，又吴茱萸汤为无二法门也。三方鼎峙，而分道扬镳者也。"其论述甘草汤时，对仲景用生甘草而非炙甘草，提出了自己的看法："甘草炙用而非生用，则留中之味多，奉上之味少，于咽痛更无裨补矣。生用正对针其咽以立方，非嫌其炙之则温也。"

陈氏处方的另一显著特点是，药味数小，而用量则较重，人称"陈大剂"。他认为"用药如用兵，兵少致败，药轻失机，按证下药，应重不重，反受其害"。陈氏用药并不是一味地追求大剂，而是应重则重，应轻则轻。如其女儿陈坤华回忆说陈氏处方"附子经常用三两，甚至六两，干姜经常用二两，甚至四两，桂枝亦常用至一两以上"，而"麻黄、细辛此类辛散之品，从未有超过六钱者"，可谓深得仲景经方之精髓。

述评：陈伯坛《读过伤寒论》是研究岭南近代伤寒学术流派的重要著述。陈氏认为诸家所注伤寒已失仲景本义，所以著《读过伤寒论》是为了"使世之为医者，自今伊始，其未读伤寒者当读伤寒，其已读伤寒者当读过伤寒"。其女陈坤华在《追怀先父陈氏》中说："以'读过'命题，意谓需将其从头读过。"陈氏以经解经注释《伤寒论》，尤其是他提出的阴阳理论，从三阴三阳标本中气学术对六经气化规律的阐发可谓独具匠心，对后世伤寒理论影响颇深。可惜陈氏一生忙于临证、教学、著书，存世医案较少，《程祖培先生医学遗著》一书中记录了陈氏弟子程祖培先生的医案，有助于我们窥见其诊疗思路。

六、朱壶山与《伤寒论通注》

朱壶山（1864—1946），名绍显，字荓，河南桐柏人。朱氏幼读私塾，中年嗜医，于1930年在北平开办"壶山医庐"，挂牌行医。后于华北国医学院执教，讲授伤寒论、黄帝内经等课程。朱氏专注于著书立说，悬壶济世。朱氏曾拜唐宗海为师，传承了唐氏学术思想，寝馈三世医书，详究《伤寒杂病论》，精于内科、妇科、儿科，兼治杂症。其代表性著作有《最新伤寒论精义折中》《最新杂病论精义折中》《伤寒论通注》《杂病论通注》《内经讲义》《内科讲义》《内经经释》等，而《伤寒论通注》是其于1940年所著，集中反映了朱氏重视六经气化和中西汇通的学术思想。

1. 六经气化，贯穿全书

从气化角度研究《伤寒论》者，当首推钱塘二张，而张志聪倡之尤甚。唐宗海继承了六经气化学说，而又多有发挥，朱氏传承了唐氏的思想，《伤寒论通注》全书都贯穿了六经气化学说，并多处转述了唐宗海《伤寒论浅注补正》之语。如朱氏在《太阳总论》中曰"太阳经气之论，当以天彭（即唐宗海）为正"，太阳气化的来源是"天阳之气，乃日光透入地下，熏蒸地下寒水化气上腾者也"。在释"太阳之为病，脉浮，头项强痛而恶寒"一条时，曰"此节是太阳经与气皆病也。经病则头项强痛，甚则由背连腿，其寒与痛，比周身重。气病则卫外之阳弱，不足抵御外界风邪，无论微甚，势必恶寒……盖脉者，血之府也。脉管之外皆是网膜，网膜为化气行水之道路，血液充足，热力之熏蒸，网膜中之气不致停而为水，所谓营血足则卫气强者以此"。

2. 中西汇通，各取所常

1892 年唐宗海撰写了《中西医汇通精义》，开创了中西医汇通思潮的先河。朱氏师承唐宗海，自然也深受其中西医汇通思想的影响。朱氏认为"中医所重者，为经络传变、气化升沉；西医所重者，为细胞组织、生理解剖"，二者各有所长，专习西医，则不知神化阴阳之妙，墨守中医，则无法适应时代的需要。朱氏创造性地结合解剖、药理等知识解释了《伤寒论》中的一些原文和方药，如在解释桂枝汤治疗太阳中风证的机理时，朱氏指出"内脏血管之反应，与皮肤血管，立于反对地位，内收缩则外扩张，外收缩则内扩张。汗液分泌正盛时，于实验上，得见肠内黏膜之毛细血管收缩，故用桂枝增加末梢血管血量，同时即增其汗量。外部如此扩张，所以必用芍药，以舒内部血管之挛急"。

朱氏不强求处处都中西汇通。正如他在《伤寒论通注·凡例》云："南阳非科学专门，建安非科学时代。论文说理施方自成统系，与近代医学立足为科学上者，虽不至全不贯彻而实难融会之处亦夥。强使杂糅，势必两败。"朱氏指出，中医理论以气血为立足点，而西医理论以神经器质为立足点，二者发端不同，故难以尽合，且"未病之先，全赖升降浮沉之气，维持生活之现状。既病之后，精神散乱，升降浮沉之气改其常度，各器官之功能因而发生障碍。此气化为病，实非解剖所能得其真相者"，此为中西医学之不同。

述评：朱壶山生活的时代是中西医汇通思潮的时代，朱氏主张中西汇通，但是朱氏并不是盲目汇通。朱氏在医药期刊上发表医论文论数篇，论述了他中西汇通的思想。如其在《论医由科学进于气化》一文中认为中医的"外因"，即西医的"诱因"；中医的"内因"，即西医的"素因"；中医的"元气"，即西医的"细胞"；中医的"真阳"，即西医之"体温"；中医的"气"，即西医的"神经"。朱氏由此提出西医的特点在于专重物质，而却不懂得气化的原理。所以，他提出"医由科学进于气化"。可见朱氏在中西汇通的路上，还是主张中医为体，西医为用，而气化学说，为中医西医搭建了汇通的桥梁。

七、彭子益与《圆运动的古中医学》

彭子益（1871—1949），名承祖，云南大理鹤庆人，清末至民国时期著名医学家。彭氏自幼钟情于中医典籍，曾任清太医院宫廷医师，博览太医院藏书。辛亥革命至抗日战争期间，彭氏辗转山西、南京、云南、成都等地讲学，把一生研究之心得，尽心尽力传给学生。先后撰有《生命宇宙论》《原理论》《伤寒论六经原文读法篇》《伤寒方解篇》《金匮方解篇》《温病本气篇》等 16 种著述，这些著述的内容基本上收录于其晚年所写的《圆运动的古中医学》一书中。书中所提出的"圆运动"理论，也是彭氏学术思想的精髓所在。

1. 构建人体气机"圆运动"模型

圆运动的理论起源于河洛，发展于《内经》。彭氏继承和发展了黄元御的中气升降理论，并首次提出"圆运动"一词，建立了"中气如轴，四维如轮，轴运轮行，轮运轴灵"的人体气机圆运动模型。

彭氏认为阴阳交合，彼此相随，遂成一个圆运动。升降浮沉一周，则生中气。五行，大气圆运动之物质。木升金降，水升火降，土运于中。若运动不圆，升降不交，而产生风、热、暑、湿、燥、寒，化生六气。人体秉大气之五行，而生脏腑。圆运动的五行，是融合分析不开的。若运动不圆，作用分离，则出现五行之病。如其在论述脾土时说："人身脾土之气，运化不及，则腹满、停食、上吐、下泻、四肢不举、全身倦怠等病。土气填实，则不能运化也。"所以彭氏总结道"轴则旋转于内，轮则升降于外，此中医的生理也。中医的病理，只是轴不旋转，轮不升降而已。中医的医理，只是运动轴的旋转，去运动轮的升降，与运动轮的升降，来运动轴的旋转而已，由轮而轴，是为先天，由轴而轮，是为后天。"

彭氏运用圆运动理论，解释了伤寒、金匮、温病、时病，将中医学很多理论贯穿起来。这也是圆运动理论在中医临床中的最重要意义所在。

2. 运用圆运动理论诠释《伤寒论》

运用圆运动理论诠释《伤寒论》是彭氏伤寒学术思想的特色之一。下文将从彭氏强调本气自病、基于圆运动解释营卫、重新编次《伤寒论》六经原文三方面阐述。

（1）强调本气自病　强调本气自病，是彭氏学术观点的重要组成部分。彭氏在《伤寒论六经原文读法篇》中，指出："自来注《伤寒论》者，无不曰风中肌腠，寒伤皮毛。如不发汗将风寒发散出来，这风寒就会由太阳传入阳明而成阳明病，传入少阳而成少阳病。或风不中肌腠，寒不伤皮毛，风寒直中三阴之脏，而成三阴病。南北同风，古今一致。在事实上彻底研究起来，乃风寒伤人之后，人身本气自病，并非风寒入了人身为病。病成于人身的本气，而起因于风寒所伤耳。"此即彭氏所持的本气自病说，并认为这就是《伤寒论》的真相。

（2）圆运动的营卫观　彭氏基于圆运动的中气出入升降理论来解释营卫。彭氏认为"中气者，荣卫之根本""荣卫者，脏腑之外，躯体整个的圆运动之气之称。荣者，人身自内而外之气。卫者，人身由外而内之气。"并且，彭氏把荣卫与五脏关联起来，"荣卫为十二经之精华，降气足则卫气足，升气足则荣气足，降气司令在肺而根于胃，升气司令在肝而根于脾。调脾胃以升降肝肺，荣卫自旺也。"

彭氏认为"荣卫和合则不病，分离则病"，并提出了"凡原文称太阳病，皆荣卫病"。风寒偏伤荣卫之后，是荣卫本体自病，故太阳中风是"言卫气为风所伤也。风性疏泄伤卫，卫伤则荣病"，太阳伤寒是"寒性收敛伤荣，荣伤则卫病"。而当"荣卫不解，脏腑病成"，就会发展为"坏病"。因为"荣卫乃脏腑之表，脏腑乃荣卫之里"。而在用药方面，彭氏指出"凡用营卫药，不可离中气药"。彭氏对于营卫的见解独到，值得研究。

（3）重新编次《伤寒论》六经原文　彭氏说"一部伤寒论，如内容六瓣之一橘。荣卫如橘皮，脏腑如六瓣，少阳经如橘络也"。彭氏运用比喻的方法，非常形象地说明了六经之间的关系。他将整个《伤寒论》的病分为荣卫表病、脏腑里病和少阳经病。而出现病证的原因，彭氏认为是"阴阳分离，寒热偏现"所致。具体而言，因为"人身乃阴阳交合圆运动的气化构成体""中气充足之人，阴阳交合""中气不足，表的荣卫之气分离……里的脏腑之气分离……少阳之经，在荣卫脏腑表里之间"，因而"变化发生各项症状"。

彭氏将《伤寒论》六经原文分为上篇、中篇、下篇三部分。凡本体各病的内容，作为上篇论述；凡是原文中属于本体各病但较复杂的内容，作为中篇论述；凡是原文中由本体病发生种种变化的病证，作为下篇论述。彭氏认为："所谓本体者，荣卫主表，用汗法之病，脏腑主里，脏用温法腑用下法之病，少阳经主半表半里，用和解法之病是也。"彭氏的这种研究方法，独具匠心，有助于后学理解《伤寒论》。

述评：彭子益提出"圆运动"的理论，用独特的视角对仲景学说进行了深入剖析，提出了非常多精辟的观点。特别是其非常重视"中气"之轴的作用，把阴阳、五行、五脏六腑、六气等相关概念串联起来，强调本气自病，分析了《伤寒论》六经实质。其对仲景辨证论治思想的传承和发挥，对我们研究《伤寒论》有重要意义。

八、祝味菊与《伤寒质难》

祝味菊（1884—1951），浙江山阴人，祝氏自幼聪慧好学，苦读经典。鸦片战争后，因西学东渐，祝氏就读于四川陆军军医学堂学习西医，是近代我国较早在理论和实践上提倡中西医结合的医家之一。1926年，祝氏因避乱移居上海，以善用附子闻名于沪上，被称为"祝附子"，晚年自号"傲霜轩主"。祝氏先后著有《伤寒新义》《伤寒方解》《病理发挥》《诊断提纲》等书，并以《伤寒质难》为其代表作。其中《伤寒质难》被认为是主张中西医结合的早期佳作，旨在促进中西医理论相融合，引起中医倾向于科学的趋势，引起西医重新检讨中医的兴趣。

1. 主张中西汇通，革新中医概念

祝氏认为，中西医各有优势，他肯定西医的定名法，但他十分推崇中医的治法。他说："西医定名，实质病则从解剖学，视病灶部位而立名……其定名所取之方式，较中医优良多矣。虽然，中医亦有其优良之处，不在病名而在治法；综合归纳，中医之长也。"在《伤寒质难》中，祝氏运用西医的理论解释中医之病因病机。他把外感致病因素分为"有机之邪"与"无机之邪"。"无机之邪，六淫之偏胜也，风寒暑湿燥火，及乎疫疠尸腐不正之气，凡不适于人而有利于邪机之蕃殖者，皆是也；有机之邪，一切细菌原虫，有定形、具生机，可以检验而取证于人者，皆是也"，认为外感热病的发生由六淫邪气、细菌病毒繁殖、人体抵抗力三者互相影响造成。"所谓气候不适于人，而适于细菌之蕃殖者，因也；人身体抵抗力不足，予邪以潜入之机者，缘也。……疾病之确立，无非因缘之凑合。"

祝氏又创造性地结合西医的理论来解释了营卫。祝氏认为营气是指"体内筋肉腺器等之酸化燃烧作用，由中枢神经主宰而调节之。此调节机能，即名营气""卫气者，即肺脏与皮肤所营之一种放温机能也"。当人体调节功能出现障碍或卫气不调和，人体的升温、放温功能就会发生障碍，所以就会出现发热、恶寒等营卫不和的症状。

2. 五段释六经，八纲论杂病

祝氏将临床上西医对肠伤寒的认识与《伤寒论》六经证候群对比分析，将六经证候群概括为疾病的五个阶段，创造性地提出了"伤寒五段"学说。其曰："吾之所谓六经者，乃代表五种抵抗程序耳。太阳为开始抵抗，少阳为抵抗不济，阳明为抵抗太过，太阴、少阴同为抵抗不足，厥阴为最后之抵抗。一切外感，足以激起正气之抵抗者，皆不出五种阶段。此吾研究之创获，敢谓前所未有也。"祝氏又云："抗力之消长，阳气实主持之。阳气者，抗力之枢纽也。气实则实，气虚则虚。伤寒为战斗行动，故首当重阳，善理阳气则五段疗法思过半矣。"

祝氏是提出"八纲"一词的第一人。他认为"言杂病，以八纲为指南；言伤寒，以六经为纲领"，并明确定义了阴阳、表里、寒热、虚实四对名词。祝氏的五段和八纲理论，对中医的辨证产生了积极而深远的影响。

3. 首重阳气，善用温药

祝氏引用《内经》"阳气者，若天与日，失其所，则折寿而不彰"来说明阳为主导的思想，他说："人以阳气为生，天以日光为明，宇宙万物，同兹日光；贤愚强弱，同兹气阳。"他解释阳气曰："所谓阳者，动力是也。阳动虽无形质可凭，然脏器之能活动，物质能变化，此皆阳之力也。气有往复，用有迟速，表里内外，升降清浊，是阳之动也。"而对于阴气，他认为"夫阴精血液，为生命之源泉"，但是"苟气阳之不足，则精寒水冷，血凝为瘀，液聚为痰，废料潴积为湿……转以为生身之累"。所以治病的时候，祝氏首重阳用，阳气未衰之时，则"不妨滋阴润泽"。

在祝氏的医案中，运用附子等温阳药的比例极高。在《伤寒质难》中总结了他运用附子的经验，如"温扶元阳首推黄附，沉寒痼冷可用生附……附子之制法虽属不同，其区别亦不外烈性之轻重有差耳"。祝氏在使用附子的时候，非常注重温潜，他说"附子振奋细胞、活跃抗力，以奏捍邪之功"，但"阳不嫌多，以潜为贵"，所以他常配合使用磁石、牡蛎等药，认为"质重可抑浮阳，拮抗附子燥烈之性，引附子归于下焦"。

述评：医道中西，各有所长。中西医并重是我国医疗卫生事业的重要特征和独特优势。祝味菊学衷中参西，师古而不泥，发皇古意，守正创新，运用西医学的理论来解释了中医学的很多症状、病机，并且认为中西医学各有所长，医而合符真理，应无中西之分。其中西汇通的思想，为中西医结合的研究留下了丰厚遗产。章次公赞扬祝氏："他既不鄙弃旧的，也不盲从新的；他不做古人的应声虫，也不做新医的留声机。"祝氏的治学方法、学术思想、临证经验都值得我们深入学习研究。

九、包识生与《伤寒论讲义》

包识生（1874—1936），字一虚，福建上杭人。幼承庭训，与仲景之学颇有深研，后悬壶于沪上。因目睹中医药之沦落，与沪上名医李平书、丁甘仁等创立了神州医药总会，并于1918年创办神州医药专门学校，主辑《神州医药学报》。包氏于大学任教期间，广传医药知识。包氏学宗仲景，尚经方，正如其自序所言"听诵六寒暑，研究八春秋，十余载煞费苦心，专门是道，颇知伤寒之奥"，著有《伤寒论章节》《伤寒表》《伤寒论讲义》《伤寒方讲义》《杂病论章节》《杂病表》《杂病论讲义》《杂病方讲义》《国医学粹》。上述著作连同其父包育华所著《伤寒方法》《杂病方法》于1930年一起辑成《包氏医宗》，堪称现代中医院校教材雏形。

1. 按篇、例、章、法整理《伤寒论》

包氏曰："数法同例曰章，数章同病者曰例，数例同经者曰篇。"其把《伤寒论》的条文以结构图形式呈现，编为《伤寒表》，形成一卷、八篇、二十四例、五十章、三百九十七法。如"少阴篇"下分"少阴病总论例"和"少阴水火虚实治法例"，"少阴病总论例"下分"少阴水火总论治法章"，"少阴水火虚实治法例"下分"水火标本病章""水火三焦病章""少阴水火涉经下利章""水火竭灭章"。此形式使学生可以很清楚地知道《伤寒论》整体架构和写作提纲脉络，也为研究《伤寒论》者由博返约提供了捷径。

2. 处方以"阴阳表里寒热虚实"为根本

包氏曰："伤寒，病在六经之营卫表里，故其方以阴阳汗下和为主体。杂病，病在脏腑寒热之虚实，故其方以温凉攻补为主体也。"其从《伤寒论》中定出十六首主方：芍药甘草汤养阴与桂枝甘草汤扶阳，为阴阳之主方。桂枝汤调营卫之虚热与柴胡汤和气血之实，麻黄汤治表实散寒之方与越婢汤治表清热之方，承气汤治阳气实破气之方与抵当汤治阴血实破血之方，陷胸汤攻寒水与泻心汤泻热火，以上四对为治表里之主方。四逆汤治里寒之实与理中汤治里寒之虚，真武汤治表热之虚与白虎汤治表热之实，以上两对为寒热之主方。五苓散宣三焦之阳实与栀子豉汤清三焦之阴虚，为虚实之主方。包氏认为疾病纵使千变万化，不离"阴阳表里寒热虚实"八法，此为处方之根本，是统治万病之道。

3. 总结六经之主方，分类归纳伤寒方88味主药

包氏认为六经各有主证，各证各有主方。其中，太阳经方有9首，如桂枝汤、葛根汤、麻黄汤、桂枝二越婢一汤、桂枝甘草汤、真武汤、芍药甘草汤、五苓散、栀子豉汤。少阳经方有4首，如桂枝汤、小柴胡汤、建中汤、大柴胡汤。阳明经方有8首，如承气汤、抵当汤、陷胸汤、泻心汤、四逆汤、理中汤、吴茱黄汤、猪苓汤。太阴经方为桂枝加芍药汤和四逆辈。少阴经方有4首，如麻黄附子细辛汤、通脉四逆汤、黄连阿胶汤、附子汤。厥阴经方亦是4首，如当归四逆汤、麻黄升麻汤、通脉四逆加猪胆汁汤、乌梅丸。此外，并对各经主方及其组方思路与治病对策进行了分析。

包识生认为经方中药物功效，不以《神农本草经》为范围，而是按《内经》"辛甘发散为阳"等气味阴阳理论来定，反对以《神农本草经》之主治，强合经方之主治，并把《伤寒论》112首方中88味药进行了分类归纳。其中，甘草缓中和百药，桂枝扶阳益卫，芍药敛阴调营，三者合而用之，可调营益卫，为众方之主脑。又如人参养阴生津，肉桂回阳补火，麻黄、细辛发汗，大黄、芒硝通大便，猪苓、泽泻、滑石、木通利小便等。这种对药物分类归纳研究的方法，对现代伤寒方中药物的应用规律及配伍规律研究提供了借鉴与思路，值得学习参考。

4. 强调经方用药严谨性

包氏认为经方药物之分量，神妙不可思议。"药味之增减，分两之轻重，差之毫厘，失之千里"，经方二百五十五方，可为医者开方之模范。如其对柴胡类方的论述，认为大柴胡汤不可加大黄，因为少阳治法，禁用汗、吐、下、火，宜以和解。小柴胡汤用参、枣，增强辛甘温中之力，使化阳而出表；大柴胡汤易为枳、芍，增苦甘寒中之力，使化阴而入里。而三泻心汤也是柴胡之变方，以黄连换柴胡，不欲和解而欲泻心火。

述评：包识生为中医教育的现代化道路树立了旗帜。包氏编写的《伤寒论讲义》等教材，"注""讲""义"结合，"讲"的部分又以一问一答的方式层层深入地对《伤寒论》原文进行剖析和讲述，当属现今《伤寒论》教材的重要奠基之作。包氏所创的《伤寒表》，对《伤寒论》按章节进行框架梳理的研究方法，至今对《伤寒论》的学术框架体系仍具有重要的指导作用，是现行不少图表解《伤寒论》书籍写作模式的借鉴，是以思维导图学习研究《伤寒论》之先河。包氏非常重视《伤寒论》主方、主药的研究，强调方证的辨析，为现今开展方证研究提供了思路和方法，也是我们临床上用好经方的重要参考。

十、曹颖甫与《伤寒发微》

曹家达（1868—1937），字颖甫，号鹏南，晚年号拙巢老人，江阴周庄人。曹氏幼习举子业，后入南菁书院兼习医。辛亥革命后，曹氏以业医为生。后应丁甘仁之邀，赴沪任上海中医专门学校教务长，兼教授《伤寒论》《金匮要略》课程，并在上海慈善团体同仁辅元堂工作三年。日寇侵占上海后，曹氏被迫返乡，后被日寇残害致死。曹氏多才多艺，其诗词隽永秀丽，为时人称颂，著有《汉乐府评注》等。1931年《伤寒发微》交由上海昌明医学社刊行。《金匮发微》在1936年交由上海医学书局出版。

1. 联系临床，经方实践

《伤寒发微》是曹氏注解《伤寒论》的论著，也是曹氏三十余载使用经方的行医经验与《伤寒论》理论研究的总结。曹氏在反复实践的基础上，呕心沥血，坚持述作，历时三年而成。曹氏注文的最大特点，就是将仲景学说与临床密切结合，不管是订正原文，或阐注发挥，均十分重视临床实际应用。如"太阳病，头痛发热，身疼腰痛，骨节疼痛，恶风、无汗而喘者，麻黄汤主之"，对此条原文，曹氏认为："麻黄证病象虽多，要以开泄毛孔，使魄汗外达，为不二法门。但令肺气外通，则诸恶不治自愈。此麻黄汤所以为伤寒圣药也。独怪近人畏忌麻黄，徒以荆芥、防风、豆豉、牛蒡等味，敷衍病家。病家亦以其平易而乐用之，卒之愈疾之功不见。呜呼！此医道之所以常不明也。"曹氏对时医不明医理，避麻黄而用轻散之药的做法提出尖锐的批评，对临证麻黄汤的应用提出中肯的意见。并强调说："惟麻黄剂量，万不可轻，轻则无济。"更以亲身治验予佐证，"余常以二三钱为标准，重证或用至五六钱""世言麻黄发汗，能亡阳，予治病多年未见有亡阳者。时医但用二三分，又加蜜炙，故无效"。对于麻黄发汗后，可能产生的病体变化，也提出具体治法，如："设汗后胃中略燥，可用调胃承气汤以和之，得下便无余事矣。"曹氏侃侃而论，显示了一代经方大家深厚的学术涵养与临床功底。

2. 全篇汇通，前后参勘

全篇汇通，前后参勘也是曹颖甫注解经文的另一特色。他注重经文间的前后联系，将有关联的条文列在一起，通过比较发明来阐发经文之旨，辨别方证之机及经方之用。这样既使学者易明医理，又为学者学习《伤寒论》洞开了思路。如注释第 67 条麻杏甘石汤的应用时云："发汗后，半日许复烦，脉浮数者，可更发汗，与桂枝汤。此为皮毛开而肌理闭塞者言也""盖发汗之后，汗已中止，外证仍在，故仍宜桂枝汤以解外""使汗出而喘，壮热不解，则为胃热上冲肺部而喘，仍为肺气不宣，故宜麻杏石甘汤。麻黄汤去桂枝以疏达肺气，加石膏以清里热，则表里和而喘定"。此即以桂枝汤互参，说明麻杏石甘汤的治疗机理为清宣肺热。

3. 重订错简，附以己意

重订错简，附以己意是曹氏注疏的另一大看点。曹颖甫认为"仲景原书经叔和收拾于荒残散乱之余，字句不无缺失，任意增补，已不能吻合原著。加以数千年来传写之伪谬""去仲景着书本旨，盖益远矣"。因此，他主张重订错简。《伤寒发微》书中"订正此条"四字随处可见。订正之处，每以小字逐条加以注明。既保持经文原貌，又提出自己见解，便于读者互参。如"汗家重发汗，必恍惚心乱，小便已阴疼"当为大承气汤证，而非阴阳两虚之禹余粮丸证。

对六经证治观点，曹氏认为"世之治伤寒者，动称汗、吐、下三法，此大谬也。三阳之证，惟汗下为常法。"太阳病只要正确地运用麻桂二剂汗法，即可治愈。但曹氏对于麻桂二方的选择，不是在于伤寒或中风的辨证，而是病位在表或者在肌，"麻黄用于发表，桂枝用于解肌"。谈到阳明病的治疗，曹氏对大承气汤的运用强调试药之法但转矢气的重要性。对少阳病的证治，曹氏认为"凡柴胡汤病证，不惟以口苦、咽干、目眩言之也。少阳无正病，故方治绝少。所谓柴胡汤证，皆以太阳病邪内陷言之。是无论太阳伤寒由水分内陷者，当从汗解。即太阳中风从血分内陷者，亦当从汗解"。对于三阴证，诚如"凡例"中所言，"三阴之病，纯阴则死，回阳则生"，肯定了扶阳的重要性。

述评： 19 世纪 20 至 30 年代，在激烈的中西医论争中，在民国年间"废止中医"之声甚嚣尘上的形势下，中医学界涌现出一批著名医家和颇具特色的《伤寒论》研究著作。《伤寒发微》系近代经方大家曹颖甫的代表作之一。书中注释以采张志聪、黄元御二家之说为主，兼取他家之长，并多能阐发己见而别具心得。注重理论联系实际，注释条文、分析病机、讲解方药，多博引治验，以为佐证。还善于会通《伤寒论》全书以阐发经文微义，该书为是曹颖甫研究仲景医学的结晶，对近代仲景学术思想的发展研究有着重要意义。

十一、陈逊斋与《伤寒论改正并注》

陈逊斋（1889—1948），福建永定高陂人，为清代著名医家陈念祖七世孙。20 世纪 30 年代于南京开设"逊斋国医馆"，疗效卓越。1934 年在张简斋、陈逊斋等人的组织下，成立了南京国医传习所，兴办中医教育。后来全国著名的中医学者方药中、江尔逊等人皆出自陈氏门中。1948年，陈逊斋病逝于重庆。陈氏现存于世的著作有《伤寒论改正并注》《新本草》。《新本草》则是陈逊斋中药理论及临床用药经验集。此外还有《逊斋医案》散见于后世著作，《陈逊斋医学笔记》

散见于医学期刊。

1. 随文释义，正讹补脱

《伤寒论改正并注》系陈氏多年研习《伤寒论》，以补脱、正讹、校注、释义而成。陈逊斋在自序中写道："古今注家，必视同圣经贤传，不敢增减一字，明知文义不可解，必强为解之；词句不可通，必强为通之。牵扯附会，曲圆其说，间有自命不为古人所欺，如舒驰远辈，则又矫枉过正，每有疑难，皆归咎于王叔和之伪撰，不能求思经旨，以演其所知，其不足与尚论古人等也。"故随文释义，将宋本原文中的讹文错字加以改正，或调整条文文法，但以保存《伤寒论》原文整体结构为框架。《伤寒论改正并注》除了"阴阳易差后劳复篇"与"霍乱篇"调换顺序外，其余皆是按照宋本的条文顺序进行改正和注解。《伤寒论改正并注》中修改的条文有117条。陈氏认为需要改正的条文，皆是其认为存在"讹传脱漏"的条文。"改正"的方式主要包括调整词句顺序、修改讹误错字、拆分条文、合并条文等方式。

2. 注释简洁，联系临床

陈氏所改动的条文数占原文近三分之一，基本上依照宋本顺序，在注解上的特点是简洁扼要，总使条文通畅，易于理解。陈氏注解原文时善于表达自己独到的学术观点且联系临床实际，对古今注家悬而未决的疑点提出自己的看法。如第38、第39条大青龙汤证两条首文字"太阳中风""伤寒"一直是伤寒学术界争论的话题，陈氏把第38条改为"太阳伤寒"，第39条改为"中风"，提出"然则证既有同有不同，何以皆可用同一之大青龙方乎？此须看'无少阴证'一句，便可明白。盖前节不可服，是有亡阳之少阴证不可服也；此节可服，是无亡阳之少阴证也。可见脉缓，身痛及身不痛而重，皆可用大青龙，总须看是否少阴亡阳证之脉弱、脉缓耳。"这是根据临床实证得出的结论，很有临证价值。

3. 基本概念，予以阐明

《伤寒论改正并注》中的四篇概说包括"伤寒概说""六经概说""脉法概说""药量概说"，阐明了研究《伤寒论》须明确的基本问题，即伤寒的含义、六经的实质、脉法的意义和药量的准度。"伤寒概说"强调"伤寒乃风、寒、湿、温、热五邪之总称"，强调《伤寒论》所言伤寒是广义上的伤寒，表明了《伤寒论》并非专论外感邪气致病的学术观点。"六经概说"明确提出《伤寒论》之六经"乃病证表里虚实之代名词，非专言经脉也"，"六经"乃"六经辨证"的代名词。这一提法更注重于临床实践，有实际临床意义。最后总结"仲景以六经总持百病"，认为六经辨证适用于伤寒，也适用于杂病。"脉法概说"中陈氏总结仲景脉法，参合《内经》遍求法，兼用《难经》之独取寸口法。陈氏认为仲景所载二十五种脉"以浮沉、迟数为大纲，浮沉所以验阴阳表里，迟数所以验寒热虚实"，即强调仲景之脉法与八纲相应，通过脉之浮沉迟数辨明病情之八纲属性。明脉定法者，指导临床用药。"药量概说"讨论《伤寒论》中的用药分量，提出因古今度量衡的不断变化，用量与原著必有差异。陈逊斋考诸家之说，认为"徐灵胎、陈修园两家所定为最合宜"。从陈修园"古之一两，今折为三钱"和徐灵胎"古之一升，今之二合"。

需要说明的是，陈氏的"中西医汇通"仅限于浅层次的理论探索，一些地方有牵强附会之嫌。此外，《伤寒论改正并注》中存在原条文脱漏的情况，少数部分改正注解内容有值得商榷之处。

述评：《伤寒论改正并注》为陈逊斋参考诸家之说，以多年研讨《伤寒论》之心得精心编撰而成。其随文释义，正讹补脱，衷中参西，阐发经旨。全著重视仲景脉法，重视人体津液的化生，善于联系临床，深入浅出，尊古不泥，对于条文的解释，综览古今之见，断以己意，尤启神思。陈氏集数十年理论与临床经验，博学精思，廓清了一些条文的模糊认识，虽未能尽善尽美，尚存在不足之处，亦不失为近代研究《伤寒论》的一本佳作。论著中颇不乏洞瘝发微之见，是近代《伤寒论》研究著作中较典型的注疏。

十二、陆渊雷与《伤寒论今释》

陆渊雷（1894—1955），名彭年，是20世纪前叶著名的医学教育家，为了制止中医遭到废除而在中医教育方面作出许多卓越的贡献。陆氏主张用当时科学之理，阐释古人医病之法，为医校讲授而撰著出《伤寒论今释》《伤寒论概要》与《金匮要略今释》等著作，是中西汇通派极具影响力的人物。陆氏的其他著作还包括《生理补证》《病理补证》《伤寒论概要》。陆氏的主要医学思想受到恽铁樵的中医改良思想、近代日本汉方医的学术思想及西方近代医学思想的影响。陆氏宗中西医汇通理论，《伤寒论今释》书名来历，正如其在叙例所言"用古人之法，释以今日之理，故曰《今释》""近年欧西传来之医学，出自种种精密实验，虽未能悉合真际，大体已多无违失。是以鄙人治医，取古书之事实，释之以科学之理解，此《今释》之所以命名也"。

1. 探索"六经实质"，提出证候群说

陆氏融会吉益东洞的"万病一毒"说和西方的细菌学说，结合"病毒"说与抗病力的差异，解释三阳病的不同性质。陆氏指出太阳、阳明等六经之名，其源甚古，而其意义所指各有不同：最初盖指经络；其次指气化；最后则指热病之证候群。故陆氏以客观的实证思维研究《伤寒论》的六经实质，主张《伤寒论》六经实质为证候群说。陆氏云："十六卷之《伤寒论》为药治大多数急性热病之共同方法而作也。中医之药治法凭证候，故六经也者，六种证候群，而治以六大类之药方者也，故欲定六经之界说，当从其证候上研讨。"陆氏以同类方证、药证归纳若干证候群，并以现代病的症状与条文证候对应的"疾病与证候对应"思路，将同类的"病位"归纳各经证候群。如阳明病为病毒与"抗毒力"两俱极盛之候；大承气汤证为毒势已挫，而有"特殊代谢废料"积结于肠，须排出者也；葛根汤证对应流行性感冒。"人之气禀有强弱，饮食服御操作，亦有丰俭劳逸，因此之故，毒害性物质中人而正气起抵抗。正气之力有余，则显机能亢进之现象，是为阳证；正气之力不足，则显机能衰减之现象，是为阴证。"陆氏以正气之抗病力解释阴证阳证。陆氏将八纲理论贯穿其六经证候群中，并根据抗病力（正气）祛毒趋势所达部位表现的证候，提出"太阳证在头项，在躯壳，头项为上，躯壳为表也。阳明证在肠在腑，腑为里，肠行大便为下也。少阳证在胸胁，在胸膜。若膈膜，胸胁与膈膜为上下之间，胸膜为表里之间也"。以上的病位界定使证候群理论的临床应用更易落到实处。

2. 提倡方证相应说

陆氏推崇方证相应之说，盖受日本汉方医古方派代表吉益东洞的影响极大。陆氏认为《伤寒论》为方药与证候对应的六经辨治系统，主要分为药证对应与方证对应，即有是证用是药，有是证用是方的客观实证辨治思维。陆氏认为"《伤寒论》为药治书，详于方药证候，而略于病理者也"。如第13条"太阳病，头痛发热，汗出恶风，桂枝汤主之"，陆氏引柯氏"合此证即用此汤，不必问其伤寒、中风、杂病也。今人凿分风寒，不知辨证，故仲景佳方，置之疑窟""统观仲景书，但教人某证用某方，论中有桂枝证、柴胡证之名，可知意在治疗"。

3. 善用西说解释《伤寒论》方药

陆氏在研究理论的同时，还重视经方的临床实用价值。《伤寒论今释》中陆氏对方药的解释处处可见使用浅显的西医理论说解药物，使中医学由神秘深奥变得客观易懂。如对葛根解肌作用陆氏言"项背何故强？因肌肉神经拘急故也""葛根能摄取消化器官之营养液，而外输于肌肉，故能治项脊强痛"。

但陆氏提出的"厥阴病杂凑成篇"的说法为后世诟病。陆氏在《伤寒论今释》卷八中提出："篇中明称厥阴病者仅四条，除首条提纲有证候外，余三条文略而理不清，无可研索""然则所谓厥阴病者，明是杂凑成篇，吾故曰少阴太阴之外，更无厥阴也"。瑕不掩瑜，陆氏对厥阴病篇的质疑及全盘否认，却也掀起了20世纪50年代后对厥阴病篇论辩的高潮，促进了伤寒厥阴病的学术探讨。

述评：《伤寒论今释》是陆渊雷"取古书之事实，释之以科学之理解"，综合前人注疏，参考日本医家研究成果，对《伤寒论》采用浅显的理论予以分析、归纳和诠释而成。书中引中日古今医家之言近百家。各方下广引诸家之方论，并附有验案。对学者不仅有裨实用，且多可触发巧思，在近代《伤寒论》注释著作中自成一家之言。陆氏在其著作中，不拘门户，研究西方医学新知，倡导中西医结合，在近代研究仲景学说的医家中，如此广泛深入研究众多国外医学资料，是少有而难能可贵的。

十三、汪莲石与《伤寒论汇注精华》

汪莲石（1848—1935），字严昌，又字世文，自号弃叟，近代安徽婺源人。他年轻时从堂亲学习《灵枢经》《黄帝内经素问》《伤寒论》《金匮要略》《神农本草经》，多阅各家《伤寒论》注释。1894年，汪莲石举家迁往上海，"虽从事医局十余年，治愈数千百人，皆为知己所敦聘，从未悬市招行道"。在数十年的从医生涯中，"非但无利之见存，亦并无名之见存"，但擅用经方大剂，屡起沉疴，时有神医之誉。悬壶沪上，声誉隆盛，当时许多名医如恽铁樵、丁甘仁、程门雪等都曾就教于其门下。

1. 荟萃百家，推崇舒氏

汪莲石著《伤寒论汇注精华》的初衷如是。汪氏细读家藏的《伤寒论》注本十余部，"觉各有所长，各有所偏，议论纷纷，莫衷一是"。其中喻嘉言、张志聪、张锡驹、陈修园"俱能发挥透辟"，特别是喻嘉言之书"有条不紊，较之原书，眉目更为分明，具绝大识见"，颇有功于后学。其后，汪氏又得以阅览舒诏《伤寒集注》，认为舒诏"见解超出诸家之上，有胆有识""不可谓非独具只眼""俾后学了然于辨证，厥功甚伟"，从后学方便检读计，于是想从诸家《伤寒论》注本中选择其注释详明者汇成一书，书中收入的，以喻嘉言、陈修园、舒诏之说为多，尤其推崇舒诏的观点。除此之外，还有柯韵伯、李肇天、汪双池、汪苓友、罗紫尚、孙广从、张盖仙、陈师亮、陈平伯、周宗超、周镜园、萧克协、舒帝锡、薛步云、程郊倩、魏念廷等，共约40家。《伤寒论汇注精华》编撰体例，以宋本《伤寒论》第1条为例，"太阳之为病，脉浮，头项强痛而恶寒。"此为录原文。原文之下，载两家之说。"太阳为诸阳主气，主人身最外一层，有通体、分部之不同；有经之为病，有气之为病。运行于周身之肤表，病通体之表阳，故脉应之而浮。《内经》'太阳之脉，连风府，上头项，夹脊，抵腰，至足，循人身之背。'病在表而涉于经脉所循之分部，故强痛。恶寒者，恶本气之寒也。《内经》'太阳之上，寒气主之。'人周身八万四千毛窍。太阳，卫外之气也。若病太阳之经，则背恶寒；若病太阳之气，则通体恶寒。"此为节录陈注，指陈修园《伤寒论浅注》。下"节陈""录陈""陈氏"之"陈"，均指陈修园。"太阳为六经之首，主皮肤而统营卫，所以为受病之始"此为喻氏，指喻嘉言。下"节喻""录喻"之"喻"，均同。

2. 指陈得失，多有己意

全书不仅集诸家学说之精华，也著有汪氏自己对条文的理解。在"卷首"汪氏还作专论，附入其个人的伤寒见解与发挥，指出"伤寒"之"伤"字与"中风"之"中"字俱宜作"受"字或"感"字解等。

汪氏自己对条文的理解，在行文上，前冠以"愚按"，后结以"弃叟志"。约四分之一的条文，汪氏都著有自己的按语。在按语中，汪氏或评价指陈各家得失，或据自己的理论及临床实践予以深入浅出的解释。如《伤寒论》第3条下，"愚按：邪入太阳，已得标阳之热化则发热，未得热化必恶寒。盖太阳之本，寒也。'必'字当仅属本句，非贯下'体痛呕逆'在内。舒氏于此等处发明之，深细之极，俾后学了然于辨证，厥功甚伟。修园解作必无风亦畏寒，未免失之自然，只可兼存一说。"原文："阳明病，胁下硬满，不大便而呕，舌上白苔者，可与小柴胡汤，上焦得通，津液得下，胃气因和，身濈然而汗出解也。"其后载"汪氏注：此证为胃中留饮结实无疑，但此等胃实为阴邪，非阳邪，小承气似可不必。盖饮结于上，津不下濡，上湿下燥，故不大便，一经温中化饮，水津下行，燥湿得调，大便自行，温中破饮方中宜加淡苁蓉以引湿下行，甚效，曾屡用均验。凡舌上白胎，寒湿之见象，大黄究不可用。"

3. 临床验证，功底深厚

另从汪莲石评《诊余集》（上海名医余听鸿医案）的数处评语中，可以窥见汪氏深厚的临床功底。如"咯血症大忌凉遏，有因纵饮，胃中积热狂吐者，必以生军下之；有因络伤于风寒溢出者，必温经以治之。""敢用附、桂温热，苏浙两省，医界罕见其人，先生真铁中铮铮者矣。其得力仲景《伤寒》不少，惜未能脱尽《指南》《条辨》气耳。""'小儿纯阳'一语极确，因后人将'纯'字死看，以致误人最多。'纯'字言纯一无杂，不似大人之杂以七情六欲、饮食风寒，当如该文五之治之，'纯阳'二字解则是矣。""苁蓉非清润，其专长在能使湿从燥化。盖产于北方沙漠高燥之地，且系蕴湿而成。"

述评：《伤寒论汇注精华》系近代经方大家汪莲石尽其数十年之精力，荟萃历代《伤寒论》注本之精华，间附己意编撰而成。书中汇集了约40位医家的不同观点，且不为一家之言所囿，足令阅者易于检校，启发心思，是一部有见解、切实用的研究《伤寒论》的著作。

第三节 现 代

一、刘渡舟

刘渡舟（1917—2001），辽宁营口人，著名中医学家、中医教育家、伤寒学家。北京中医药大学终身教授，国家首批硕士生、博士生导师，全国首批老中医药专家学术经验继承工作指导老师，"燕京刘氏伤寒流派"创始人。先后拜名医王志远、谢泗泉为师，1938年在大连悬壶，更名为"渡舟"。1945年携眷迁居北平。1956年调入北京中医学院，历任古典医籍教研组组长、伤寒教研组副组长、伤寒教研室兼金匮教研室主任。

刘老学为人师行为世范，培养人才孜孜不倦，在原北京中医学院执教45年，授课循循善诱，常将个人临床心得、理论思考融入教学中；注重培养学生的高尚情操和献身医学的崇高精神。刘老为国家培养了大批中医人才，先后培养硕士、博士研究生30余人，入室弟子十数名，均已成为中医事业的骨干力量。2007年刘渡舟名家研究室获批，2012年"燕京刘氏伤寒流派"成为首批国家中医药管理局流派传承工作室，经过5代传承，已培养弟子500余人，成为传承谱系清晰、学术特色优势鲜明、临床教学科研并重、从习者众规模壮大、传播深远影响广泛的学术流派。刘老致力于中医学术尤其是仲景学说交流，联合同道于1991年创办中国中医药学会仲景专业委员会（现中华中医药学会仲景学说分会），并任首届和第二届主任委员，曾主持召开"首届亚洲仲景学说研讨会"，并数次应邀赴日本、新加坡、澳大利亚等地访问交流、弘扬中医药学，令海内外中医学者赞叹不已，被誉为"伤寒泰斗""经方大家"，其学术成就为中医界所公认。兹将其主要学术思想简介于此。

1. 精研伤寒，博采众长，参悟临床发皇新论

刘老对《伤寒论》研究尤深，强调研读《伤寒论》，不可不学《金匮要略》，否则只得半部仲景。刘老提出六经是脏腑、经络、气化统一体这个实质，强调六经辨证方法原为邪气伤人立论，倡导"六经为百病立法"，辨证之法是从六经之体而求证。刘老指出《伤寒论》既有辨证论治的学问，也有辨证知机的奥妙，而证的精微之处在于"机"。刘老对六经气化学说、《伤寒论》条文排列组合的意义、《伤寒论》方剂分类研究等均有独到见解，对于继承和发展仲景学说具有重要贡献。刘老主持校定的《伤寒论校注》，既保持宋本《伤寒论》原貌，又融进古今研究成就，被公认为学习和研究《伤寒论》的最佳版本，荣获国家中医药管理局 1992 年度中医药科技进步二等奖。

2. 穷经明理，知守善变，善用经方古今接轨

刘老长于运用仲景理法方药，善用经方不落窠臼，时新并蓄各采其长。刘老指出方与证是伤寒学的关键，治伤寒之学，须从方证的大门而入，辨方证是临床活用经方的关键，强调"方证相对"指方剂与其主治疾病证机间的关联性和对应性，使用经方的关键在于"抓主证"、厘清兼证和变证。刘老倡导"古今接轨"，即经方与时方搭配使用，如小柴胡汤合越鞠丸治肝胆气郁、疏泄不利，苓桂术甘汤合生脉饮治心气不足、水饮上冲，芍药甘草汤合羚羊钩藤汤治肝虚血少、筋失濡润，甘露消毒丹合麻杏薏甘汤治湿邪阻肺、气逆喘咳，等等，均是经方接轨时方的典型范例，拓展了经方现代临床应用。

3. 探索创新，独辟蹊径，明晰气血诊治肝病

刘老推崇中医"四大经典"，精研金元四家及温病四家（叶、薛、吴、王），提出"火证论""水证论""湿证论""痰饮论""气机论""脾胃论""肝胆论"等，对临床诊治内伤杂病具有重要意义。刘老精于病毒性肝炎的治疗，总结出肝病基本矛盾在于体用失调，主要是气血病证，治疗宜疏通气血、条达为要，提出治疗病毒性肝炎的"四期、八法、十六方证"，创制柴胡解毒汤、三草柴胡解毒汤、三石柴胡解毒汤、柴胡活络汤、柴胡鳖甲汤、三草活络汤、白玉消胀汤、消胀除湿汤、宣利三焦汤、珀朱六一汤、养阴活血利水汤等，垂范临床实践。

刘老行医、执教 60 余年，上溯岐黄之道，下逮诸家之说，博采众长，学验俱丰，力倡仲景之学，参悟临床，发皇新论，创造性地提出了"六经实质论""方证相对论""辨证知机论"等学术观点；出版了《伤寒论校注》《伤寒论诠解》《金匮要略诠解》《伤寒论十四讲》《伤寒挈要》《伤寒论临证指要》《伤寒论通俗讲话》《伤寒论语译》《新编伤寒论类方》《经方临证指南》《肝病证治概要》等学术著作 20 余部。刘老善用经方不落窠臼，时新并蓄各采其长，创制了多首新方，如治疗外感高热的柴胡石膏汤、柴胡连翘汤，治疗失眠、抑郁焦虑的柴芩温胆汤，治疗肝火头痛、眩晕的清肝泻火汤，治疗胆结石的柴胡排石汤，治疗慢性胃炎的益胃和肝汤、柔肝滋胃汤，治疗心脏病的苓桂杏甘汤、苓桂味甘汤、苓桂杏苡汤、苓桂芥甘汤、苓桂茜红汤、苓桂龙牡汤，治疗高血压的三草降压汤，治疗慢性肾炎、肾衰竭的荆防肾炎汤，等等。其学术成就令海内外中医学者赞叹不已，被誉为伤寒泰斗、经方大家、中国治伤寒第一人。

二、陈亦人

陈亦人（1924—2004），全国著名伤寒学家，南京中医药大学教授，博士生导师，江苏省名中医，享受国务院政府特殊津贴，曾任伤寒论省级重点学科带头人、南京中医药大学伤寒教研室主任、原卫生部高等医药院校中医专业教材编审委员会委员、全国仲景学说专业委员会委员、江苏省仲景学说专业委员会主委。

陈老出生于苏北沭河河畔的中医世家，幼承家学，学习多部中医著作，在祖父及父亲身边侍诊、整理脉案。后又随沭城儒医系统学习中医经典，1995年成为江苏省中医进修学校（南京中医药大学前身）第一批学员。后留校任教，从事中医教学、临床研究50余年，先后执教多门课程，其中对《伤寒论》研究尤为深入。其主编的《伤寒论译释》在伤寒学界享有盛誉，主编的《伤寒论求是》深受学界好评。鉴于陈老在《伤寒论》研究领域的贡献，伤寒学界有"南陈北刘"之称。

1. 弘伤寒学说，发仲景本义

陈老从事《伤寒论》教学、研究数十年，力倡"伤寒论"绝非外感病专著之论，以丰富的资料与翔实的数据从多方位对《伤寒论》的价值进行有力的论证，明确提出《伤寒论》是一本阐述疾病辨治规律的专书。

《伤寒论》既非外感病专著，六经辨证当然不仅仅适用于外感。陈老推崇"六经钤百病"，认为六经辨证不仅适用于外感病，也适用于内伤杂病，只要出现某经主证，就可确诊为某经病，从而随经出治。

陈老用毕生精力，潜心钻研《伤寒论》，认为历代医家虽都极重视《伤寒论》的学习、研究，然而医家们对《伤寒论》的理解认识尚不一致，给后学者带来一定的困扰。本着实事求是精神，陈老对《伤寒论》中诸多理论进行逐一探讨，对于一些不切实际的传统概念加以商榷。后这些讨论内容得以出版面世，陈老将书籍起名《伤寒论求是》，并在序言中极谦逊地说："求是却不一定是，今天认为是，明天又未定是。仅作引玉之砖，提供同志们参考。"

2. 探疑难诊治，重思路研究

陈老一直致力于临床疑难病诊治的研究，数十年的临床磨砺，确立了他诊治疑难病的鲜明风格，归结而言，即辨证准、用药精、思路活的诊疗特色。后来，陈老又逐渐认识到了《伤寒论》理论在疑难病诊治中的指导作用，创造性地提出"《伤寒论》为疑难病专著"的论点。经过不懈地努力，探索出一套适宜疑难病诊治的方法。

在治疗癃闭、遗溺方面，陈老提出治本肝胆，肝气下迫，膀胱开阖失司，既可发为癃闭，更可见遗溺，因此提出柔肝急以治。他治疗痹证时亦常疏肝郁，认为肝主筋，肝气条达不仅可以疏达气机以利筋脉柔顺，更可利肝血以润养之。

疏肝理气开郁，古方殊多。治肺降不及气郁者不仅少法可循，更乏固有成方。陈老在数十年临床实践基础上创立了"开肺宣郁汤"，以之治疗气郁属肺降不力者，每多取效。值得注意的是，此方虽以降肺气、行气郁为立方宗旨，然又非降气之药一味堆砌，而是降中寓升，升中求降，充分体现了中医学升降相因的辨证思想。

3. 重人才培养，育杏林英才

在初建中医高等教育教学模式的时代，如何进行经典著作的课堂教学还是一个崭新的课题。陈老通过教学实践，得出了经典著作教学的三结合原则，即"精读与泛览相结合、理论与临床相结合、古今研究相结合"。在这三原则指导下培养出来的学生，无论是理论水平还是临床能力都得到了极大的提高。

临床之余，陈老把全部精力倾注到了《伤寒论》的教学研究方面，针对不同学科培养方向，他带领教研室老师制定规范的教学大纲，主编《伤寒论教学参考资料》。这本书不仅作为南京中医药大学《伤寒论》课程教学的重要参考书，而且为全国许多兄弟院校所借鉴。后来，陈老又根据自己近20年的研究心得，主编了全国第一本研究生《伤寒论》教材。在教学过程中，他注重培养研究生独立思考的能力，并针对过去一些似是而非的问题进行深入浅出的讨论，通过他的指导，研究生们对《伤寒论》理论的认识有了普遍的提高，并完成多篇伤寒学研究的论文，推动了伤寒学研究的深入。

4. 倡求实创新，结科研硕果

除开展教学研究外，陈老亦十分重视运用现代科技手段对《伤寒论》开展深入细致的临床与实验研究。如运用《伤寒论》小建中汤加减的养肝煮散，在治疗乙型病毒性肝炎的临床与实验研究中取得了良好的效果；指导研究生运用《伤寒论》方进行的抗变研究，更是中医药学与现代生物科学的绝妙结合；针对中晚期肿瘤患者寒瘀凝结的病理特点，开展温下逐瘀法治疗中晚期胃癌的研究，也取得了较好的成绩。

陈老认为，对中医科研而言，祖祖辈辈流传下来的以理论指导实践，再从实践中总结提高的传统研究方法，是中医药学几千年来一直沿用的科研方法，这是不容忽视的。用传统的方法进行理论研究，也是中医学科研领域的重要组成部分。陈老深深地领悟到了中医学理论研究的价值，"迷"上了《伤寒论》理论研究。通过他的悉心研究，"《伤寒论》非外感病专著"研究成果填补了国内外《伤寒论》理论研究的空白，获得了江苏省教委三等奖。对《伤寒论》辨证体系的研究更是突破了传统的六经辨证体系的框架，提出了六经、八纲相结合的完整辨证体系，得到了国内外伤寒学研究学者们的肯定。集中反映陈老伤寒学科学研究成就的《伤寒论译释》第三版，不仅汇聚了历代众多医家的精辟论述，更融入了陈老本人的许多研究成果，被伤寒界公认为当今伤寒学研究的划时代巨著。

三、李培生

李培生（1914—2009），字佐辅。湖北中医药大学教授，硕士生导师，享受国务院政府特殊津贴，第一批全国老中医药专家学术经验继承工作指导老师，曾任湖北中医药大学伤寒论教研室主任、中华中医药学会仲景学说分会顾问、高等医药院校中医专业教材编审委员会委员等。

李老出生于湖北省武汉市，乃书香门第，祖上数代行医。其父为儒医，通晓诗文，系前清秀才。李老幼承庭训，6岁起从父习文，诵读四书五经，兼读医学启蒙书，如《濒湖脉学》《医学三字经》等，年岁稍长，即攻读《昭明文选》《古文辞类纂》等文史书籍。因家学熏陶，立志于医，于是随父学习医学经典，旁及各科。15岁时便随父外出应诊，待人谦和，仁慈博爱。翌年父亲病逝，便独自悬壶于汉阳古城。抗战爆发后，避难返乡，在官桥李家集安怀堂药店坐堂行医。中华人民共和国成立初期，供职于汉阳索河联合诊所。1957年在湖北省中医进修学校（湖北中医药大学前身）系统学习，后留校任教，先后担任过《内经》《温病学》《内科学》《伤寒论》等教学工作。李老主编了全国高等医药院校教材《伤寒论选读》《伤寒论讲义》《教学参考丛书·伤寒论》及全国西医学习中医教材《伤寒论》等，撰写《柯氏伤寒论翼笺正》《柯氏伤寒附翼笺正》《柯氏伤寒论注疏正》，后整理成《李培生医书四种》。其为原卫生部主办"全国伤寒师资班"之主讲，先后荣获"湖北省教育战线劳动模范""全国优秀教师"等称号。

1. 精勤博览，师事百家

李老学术思想主要源于《内经》《难经》《神农本草经》《伤寒论》《金匮要略》等中医古典医籍，又深受后世中医诸家影响。李老倡导读书的方法是基本书籍反复读，实用书籍重点读，博大浩繁书籍选择读。基本书籍，如《内经》《难经》《神农本草经》《伤寒论》《金匮要略》《脉经》《本草丛新》《医宗金鉴》《温病条辨》《温热经纬》等。实用书籍，如"明清八大家"的临床书籍，喻嘉言《医门法律》、孙文垣《赤水玄珠》、李士材《医宗必读》、李时珍《本草纲目》、张景岳《景岳全书》、张石顽《张氏医通》、叶天士《临证指南医案》、尤在泾《金匮翼》等。博大浩繁书籍，如《诸病源候论》《备急千金要方》《千金翼方》《外台秘要》等，以及金元四大家等的医学名著，则应在学好中医基础之后，再有选择地研读。此外，一些中医小本书籍或专科书籍，如吴又可《温疫论》、葛可久《十药神书》、张山雷《中风斠诠》、王洪绪《外科证治全生集》、沈尧封《女科辑要》、王孟英《霍乱论》、谢朴斋《麻科活人书》、丘在田《福幼篇》等，其专科性颇强，或确有独到之处，亦应研读。李老治学勤勉，学识渊博，熟知中医经典，师事百家，博采众长。20 世纪 30 年代初期，上海名医恽铁樵招收函授弟子，李老遥从受业两年。20 世纪 40 年代初，冉雪峰、胡书诚等在武汉行医，李老四处收集他们的病案和处方，录存研习，以求进益。即使后来服务于乡梓，亦不忘求教走方医中有专长者，从而积累了丰富的临床经验，善用小方、单方及民间验方治疗多种疾病，疗效显著。

2. 崇尚仲景，诠解伤寒

李老对于《伤寒论》的研究，殚精竭虑，不遗余力，造诣高深。他认为伤寒研究的首要关键，还是在于忠实大论原文，在弄通原义基础上，根据自己的实际体会，结合前人的经验，然后综合分析，深刻理解，融会贯通，提出问题，解决问题，才能有所发明，有所创新。他提倡博览群书，师事百家，取人之长，补己之短，不持门户之见。对于西医学术，他也主张兼蓄并存，以现代科学技术和方法来研究、发展中医。针对《伤寒论》注家多的特点，他从历代《伤寒论》注本的数百家中，选取有代表性的二百余家悉心研究，然后择善而从，融会贯通，诠释伤寒，以广其用，提出"六经辨证与辨病相结合""六经辨证重气化说""六经传变不以日数拘"，力倡"伤寒方可以治疗杂病"。

3. 潜心临床，精通辨证

李老擅长中医内科，兼通妇、儿科。临床研究方面，他重视辨证论治和方药的研究；诊疗疾病，重视慢性咳嗽、慢性泄泻、胃脘痛、肝炎、肝硬化、冠心病、心律失常、尿路感染等疾病研究。一证有专方，一病有专药。如《伤寒论》太阳病中风表虚证有桂枝汤，伤寒表实证有麻黄汤，《金匮要略》阴阳毒有升麻鳖甲汤，肠痈者有大黄牡丹皮汤，而茵陈、常山、白头翁分别是治疗黄疸、疟疾、痢疾的专药等。但临床应用要注意专病的本质、特征及其阶段性，根据疾病进退缓急予以灵活变化，切不能只知套用专方专药，却忽视辨证论治，而应在辨证前提下选择方药，或创制新的用方。如治胸腺瘤做摘除术后出现眼睑下垂之重症肌无力案，不囿"治痿独取阳明"之说，从痰热立论，法从证出，方随法成，以瓜蒌薤白半夏汤合黄连温胆汤，灵活化裁用药，终取良效。

4. 善用经方，药取平稳

李老行医数十年，临床治病善用经方，然师古不泥，化裁灵活，运用自如。如治肺脓疡案，患者经注射青霉素、链霉素等抗生素针剂，咳嗽唾脓之症时而小愈，时而增剧，困卧床第已将一年。李老认为病虽旷日持久，元气已损，然脉来有神，唯肺部浊痰败脓，病久似已结成窠囊，必得攻坚拔积峻药，背城一战，以冀转危为安。遂用三物小白散方，以桔梗、川贝母各 10g，巴豆（去壳，炒黑存性）3g，共研细末，以白开水调下，作数次服。初一服未见动静，约一小时后再服，服后须臾，胸痛不舒，唾出顽痰败脓半升许，急令止药勿服，以米粥调养，和其胃气。此后胸膈见快，唾出浊脓亦稀。改用扶土生金法，仿参苓白术散加化痰解毒药调理而愈。

李老用药一贯轻灵平稳，如治湿热黄疸，在仲景治法基础上，提出三焦论治。其用药简练，轻灵平稳，慎用补益、温燥、毒烈及苦寒败胃之剂，但用药依据总以脉证为凭，尤其用药以量小著称，赞赏近代名医施今墨、冉雪峰等人的用药特点，以为药量不大，方不见奇，而有良效；然临证时，无问大小缓急之剂，当用则用，不畏其峻，不当用则不用，而不以轻剂为敷衍藏拙。

李老长用经方，亦惯用时方，并根据临床经验，善于创制新方。如治疗头部疼痛的清上定痛汤，治疗食管病变的清化解郁汤，治疗肝胆疾病的疏肝利胆汤，治疗冲任虚弱、寒凝胞宫下血或产后出血的温涩固宫汤，治疗崩漏下血的寒凝止崩汤等。

5. 勤栽桃李，治学有道

李老任教 50 余年，为《伤寒论》教学和临床培养了大批人才。常教导晚辈："治学当求平正通达""读书、临证、写作这三要素缺一不可"。早在 20 世纪 30 年代，李老尚处在弱冠之年时，即于读书、临证之余练习写作，边写边学。其撰写的《药物考正集》相继在上海《光华医药杂志》《中国医学》发表。李老常说，为学者，重在造就自己，鼓励后学脚踏实地，心存高远，有所作为，才能自立于医林，常提醒学生"抽时间读读《论语》"，深知传统文化的知识背景对学习中医的重要性。

四、李克绍

李克绍（1910—1996），山东烟台人，山东中医药大学教授，山东中医药大学"八大元老"之一，全国首批硕士研究生导师，中国中医药学会仲景学说专业委员会顾问。李老上无家传，未承师授，从 19 岁担任小学教员时开始背诵自学中医经典医籍，勤思苦读，自学中医 10 余年，于 1935 年通过烟台市中医考试，获得执业资格，先后在烟台、大连、威海等地行医。1954 年年底，李老应邀往威海市石岭联合诊所工作。1958 年入山东省中医进修学校学习，后调至山东中医学院（现山东中医药大学）伤寒教研室，自此定居济南。1977 年全国恢复高考后，其成为全国首批中医专业硕士研究生导师，并享受国务院政府特殊津贴，曾任山东中医学院伤寒教研室主任、顾问，全国仲景学说专业委员会顾问，并应聘为张仲景国医大学名誉教授。李老著有《伤寒解惑论》《伤寒百问》《伤寒串解》《伤寒论语释》《胃肠病漫话》，后辑为《李克绍医学文集》。1978年，李老年届七旬之际，将平生伤寒研究所得集为《伤寒解惑论》一书付梓，为李老之代表作。

1. 敢破敢立，解读《伤寒论》

李老对中医学术的研究面很广，最突出的还是对《伤寒论》的解读。李老强调立足经文，反对臆想，提倡勿将不符合伤寒本意的东西强加给仲景。例如对伤寒和中风的划分认识，李老提出，论中除太阳病篇麻桂二证是根据有汗、无汗辨证之外，在《伤寒论》其余诸篇中，都是相对以阳邪为中风，阴邪为伤寒立论。三阴篇中，称中风皆为热化证，称伤寒的则是寒化证。这种基于临床，一扫玄说的学术作风突出表现在李老的《结合临床探讨〈伤寒论〉的厥阴病》一文中。他指出"厥阴篇"包括了厥阴病和一般的晚期伤寒，认为全篇条文的排列，既有条理又系统，尤其对不少注家疑惑不解的厥热往来的症状表现和发病机制，第一次用临床实践做了说明，从而客观反击了"厥阴篇是杂凑之文"的说法，解决了"厥阴篇的厥热往来，究竟不知是什么病"等疑问。另如，少阳病和柴胡证，历来未能详加分析，李老则从二者的发病机制、临床表现、治疗原则、预后转归等方面，论证了自发于本经的少阳病和由太阳转属少阳的柴胡证，此二者既有共同点也有很大的差异。不畏权威，敢破敢立也是李老突出的治学风范。《伤寒解惑论》提出反传统的创新性观点达 20 余项。如反对"风伤营，寒伤卫"的传统发病学说，提出了"风寒主伤卫分，影响汗孔启闭"的内在病机；反对五苓散证是水蓄膀胱的太阳腑证，提出了三焦气化不利的全新认识；反对太阴大实痛是实在阳明的注释，提出了实在脾络，大黄破瘀的观点；反对传经为经络相传的传统认识，指出论中的"传"，是指每经病从前驱期进入定型，以及定型之前和之后，如果再有病位、病性的变化，在论中叫作"转属"等。

2. 治学之法，授人以渔

李老擅于从学习方法入手，分析讨论《伤寒论》的疑点。如《伤寒解惑论》第三章"学习《伤寒论》应注意的几个问题"，就集中反映了李老授人以渔的治学特色。先从问题切入，诸如名词术语问题、无字处和语法问题、阅读法问题、有关条文联系的问题、方后注的问题、与《内经》《神农本草经》《金匮要略》结合的问题等。《伤寒解惑论》步步深入的问题解析，对启发学者的怀疑精神和创新思维大有裨益。

3. 胸中无尘，活用经方

李老主张"胸中无半点尘才可临床"，需摆脱一切先入为主的框框，遵循仲景"随证治之"的原则，谨守病机，才能不被西医病名所囿，活用经方。例如小儿多饮多尿，疑为尿崩症，病机属水饮内结，阻碍津液输布，投五苓散而愈；肝郁气滞，湿热内蕴而致的发作性精神痴呆症，用四逆散治愈；取当归四逆汤益血通阳之理，治小儿麻痹后遗症及冻疮均获良效；运用芍药甘草汤酸甘化阴养营之义，治两臂痉挛等。在《伤寒解惑论》附篇"伤寒方古为今用"，李老记述了20个经方医案，所选病例均系疑难杂症，而所用经方平淡无奇，愈显示出其"胸中无尘"，重在辨证的精神特质。

五、柯雪帆

柯雪帆（1927—2009），江苏常熟人，上海中医药大学名师工作室指导老师，教授，校专家委员会委员。柯老于1927年5月出生于江苏常熟，17岁从师学医，20世纪40年代在家乡行医，1962年作为上海中医学院（现上海中医药大学）首届毕业生留曙光医院工作，后调入学校从事教学相关工作，任伤寒论教研室主任，中华中医药学会仲景学说分会委员、顾问，上海市中医药学会副理事长兼内科分会主任等职。其于工作中勤勤恳恳、鞠躬尽瘁，深受广大师生的爱戴，被评为上海中医药大学名师，曾获部级科技进步二等奖，享受国务院政府特殊津贴，主要论著有《医林掇英》《中医辨证学》《中医外感病辨治》《疑难病证思辨录》《伤寒论临证发微》等，曾参以宋本《伤寒论》原文顺序主编第六版规划教材《伤寒论选读》。柯老的治学态度、包容素养、科学精神和实在的学术特色值得后人学习和借鉴，兹介绍如下。

1. 严谨的治学方法

博览群书，中西汇通。柯老一生勤奋好学，兴趣广泛，孜孜不倦，涉猎古今中外，尤擅诗作。弱冠时从师习医，边读经典边临证求实，见多识广，故临床经验十分丰富。教学时广征博引，引经据典非常恰当，释疑解惑给人以豁然开朗之感。中西汇通，西医之解剖、组胚、生理、病理等之细节入微，精确掌握。正是由于知识丰富，通古论今，其所著章回体医籍《医林掇英》亦文亦医，亦中亦西，不仅受到国内读者的喜爱和普遍好评，还在日本刊行后受到日本汉方医学界的高度重视。

2. 宽广的包容精神

实事求是，有容乃大，实用至上。柯老不唯上，不唯书，不虚美，不隐恶，虚怀若谷，能大度接受各种有根据的学术见解和观点，面对各种困惑不解之处常能不耻下问，甚至向青年求教。《伤寒论》中的剂量是一个全局性问题，必须要解决，其所在团队克服多重困难，理论联系实际，结合考古学、文献学等多种资料，解决东汉末年的度量衡与现代剂量关系的大问题，具有深远的影响。在治学上，其强调实事求是，对古人的理念、解释要辩证看待，反对机械式、囫囵吞枣式地接受，强调医学的实用性至上原则，围绕提高疗效的强力手段来学好经典、应用经典。

3. 丰富的学术成果

本于经典，崇尚精确，善于推陈出新。柯老具有典型的海派中医特色，主张以实事求是的态度研究中医，反对夸大、不着边际的发挥。他临终前夕曾问弟子"麻黄汤中有峻汗的麻黄，为什么还要用微汗的桂枝"，体现了其追求精确中医的崇高品质，是全体中医人都应该学习的榜样。他活用经典，推出《医林掇英》20 回本，以章回体小说形式陈述医案医理，展现出了古典中医的诊疗理论、方法和经验，同时也证明了中西医学结合诊疗的优点。

重视宋本《伤寒论》条文顺序。迄今为止，宋本《伤寒论》顺序是最接近仲景原意的版本，里面蕴含着许多的科学价值，值得进一步发掘和提高。如小柴胡汤证的主要内容出现在太阳病篇，反映了小柴胡证的不典型性、小柴胡汤方的灵活性和用于退热的普遍性。还有宋本《伤寒论》第 26 条的白虎加人参汤证，这与桂枝汤证出现的机会差不多，匪夷所思。但我们联想到白虎加人参汤证也有"时时恶风、背微恶寒"，就让我们豁然大悟，仲景医学之高明。也让我们窥知需要重视宋本条文顺序，而不能恣意乱排。

敢用经方剂量，大剂起重疴。柯老精通经方剂量研究，临证时也实践、运用自己的研究成果。如细辛用量后世普遍不过钱，柯师临证多以 15g 为起点。再如炙甘草汤中的生地黄，多用200g 以上，配剂药师每有多言，则嘱患者合剂加倍剂量，对于外感病后的心律异常多有奇效。

重视腹诊，积极传播腹诊知识。《伤寒论》中的腹诊内容虽多，但研究者不多，而且体系也不健全。柯老结合日本汉方医腹诊研究的成果，在国内属于早期开展腹诊研究和教学的老师，并与教研室其他老师一道研制相关仪器，获得了专利授权。

重视仲景医德观。柯老还从细微处解读出张仲景的医德观，这实际上是课程思政的主要内容。他认为学习《伤寒论》不仅要掌握医疗技术，更应学习仲景高尚的医德。在医德教育方面，他强调医者的行医目的应为大众服务，注重"卫生"与"护生"，并提倡医生应具备仔细认真、沉着冷静、关爱体恤及克服私念等品质，同时要夯实临床基本功。

4. 杰出的学术贡献

首次定性、明确《伤寒论》是一部外感病专著。这是符合仲景精神和中医学基本架构的观点。尽管有人认为这是矮化了《伤寒论》的学术体系和价值，但事实就是这样。外感和内伤（杂病）是早期中医学疾病病因分类的基本认识，外感病是整体上较重、较急，病机上具有传变特征，治疗上以驱邪外出为主，方法上包括汗、下、吐等常用治法的六经规律现象，一言以概之即用六经辨证处理外感病证，主体是成体系的。至于《伤寒论》内容的发挥，甚至在内科等其他疾病中的应用拓展，那都是仁智之见，但这并不能否定《伤寒论》的定性。

确立了东汉末年与当今度量衡的换算关系，为临床、科研提供了有价值的参考。《伤寒论》中的剂量都较大，一般都是三两左右，东汉末年的一两相当于当今的多少克是个迫在眉睫的大问题。柯雪帆团队克服重重困难，深入全国各地博物馆、遗址等实地考察、称量，得出一两约为 15.625g，一升约为 200mL 的换算关系，后经多人再研究、考察、实测，得出的结论基本相差不大。这项研究结果对于临床使用经典方药具有重要的参考价值，也在法律争讼中具有参考意义。

重视《伤寒论》原文编次，发掘其辨证价值。在《伤寒论》各版本的教材中，多打乱宋版条文次序，重新编排，自有其优点，便于诵习，但缺点亦很明显，淡化了疾病的辨治系统。像宋本《伤寒论》中葛根汤、麻黄汤、大青龙汤是相互联系，几乎排在一起的，反映了外感病早期寒邪过重，易伤及脾胃之气，下利、呕吐常见，如果医者失于观察，先治患者呕利则可能会酿成大祸。这种现象即使在今天的临床中，惨痛的教训仍时而上演，仲景的提醒不可不重视。再如炙甘草汤证，多论之于阴阳两虚，实际上本方应该适用于外感后继发的"脉结代、心动悸"，并不适用于像冠心病、糖尿病、高血压并发的脉结代、心动悸者。

六、姚荷生

姚荷生（1911—1997），江西南昌人。原江西中医学院（现江西中医药大学）名誉院长、教授、主任医师、享受国务院政府特殊津贴，是全国著名伤寒学家，从事中医临床、教学、科研50余年。

姚老出生于中医世家，18岁即拜清江名医谢双湖为师学医，20岁从其叔父江西名医姚国美侍诊3年，1933年考入江西中医专门学校，1938年以优等生毕业，后悬壶南昌，医名鹊起。曾任吉安启轩中医学校教务主任兼伤寒论教员、江西省康复医院管理局中医医疗组长、《江西中医药》主编、江西中医实验院副院长、江西中医学院院长等。

姚老熔众长于一炉，建立了以病因、病所、病机为核心要素，以鉴别诊断为手段，贯通伤寒与温病、外感与内伤诸辨证纲领的中医统一的辨证分类方法。其论中医生理病理力倡气化学说，论伤寒温病深究脏腑经络统一基础，论中医诊断主张病证系统分类与证候鉴别，论治疗善于活用经方、合方化裁。临床工作方面，其精通中医内科，兼通妇儿，救治危重急症甚众，诊治时令病证效高速捷，对慢性疾病也有颇多根治，被蒲辅周等称为"专家的专家"。

1. 精研伤寒之学，开创系统病证分类

姚老熟读经典，精通伤寒之学，全面系统地整理研究《伤寒论》，而且对其理论与实践颇多阐发与创新。如将《伤寒论》条文，按证候归属不同进行分段并做出病理判断，对条文进行串解，对每条重点进行申述或析疑，著《伤寒论串解》；将《伤寒论》难解条文逐一析疑解难，著《伤寒论难解条文》；对《伤寒论》各经证候基本发病机制、预后转归及传变规律详加讨论，著《六经病理生理概论》；著《伤寒论证候鉴别诊断学》，分列《伤寒论》中的每一种症状、脉象与体征，再阐述鉴别要点及各自机制；汇编《伤寒论证候分类纲目》，即以六经分纲，以表里为目（即各经均分成表证、里证），再以病因病机为子目，系统展列《伤寒论》中的所有证候类型。

2. 引领脏象文献研究，集创三焦腑病辨证

姚老于20世纪60年代牵头承担了当时中南地区卫生部重点科研项目"脏象学说的文献研究"，历时3年，收集了500部左右的古代及现代文献，先后完成了肝系、肺系、脾系、肾系《脏象学说及其诊断应用的文献研究》。每一脏系均按生理、病理、诊断三大内容汇集整理。最为可贵的是通过诊断部分的内容阐述，使脏象学说的基础理论与临床紧密联系，解决了其中许多如命门、三焦实质及其与各脏关系等理论难题。他先后在《新医药学》发表"病因辨证""脏腑辨证"等精要之作集古今之大成对中医历代争论存疑的三焦学说，首次提出"三焦腑病辨证"的系统框架。他认定三焦乃一有形脏器，其实质就是遍布胸腹腔内的一大网膜（胸膜、肠膜、腹膜等），所有脏腑分居在它上、中、下三个地带，受着它的包裹与保卫，同时心包络与之相为表里，肌腠（腠理）为其体表外应。三焦之腑的功能主要是游行水火。水在其上、中、下的不同历程中，产生"上焦如雾、中焦如沤、下焦如渎"的不同生理状态，其病理变化多数为水饮泛滥，形成肿胀，其中也夹杂火热为病，少数为气郁（气分）、血瘀（血分）。其编写的《三焦辨证——焦膜病辨治》解决了近两千年争论不休的"三焦有形无形，有实无实"的理论难题，填补了脏腑辨证中无"三焦腑证候"的空白，大大提高了中医辨治疑难杂病的能力。

3. 注重鉴别诊断依据，严立辨证规程

姚老临证经验丰富，屡起沉疴，尤其诊疗操作严格规范，对中医的辨证论治过程给出了精准

定义："中医学于有限的历史条件下，能通过临床直觉感官，收集患者病因干扰机体的异常现象（信息），综合分析其是否符合一定病因（如六淫、七情、痰、水、瘀、虫、中毒、外伤、饥饱、劳逸等）特性，干扰机体某部（即脏腑、经脉、器官等）生理功能（营卫、气血、津液、精神等），影响整体的阴、阳、寒、热、表、里（上、中、下）、虚、实，产生各有偏差的病理变态，其间规律不容混淆，反复追求，务必达到对整体病机全面通解，才能初步得出比较合理与近是的结论（诊断）；而后则须针对病势发展的轻重缓急，遵补偏救弊、因势利导原则，立法、选方、择药，以求取得'知所自来，明所自去'的预期效果。"

4. 首建中医实验院所，倾心人才培养

中华人民共和国成立初期，姚老亲笔撰写"中医之自我检讨与自身改进"上书毛主席，提出中医研究"一方面要全面搜集、系统整理，如实总结已有文献，以求达到较完整地继承前人经验；另一方面要尽量利用一切科学成就，严密求证，以期达到发挥中医学特色，充实崭新科学内容"的主张，受到中央的重视，并得到当时卫生部的复函肯定。1950 年，姚老在中南区卫生工作会议上争取到中央拨款，在江西成立全国首家中医实验院，著成《三年来的中医实验研究》。姚老倾力亲行培养中医人才，带出了一支"铁杆中医"队伍，不少学生相继成为省级、国家级名中医。

七、郭子光

郭子光（1932—2015），四川荣昌人。成都中医药大学教授，享受国务院政府特殊津贴，全国第三批老中医药专家学术经验继承工作指导老师，国医大师，曾获中华中医药学会"终身成就奖"。

郭老出生于重庆市荣昌区，1956 年就读于成都中医学院（现成都中医药大学），1960 年毕业后留校任教，从事伤寒论、各家学说等课程的教学、临床及科研工作。其主编有《伤寒论汤证新编》《肺结核病》《中医奇证新编》《中医康复学》《日本汉方医学精华》《现代中医治疗学》等著作 16 部。

1. 推病理反应层次说，重脏腑辨证

郭老认为六经病就是六个大的病理层次阴阳失调的反应，各经病所属方证就是由浅而深的若干较小的病理层次阴阳失调的反应。六经病之太阳、阳明、少阳、太阴、少阴、厥阴，实际是按阴阳多少所呈现的反应状态强弱依次划分的。《内经》以阴阳为总纲，仲景著《伤寒杂病论》则是阴阳变化调节的示范，仲景的调节方法就是从整体着手去改变失调的病理层次的反应状态，达到治疗目的。这对临床用活六经方证有着重要的理论指导意义。

郭老在内伤杂病辨证中力主以病机为核心、以脏腑辨证为脉络的辨证策略。如郭老认为命门火衰的病机实质是元精亏虚，涉及多脏腑多层次的功能衰退，尤以"男子以藏精，女子以系胞"的功能减退为主，治宜重益火之源、温阳填精；又如以"气为一切阴质之帅"为理论核心，提出了"补血重在益气""通络首先补气""降气即是降痰，降气即是降火""利水消肿必须益气""通腑先要顺气""补肺气必先补脾""补肾重在培金生水"诸法，指导多种疑难病证治疗。

2. 倡三因鼎立病因说，制慢病八法

郭老早在 20 世纪 80 年代就提出要高度重视人体体质在疾病发生发展中的作用，提出"三因鼎立"发病说，即疾病的发生发展受到病原学（细菌、病毒等微生物）、诱因（六淫、情志）、体质（木型、火型等阴阳二十五人体质）三大因素的共同作用而决定是否发病，以及发病后的转归和预后。

1986 年郭老在《中医杂志》发文《慢性病证治举要》，提出慢性病治疗的八个步骤要领：一是凡有外感先治感；二是气机不疏先治郁；三是运化失司先理脾；四是平调阴阳治原病；五是整体局部善处理；六是无证可辨亦须辨；七是治标药物逐步减；八是西医诊断作参考。这为临床辨治慢性、复杂病证提供了把握病机、审察情由、分清标本主次、先后缓急、遣方用药的基本法则。

3. 突出中医特色，强调四结合

（1）病证结合　郭老认为辨病论治，是以致病因子或病理损伤的特点，来区分不同的疾病并进行处理；辨证论治，则着眼于机体对致病因子和病理损伤的反应状态，以揭示疾病的千变万化并进行处理。病证结合具体包括：分证分型论治、分期分阶段论治、方证相对论治和固定方加减论治，如郭老辨治心律失常，认为气虚血瘀为基本病机，施益气化瘀法，创效方芪葛基本方；创制三阴固本方，用于慢性阻塞性肺疾病缓解期的治疗；从阴阳辨治泌尿系结石，以通腑利尿化瘀为法；慢性特发性血小板减少症以肝脾肾虚损为病机，制升血小板方；原发性血小板增多症为肝之疏泄太过，提出清营凉肝，兼以化瘀止血为基本治法；针对消化性溃疡，创制"郭教授胃药"；甲状腺功能减退以益火之源、温阳填精为大法，习用鹿角胶、巴戟天、淫羊藿、熟地黄、肉苁蓉等温阳填精之品。

（2）寒温结合　郭老认为临床上寒温并无绝对界限，往往同一疾病寒温渗透，或为不同阶段表现。故同一种疾病或用伤寒法，或用温病法，或两者兼用。如少阳半表半里证合并三焦湿热证，阳明腑实证合并心包痰热证，少阴热化证合并营热动血证等。甚至感冒风寒与风热混合受邪。临床需要寒温结合，取二者之长，以进一步提高疗效。

（3）中西结合　郭老认为西医和中医都有优势和局限，就内科言，中西医结合主要体现在治疗上取长补短，发挥中西医的优势，克服各自的局限性。目前中西医结合尚处在积累经验的初级阶段，远没有达到理论上的结合。在治疗多种疾病时，用西药顿挫病势，用中药减轻其副作用，克服其疗效不稳定易反复的缺点，帮助其逐步撤除，从而达到治愈的目的，就充分体现出中西医结合的优越性和必要性。

（4）宏微互参　郭老指出，现代科学对一些中药疗效原理研究成果，可在辨证论治的范围内加以考虑运用。如夏枯草、菊花、黄芩、钩藤有降血压作用，黄精、玉竹、生地黄、麦冬有降血糖作用，若高血压属肝阳上亢可酌用前 4 味药，糖尿病属阴虚津亏的酌用后 4 味药，往往收效满意。但切忌一见西医学中的"感染""炎症"，就一味理解成"热""毒"，而投清热解毒、苦寒泻火之剂。诊治过程既要参考西医诊断信息，又不要受其思想束缚，坚持运用中医理论去分析、判断和采取措施，才可提高疗效。

郭老在伤寒研究方面的最大成就，一是提出"病理反应层次"是六经方证的实质，二是提出创立六经辨证论治新体系，把仲景学说的发展推向新阶段。郭老是杰出的中医大家，他崇高的师德和医德，执着创新的科学精神，丰富的学术思想，诲人不倦的教学态度，高山仰止的人格，堪为"杏林楷模，国医之光"，给我们留下了宝贵的精神财富。

八、陈瑞春

陈瑞春（1936—2008），江西铜鼓人。江西中医学院（现江西中医药大学）教授、主任医师，广州中医药大学伤寒论专业博士生导师，曾任江西中医学院伤寒教研室主任、附属医院常务副院长，兼任全国仲景学说专业委员会委员，为首批江西省名中医、全国名老中医药传承工作室专家，享受国务院政府特殊津贴专家，1995 年被英国剑桥国际传记中心载入《国际名人传记辞典》。

陈老从事中医教学与临床 50 余年，主攻经方辨治疑难杂病，力倡经方类法类方研究，善于活用桂枝汤、小柴胡汤、半夏泻心汤、五苓散、当归芍药散等名方，善于辨治内科肝胆脾胃病变及妇儿杂病，主编《陈瑞春论伤寒》和《伤寒实践论》。

1. 重伤寒，学术统于经典

陈老感悟其从医 50 年的曲折经历，提出了"集历代诸贤之精要，统一于经典框架"的学术主张。他认为各家学说各有所长，古今之变各有所适，故百家争鸣，百花齐放，本是推动中医学术发展的自然经历，也是中医难得的、宝贵的、有别于西医的重要特点。他提出要把握好"于继承求创新"，关键办法必须坚持把诸家不同之说、古今差异之变，都与中医经典著作的理论与思维贯通起来，才能在坚守中医核心理论与技术的前提下，形成相互补充、不同而合的统一体系。如以辨证方法为例，仲景以六经伤寒首创辨证论治基本法则，而温病则羽翼伤寒，后世诸家更补充内伤杂病证治，进而朝着寒温沟通、内外统一的辨证论治体系发展完善。不管如何学习、如何临证，经典不可不学，经方不可不通，否则难免会失去特色、丢掉优势。

陈老回顾学医历程，学伤寒、用伤寒、写伤寒，是自己一生的写照。有的人认为中医看病没有规范，《伤寒论》和《金匮要略》就是中医的规矩。陈老以丰富的临床实践向人们展示出伤寒学说的科学性与实用性，其灵活的辨证思路和平中建奇的遣药组方足以为中医临床树立楷范。

2. 宗经方，倡导以法类方

陈老崇仲景之说，偏爱经方，尤擅活用加减仲景古方，提出经方类法活用论。即临床选方用药，应重视经方实践，立法组方以经方为蓝本，以法类方，以主方统领相关联的类方，经方与经方合用，以经方沟通时方，达到临证选方精而不滥、辨证用药活而不乱。

陈老以用柴胡闻名，对小柴胡汤、桂枝汤临床运用独具匠心，屡建奇功。轻至感冒，重至怔忡喘逆，常下帖而安。小柴胡本为"寒热往来，口苦咽干"而设，但陈老认为小柴胡的作用，在于生发、疏达正气，理解其核心功效，才能最大限度拓展其临床应用，以免囿于"寒热往来"之惑和"一症""数症"之争。如小柴胡汤达邪透表，陈老更加入葛根、防风两味药，以助疏风解热，使全方的重心更偏于祛除表邪，成为治疗伤风外感发热的强效良方。又如半夏泻心汤调理肠胃功效卓著，陈老认为此方寒热虚实辛开苦降皆备，唯行气之力不够，常加枳壳、木香助气行，使组方更为完备。

除方之加减，方与方之合用也是陈老临证特色。以小柴胡汤为例，就有柴胡桂枝、柴胡泻心、柴胡温胆、柴胡平胃、柴胡四逆、柴胡陷胸、柴胡龙牡合甘麦大枣等不下十余种合方，其他如桂枝汤合玉屏风散、四逆散合小陷胸、五苓散合二陈汤等，都是陈老常用合方。合方的变通化裁极大丰富了临证思路，增强了方证对应性和临床疗效。

陈老善用经方，也常以时方补经方之不逮。如用柴胡温胆汤调理胆胃不和的消化系统病证，芍药甘草汤合四妙散治风湿痹痛，六合汤治夏月虚人暑病等。

3. 务实践，教研用融一体

陈老从医执教 50 余年，"读伤寒、写伤寒、用伤寒"为其座右铭。他强调临床运用经方，掌握"辨析病机、抓住主证、深究方规、灵活化裁"四个关键，在学中用，在用中学，坚持多用，必有成效。他治疗心血管疾病、肝胆疾病，以及呼吸系统、神经系统诸多疑难病证，药简效高，对部分疑难杂症如肝硬化、冠心病、肾病综合征、慢性肾衰竭、肿瘤及小儿厌食等都有较理想的疗效。他创制"健脾益气冲剂"，治疗放疗及化疗后白细胞减少症、虚人外感、体弱胃肠功能紊乱等，成为所在医院最具影响力的院内制剂。

陈老临床、执教 50 余年，善于积累临证资料，勤于著述。《陈瑞春论伤寒》和《伤寒实践论》深受广大中医学子喜爱。陈老授课以伤寒、温病为主，旁及中医基础理论、方剂等，注重医德培养，告诫学员要先做人，再做事。陈老一生情系中医，在晚年不顾体力渐衰，为中医药学术的发展奔走呼号，倾心传道授业，令人敬仰。

九、杜雨茂

杜雨茂（1932—2013），陕西省城固县人，陕西省著名伤寒大家。杜老出生于中医世家，幼秉庭训，熏陶积渐，年未弱冠即随父学医，家教严谨，精读不辍。1959 年毕业于陕西中医学院（现陕西中医药大学）师资班，后于成都中医学院进修深造，遂回校从事《伤寒论》教学及内科临床工作，被评为全国首批名老中医药专家学术经验继承工作指导老师、陕西省名老中医等。其主要著作有《伤寒论辨证表解》《金匮要略阐释》《伤寒论释疑与经方实验》《杜雨茂奇难病临证指要》《奇难病临证指南》《杜雨茂肾脏病临床经验及实验研究》《杜雨茂肾脏病临床经验集粹》。

杜老通晓诸家，精专仲景之学，在长期的临床实践中善用经方，尤其擅长经方辨治肾病及奇难病证，疗效显著，造福一方百姓。兹将杜老主要学术思想简述如下。

1. 精研诸家，达博返约

杜老认为中医古籍汗牛充栋，而其中最精华者，首推仲景之书，因此杜老上溯岐黄，下逮百家，明脏腑阴阳，晓生理病理，基础雄厚，医术精湛，由博返约，不仅熟读《内经》《难经》《伤寒杂病论》《神农本草经》等古典医著，且遍读诸子之书，将多家特技，一一精研，且学以致用。

杜老在长期的临床实践中认识到，《伤寒杂病论》虽然文辞古奥，但其理论完备，临床实践性强，因此杜老对《伤寒论》《金匮要略》的研究，不但在理论上有所建树，而且崇尚实践，经验丰富。杜老对伤寒学术的诸多问题，见解精辟，执简驭繁，达博返约，尤其在如何学用仲景著作问题上，言简意赅地提出"举纲、深究、致用、推广"八字。所谓"举纲"，就是要提纲挈领，抓住六经辨证的精髓，才能收事半功倍之效；所谓"深究"，即深入研究《伤寒论》之原文、宗旨；所谓"致用"，即学"伤寒"用"伤寒"，以《伤寒论》的理法方药指导临床，解疑难；所谓"推广"，即对《伤寒论》要师其法，用其方，不可过于机械。

2. 法宗仲景，背反谐同

杜老在精研古今医家医著的基础上，深受仲景名方如半夏泻心汤、大黄附子汤、附子泻心汤、乌梅丸、金匮肾气丸等诸多相反配伍方剂的启示，结合自己家学亲验，认识到人体脏腑器官的气机变化，无时无刻不在升降出入，即《内经》所谓之"升降出入无器不有"，升中有降，降中有升，收中有散，散中寓收。这种相反相成关系共处于一体。而疾病的过程，正是打破了这种平稳状态。既病之后，尤其是疑难病，病久邪郁，又往往导致多脏腑及经络之阴阳气血失调，多是寒热错杂，虚实并见，表里互病，阴阳俱损，气血同伤，升降齐乖，宣收皆塞。治当顺乎人之本性及病情实况，攻中有补，补中寓攻，收中寓散，发中有敛，升中有降，降必配升，清中有温，热中伍凉，阴从阳平，阳依阴藏，始合自然，提出"背反谐同"的学术思想。

3. 善用经方，辨治肾病

杜老认为在疾病治疗过程中，遣方用药为最后的关头，也是影响治疗效果的重要一环。因此，临证一是妙用经方，灵活不泥；二是遣药精当，平稳为上。杜老在长期临床实践中，通过对多种急慢性肾病的深入研究，认识到肾病初起多见太阳经证表现，一般选用麻黄连翘赤小豆汤、麻黄加术汤、越婢加术汤等方化裁应用。肾病到了少阳阶段，除肾病的自身表现外，伴往来寒热、心烦喜呕、胸胁苦满等少阳证候，方用小柴胡汤合五苓散化裁。肾病邪传阳明，出现发热或胸腹部灼热、心烦口渴、眼睑颜面浮肿、下肢或全身浮肿、小便短赤不利、舌红苔黄、脉数等，方用白虎汤合猪苓汤化裁。若临床伴见腹胀满、大便秘结不通、舌红苔黄燥、脉沉弦数等，可随证选用承气汤类方或己椒苈黄丸化裁治之。病至太阴，肺脾气虚，水湿不能布运而内聚外溢，可用理中汤、厚朴生姜半夏甘草人参汤、桂枝人参汤化裁。肾病至少阴阶段，属寒化证，可用真武汤合金匮肾气丸化裁；属热化证，可用猪苓汤、黄连阿胶汤合二至丸化裁。肾脏疾患若发展至厥阴期，其病情繁杂，往往虚中夹实，寒热错杂，病机复杂多变，病势凶险，预后不良。

杜老精研古典医籍，善于以仲景原旨指导临床，并在临床实践中发展创新。杜老指出，学古人之法，习古人之方，意在治今时之病。对古人经验，时常注意灵活变通，明其理，化其意，师其法，而不泥其方，重在以中医理论指导临床，从而使病情与药物之间更加紧密相连。杜老运用经方的思路和方法，对于后学尤其是初学者确有启迪及指点迷津的作用。

十、聂惠民

聂惠民（1935—2023），北京市人，著名伤寒学家、中医临床家，首届全国名中医，第二届首都国医名师，第二、三、四批全国名老中医药专家学术经验指导教师，北京中医药大学教授、博士生导师、博士后合作导师，享受国务院颁发突出贡献专家的特殊津贴，曾任中医临床基础国家级重点学科、国家中医药管理局伤寒学重点学科学术带头人，北京中医药大学伤寒论教研室主任，参与创建中华中医药学会仲景学说专业委员会（现中华中医药学会仲景学说分会），并担任副主任委员兼秘书长，组织召开10余次全国及国际仲景学术研讨会，为继承发扬仲景学术作出了重要贡献。

聂老主编《聂惠民论伤寒临证医书十种》共10部。《聂氏伤寒学》《伤寒论与临证》《经方方论荟要》《名医经方验案》等著作，对《伤寒论》的理论体系、辨证体系、经方应用、各家观点等进行了深入研究；独著《聂氏伤寒学》，融汇古今将六经辨证理论体系与理法方药运用规律深入阐发，总结个人50余年研究伤寒的理论与临床经验，探索新的伤寒学术体系，对《伤寒论》的传承与发展具有重要的指导意义，著名中医学家、伤寒泰斗刘渡舟教授阅后题字"惠民教授，贵在创新"予以褒奖。

1. 精研伤寒崇仲景——"伤寒学论"

聂老毕生致力于伤寒学研究工作，承担原卫生部古典医籍校勘课题，逐字校勘，完成《伤寒补亡论校注》；运用文献理论研究方法，采用条文注疏、病证分类等方式，对《伤寒论》全面系统注释、解疑研究，开展《伤寒论》类证、类方、类脉的综合研究，如柴胡剂、苓桂剂类方系列，完成如《伤寒论析义》《经方方论荟要》等著作。对《伤寒论》理法方药理论体系、六经辨证论治规律及经方临床运用规律进行深入研究，开展经方治疗各种常见病、疑难病研究。聂老认为《伤寒论》是一部辨治疑难杂病的专著，提出并强调了"伤寒学"的概念。即伤寒学是以《伤寒论》为核心，以六经辨证理论体系、理法方药运用规律为主体，以历代医家研究、补充、发展其学术成果为主要内容，更深入广泛地研究现代临床疾病的辨证论治规律，提高诊治水平和疗效为目的的学术体系。伤寒学的提出更加突出了《伤寒论》在中医学中的学术价值和学术地位。

2. 善用经方巧变通——"经方论"

聂老临床上遵仲景，崇经方，辨证论治，力倡"取仲景法，严遵经旨，用仲景方，灵活变通"的原则。他强调用原方治病一定要辨证准确、依证施方，并根据病情需要加减化裁、灵活变通、扩大治疗范围，同时应古今结合、合方论治。自20世纪60年代起，聂老即重点研究"合方论治"，推崇"合方法则"，创造性提出"合方论治体系"。该体系对合方运用的方法与选择、应用法则、优势特色等进行了全面阐述，丰富了经方辨治疑难杂病的内涵，拓展了经方临证应用的范畴，更加适用于现代中医临床，对于发挥经方临证优势，提高疗效，具有重要的实用价值。依据合方论治法则她创研出"四理汤改善儿童体质"、"柴地合方"治疗抑郁症等，运用于临床，疗效满意，并获得相关科研成果。

3. 重视脾胃疗百病——"脾胃论"

聂老认为《伤寒论》无论是从六经病的传变与治疗，还是善后调护与预后变化，以及处方用药，均体现了重视脾胃的学术思想。她在临证时亦非常重视脾胃之气，从疾病的预防、诊断、治疗、用药及善后调养等均以脾胃为重。如诊病时必问患者脾胃状况，食欲如何、饮食多少、大便如何等，以此作为确定治疗法则和用药力度的依据。在治疗过程和善后调养中，嘱咐患者要注意饮食，不可饥饱失常，甚至暴饮暴食，饮食宜清淡，忌食辛辣油腻生冷之品等。在处方用药时常着眼于调治脾胃，治疗脾胃病当从脾胃出发，辨清寒热虚实，调理脾胃升降，促进脾胃纳运。对慢性病和其他脏腑疾病的治疗，也同样重视脾胃，从脾胃入手，凡有食欲不振或腹胀便溏者，必先调理脾胃。

4. 谨察气机善解郁——"气郁论"

聂老强调致郁原因有二：一则由于外邪侵入少阳，居于半表半里，少阳属胆，与肝互为表里，邪入则肝胆受病，脏腑气机不和故因病而成肝胆气郁；二则因情志所伤、肝气郁结，引起五脏气机不和而致郁证。她重视"百病皆生于郁"，治疗疾病要谨察气机，从郁论治，以疏畅气机为总原则，以柴胡剂为首选方剂，常以小柴胡汤或四逆散作为解郁的基础方，强调小柴胡汤不仅具有和解少阳的功效，更重要的是具有转枢开郁、通达三焦的功能；四逆散虽然仅4味药，却集疏理、补泻、升降、缓急为一体，能从根本上达到调理阴阳失调、气机郁滞的目的。临证常以此二首方剂作为基础方，结合健脾升清、和胃降浊之法，治疗多种因郁而致的疑难杂病，如用解郁健脾和胃法治疗脾胃病，用解郁调肝利胆法治疗肝胆病，用解郁调经法治疗月经病，用解郁养心法治疗胸痹，用解郁安神法治疗失眠，此外，还常应用解郁种子、解郁定狂、解郁定悸、解郁通便、解郁利水、解郁通阳等方法。

十一、熊曼琪

熊曼琪（1938—　　），我国著名伤寒学家、糖尿病专家。广州中医药大学首席教授，博士生导师，博士后合作导师，广东省名中医，享受国务院政府特殊津贴专家，第二批全国老中医药专家学术经验继承工作指导老师。

熊老出生于湖南省益阳市桃江县，广州中医学院（现广州中医药大学）第一批大学生，1962年毕业并留校在伤寒温病教研室任教，师从刘赤选教授，受邓铁涛、何志雄教授等影响较大。其主编《临证实用伤寒学》、中医药学高级丛书《伤寒论》、"十五"及"十一五"国家规划教材《伤寒学》、高等中医院校规划教材《伤寒论选读》、《内分泌科专病与风湿病中医临床诊治》等著作及教材21部。

1. 首倡中医经典回归临床，创建中医经典病房

中医药进入院校教育后，伤寒论课程逐渐成为中医临床基础课，更倾向于理论教学。熊老力倡"中医经典回归临床"，认为伤寒论虽然被定义为中医临床基础课，但其辨证论治思想及系统的理法方药体系，是临床辨治疾病的准绳，必须在临床中学，理论联系实践，才能够更好地理解及传承《伤寒论》。1984年熊老与团队组建了中医经典病房，为全国首次将伤寒论学科回归临床，为伤寒论教学和科研提供了临床基地。她主持的"紧密结合临床、科研，创立伤寒教学新模式"获广东省教学成果一等奖和国家教学成果二等奖。伤寒论学科于1993年和1995年先后评为国家

中医药管理局、广东省高教厅重点学科。中医临床基础学科获国家级重点学科，中医经典病房内分泌科成为卫生部重点专科。经典回归临床之教学模式，成为广州中医药大学两次教育部本科教学评估获优秀的唯一特色，在全国中医界产生了深远影响。

2. 开展六经辨证现代研究，组建仲景实验室

熊老认为临床使用经方需以六经辨证为指导，但用现代科学解读《伤寒论》及经方的作用，是深入学习及发展《伤寒论》的方法之一，也是中西医结合的重要方法。在熊老领导下，于20世纪90年代初创建了具有一定规模的仲景学说实验室，率先开展六经辨证现代化研究，相关成果被多次引用。开展经方辨治糖尿病及慢性并发症系列基础研究，获国家中医药管理局科技进步二等奖。

3. 力举伤寒论是临床课，首名教材《伤寒学》

熊老主编了"十五"及"十一五"国家规划教材《伤寒学》。她认为经过近两千年的传承与发展，《伤寒论》相关研究积累了大量的成果，对于《伤寒论》的学习不能局限于对原文的解读，所以在《伤寒论》教学设置和教材编纂中，提出伤寒学的理念。她认为伤寒学是以中医经典著作《伤寒论》，以及历代医家研究与发展《伤寒论》的学术成就为研究对象，以六经辨证理论体系的内涵、外延与理法方药综合运用的基本规律为主要研究内容，以提高临床辨证论治水平与临床疗效为最终目的的一门学科。本学科既有基础学科的特点，又有临床学科的属性，既是学习和研究临床学科的重要基础，又是基础学科和临床学科的桥梁。

4. 中西汇通，首提中医治疗2型糖尿病必须研究胰岛素抵抗

熊老属新时代的中西汇通派，她在研究《伤寒论》时不但用现代科学方法研究六经与经方的内涵，更是将西医疾病以六经辨证为指导建立疾病的理法方药体系，强调病－证－汤方辨证。在其主编的《临证实用伤寒学》中，她以方类证，又将23种临床常见疾病进行六经分证，立法处方。熊老以其中西汇通的思想，特别注重经方治疗消渴辨证处方与西医发病机制相结合。在90年代初即提出"中医药治疗2型糖尿病必须研究胰岛素抵抗"这一论断，引领了中医治疗2型糖尿病的方向。她以病为中心，证为先导，在实验室和临床层面，开展专方专药在胰岛素抵抗方面机理和作用的研究。以此为基础，提出泻热逐瘀法治疗2型糖尿病、益气和营通络法治疗糖尿病周围神经病变、温阳活血利水法治疗糖尿病肾病等，以桃核承气汤、黄芪桂枝五物汤、真武汤等经方为基础创制三黄降糖片、芪桃片、三黄糖肾安片等院内制剂，在临床取得了显著疗效。

5. 六经宗脏腑八纲综合，临证主寒温融合统一

熊老认为《伤寒论》六经应该涵盖经络、脏腑、阴阳、气化、六淫等概念，但在对六经疾病的解读上，重视脏腑与八纲的结合，并结合了一定的疾病发展阶段论。太阳病属表证，是外感病的初期阶段，营卫失调所产生的一系列证候；阳明病属里（胃、肠）实热证，是外邪侵入机体过程中邪正相搏最激烈的阶段；少阳病为半表半里热证，与胆和三焦功能失调有关；太阴病为里（脾）虚寒湿证，认为太阴为三阴之首，太阴之脏为脾脏，脾与胃相表里，邪入脾胃，实证为阳明，虚证为太阴；少阴病为心肾虚寒证，变有虚热证，认为少阴之脏为心、肾，是外邪直入或他经邪传致心肾虚衰；厥阴病为寒热错杂证，厥阴之脏为肝与心包，病邪侵及厥阴，则肝失条达，心包亦受影响，所表现的临床证候比较复杂。

十二、梅国强

梅国强（1939—　　），我国著名伤寒学家。湖北中医药大学二级教授，博士生导师，广州中医药大学兼职博士生导师，主任医师，国医大师，湖北中医大师，湖北中医名师，享受国务院政府特殊津贴专家，第三、四、七批全国老中医药专家学术经验继承工作指导老师，中国中医科学院学部委员，湖北省有突出贡献中青年专家，曾任省级重点学科——伤寒论学科带头人、湖北中医药大学伤寒论教研室主任、中华中医药学会仲景学说分会顾问等，获"林宗扬医学教育奖"、首届中医药传承"特别贡献奖"、"全国中医药杰出贡献奖"。

梅老出生于湖北省武汉市，幼承家学，1956年考取武昌医学专科学校，1958年以优异成绩保送进入湖北中医学院（现湖北中医药大学），成为建校的第一批大学生，并入选当时师承教育与院校教育相结合的58级4班，1964年毕业后留校在伤寒教研室任教，并从事临床工作，师从伤寒名家洪子云教授，主编全国规划教材及专著10余部，其中，全国高等中医药院校教材《伤寒论讲义》于2005年获全国医药教材一等奖、2009年获全国中医药教材优秀奖。

1. 精研伤寒学术，深入阐发六经要旨

梅老认为《伤寒论》根据脏腑、经络、阴阳、精、气、血、津液等生理功能及其运动变化情况，以及六淫致病后的各种病态关联，时刻关注邪正盛衰，动态观察病情变化，以明疾病之所在、证候之进退、预后之吉凶，从而拟订正确的治疗措施。其辨证，必辨阴阳、表里、寒热、虚实、真假、气血、标本、主次、经络脏腑及其相互转化，处处体现了统一法则和整体恒动观。其论治，必因证立法，因法设方，因方用药，法度严谨。其具体体现为以下几方面：①明辨六经及六经辨证之要旨。理解六经之旨，应以临证为依据。要从临床实际出发，将讨论六经实质的各种学说有机地结合起来，正确理解并灵活地辨证分析。梅老还从实验入手，探索六经证候实质，主持《〈伤寒论〉血虚寒凝证实验研究》《心下痞辨证及其客观化研究》等多项科研课题，多项成果被鉴定为国内领先水平。因其科研方面成绩突出，2014年被评为"全国优秀科技工作者"。②强调表里先后缓急。伤寒外感之病，发展迅速，病情多变。对于复杂多变之病情，必在慎辨表里的前提下，明确表里轻重、主次缓急，进而确定相应的治疗原则。③阐发扶阳气、存津液之微旨。梅老认为仲景以伤寒立论，寒为阴邪，易伤阳气，则扶阳毋庸置疑。仲景扶阳气诸法历历在目，显而易见，而存津液之微旨，隐含于字里行间，常为人所忽视，故在治疗过程中，扶阳气、存津液、护胃气同样重要。④阐发仲景"治未病"之奥义。梅老阐发仲景治未病之奥义，即为已病之身，根据病程、病性、病位、脏腑虚实、发展趋势等，综合分析，而防治"已病"条件下种种潜在的病情病机，便是治"已病"条件下之"未病"。简而言之，即先时而治，一为在已病之中，先于某种病状而用药；二为对易发或常发之病，当其未发时治疗，令其不发或少发。⑤传承伤寒各学术流派特点。梅老认为各流派学术之间有同有异，其根本是辨证论治，要求同存异，学会扬弃；也要在继承的基础上，结合临床实践，结合现代特征，发扬创新。

2. 拓展经方思维，扩大临床运用范围

梅老指出，纵观古今中医名家运用经方，灵活巧妙，其立法处方虽宗仲景之旨，然具体运用中则常常超越了原书所记载的治法及方药范围。经多年努力，探幽索隐，并验之以临床实践，梅老建立了一套较完善的经方运用理论，总结出扩大《伤寒论》方运用之八大途径：突出主证，参以病机；谨守病机，不拘证候；根据部位，参以病机；循其经脉，参以病机；酌古斟今，灵活变通；厘定证候，重新认识；复用经方，便是新法；但师其法，不泥其方。这一经方运用理论为后世医家深入理解仲景之旨，仔细领会六经辨证之妙，全面掌握经方应用之机，以便于在临床上灵活、巧妙、自如地运用《伤寒论》方具有重要的指导意义。梅老还发表了一系列"思辨录"文章，如《加减柴胡桂枝汤临证思辨录》《加减柴胡陷胸汤临证思辨录》《加减小柴胡汤临证思辨录》《增损柴胡加龙骨牡蛎汤临证思辨录》等，以彰其说。

3. 主张寒温汇通，有效驾驭疑难病证

梅老受业师洪子云教授的影响，推崇寒温汇通之说，认为寒温之学均是外感热病，本承一脉，具有源流关系，其学术发展的先后源于时代、地域、气候、体质等因素，并非一前一后两个孤立的学术体系。《伤寒论》已肇温病学之端，其方药如大青龙汤、麻杏甘石汤、抵当汤、白虎汤、三承气汤等的应用，为后世温病方的形成奠定了基础。伤寒和温病形成了中医在外感热病方面两个互补的辨证论治体系，二者应当并重，相得益彰。

4. 论证手足同病，救治危重取法少阳

梅老结合寒温之理法，论述手足少阳同病:《伤寒论》所论少阳以足少阳胆经为主，其证以气郁、化火为特点。但少阳也包括手少阳三焦，是阴阳水火运行的道路，二者生理密切相关，病理相互影响。少阳枢机不利，在足少阳则易化火，在手少阳则易停饮，手足少阳同病，则湿热相合。湿热为患，反过来又阻碍气机、津液的输布，导致少阳枢机不利，手足少阳分传，但有偏重之不同，常以柴胡蒿芩汤加减治疗，手足少阳同治。梅老受太阳、阳明经腑分证之影响，主张少阳病证亦应分经、腑;并据整体观念，重视手足少阳同病，其论手少阳三焦之水湿痰饮本质亦属邪阻于三焦之腑。辨治少阳病证之思维，实以经腑分证为纲，而重视手足经腑同调。

5. 注重整体恒动，把握脏腑经脉相关

梅老认为整体恒动观即为在整体观念的基础上融入变化的观念，而万事万物无时无刻不在运动、发展、变化。要从整体上把握变化，知晓变化，才能运筹帷幄，于不变中应万变。《伤寒论》本身及辨证论治的过程，均体现了整体恒动观。同时，梅老认为，病机相符，外感热病方可治疗内伤杂病，脏腑病立法可治疗经脉病证，对于经脉所过之病证，可借鉴其治法。

6. 活用唯物辩证，审机立法遣方用药

梅老认为，《伤寒论》本身就体现了唯物辩证法，有阴阳、表里、寒热、虚实，体现对立统一规律;有六经传变、病证方药变化，体现质量互变规律;有病证的曲折、多样发展，体现否定之否定规律。其具体体现在"对立统一，全面把握""识证唯物，辨证准确""立足本质，发散思维"三个方面。

十三、熊继柏

熊继柏（1942—　），湖南省石门县人，国医大师，中国中医科学院学部委员，湖南中医药大学教授，主任医师，博士生导师，湖南省第一届名中医，湖南中医药大学第一附属医院特聘学术顾问、终身教授，湖南省保健委员会医疗保健核心专家，全国老中医药专家学术经验继承工作第四、五、六批指导老师，中华中医药学会内经学分会顾问，香港浸会大学荣誉教授，上海中医药大学名誉教授、内经国际研究院顾问。

熊老13岁时师从常德地区名老中医、晚清秀才胡岱峰先生，后师承陈文和先生，16岁开始于当地行医，并救治多位流行性脑脊髓膜炎、流行性乙型脑炎的危重患者，名声大噪，日诊过百。于1978年，他参加全国中医选拔考试，名列前茅，因而由一名乡卫生院的医生被调入湖南中医学院（现湖南中医药大学）任教内经等课程。迄今已从事中医临床70余年从未间断，擅长诊治内、妇、儿科疾病，善治疑难病证、危重病证。2006年曾受邀专程赴非洲为阿尔及利亚国家总统治愈了疾病，为中医享誉世界作出了重要贡献。在2020年防治新型冠状病毒感染疫情的工作中，出任湖南省中医高级专家组顾问，为疫情防治工作出主意，定方略，又亲临一线诊治、抢救危重患者，取得满意疗效。

1. 重视伤寒，强调辨证施治

熊老特别重视《伤寒论》的学习，强调辨证施治的重要性，务求遵守理法方药，缺一不可的规矩法度。"中医的生命力在于临床，要遵循中医传统法则，认真辨证施治。"这是熊老读《伤寒论》总结出来的核心思想，并在临床一以贯之。辨证就是分析病机，其核心是把握病位和病性；确定病机后可以立法，指明方向；关键还是要落在因证选方，随方遣药上。他认为，临床治病不外乎三条：第一，望闻问切的功夫全面、熟练而敏锐；第二，临证特别注重辨证分析，要善于运用中医经典理论辨证，不论任何病证，都一定要辨清病变性质与部位；第三，注重因证选方，务必做到方证相符。

熊老特别强调宗仲景方证思想，因证选方，随症加减，必有主方，反对药物堆砌，重视方剂与方证研习。从仲景经方到古代各家方，从内科方到妇科方、儿科方、外科方，他能熟练运用的方剂在 1000 首以上。诊治每一个病例，理、法、方、药俱备，坚持规矩、不乱章法，正是他临床诊治疾病卓有疗效的关键。

2. 熟读条文，临床灵活运用

熊老认为，经典是中医理论知识的源泉，是指导临床的根本法则。读经典原文的五条标准：第一步是读懂，力求辨释文理、明晰医理；第二步是读熟，尽量要会背，在反复研读中抓重点，熟记背诵；第三步是掌握，读懂、读熟，就是掌握它的理论原则，掌握它的学术思想；第四步是融会贯通，融会不同典籍理论，不能割裂，还要跟实践联系起来，在把握理论的基础上反复临证应用，让理论和实践互参互证；第五是运用，中医经典的理论是用以指导临床实践的，要养成习惯，善于运用理论指导临床，学会运用理论去指导临床，在解决临床具体问题中再理解经典原文。学习经典，达到这五步才能真正做到由博返约，深入浅出，最终厚积薄发。熊老常说，以中医经典理论为指导，临床上才会得心应手、获得奇效。

读《伤寒论》要深刻理解病机，不能死于句下。如学习《伤寒论》五苓散条文，熊老遇到一个"忍小便则手掌胀痛"病例，以五苓散加丹参治疗该案。熊老首先辨析病位，由《灵枢·经脉》所载"心手少阴之脉……是主心所生病者……掌中热痛"，锁定病位在于心经，而进一步分析小便为肾与膀胱所主，由肾主水联想到水气上泛可凌侮心火致"水气凌心经"，再进一步选方，以五苓散化气利小便，加丹参通心脉止疼痛，很快将患者治愈。该疑难病例的治愈，充分体现了熊老灵活运用《伤寒论》经典理论指导临床的思路与水平。

3. 寒温时方，不囿门派

熊老特别强调伤寒温病不可偏废，如他在新型冠状病毒感染疫情早期制定的湖南省治疗方案中可见：发热期推荐方桑菊饮、银翘散，到危重期阴竭阳脱施以参附龙牡汤，以及恢复期黄芪六君子汤、沙参麦冬汤。其中既有伤寒方如麻杏石甘汤，温病方如宣白承气汤、三石汤，也有宋金元医家的方，如生脉散、参附汤，处处体现熊老不囿门派，扶正要固本，祛邪要扶正，扶正祛邪两者兼顾的思想。温邪犯肺时病邪尚轻，只可宣肺透邪，不可用麻黄、石膏、大黄等重剂，兼有痰热结胸可使用小陷胸汤，则需考虑栝楼实使大便溏泄的副作用，不可多用，以防伤伐正气，若舌苔不黄腻、黄滑者，表示痰热不重则不可用此方。祛邪时则又要有胆有谋，该用则用，如重症期邪热壅肺需用麻杏石甘汤宣肺热，石膏用量必须重于麻黄，麻黄用 5g，石膏可用至 15 ～ 30g 才能解热邪，同时合用桑贝散清肺热、化痰浊，控制邪热壅肺的喘咳深入以治未病。针对危重期阴竭阳脱型，确定没有热邪用参附龙牡汤回阳救逆。恢复期针对伤阴津与伤气的偏重，分别予沙参麦冬汤和黄芪六君子汤。

熊老始终坚持中医经典理论与实践相结合，善于辨证施治，精于理法方药，对诊治内科杂病、儿科病及妇科病均有独到的见解和丰富的临床经验，在诊治急性热病和疑难病证方面，尤有独到的成就。在临床中，他认可清代大医家吴鞠通所云"治外感如将，治内伤如相"，强调基于中医经典指导辨证施治，治急暴病有胆有识，治久病有守有方，寒温时方，不囿门派。

熊老矢志培养中医人才，无私授徒带教，倡导"中医的生命力在于临床"，首创"临床现场教学"教学范式，构建中医"学训一体"人才培养模式，建立"院校＋师承"中医人才培养新模式，从2014年开始，至今已举办90余期，被中华中医药学会纳为"国医名师学术经验传承讲习班"，惠及全国学员数十万余人次，桃李满天下，于2022年获得湖南省高等教育教学成果一等奖。

十四、王庆国

王庆国（1952—　），河北沧州人，北京中医药大学终身教授、主任医师，博士生导师，享受国务院政府特殊津贴专家，入选第四届国医大师、首届全国名中医、中医药高等学校教学名师、北京市教学名师、国家"万人计划"教学名师，为国家中医药管理局"燕京刘氏伤寒学派"掌门人、第五至七批全国老中医药专家学术经验继承工作指导老师，中医临床基础国家级重点学科带头人，伤寒论国家级精品课程负责人。

王老年少从医，耽嗜岐黄，主攻仲景之学。1982年拜入伤寒泰斗刘渡舟教授门下，读研期间曾得到任应秋、程世德、赵绍琴、祝谌予、方药中等名家授业，又得以随刘渡舟、王绵之等侍诊，并广读历代医家之书与民间经验，故医术精进。在临床上，善抓主症，谨守病机，知守善变，喜用经方，不薄时方，将诸家经验与经方的因机证治有机结合，应用于多种复杂病证中，临床收效显著，终成仲景传人、经方妙手。其代表性著作有《日本汉医名方选》《伤寒论研究大辞典》《伤寒论历代名家集注》等。

1. 德艺双馨，引领伤寒课程建设

王老深化教育教学改革，提出"一字归纳，双方互动，三位一体，四段考核，五种创新，综合提高"的新教学法并将其付诸实践，立足传承与创新并重、知识传授与能力培养并重，妥善处理好基础与临床、古代与现代、理论与实践的关系，主编《伤寒论选读》规划教材5部。他以"五个一流"为根本宗旨，以全面提高教学质量为核心目标，将伤寒论课程建设成为国家级精品课程，并入选第一批国家资源精品共享课程；带领团队入选"全国高校黄大年式教师团队"、首批国家一流本科课程、北京高校本科育人团队。

2. 探索新知，取得丰硕科研成果

王老从事中医科研工作40余年，以中医证候规范、肝藏象、经方现代应用为主要研究方向，取得了丰硕成果。作为首席科学家主持国家"973"项目2项，主持国家"863"课题2项、国家自然科学基金课题5项，发表学术论文800余篇（SCI收录80余篇），申请专利20余项，荣获国家科技进步二等奖4项、教育部科技奖5项、中华中医药学会科技奖6项。王老从七个代表性经方入手，解析其配伍规律、作用机制及临床应用特点，研究成果获国家科技进步二等奖。他提出名优中药二次开发十六字原则，示范性地进行了清开灵注射液的精制研究，完成二期临床前全部工作。此外，他还开展柴胡三降汤、四逆散、麻芥平喘巴布剂等新药研究，为临床提供了一批疗效确切的备选新药。

3. 知守善变，创制卓有疗效验方

王老聚焦仲景学说研究中诸如六经实质、经方与医经的关系、秦汉之际的医学传承、仲景的诊治思维等问题，创造性提出"通平致和"学术思想，创"三步－四维－六治－十六大略"临证范式，强调"少阳为表里之枢，脾胃为升降之枢，临床诊疗调枢为要"的原则，提出现代经方应用的"五项原则"和"十二途径"。他擅长以柴胡剂、泻心剂、苓桂剂、麻黄剂等治疗肝胆病、脾胃病、心脑血管病、风湿免疫病、内分泌与代谢性疾病；博采各家之长，融汇现代病理、药理机制的研究成果，创制疗效卓著的经验方，如治疗类风湿关节炎的穿青海甲汤、穿藤通痹汤，治疗浅表性胃炎、糜烂性胃炎、萎缩性胃炎的百合泻心汤、金铃泻心汤等，治疗过敏性鼻炎的双辛鼻鼽汤，治疗更年期综合征的滋水清肝更年汤，治疗慢性疲劳综合征的黄芪生脉饮等，经临床验证，确有疗效，具有重要临床价值。

4. 传承学术，光大燕京伤寒流派

王老在刘渡舟教授身边学习工作 20 年，深得刘老喜爱，刘老以"庆国贤契：胆大，心细，行方，智圆；守有道，知有礼，尊所闻，行所知"予以勉励。刘老仙逝后，王老担负起学派传承之责，带领团队获批刘渡舟名家研究室、国家中医药管理局"燕京刘氏伤寒流派"，领衔编著《刘渡舟医论医话 100 则》《刘渡舟医书七种》等著作，凝练刘渡舟教授六经实质论、方证相对论、辨证知机论、古今接轨论等学术观点，传承发扬刘老辨治水心病、脾胃病、肝胆病、肾病、痹证、眩晕等独到经验。培养了大批高层次中医药人才，如国家"万人计划"教学名师、教育部新世纪优秀人才、国家中医药管理局岐黄学者（或青年岐黄学者）、全国中医临床优秀人才等 50 余人次。

5. 团结同仁，致力中医传承发展

王老曾担任中华中医药学会仲景学说分会第三、四届主任委员，与全国同仁一道，将仲景学说分会建设成了一个团结奋进，具有凝聚力，注重学术，教学、医疗、科研齐头并进的优秀学会。他创建世界中医药学会联合会经方专业会，并担任第一、二届会长，带领广大同仁为推动经方的可持续发展作出贡献。他致力中医发展，多次为上级主管部门建言献策，如向科技部提出中医药现代化重点领域的建议，向北京市中医药管理局及国家中医药管理局人事司提供自己自然科学基金关于中医临床人才培养路径的成果等，为中医药的传承发展发挥了积极而重要作用。

第八章

主要院校《伤寒论》研究述要

扫一扫，查阅本章数字资源，含PPT、音视频、图片等

一、广州中医药大学

广州中医药大学伤寒学学科为国家中医药管理局重点学科，是国家重点学科中医临床基础重要组成部分，为全国首批硕博士授权点。学科的创建肇始于岭南名医刘赤选、何志雄教授，并先后由熊曼琪、李赛美教授担任学科带头人。1984年，熊曼琪教授提出"经典回归临床，教医研同步发展"的教学模式，创立经典病房，是全国最早实现伤寒论教研室与病区合一的团队。其获评国家精品课程、国家精品资源共享课程、国家一流本科课程、国家教学团队、教育部伤寒论课程联盟理事长单位，是"十五"至"十四五"本科规划教材、"十一五"及"十三五"研究生规划教材、国家重点图书中医药学高级丛书《伤寒论》第1～3版主编单位，并先后主编住院医师规培教材、全国行业师承教材，以及《伤寒论》案例版、视频版、图表版、动漫版、岭南版系列教参。秉承传统与创新的宗旨，团队构建了经典传承、实践运用、科研创新三位一体的中医经典研究生教学创新模式。"紧密结合临床、科研，创立《伤寒论》教学新模式"获国家教学成果二等奖，"中医类专业课程优化整合与实践"获国家教学成果二等奖，"经方现代应用的临床与基础研究"获国家科学技术进步二等奖。创立"经方临床运用高级研修班"30余年，推动伤寒论跨省、跨境、跨国推广，在海内外产生了重要影响。打造粤港澳中医经典联盟平台，并推动"一带一路"中医经典发展。病区创纯中药治疗糖尿病新模式，获原卫生部首个中医内分泌重点专科，为国家中医药管理局重点专科协作组组长单位，国家区域医疗中心。糖尿病相关中医诊疗方案及路径成为国家标准。本学科引领了全国中医高校"经典回归临床"的改革。

二、北京中医药大学

北京中医药大学伤寒学学科由陈慎吾、刘渡舟等著名中医学家创建，为全国首批硕博士授权点，入选国家中医药管理局"十一五"重点学科、高水平中医药重点学科。团队主编本科、研究生规划教材14部，先后获批国家级精品课程、国家首批资源共享课程、教育部优秀教学团队、国家一流本科课程、国家级课程思政示范课程，作为中医专业核心课程联盟理事长单位、教育部虚拟教研室牵头单位，引领伤寒课程建设。聚焦《伤寒杂病论》版本文献与诠释学研究，编著《伤寒论校注》《聂氏伤寒学》《〈伤寒论〉历代名家集注》《宋本〈伤寒论〉全释》等著作。围绕中医证候规范及辨证论治体系研究、经方治疗疑难病及其作用机制研究、经方配伍规律研究等方向，提出"法依病机，拆方依法"的经方配伍规律研究新思路，研究成果"经方现代应用的临床与基础研究"获国家科技进步二等奖。提出"方剂要素"与"证候要素"对应的临证组方用药原则，拓展经方现代临床应用。基于文献考证和药物实测，确定汉今度量衡制换算及古今折算标

准，厘定《伤寒论》方药配伍比例，《伤寒论方药剂量与配伍比例研究》获中华中医药学会学术著作二等奖。建有刘渡舟、聂惠民、王庆国等名医室站，"燕京刘氏伤寒流派"入选全国首批56家中医药学术流派，出版《刘渡舟医论医话100则》《刘渡舟伤寒论讲稿》《刘渡舟医书七种》等著作，凝练总结出刘渡舟先生六经实质论、方证相对论、辨证知机论等学术观点。作为中华中医药学会仲景学说分会、世界中医药学会联合会经方专业委员会主任委员单位，在仲景学术和经方研究领域中发挥了引领和示范作用。

三、福建中医药大学

福建中医药大学从1958年建校伊始，伤寒教研室即由伤寒大家俞长荣教授组织建立，先后由周石钦、赖义初、刘熙和、张喜奎、黄海、陈建和陈少芳等教授担任教研室主任。伤寒学学科为硕博士学位授权点，国家中医药管理局重点学科。团队主编、副主编本科、研究生规划教材10部；出版张喜奎教授讲稿《中医名家精讲伤寒论》；首创小说形式演义《伤寒论》，形成著作《仲景临证传知录——章回体〈伤寒论〉解析》。本学科先后获全国中医药高等学校教学名师，全国高校教师教学创新大赛国赛二等奖，全国"慕课十年典型案例"，省级精品课程、一流本科课程、课程思政示范课程。拥有全国老中医药专家学术经验继承工作指导老师、福建省名中医、省级高层次人才（A类），省级"百千万人才工程"人才、省级优秀教师、省级课程思政教学名师。学科在经方治疗内科肝肾、脾胃病及肿瘤等临床与实验研究方面积淀深厚；在经方干预慢性肾脏病、前列腺疾病疗效机制研究，阳明腑实证系列动物模型研究等领域处于国内领先水平；全国首创中药复方治疗乙型病毒性肝炎细胞模型体系。近年承担国家级、省部级课题16项，发表学术论文百余篇，出版专著《肾脏病六经辨治》《〈伤寒溯源集〉笺注》《伤寒门径》《前列腺疾病疑难证治》等。获福建省科技进步奖三等奖2项，全国中医药科普图书著作二等奖1项，中华中医药学会科学技术三等奖1项、学术著作三等奖2项等。建立张喜奎全国名老中医药专家传承工作室，整理研究张喜奎教授的学术思想和临床经验，出版《张喜奎伤寒临证九论》《张喜奎中医临证传承录》《张喜奎中医肾病临证精粹》等系列著作。

四、河南中医药大学

河南中医药大学伤寒教研室由著名中医学家、中医教育家赵清理教授创建，分别于1999年和2011年获硕士与博士学位授予权，入选国家中医药管理局"十一五"重点学科、高水平中医药重点学科，主编本科生教材4部，作为副主编参编本科生教材5部，为河南省优秀教学团队、国家一流本科课程、中医专业核心课程联盟副理事长、教育部虚拟教研室副主任单位。对仲景学术进行系统的文献研究，编著我国首部《仲景研究大成》凡5卷600万字，以及《伤寒论症机辨治》《伤寒论研究》等著作。立足仲景学术进行中医思维方式和方法研究，提出"辨机论治""四因制宜——随脏腑之性而治"是中医学的特点，对中医临床具有重要的指导意义。在教育教学改革研究方面，率先成立仲景学术传承班，开展《伤寒论》教学研究，获河南省教育教学成果奖特等奖1项，一等奖3项，二等奖3项。在仲景文化传播方面，制作了第一部《伤寒论》教学动画片，设计建设了我国第一所"张仲景学术博物馆"，为传播仲景学术作出了努力。系统性开展仲景理法方药防治风湿免疫病和器官纤维化的实验工作，对有关经方如当归四逆汤、麻黄细辛附子汤等的作用机制和物质基础进行了深入探讨。积极开展仲景学术临床传承工作，依托附属医院建立经典病房，出版了《张仲景理法方药临床应用》《经方的临床应用》《仲景方药运用法》等专著，凝练出"抓主症，明病机，方机对应"的学术观点。作为中华中医药学会仲景学说分会、世界中医药学会联合会经方专业委员会副主任委员单位，在仲景学术和经方研究方面作出了自己的贡献。

五、上海中医药大学

上海中医药大学伤寒论教研室成立于建校之初，涌现了张伯讷、沈济苍、柯雪帆、何新慧等全国知名伤寒专家，也培养了一批年轻的具有博士学位的高级教学科研人才，现教研室主任为吴中平教授。本室开展《中医临床经典导读》《伤寒论选读》《金匮要略》《伤寒论研究进展》《伤寒经纬》《仲景学术研究》《中医腹诊实验》《中医治未病》《计算机在医学中的应用》等课程教学，曾主编第六版《伤寒论选读》的行业规划教材，本室较早开展了日本汉方医兴衰历史的研究。本室《伤寒论》研究具有鲜明的海派特色。目前本室的《伤寒论》定性问题、经方剂量研究、腹诊及腹诊仪研究、汗法中桂枝与麻黄作用分工、三承气汤攻下研究等均取得了一定的成果，丰富了《方剂学》和《中药学》的内容。目前，本室科研主要集中于文献整理、实验研究和基础临床结合等领域，拟在方药剂量的考证，腹诊理论及腹诊仪专利，医案查询统计分析系统，古籍查询系统，麻黄及其生物碱治疗黄疸及抗炎机制研究，肝纤维化、非酒精性脂肪肝的机制及中药复方干预，中药活性成分抗肿瘤作用等前期研究基础上取得更大进步。

六、湖南中医药大学

湖南中医药大学伤寒论教研室成立于建校之初，为国内首批硕士点授予单位，获评国家金课——国家虚拟仿真实验教学平台、国家教学成果二等奖、"全国高校黄大年式教学团队"。伤寒论学科为湖南省"十一五"重点学科、"十二五"重点学科、国家中医药管理局重点学科共建单位。伤寒论课程建设历经传统式教学、信息化探索、在线式开放、仿真式实训、混合式创新五个阶段，先后获评湖南省"名师空间课堂"、湖南省线上一流课程、湖南省线上线下一流课程、湖南省首批课程思政建设课程、湖南省课程思政示范课程、湖南省研究生优秀课程和优秀教材。聚焦教学研究，迭代《伤寒论》教学模式，以学生为中心实施教学改革实践；立足湖湘特色，梳理伤寒学理论传承，注重名老中医经验研究；强调临床应用，坚持经典指导临床实践，强化《伤寒论》理法方药在临床的运用研究；守正创新，探讨《伤寒论》理法方药的现代机理，运用现代生物技术方法开展经方治疗心血管、肿瘤等疾病的研究。如聚焦课堂与教学，开展了"三式课堂"创新培养模式、实施"三环融合"提质课程思政、践行"三阶实训"提升职业技能，获得全国普通高校教学创新大赛一等奖，获得国家教学成果奖二等奖 1 项，省级教学成果奖 6 项（其中一等奖 3 项，二等奖 3 项）。

七、中国中医科学院

中国中医科学院研究生院伤寒论研究教研室成立于建院之初，为国家中编办、科技部、财政部会签，国家中医药管理局批准的中医药行业第一所研究生院——中国中医科学院研究生院。在著名中医学家岳美中、方药中、任应秋、董建华、刘渡舟、时振声教授，以及王琦院士、都占陶教授几代人的传承奋进下，如今何庆勇教授（现任教研室主任）接过历史的"接力棒"，续写伤寒论研究教研室"担当与荣光"。目前，中国中医科学院研究生院伤寒论研究教研室共有国医大师 1 名（薛伯寿），全国名中医、岐黄学者首席科学家 1 名（王阶主任医师），博士研究生导师 3 名，硕士研究生导师 4 名。教研室充分发挥中国中医科学院高水平专家云集、科研项目充足、指导教师众多的优势，着重加强课程体系建设和教学质量的提高，着力培养研究生的创新精神和实践能力。在《伤寒论》学术思想研究方面，主编或参编《伤寒论注评》等14部教材及学术著作，主持国家"973"课题、国家自然科学基金重点项目在内的20项国家及省部级课题。荣获包括国家科学技术进步二等奖1项，省部级一等奖3项在内的国家及省部级奖13项。在《伤寒论》研究生教学及科研领域中发挥了引领和示范作用。

八、贵州中医药大学

贵州中医药大学伤寒学科由袁家玑、李昌源等著名中医学家创建，为全国首批硕士授权点，获批"四大经典"省级教学团队，建有仲景学术体悟馆实践教学基地。聚焦《伤寒论》教学、理论与临床、传承与创新等方面研究，初步形成经典教研、实践运用、传承创新三位一体的中医经典研究生教学模式。开设了《〈伤寒论〉导读》《古今名中医经验选学》《名医之路》《重温经方》等选修课，从思路方法、名医经验、名医成长、经典方剂等方面拓展教学边界。出版了《袁家玑、李昌源伤寒论研究及内科经验选萃》，参编了《伤寒论讲义》《伤寒论选读》《〈伤寒论〉理论与实践》等规划教材。围绕《伤寒论》辨证论治理论开展临床实践，创制了祛邪止咳汤、解毒护肝汤、百合益胃汤等疗效显著的经验用方。注重师生协同创新，获得国家发明专利4项，针对《伤寒论》脉象特点和脉诊难点痛点开展研究，主张以"脉速"替代传统脉象要素"流利度"和"紧张度"，将"紧、弦、滑、涩"定为速度类脉象，使所有脉象要素可测可量，为改进脉诊教学思路和方法，开展脉诊现代化、客观化、远程医疗研究和构建脉诊大数据模型奠定了基础，成果被整理成《中医脉诊的理论突破及最新脉象仪的研制思路》，获得第十八届"挑战杯"黑科技展示活动全国"星系"级作品（特等奖）。

九、辽宁中医药大学

辽宁中医药大学伤寒学学科由宋国斌先生创建，其为我国近代著名中医学家张锡纯先生在沈阳创办中医学校时的教师，对《伤寒论》有很高的造诣。之后涌现出孙匡时、胡炳文、关庆增等教授，该学科于20世纪80年代为辽宁省重点学科，1981年获硕士学位授予权，2011年获博士学位授予权，2012年获国家中医药管理局"十二五"中医药重点学科。团队副主编本科"十五"至"十四五"规划教材《伤寒论选读》、副主编"十三五"研究生规划教材《伤寒论研读》。《伤寒论》课程先后获辽宁省一流本科课程和国家级一流本科课程。多年来该学科一直拥有三个长期而稳定的研究方向，即张仲景学术思想研究、古代经典名方作用机制研究、外感病辨证论治规律研究。团队主编出版了《伤寒论古今研究》《伤寒论方证证治准绳》《伤寒证治准绳》《伤寒贯珠集白话解》《经方类方的临床应用》等10余部学术著作，整理出版了《医经允中》《罗氏会约医镜》等古籍著作。研究了四逆散、小柴胡汤、乌梅丸、麻黄细辛附子汤、小青龙汤等经方的作用机制。参与了国家"973"计划课题"中医临床各科诊疗理论框架结构研究"中的外感病诊疗理论框架结构研究部分，出版专著《中医学理论体系框架结构研究丛书·中医学理论专论集成·临床诊治理论》。

十、长春中医药大学

长春中医药大学伤寒论教研室成立于1958年，由王海滨教授、高士昌副教授等创建。伤寒论专业于1986年获得硕士学位授予权。组办日语学习班，培养了一批外语人才，为伤寒领域的中日交流奠定了基础。学科以仲景学术思想理论为指导，经方运用为核心，将理论研究与临床运用、实验研究紧密结合，多年来形成了以仲景学术思想临证运用及传承、经方治疗疑难杂病及其作用机制研究、六经辨证与肾脏疾病辨证关系的临床研究等研究方向。教研团队围绕经方的理论、临床及实验研究凝练总结出经方治疗恶性肿瘤的机制、名医继承仲景学术思想治疗脾胃病的诊疗思路、经方治疗神志疾病的机理探讨等学术成果。近 5 年以来，主持承担省级以上科研、教学课题共 20 余项；主编研究生创新教材 1 部；主编教辅教参书目 2 部，参与编写全国本科、研究生规划教材 7 部。在国家级、省级以上刊物发表学术论文共 80 余篇。主讲课程伤寒论选读获批省级优秀课程。

十一、黑龙江中医药大学

黑龙江中医药大学伤寒教研室成立于 1975 年，1979 年获硕士学位授予权，为校级重点学科，2023 年被评为省级一流本科课程。其主要研究方向包括以下几方面。①文献研究：主要以"方剂辨证论治方法体系之建立"为主，共确立了《伤寒论》中约 40 个方证的主证、兼证、病因病机、诊断标准、治法、方药、加减变化规律及临床应用的规律。②实验和临床研究：主要是经方和自拟方治疗临床常见病和多发病的相关实验和临床观察，如 1993 年起对痤疮的治疗进行系统研究，2008 年"痤疮颗粒"被黑龙江省卫生厅批准上市。教研室成员荣获黑龙江省政府科学技术进步二等奖 2 项、三等奖 1 项，黑龙江省教育厅科技进步一等奖 1 项，黑龙江省中医药科学技术二等奖 2 项，发表 SCI 论文 5 篇，主持国家自然科学基金项目 1 项。在《伤寒论》教学中遵循"以学生为中心"的教育理念，将案例教学法与形象教学法有机融合，积极应用现代信息技术，利用各类教学软件辅助教学，并获黑龙江省优秀高等教育科研成果二等奖 1 项、三等奖 1 项，黑龙江省教育科学研究"十三五"期间优秀教育科研成果二等奖 1 项。参与编写教材、著作 40 余部。

十二、山西中医药大学

山西中医药大学自 1986 年正式招收中医本科生始，即设置了伤寒教研室，先后由郝印卿、苗润田、杨燕飞、何丽清教授担任教研室主任。主编、副主编本科、研究生规划教材 10 部，先后获批省级高等学校精品资源共享课、省级一流本科和研究生课程。秉承传统与创新宗旨，立足"经典方证研究，探索临床辨治规律"特色，聚焦伤寒论教学研究、经典方证本质和作用机理研究、经方治疗疑难杂病研究。运用现代科学技术与方法，用张仲景辨证论治体系的理论基础及指导思想，从理论认识、方药配伍、临床运用和药理机制等方面开展研究，对经典方证的证候本质、经方配伍规律、经方方药量效关系和作用机理等进行多学科、多角度、多层次研究，进一步明晰经典方证的实质和经方作用机制，使经方的应用更科学、更规范，扩展了经方应用范围。山西经典特色"门氏杂病流派""三部六病学术流派"均入选国家中医学术流派，"门氏杂病流派"在"兴阳法救治疑难重症""联合方组论治慢性病""方精药简治疗杂病"学术思想基础上，进一步提出"证因同治""大病以胃""特象特证""功能五态学说"等学术观点，运用经方灵活辨治，提高了慢性疑难杂症的治疗效果，编撰有《门氏中医临证实录》等。"三部六病学术流派"将人体区分为整体、系统、局部组织器官三个层次，形成整体气血论、三部六病辨证论治理论体系、局部结构观三部分内容，充分体现阴阳学说和六病辨证的思维成果，编撰有《伤寒临床三部六病精义》等，为仲景学术和经方研究的传承和创新发挥了重要作用。

十三、山东中医药大学

山东中医药大学伤寒教研室由李克绍、徐国仟等老一辈先生创建，1978 年被高教部评为首批硕士研究生点，2014 年评为山东省中医药重点专科，同年成立伤寒专业博士点。自建校以来，学科主讲课程伤寒论选读一直使用自编教材，已修订至第 4 版。姜建国教授主编的全国七年制教材《伤寒论》获评 2012 年山东省优秀教材。2023 年伤寒论选读获评国家级本科一流课程。本学科承担并完成了国家中医药管理局中医学术流派齐鲁伤寒流派传承工作室建设项目及姜建国全国名老中医药专家传承工作室项目，明确齐鲁伤寒学派的内涵特色，梳理了流派传承脉络，完善了流派学术思想，提炼了流派诊疗技术。姜建国教授在李克绍先生"时位一体诊疗观"的基础上，提出"复杂性辨治思维"学说，并将伤寒学中医思维理念运用到中医教学改革实践中，确立了"背、学、摹、训、用"的伤寒论教学模式，在全国率先创办了中医传统型人才培养模式，在高等中医教育中充分体现中医人才成才的自身规律，获山东省优秀教学成果一等奖。我校文献研究所徐国仟先生在 20 世纪末对《伤寒论》问世后的学术研究历程进行了系统的梳理，构建起了《伤寒论》学术研究史的基本框架。李克绍先生的《伤寒解惑论》《伤寒论语释》《伤寒百问》及姜建国教授的《伤寒思辨》《伤寒析疑》《伤寒论释难》集中体现了齐鲁伤寒学派的学术特色。

十四、云南中医药大学

云南中医药大学（原云南中医学院）首任院长吴佩衡先生是一位著名的中医学家、中医教育家、伤寒大家、现代经方大家。他对《伤寒论》有深入的研究和造诣，极力推崇医圣张仲景辨证论治及重视扶阳的学术思想，同时汲取后世众多名家的学术见解，形成了别具一格的吴氏扶阳学术流派。自 1960 年开设伤寒论课程，吴佩衡编写《伤寒论讲义》，作为校内本科生教学使用教材。他将一生对《伤寒论》的研究体会和临证经验融入该教材之中，并出版《吴佩衡医案》。2004 年该校中医临床基础获硕士学位授予权。多人次参编国家级本科生《伤寒论选读》教材、研究生《伤寒论研读》教材。参加国家级首批学术流派项目吴佩衡扶阳学术流派工作室建设项目，副主编《扶阳理论与临床实践》，对扶阳理论的概念、起源与形成、传承发展及临床各科的运用进行了系统阐述，该著作 2019 年获中华中医药学会学术著作三等奖。对吴佩衡扶阳学术思想与云南地域和气候特点的关系进行了研究。2020 年完成本科生伤寒论选读网络教学课程建设，截至目前，全国已有 60 多所医药院校运用我校伤寒论选读线上课程，累计已有 1.29 万人参加学习。

十五、天津中医药大学

天津中医药大学伤寒学学科由邢锡波、张方舆等老一辈中医学家创建，后经杨锦堂、杨育周等教授推动发展，现为中医学专业核心课程联盟副理事长单位，先后获批天津市精品课程、天津市一流课程，主编"一带一路"规划教材《伤寒论选读》，新世纪创新教材《伤寒论思维与辨析》，以及《外感病误治分析》。团队以教育、教学工作为中心，提出《伤寒论》"四要素"动态分析法，原文层级结构分析法，讲授、研究《伤寒论》文本原义；科学研究围绕六经实质与辨治规律主线，多学科交叉融合，深研"六经是以脏腑经络为基础的六种病理现象""少阳为气水火之枢机"的核心理论；以经方医案为研究对象，开展经验总结、临床实践探索，出版《伤寒论临床实验录》《经方临证集要》《伤寒论临床教程》；构建中医误治相关理论，出版《伤寒温病误案解析》《金匮要略误案解析》。开展经方治疗疑难病作用机制的实验研究，重视经方运用的临床评价研究，归纳优势病种，出版《伤寒论方循证医学研究》《金匮要略方循证医学研究》。广泛参与国际交流，促进中日医学交流与海外推广，出版《伤寒六经病变》（中日英三语）、《伤寒杂病论解析》(中国台湾版);创建天津市中医药学会仲景学说专业委员会提升地区的仲景学术研究水平,并将津沽伤寒学术成果推广全国。

十六、南阳理工学院

南阳理工学院张仲景国医国药学院伤寒学学科于 2005 年由毛秉豫教授规划建设,为河南省优秀基层教研室组织,是学校核心课程、精品课程、一流课程。学科教师积极进行教育教学改革,发表教学改革论文 20 篇,主编及参编教材 14 部,为创新教材《张仲景学术思想概论》《经方教学案例》主编单位。团队获河南省教学成果二等奖 1 项,地厅级教学成果 5 项,承担地厅级以上教改项目 16 项;主持国家自然科学基金 6 项,教育部人文社科基金 1 项,省级科研项目 10 余项;获河南省科学技术进步二等奖 1 项,河南省中医管理局科技进步一等奖 1 项,地厅级科技成果奖 10 项;获批国家发明专利 3 项;发表 SCI 论文 10 余篇,中文核心论文 100 余篇。建立张仲景古籍文献数据库,开展张仲景古籍的校注整理与挖掘利用研究。获河南省科技厅科技情报成果奖 2 项。参与出版《中医古籍珍本集成》《仲景研究大成》系列图书。作为医圣故里的伤寒学学科,以"高起点、多渠道、重传承"指导专业教师队伍建设,以"注重基础、强化经典、突出实践、重视人文、结合师承"的人才培养思路,突出仲景学术特色,将学生培养成适应区域经济社会发展需要的中医应用型人才。

十七、甘肃中医药大学

甘肃中医药大学伤寒学学科由于己百、张士卿等著名中医学家创建,2006 年获硕士学位授予权,2013 年获博士学位授予权,入选国家中医药管理局"十一五"重点学科、高水平中医药重点学科。团队主编本科规划教材 2 部,先后获批省级精品课程、省级精品资源共享课程、省级优秀教学团队、国家一流本科课程、省级课程思政示范课程。教学团队积极推进伤寒论课程改革,创新了"课程融入、文化熏陶、榜样引领"的中医人才厚植西部基层从医情怀的培养路径,教学改革研究成果"遵循中医药教育规律,构建循序渐进的中医经典课程教学体系"获甘肃省教学成果特等奖。坚持走"经典融汇敦煌医学特色,医教研协同发展"之路,聚焦伤寒论与敦煌医学文献研究,编著《敦煌医学研究大成》《精选敦煌医方集解》《敦煌文化与中医学》等著作,《敦煌医学研究大成》荣获世界中医药学会联合会首届中医药国际贡献奖著作奖二等奖。在中医药防治地方常见病多发病方向,围绕中医药防治慢性阻塞性肺疾病作用机制及肺癌辐射旁效应保护机制研究获得了国家级、省部级系列课题支撑。建有于己百、张士卿等名医室站,出版《临床中医家于己百》《于己百学术思想辑要》《于己百临床经验辑要》等著作。

十八、浙江中医药大学

浙江中医药大学中医临床基础学科由何任教授创建,为国内首批硕士点授予单位,先后获教育部"国家重点学科"、国家级教学团队、国家教学成果二等奖、国家科技进步二等奖、"全国高校黄大年式教学团队",伤寒论课程为浙江省一流课程。伤寒论相关研究,主要围绕证候理论、经方治疗糖尿病的基础与数据挖掘、经方人工智能等展开。证候理论聚焦太阴病证候内涵及相关脏腑,太阴中风的证候要素与主证主方的数据挖掘、以太阴中风为主线的内伤杂病病机病传体系。经方治疗糖尿病方面,基于文献研究、知识图谱与图算法分析糖尿病的六经证候与主症特点,提出了糖尿病的"阳明 / 太阴 – 阳明太阴合病 – 厥阴病"的四期六经病机衍变路径与证治体系。基于太阴中风理论,提出了糖尿病微血管病变的病机衍变规律及证治方药。经方人工智能主要围绕经方知识图谱、经方与大语言模型等相关方向开展研究，构建了经方知识图谱，基于知识图谱进行图数据挖掘等研究工作，提出了基于图论的经方人工智能研究路径。在行业内率先推出了基于大语言模型的中医智能对话系统——轩岐问对。其知识与认识水平超过了领域内的人类平均水平，相关研究获 2023 年卫健委全国数字健康创新应用三等奖。

十九、江西中医药大学

江西中医药大学"伤寒学"学科自成立以来，名家辈出，有姚荷生、万友生、陈瑞春等。历经多年建设，伤寒论作为我校首批设置的课程和教研室，成为国家中医药管理局重点学科、江西省重点学科及省示范硕士点，并先后获评江西省首批本科优质课程和首届研究生精品课程，在理论及教学研究方面居于全国同类院校前列。其作为江西省高水平学科中医学一级学科的重要组成部分，参编了国家规划教材、精编教材 4 部，聚焦于《伤寒论》的理论与实践的结合，著有《伤寒知要》《寒温统一论》《陈瑞春论伤寒》《伤寒实践论》等著作。围绕伤寒六经辨证理论体系与临床研究、寒温辨证纲领的统一性及运用研究、经方运用规律及临床与实验研究等方向，相继开展了"伤寒温病辨证纲领的统一性研究""中医经典证治分类体系的构建"等课题研究，并获得了一定的科研成果，构建了"挖掘经典理论—整理经方疗效—总结名家经验"有机互动的研究模式。研究成果"德术一体，潜明合予：中医内科专硕人才'三式融通'培养模式创新与实践"获国家级教学成果奖二等奖（2023 年）。经多年发展，目前本学科已形成了以发展经典辨证论治体系为目标，以彰显寒温统一学说、盱江医学经方活用经验为重点，以探索创新经典传承、名医培养模式为契机，以发挥经方活用辨治疑难病为突破口，医、教、研三位一体、协调发展的特色。

二十、南京中医药大学

南京中医药大学伤寒教研室创建于 1954 年江苏省中医进修学校，曾编写第一版中医高等院校伤寒论教材——《伤寒论释义》，出版影响深远的学术巨著《伤寒论译释》。课程先后成为省级研究生优秀课程、省级一流本科在线开放课程、全国中医中药专业学位研究生教育指导委员会示范课程、医学专业学位研究生在线示范课程。学科较早开展硕博士学科点建设，先后成为省政府重点学科、国家中医药管理局"十二五"重点学科、国家中医药管理局高水平重点学科。团队主编及副主编全国规划教材及教学参考书多部；获国家级、省级教改课题 20 余项。针对临床关键问题，结合最新科研理论及技术，教研室长期关注《伤寒论》理论对肿瘤、阿尔茨海默病等疑难病辨治的指导。团队获国家基金项目 10 余项，省级项目近 10 项，发表 SCI 文章数十篇，中文核心期刊文章百余篇。利用学科梯队知识交叉优势，以部省共建热病实验室为平台，开展《伤寒论》实验教学尝试。未来，将加强与人工智能学科交叉，由单一学科向多学科融合研究转变；将深化各层次中医人才培养教育教学改革，由局限学科内交流向加强文化交流输出转变；将提高学科的社会服务及科普能力，由停留高校向加强社会服务功能建设转变。

二十一、湖北中医药大学

湖北中医药大学伤寒学学科由李培生、洪子云等著名中医学家创建，1978 年获首批硕士学位授予权，1998 年获博士学位授予权，1991 年确定为湖北省重点学科，1996 年成功通过省教育厅验收鉴定为国内领先水平，现为国家中医药管理局"十一五"重点学科，湖北省中医药管理局重点学科。团队主编本科、研究生、函授、成教等多层次全国高等中医院校教材及规划教材 8

部，两版全国中医院校高级参考丛书《伤寒论》，其中主编的第五版教材《伤寒论讲义》影响深远；主编的全国高等中医药院校 21 世纪教材《伤寒论讲义》，2005 年获首届全国高等医药院校教材研究会、中华人民共和国卫生部教材一等奖，2009 年再获优秀教材奖。先后获批国家一流本科课程、省"优质课程"（1994 年、1997 年、2002 年）、省级一流本科课程，省级课程思政示范课程。所在支部获评首批"全国党建工作样板支部"培育创建单位。在伤寒学理论、临床及实验研究方面形成了自己的特色，即重视理论，加强教材及课程建设；强调临床，注重名老中医经验传承研究；守正创新，运用现代生物技术方法开展仲景证候，经方治疗消化、感染、代谢及神经免疫疾病等研究。建有李培生、梅国强、李家庚等国医大师、全国名老中医药专家传承工作室。出版了《张仲景医学全书》《仲景研究大成》《实用经方集成》《伤寒论研究大辞典》《李培生医书四种》《李培生伤寒论讲稿》《李培生医论医案》《大国医经典医案赏析（第一、二辑）》《荆楚医学流派名家》《国医大师梅国强医学丛书》等著作。

二十二、河北中医药大学

河北中医药大学伤寒论教研室自建校之初成立至今，经历了与中医临床基础教研室的合并与独立，由郭忠印教授、吴凤全教授、吕志杰教授等多位知名教授领导，拥有雄厚的历史资源。近5 年，教研室在《伤寒论》理论与基础研究方面取得显著成果，包括经典理论和方药防治肺系疾病和脂肪性肝病变防治研究。团队获得国家自然科学基金面上项目 1 项，省部级项目 2 项，厅局级项目 8 项，发表学术论文 60 余篇，主编和参编著作 12 部，副主编及参编全国规划教材 5 部。教研室的教学与人才培养工作突出，承担伤寒论、外感热病学、伤寒论原文选读、中医经典与临床、古代经典名方配伍原理与经方应用等多门中医经典课程，培养了大量中医药防治感染病的临床、科研、教学人才。近 20 年来，硕士论文研究方向多样，包括文献研究 20 余篇、临床研究 10 余篇，以及名家学术思想、经验 10 余篇。教研室还主编了本科、研究生、师承多层次教材和著作，包括《伤寒论选读》《中成药学》《伤寒论讲义》《祖药良方治验录》《经方类解与医案心悟》等，为中医药教育提供了丰富资源。未来，教研室将继续深化伤寒论研究，培养更多高素质中医药人才，为中医药事业的发展作出更大贡献。

二十三、成都中医药大学

成都中医药大学伤寒学学科 1956 年由被誉为"活伤寒"的邓绍先教授创建。1984 年获得硕士学位授予权，2003 年获得博士学位授予权。

1960 年首创《伤寒论》教材，由邓绍先任主编，为伤寒学课程及教材发展作出了杰出贡献。学科承担课程伤寒学先后获批四川省精品课程、"课程思政"示范课程、线上线下混合一流课程、高校来华留学精品课程。学科聚焦巴蜀伤寒名家学术思想研究，编著有《国医大师郭子光》《郭子光临床经验集》《川派中医药名家系列丛书：陈治恒》等著作。围绕《伤寒论》经典方证理论，展开经方辨治临床疑难病证研究、六经辨证规律研究、方证量效实验研究。提出"伤寒方证症状病位与病机病位说""宏观辨证与局部辨证相结合的辨证观""经方经用变用借用学说"。编著《伤寒论汤证新编》《日本汉方医学精华》《四川名家经方实验录》等著作。学科自邓绍先开始，先后拥有戴佛延、陈治恒、郭子光、傅元谋、杨殿兴等一批知名学者，注重传统，精于临床，代有传承，形成了"巴蜀伤寒学术流派"，并入选全省首批 16 家中医药学术流派。建有"巴蜀伤寒学术流派传承工作室""巴蜀伤寒名家傅元谋、杨殿兴学术传承工作室"，出版了《中医四部经典解读》《岐黄讲堂系列：听名师讲伤寒论》等著作，凝练出巴蜀伤寒学术流派传承伤寒之术，倡以辨病为核心的辨证论治；运用伤寒之方，倡经方经用、借用、变用；发扬伤寒之学，因地制宜，倡扶阳，重气化等学术观点。

二十四、陕西中医药大学

陕西中医药大学伤寒学科，1956年由成友仁创建并成为首任学科带头人。学科先后被确定为省重点建设学科、省精品课程、首批国家级一流本科专业建设点、省一流本科课程等。成友仁研究《伤寒论》注重实用性，著有《伤寒论阐释》，书中大量收录古今中外医案，并附以验案，强调《伤寒论》的学习应学以致用，反复临床，力求实效。杜雨茂教授是第二任学科学术带头人，从事教、医、研近60载，学崇伤寒，融通各家，技精杂病，尤致力于肾脏病的中医诊疗研究，著有《伤寒论研究文献摘要》和《伤寒论释疑与经方实验》等。学科团队同时从事医、教、研工作，长期致力于《伤寒论》教学法和理法方药的临床应用与实验研究。为本科生开设伤寒论思维与辨析课程，在教学中所用"方证辨析"法获得陕西省普通高等院校优秀教学成果二等奖。本专业自编教材《伤寒论讲义》，获得陕西省教育厅普通高校优秀教材二等奖。近5年，本专业教师共主持国家自然科学基金4项，主要围绕经方防治慢性病的机制展开研究，研究成果以高水平论文形式公开发表。本学科未来主要围绕：①伤寒名家（杜雨茂）学术思想及临床经验研究；②六经辨证论治理论体系研究；③经方辨治疑难病的理论、临床及实验研究，共三个方面展开。